Sonographie
des Bewegungsapparats

Sonographie des Bewegungsapparats

Herausgegeben von

Thomas A. Gerber
Jürg Prim
Beat A. Michel

Unter Mitarbeit von

M. Disler
B. Dubs
I. Forster
A. Krebs
Th. Langenegger
S. Mariacher-Gehler
M. Piderman
U. Willi
M. Zanetti

Mit einem Vorwort von
J. Hodler

235 Abbildungen in 609 Einzeldarstellungen
17 Tabellen

2000
Georg Thieme Verlag
Stuttgart · New York

Die Deutsche Bibliothek –
CIP-Einheitsaufnahme

Gerber, Thomas:
Sonographie des Bewegungsapparats /
Thomas Gerber. Unter Mitarb. von Beat A.
Michel. – 1. Aufl. – Stuttgart : Thieme, 2000

Wichtiger Hinweis: Wie jede Wissenschaft ist die Medizin ständigen Entwicklungen unterworfen. Forschung und klinische Erfahrung erweitern unsere Erkenntnisse, insbesondere was Behandlung und medikamentöse Therapie anbelangt. Soweit in diesem Werk eine Dosierung oder eine Applikation erwähnt wird, darf der Leser zwar darauf vertrauen, dass Autoren, Herausgeber und Verlag große Sorgfalt darauf verwandt haben, dass diese Angabe **dem Wissensstand bei Fertigstellung des Werkes** entspricht.

Für Angaben über Dosierungsanweisungen und Applikationsformen kann vom Verlag jedoch keine Gewähr übernommen werden. **Jeder Benutzer ist angehalten,** durch sorgfältige Prüfung der Beipackzettel der verwendeten Präparate und gegebenenfalls nach Konsultation eines Spezialisten festzustellen, ob die dort gegebene Empfehlung für Dosierungen oder die Beachtung von Kontraindikationen gegenüber der Angabe in diesem Buch abweicht. Eine solche Prüfung ist besonders wichtig bei selten verwendeten Präparaten oder solchen, die neu auf den Markt gebracht worden sind. **Jede Dosierung oder Applikation erfolgt auf eigene Gefahr des Benutzers.** Autoren und Verlag appellieren an jeden Benutzer, ihm etwa auffallende Ungenauigkeiten dem Verlag mitzuteilen.

Rüdigerstraße 14
D-70469 Stuttgart
http://www.thieme.de

Printed in Germany

Zeichnungen: Karin Baum, Mannheim
Werner Grosser, Ilshofen
Umschlaggrafik: Schaaf+Killinger, Kornwestheim
Satz: Stahringer, Ebsdorfergrund
Druck: Gulde-Druck, Tübingen

ISBN 3-13-124951-X 1 2 3 4 5 6

Vorwort

Verletzungen und Erkrankungen des Bewegungsapparates sind zu häufigen Sonographieindikationen geworden. Die Sonographie konkurriert dabei teilweise mit der MRT und CT.

Vorteile der Sonographie:

Zu den Vorteilen der Sonographie gehört ihre hohe Kontrastauflösung für Weichteilläsionen. Bei entsprechender technischer Ausrüstung liefert sie außerdem eine hohe räumliche Auflösung. Wichtig ist auch ihr zeitliches Auflösungsvermögen, das dynamische Untersuchungen erlaubt. Die Sonographie ist zudem breit verfügbar, erzeugt keine Strahlenbelastung und keine Platzangst. Sie weist gemessen an der Einzeluntersuchung geringe Kosten auf.

Nachteile der Sonographie:

Sie ist untersucherabhängig. Im Gegensatz zu MRT und CT können initial verpasste Befunde oft nicht nachträglich aufgrund der Bilddokumentation erkannt werden. Bei ossären und intraartikulären Prozessen stößt die Sonographie auf physikalisch bedingte Grenzen. Aufgrund der großen Verbreitung ist die Sonographie außerdem trotz des niedrigen Einzelpreises volkswirtschaftlich gesehen zu einem wesentlichen Kostenfaktor geworden.

Vor diesem Hintergrund ist die Qualität der sonographischen Ausbildung von entscheidender Bedeutung. Gefordert sind profunde Kenntnisse von Untersuchungstechnik, Querschnittsanatomie, Pathoanatomie, Differenzialdiagnostik und auch die Kenntnis der Grenzen der Methode. Das vorliegende Buch leistet dazu einen wesentlichen Beitrag. Es ist aus einem Manuskript zu einer Reihe von interdisziplinären Ultraschallkursen entstanden. Die praktische Sonographieerfahrung der Autoren ist dem Text durchweg anzumerken. Das Buch beschreibt präzise die relevante Anatomie, die dazugehörige Untersuchungstechnik sowie das sonographische Erscheinungsbild normaler und pathologischer Strukturen, unter Einbeziehung von umfangreichen Literaturangaben. Das Buch geht wesentlich mehr in die Tiefe als verschiedene Konkurrenzwerke.

Wichtig ist auch die kritische Diskussion der Grenzen der Sonographie. Das Buch ist sorgfältig gestaltet worden. Besonderes Gewicht wurde auf die Abbildungen gelegt. Diese stellen anhand einer Probandin die korrekten Untersuchungspositionen dar. Anderseits werden umfangreich sonographische Befunde dargestellt, deren Aussage zusätzlich durch Zeichnungen unterstützt wird. Das Buch ist auf optimale Lesbarkeit ausgelegt.

Es ist anzunehmen, dass ein Buch mit diesen Qualitäten gute Aufnahme finden wird und einen wesentlichen Beitrag zur Förderung einer kompetenten Sonographie leisten wird.

Zürich,
im Frühjahr 2000

PD Dr. J. Hodler,
Zürich

Danksagung

Die Realisierung dieses Lehrbuchs gelang nur durch die Mithilfe zahlreicher Mitarbeiter.

Für die kritische Durchsicht einzelner Kapitel und für wertvolle Anregungen danke ich folgenden Kollegen: Herrn Dr. med. Thomas von Briel, Frau Dr. med. Regula Buchmann und Frau Dr. med. Eva Gerber.

Für die Fotoaufnahmen mit der Probandin danke ich Herrn Thomas Fausch. Die fotografische Verarbeitung der Ultraschallvorlagen wurde durch die Fotografin Frau Heidi Wylenmann, Schulthessklinik, durchgeführt. Bei der Literatursuche unterstützte mich Frau Leokadia Zurek, Rheumaklinik, Universitätsspital Zürich.

Für die sekretarielle Koordination bin ich Frau Liliana Skaric, Rheumaklinik, Universitätsspital Zürich, die das ganze Projekt mit unermüdlichem Einsatz vorantrieb, zu großem Dank verpflichtet.

Ein spezieller Dank gilt schließlich dem Thieme Verlag und seinen Mitarbeitern, Herrn Dr. med. Thorsten Pilgrim sowie seinem Team, insbesondere Frau Karin Baum für die Zeichnungen der abstrahierten Ultraschallbilder, Herrn Werner Grosser für die grafischen Arbeiten ohne Ultraschallbilder und Frau Claudia Güner für die Textgestaltung.

Nun wünsche ich dem Leser spannende Erlebnisse mit dem Ultraschall am Bewegungsapparat. Lassen Sie sich von uns für diese faszinierende Methode begeistern.

Zürich,
im Frühjahr 2000 Thomas A. Gerber

Anschriften

Herausgeber

Gerber, Dr. med. Thomas A.
Zentrum für Rheuma-
und Knochenerkrankungen
Klinik im Park
Bellariastr. 38
8038 Zürich, Schweiz

Michel, Prof. Dr. med. Beat A.
Rheumaklinik und Institut
für Physikalische Medizin
Gloriastr. 25
8091 Zürich, Schweiz

Prim, Dr. med. Jürg
Institut für Röntgendiagnostik
Stadtspital Triemli
Birmensdorferstr. 497
8063 Zürich, Schweiz

Mitarbeiter

Disler, Dr. med. Max
Institut für diagnostische Radiologie
und Nuklearmedizin
Kantonsspital Liestal
Rheinstr. 39
4410 Liestal, Schweiz

Dubs, Dr. med. Beat
Sonographie-Institut
Privatklinik Bethanien
Toblerstr. 51
8044 Zürich, Schweiz

Forster, Dr. med. Ishilde
Abteilung Bilddiagnostik und Radiologie
Universitäts-Kinderspital
Steinwiesstr. 75
8032 Zürich, Schweiz

Krebs, Dr. med. Andreas
Rheumaklinik und Institut
für Physikalische Medizin
Gloriastr. 25
8091 Zürich, Schweiz

Langenegger, Dr. med. Thomas
Klinik Adelheid
Zentrum für Rehabilitation
und Nachbehandlung
Höhenweg 71
6314 Unterägeri, Schweiz

Mariacher-Gehler, Dr. med. S.
Rheuma- und Rehabilitationsklinik Zurzach
5330 Zurzach, Schweiz

Piderman, Mario
Leiter Ultraschall am Bewegungsapparat
Schulthessklinik
Lengghalde 2
8008 Zürich, Schweiz

Willi, Prof. Dr. med. Ulrich
Abteilung Bilddiagnostik und Radiologie
Universitäts-Kinderspitalklinik
Steinwiesstr. 75
8032 Zürich, Schweiz

Zanetti, Dr. med. Marco
Abteilung Radiologie
Orthopädische Universitätsklinik Balgrist
Forchstr. 340
8008 Zürich, Schweiz

Vorwort von

Hodler, PD. Dr. med. Jürg
Abteilung Radiologie
Orthopädische Universitätsklinik Balgrist
Forchstr. 340
8008 Zürich, Schweiz

Inhaltsverzeichnis

6 Schulter 50

7 Ellbogen 97

8 Hand und Handgelenk 114

1 Einführung

Sonographie des Bewegungsapparats

Die Ultraschalltechnologie hat sich seit der Entwicklung eines Impulsechosystems für medizinische Anwendungen durch den Radiologen D. Howry und den Ingenieur W. R. Bliss 1949 rasant weiterentwickelt. Seit Jahren nun ist die Ultraschalluntersuchung in der medizinischen Diagnostik etabliert. In der Geburtshilfe gehört die Ultraschalldiagnostik zur vorgeburtlichen Routineuntersuchung und das Beherrschen dieser Untersuchungsmethode wird für den Facharzttitel der Frauenheilkunde verlangt. Auch in vielen anderen Spezialgebieten der Medizin hat der Ultraschall nach und nach Einzug gehalten. So integrierten die Gastroenterologen, die Angiologen und die Kardiologen die sonographische Untersuchung in ihre Spezialgebiete.

Der Ultraschall vermittelt in Ergänzung zur physikalischen Untersuchung zusätzliche Informationen, welche eine Diagnose sichern oder erst ermöglichen und das therapeutische Vorgehen wesentlich beeinflussen können. Es ist ohne Zweifel sinnvoll, dass auch die Fachärzte, die sich mit dem Bewegungsapparat befassen, den Ultraschall als diagnostisches Hilfsmittel erlernen.

Die Ultraschalluntersuchung hat seit ungefähr 20 Jahren ihren festen Platz als diagnostisches Hilfsmittel bei Erkrankungen und Verletzungen des Bewegungsapparats. Die Sonographie bietet gegenüber anderen Schnittbildverfahren wichtige Vorteile: Sie ist unschädlich, nicht invasiv, beliebig oft einsetzbar, kostengünstig, rasch verfügbar und somit besonders interessant für die ambulante Medizin.

Es ist erstaunlich, dass die Ultraschalldiagnostik des Bewegungsapparats nicht schon früher mehr Aufmerksamkeit auf sich gezogen hat. Die Anzahl entsprechender Lehrbücher und Publikationen ist bescheiden verglichen mit der Fülle an Literatur, die sich z. B. mit der MRT des Bewegungsapparats befasst. Obwohl die Anzahl der wissenschaftlichen Publikationen zur Ultraschalldiagnostik allmählich zunimmt, hat sich deren Anwendung lange auf wenige Röntgeninstitute beschränkt. Erst seit der Einführung der Real-Time- (Echtzeit-)Verfahren und der Hochfrequenzsonden wird das volle Potenzial dieser Methode in der Untersuchung der oberflächlichen Weichteilstrukturen ausgenutzt und erreicht damit besonders in den Händen des Klinikers einen hohen Stellenwert.

! Als Real-Time-Verfahren erlaubt die Sonographie die direkte visuelle Kontrolle von Bewegungsabläufen und damit die funktionelle Beurteilung pathologischer Veränderungen. Ein Nachteil des Real-Time-Verfahrens besteht im hohen Grad an Subjektivität bei der Bildgewinnung und -beurteilung.

Die exakte Reproduzierbarkeit bestimmter Schnitte ist somit nur begrenzt möglich. Die Untersuchung bedingt sehr gute anatomische Kenntnisse. Sind diese vorhanden, kann die Ultraschalluntersuchung des Bewegungsapparats vom Kliniker rasch erlernt werden.

Geschichte/Entwicklung

Die Ultraschalldiagnostik kann als Fortentwicklung der Jahrhunderte alten Technik der Perkussion gesehen werden. 1880 entdeckten die Brüder P. und J. Curie den piezoelektrischen Effekt (Tab. 1.1).

Piezoelektrischer Effekt: Er besteht darin, dass bestimmte Stoffe durch ein elektrisches Wechselfeld zu entsprechenden mechanischen Schwingungen angeregt werden und umgekehrt durch mechanische Kräfte wie Zug oder Druck an diesen Stoffen elektrische Spannungen entstehen.

Diese Entdeckung wurde vergessen, bis nach dem Untergang der Titanic 1912 vorgeschlagen wurde, mit Hilfe von Ultraschall Eisberge zu orten. Später während des 1. Weltkriegs versuchte der französische Physiker Langevin mit Hilfe von Ultraschallechos Unterseeboote zu lokalisieren.

Tabelle 1.1 Historische Daten zur medizinischen Ultraschalldiagnostik

1880	Gebrüder Curie	Entdeckung des piezoelektrischen Effekts
1914	Langevin	Konstruktion des ersten Ultraschallgenerators unter Verwendung des reziproken piezoelektrischen Effekts
1937	Dussik	erste Versuche zur Anwendung von Ultraschall in der medizinischen Diagnostik: Durchschallung des Schädels zur Darstellung der Ventrikel
1949	Ludwig u. Struthers	Nachweis von Gallensteinen durch Echolottechnik
1952	Wild u. Reid	erste Schnittbilder von biologischen Objekten
1952	Howry	erste Schnittbilder mit Wasservorlaufstrecke
1954	Edler u. Hertz	Einführung der Ultraschallkardiographie
1955	Leksell	erste Arbeiten der Ultraschallenzephalographie am geschlossenen Schädel
1956	Mundt u. Hughes	Echoophthalmographie
1957	Howry	Compound-Scan eingeführt
1957	Satomura	erste Anwendung von Doppler-Methoden zur Bestimmung der Herzfrequenz
1958	Baum u. Greenwood	2-dimensionale Ultraschalldiagnostik am Auge
1958	Donald u. Brown	2-dimensionale Ultraschalldiagnostik in Geburtshilfe, Gynäkologie und innerer Medizin.
1965	Hofmann u. Holländer	Einführung des schnellen Parallelscans in Geburtshilfe und Gynäkologie
1967	Krause u. Soldner	erste Real-Time-Scanner
1970	Rettenmaier	Einführung des schnellen Parallelscans in die Diagnostik abdominaler Organe
1977	Kossof u. Garret	Entwicklung der Grey-Scale-Methode

Diese Idee führte zum sog. Sonar (Sound Navigation and Ranging), das im 2. Weltkrieg eine wichtige Rolle spielte. Zur selben Zeit wurde auch ein Materialprüfverfahren auf der Basis von Ultraschall entwickelt mit dem unsichtbare Fehler wie Sprünge, Hohlräume, Diskontinuitäten und andere Fehler nachgewiesen wurden. Die Echolottechnik zur Materialprüfung wurde in Russland durch den Ingenieur S. Y. Sokolov (1897–1957) initialisiert.

1949 gelang der Nachweis von Gallensteinen mittels Echolottechnik. 1958 gelang die Entwicklung eines **Kontakt-Compound-Scanners** mit dem durch Reflexionen an den Grenzschichten verschiedener Gewebe die Lage und Ausdehnung ruhender Organe dargestellt werden können.

! Infolge der zum Bildaufbau benötigten Zeit eignet sich die Methode des Kontakt-Compound-Scanners **nicht** zur Untersuchung von Bewegungsvorgängen.

Der erste **Real-Time-Scanner** wurde 1967 durch Krause u. Soldner benutzt. Kossof u. Garret entwickelten die **Grey-Scale-Methode**, welche die Bildschirmauflösung deutlich **verbesserte** und den diagnostischen Ultraschall wesentlich weiterentwickelte (Kratochwil 1977).

Erste Publikationen über Ultraschalluntersuchungen von Knochen und Weichteilen erschienen 1975 (Kratochwil u. Zweymüller 1975). Besonders in der Schultersonographie wurde die Bedeutung der Ultraschalldiagnostik rasch erkannt.

Am Beispiel der Schultersonographie kann die Entwicklung der muskuloskelettalen Ultraschalluntersuchungen illustriert werden (in Anlehnung an Kathagen et al. 1990). Die Schultersonographie wurde erstmals 1977 durch B. Mayer im American Institute of Ultrasound and Medicine in Dallas präsentiert (Mayer 1985).

1979 schlugen Seltzer et al. (1980) vor, dass intraartikuläre Ergüsse mittels Ultraschall nachgewiesen werden könnten. Sie injizierten Kontrastmittel in Affen und später auch in Menschen (Seltzer et al. 1980) und konnten so die wichtigsten anatomischen Strukturen sowie die injizierte Flüssigkeit nachweisen. Nach dieser Zeit folgten eine große Anzahl von Publikationen, die sich mit der Sonographie des Bewegungsapparats und insbesondere der Schultersonographie beschäftigten.

1983 präsentierten Farrar et al. bei der amerikanischen Akademie eine Studie zur Sonographie der Schulter bei 48 Patienten. Mittels dynamischer Sonographie wurden bei der Diagnose von vollständigen Rupturen der Rotatorenmanschette eine Sensitivität von 91% und eine Spezifität von 76% gefunden (Farrar et al. 1983). 1983 berichteten Fornage et al. über sonographische Untersuchungen von muskulären und knöchernen Verletzungen. 1984 zeigten Crass et al. anhand einer sonographischen Studie an 9 Patienten, dass Rotatorenmanschettenrupturen sonographisch besser dargestellt werden können als arthrographisch.

Mack et al. (1988) berichteten über Erfahrungen mit Untersuchungen nach **operativer** Rotatorenmanschettenrekonstruktion. Wegen postoperativer Adhäsionen in der Bursa subdeltoidea war die Arthrographie oftmals erschwert. Trotz veränderter Echogenität postoperativ erwies sich die Sonographie für die postoperative Evaluation der Arthrographie überlegen.

1984 beschrieben Middleton et al. die normale Anatomie der Rotatorenmanschette, wie sie bei der Sonographie gefunden wird. In einer weiteren Untersuchung von 1985 wurden die Resultate bei 39 Patienten mit **Rotatorenmanschettenrupturen** veröffentlicht. Es fand sich eine Sensitivität von 93% für den Nachweis von Rupturen.

1986 wiesen Middleton et al. auf mögliche Fehlerquellen und Fehlinterpretationen bei der Schultersonographie hin. 1985 wurde von Mack et al. auf die Möglichkeiten und Wichtigkeit der dynamischen Schultersonographie hingewiesen. Dank ihrer Erfahrung mit dieser Methode konnten sie in der Folge weitgehend auf eine Arthrographie der Schultergelenke verzichten. In der deutschen Fachliteratur haben u.a. Hedtmann et al. (1986) und Harland (1986) ihre Erfahrungen mit der Schultersonographie publiziert. Ausführliche Angaben zur Zuverlässigkeit der Schultersonographie bei der Diagnostik von Rotatorenmanschettenrupturen können Tab. 6.5 entnommen werden.

Gerade bei entzündlichen rheumatologischen Erkrankungen hat sich die Schultersonographie als wertvoll erwiesen. So zeigten Coari et al. (1999), dass bei der rheumatoiden Arthritis die Sonographie der Schulter zuverlässig zur Beurteilung des Ausmaßes der **periartikulären** Mitbeteiligung eingesetzt werden kann.

Mit technologischen Neuentwicklungen wie dem Farb-Doppler lassen sich auch bzgl. entzündliche Veränderungen in Gelenken, die mit Durchblutungsveränderungen einhergehen, wichtige Erkenntnisse gewinnen.

Literatur

Coari G, Paoletti F, Iagnocco A. Shoulder involvement in rheumatic diseases. Sonographic findings. J Rheumatol. 1999; 26: 668–73.

Crass JR, Craig EV,Thompson RC, Feinberg SB. Ultrasonography of the rotator cuff: surgical correlation. J Clin Ultrasound. 1984; 12: 487–91.

Curie P, Curie J. Développement par pression de l'électricité polaire dans les cristaux hémièdres a faces inclinées. Comptes Rendus. 1880; 91: 294–5.

Farrar EL, Matsen FA 3rd, Rogers JV, Hirsh J, Kilcoyne RF. Dynamic sonographic study of lesion of the rotator cuff . Presented at the American Academy of Orthopedic Surgeons 50th Annual Meeting. March 10–15, 1983: (abst) p 49.

Fornage BD, Touche DH, Segal P, Rifkin MD. Ultrasonography in the evaluation of muscular trauma. J Ultrasound Med. 1983; 2: 549–54.

Harland U. Die sonographische Untersuchung des Schultergelenkes. Med Orthop Techn. 1986; 106: 48–52.

Hedtmann A, Weber A, Schleberger R, Fett H. Ultraschalluntersuchungen des Schultergelenks. Orthop Prax. 1986; 9: 647–61.

Kathagen BD, Ludwig FJ, Diendonné M. Ultrasonography of the shoulder. Stuttgart: Thieme; 1990: 24–5.

Kratochwil A. Ultraschalldiagnostik in der Inneren Medizin, Chirurgie und Urologie: Atlas und Lehrbuch. Stuttgart: Thieme; 1977; 17–8, 115.

Kratochwil A, Zweymüller K. Ultraschalldiagnostik bei Knochen- und Weichteiltumoren. Wien klin Wochenschr. 1975; 87: 397–8.

Mack LA, Matsen FA, Kilcoyne RF, Davies PK, Sickler ME. US evaluation of the rotator cuff. Radiology. 1985; 157: 205–9.

Mack LA, Nyberg DA, Matsen FA III, Kilcoyne RF, Harvey D. Sonography of the postoperative shoulder. Amer J Roentgenol. 1988; 150: 1089–93.

Mayer V. Ultrasonography of the rotator cuff. J Ultrasound Med. 1985; 4: 607–8.

Middleton WD, Edelstein G, Reinus WR, Melson GL, Murphy WA. Ultrasonography of the rotator cuff: Technique and normal anatomy. J Ultrasound Med. 1984; 3: 549–51.

Middleton WD, Reinus WR, Totty WF, Melson GL, Murphy WA. Pitfalls of rotator cuff sonography. AJR. 1986; 145: 555–60.

Seltzer SE, Finberg HJ, Weissman BN. Arthrosonography: technique, sonographic anatomy and pathology. Invest Radiol. 1980; 15: 19–28.

2 Grundlagen

Physikalische Grundlagen

! Als Ultraschall bezeichnet man elektromechanische Wellen mit einer Frequenz oberhalb der menschlichen Hörschwelle, wobei definitionsgemäß der Ultraschall bei 20 kHz beginnt. Für die medizinische Diagnostik werden Frequenzen von 1–30 MHz eingesetzt.

Die Frequenz entspricht der Zahl der Schwingungen pro Zeiteinheit; 1 MHz bedeutet 1 Mio. Schwingungen/s (Tab. 2.1).

Piezoelektrischer Effekt: Worauf basiert die Ultraschalldiagnostik? Die Ultraschalltechnologie nutzt den piezoelektrischen Effekt aus (Curie u. Curie 1880). Es handelt sich dabei um eine Eigenschaft von keramischen Kristallen. Eine Schallwelle bewirkt beim Aufprall auf die Kristalloberfläche deren Deformation und erzeugt dadurch eine elektrische Spannung bzw. einen elektrischen Strom. Umgekehrt ändert der Kristall sein Volumen, wenn er durch einen elektrischen Strom deformiert wird. Beim Anlegen eines hochfrequenten Wechselstroms werden die Quarzkristalle zu mechanischen Schwingungen angeregt. Dadurch werden mechanische Ultraschallwellen an die Umgebung abgegeben.

Folgende Eigenschaften von Schallwellen sind für die Diagnostik von besonderer Bedeutung:

- Schallwellen breiten sich in allen Gewebearten, im Gegensatz zu tieffrequenten elektromagnetischen Wellen, **langsam** aus. Durch elektronische Messtechnik lassen sich daher Laufzeiten sehr präzise bestimmen. Diese Zeiten können bestimmten Punkten auf einer Kathode zugeordnet werden.

Tabelle 2.**1** Verteilung der Schallfrequenzen

< als 16 Hz	Infraschall
16 Hz–20 kHz	hörbare Töne
20 kHz–10 000 MHz	Ultraschall

- Schallwellen werden an Grenzflächen von Geweben mit unterschiedlichem Wellenwiderstand **reflektiert**. Diesen Wellenwiderstand nennt man **Impedanz**, welche dann dem Produkt aus Gewebsdichte und Schallgeschwindigkeit entspricht.

Diese beiden Eigenschaften werden bei der Ultraschalldiagnostik ähnlich wie beim Echolot in der Schifffahrt ausgenutzt: Zuerst wird eine kurze Serie von Ultraschallwellen ausgesendet. Wenn diese auf eine Grenzfläche auftrifft, wird die Dauer bis zum Eintreffen des reflektierten Echos gemessen. Anschließend kann aus Dauer und Schallgeschwindigkeit die Entfernung der Grenzfläche errechnet werden.

Wie werden diese Prinzipien in der medizinischen Ultraschalltechnologie praktisch umgesetzt?

Das wichtigste Element des Ultraschallgeräts ist der Schallkopf, der die Kristalle enthält und damit die ihm zugeführte elektrische Energie zu Schall und Schall zurück in elektrische Energie umwandeln kann. Man nennt ihn daher auch Ultraschallwandler (engl.: transducer). Die im Schallkopf ausgesandten Schallwellen werden vom untersuchten Gewebe reflektiert und als Echoimpulse an den Schallkopf zurückgegeben, wo sie über die Deformation der Kristalloberfläche wieder elektrischen Strom erzeugen. Sobald dieser Vorgang abgeschlossen ist, sendet der Ultraschallwandler den nächsten Impuls ab. Pro Sekunde werden bis zu 1000 Ultraschallimpulse ausgesandt. Der Schallkopf ist sowohl Sender als auch Empfänger, wobei er deutlich länger Schallwellen empfängt als sendet. Das Sende-Empfangs-Verhältnis beträgt ca. 1 : 1000. Somit haben auch vom Schallkopf weit entfernt entstehende Echos genügend Rücklaufzeit.

Entsprechend der Wellenenergie wird der entstehende elektrische Strom über einen Verstärker auf einer Kathodenstrahlröhre aufgezeichnet, womit die gewonnene Information in ein Bild umgewandelt werden kann. Die vom Empfänger erhaltene Information wird in Ab-

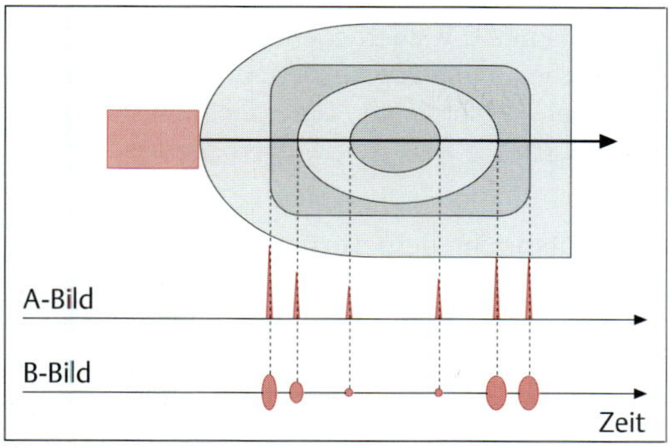

Abb. 2.1 **A- und B-Bild.** 3 Gewebetypen mit verschiedener Schallleitungsgeschwindigkeit und entsprechenden akustischen Grenzflächen:
A-Bild: Die Auslenkung ist proportional der Stärke des Echos. Die Echostärke ist abhängig vom Impedanzunterschied der akustischen Grenzflächen.
B-Bild: Die Helligkeit der Einzelpunkte ist proportional der Echostärke.

hängigkeit von der Zeitdifferenz, die zwischen dem Senden der Schallwellen und dem Empfang des Impulses entsteht, einer Tiefenposition am Bildschirm zugeordnet. Zudem wird die Stärke des Echoimpulses einem Helligkeitswert zugeordnet. Ein schwacher Impuls erscheint somit dunkler (grau-schwarz) und ein starker Impuls heller (weißer) am Bildschirm (Abb. 2.1).

Für den Bildaufbau werden die Informationen von mehreren aneinander gereihten Ultraschallwandlern zusammengefügt, woraus sich ein Schnittbild ergibt.

Impedanz: Um das physikalische Verhalten der Schallwellen im Gewebe zu verstehen, muss der Begriff der Impedanz (Wellenwiderstand) näher erklärt werden:

! Für die Entstehung eines Ultraschallbilds ist der **Impedanzunterschied**, d.h. die unterschiedliche Schallleitungsgeschwindigkeit zweier benachbarter Medien, von entscheidender Bedeutung.

Bei jedem Auftreten einer Grenzfläche zwischen 2 Medien mit Impedanzunterschied können die Ultraschallwellen reflektiert, gebrochen, gebeugt, gestreut oder absorbiert werden. Schon 1 % Unterschied in der Schallleitungsgeschwindigkeit führt zu einer verwertbaren Reflexion. Eine Reflexion bleibt eher aus, wenn Schallwellen auf eine Grenzfläche zweier Gewebe von gleicher Impedanz treffen.

So kann Fett oft kaum von Flüssigkeit abgegrenzt werden, da beide Medien eine **ähnliche** Schallleitungsgeschwindigkeit haben. Bei einer Grenzfläche von Geweben mit stark divergierendem akustischen Verhalten wird hingegen der größte Teil der Schallwellen reflektiert. So führt z.B. eine Grenze zwischen Knochen und Weichteilen zu einem sehr hellen Bild. Da keine Schallwellen diese Grenzfläche penetrieren können, sind die darunterliegenden Strukturen der Ultraschalluntersuchung nicht zugänglich.

Dasselbe Prinzip ist auch der Grund, weshalb zwischen der Haut über den zu untersuchenden Strukturen und dem Schallkopf ein wasserlösliches Gel appliziert werden muss: Da zwischen Schallkopf und Haut befindliche Luft zu einem großen Impedanzunterschied führt, würde der Übertritt von Schallwellen durch Reflexion an dieser Grenzfläche massiv behindert. Deswegen muss an der Ankopplungsfläche ein wasserlösliches Gel appliziert werden. Somit entsteht ein luftfreier Raum, der den Durchtritt der Schallwellen erst ermöglicht. In der Tab. 2.2 sind Schallleitungsgeschwindigkeiten verschiedener Gewebe aufgeführt.

Tabelle 2.2 Schallgeschwindigkeit in einigen biologischen Medien

Medium	Schallgeschwindigkeit in m/s
Luft	330
Fett	1450
Wasser	1480
Weichteile des Menschen (Mittelwert)	1540
Gehirn	1540
Leber	1550
Niere	1560
Blut	1570
Muskel	1580
Knochen (Schädel)	4080

Cave: Der Schädelknochen leitet Schallwellen ca. 3-mal schneller als Weichteile. Die Luft leitet Schallwellen ca. 4,5-mal langsamer als Weichteile

Signaldarstellung und Bildrekonstruktion

In der Ultraschalltechnologie kommen verschiedene Methoden zur Anwendung, um die gewonnene Information darzustellen. Wer sich mit der Ultraschalldiagnostik befasst, wird immer wieder mit folgenden Begriffen konfrontiert:

1-dimensionales A-Mode-Verfahren (Amplitudenmodulation): Dieses Verfahren beruht auf der Wiedergabe der Amplitude wie bei Messungen mit einem Oszillographen. Dargestellt werden Amplitudenauslenkungen auf einer Zeile. Die von den Grenzflächen reflektierten Schallwellen werden entsprechend der Laufzeit als hintereinander geschaltete Amplituden dargestellt. Somit werden die Echosignale bei diesem Verfahren auf einer Kurve dargestellt. Der Kathodenstrahl bewegt sich auf der X-Achse mit einer Geschwindigkeit proportional zur mittleren Fortpflanzungsgeschwindigkeit des Schalls im Körper fort, d.h. mit 1540 m/s. Somit kann die Entfernung der echoerzeugenden Grenzflächen der beschallten Körperstrukturen vom Schallkopf direkt in Zentimetern abgelesen werden.

Die Ausschläge des Kathodenstrahls auf der Y-Achse entspricht der Stärke der Echos, die proportional ist zum Impedanzsprung an der akustischen Grenzfläche. Das A-Bild wurde hauptsächlich zur exakten Messung von Entfernungen eingesetzt z.B. in der Neurologie bei der Diagnostik des epiduralen Hämatoms. Das schwer zu deutende A-Bild wurde jedoch zunehmend durch die B-Bild-Darstellung verdrängt (Abb. 2.**1**).

2-dimensionales B-Mode-Verfahren (brightness modulation; Graustufendarstellung): Aus dem Englischen stammt die Abkürzung B-Bild (B von brightness: Helligkeit), entsprechend der Zuordnung der Echoimpulse zu Helligkeitswerten. Hier wird ein 2-dimensionales Schnittbild wie ein Fernsehbild zeilenförmig aufgebaut. Mit den modernen Bildschirmen (z.B. Video-Graphics-Adapter, die 640 Pixel auf 480 Zeilen abbilden können) wird eine Auflösung erreicht, die von der heutigen Ultraschalltechnologie, die eine weniger gute Auflösung hat, gar nicht ausgenutzt werden kann.

> ! Die Echos werden beim B-Bild nicht mehr durch eine Kathodenstrahlablenkung dargestellt, sondern entlang der Basislinie in Schallstrahlrichtung als Bildpunkt wiedergegeben. Die Entfernung des Echos entspricht wiederum der Laufstrecke auf der X-Koordinate. Die Echointensität wird nun durch die Helligkeit wiedergegeben.

Dies entspricht dem Fernsehbild, wo die Bildinformationen ebenfalls über Helligkeitsunterschiede vermittelt werden. Unterschiedliche Echointensitäten werden als Bildpunkte unterschiedlicher Dichte elektronisch zu Grauwertstufen verarbeitet.

Die Darstellung der Echosignale beruht heute bei den meisten Ultraschallgeräten auf diesem Verfahren (Abb. 2.**1**).

Real-Time-Sonographie: Mit dem Begriff Real-Time-Sonographie (Echtzeitsonographie) wird die bildgebende Untersuchungsmethode bezeichnet, bei welcher sich aus der raschen Abfolge von 13–50 Bildern/min eine weitgehend flimmerfreie Darstellung ergibt, mit der eine dynamische Untersuchung zur Bewegungsanalyse wie bei der Bildwandlertechnik erst ermöglicht wird.

Scanarten

In der Medizin kommen verschiedene Arten von Schallköpfen, mit denen das Gewebe „abgesucht" (Scan) wird, zur Anwendung. Die modernen Scanner tasten das Gewebe so rasch ab, dass mehr als 20 vollständige Bilder pro Sekunde mit über 100 Bildzeilen erzeugt werden.

Je nach Geometrie der Bildabtastung werden folgende Scannertypen unterschieden:

Sektorscanner (Abb. 2.**2**): Beim Sektorscanner wird ein Ultraschallwandlerelement um 1 Achse

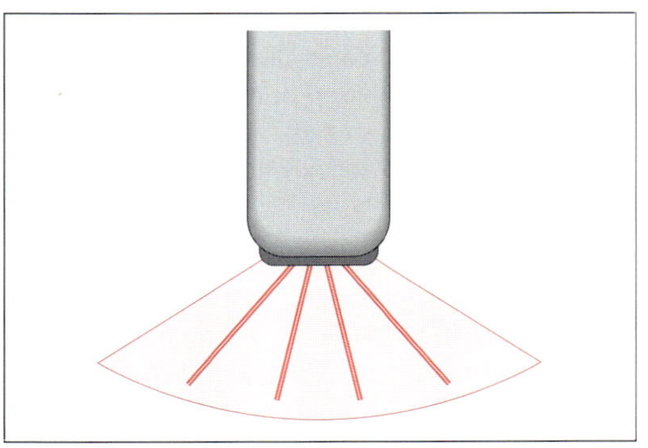

Abb. 2.**2** **Sektorscanner.**

bewegt, sodass die Ultraschallimpulse in verschiedene Richtungen fächerförmig abgegeben und wieder empfangen werden. Diese Scannermethode ist im Nahfeld sehr begrenzt (Schlüssellocheffekt), kommt jedoch zur Anwendung, wo nur eine **kleine** Ankopplungsfläche vorhanden ist. Somit ist diese Methode bei der **Untersuchung des Herzens** geeignet, wo nur ein enges „akustisches Fenster“ zwischen den Rippen zur Verfügung steht.

Bei der Untersuchung des Bewegungsapparats mit dem Sektorscanner können parallel liegende Fasern fälschlicherweise heterogen erscheinen, da nur der zentrale Anteil des Schallkopfs senkrecht zu ihnen steht. Dies kann zu ähnlichen Fehlinterpretationen führen wie bei der Ultraschalluntersuchung einer Sehne mit nicht senkrecht appliziertem linearen Schallkopf.

! Wegen der Empfindlichkeit auf Brechungseffekte aufgrund der inhomogenen Schallwellengeschwindigkeiten eignet sich der Sektorscanner nicht für die Untersuchung der meist parallel angeordneten Strukturen des Bewegungsapparats.

Linearscanner (Linear-Array-Scanner [array = Anordung], Abb. 2.3): Beim Linearscanner sind sehr viele kleine Ultraschallwandler (bis zu 512) in einer Reihe angeordnet, was ein Bild mit parallelen Bildzeilen ergibt. Diese Wandlerelemente werden elektronisch in Gruppen angesteuert womit die Dichte des Zeilenrasters und die Bildqualität erhöht wird.

Der Vorteil bei der Untersuchung des Bewegungsapparats ist die geometriegetreue Abbildung und die Möglichkeit der **Schallbündelung** (Fokussierung).

Die zu untersuchenden Strukturen wie Sehnen und Muskeln liegen im Wesentlichen parallel zur Hautoberfläche. Somit kommt es bei der Untersuchung mit einem parallel zu diesen Strukturen liegenden Schallkopf zu keinen geometrischen Verzerrungen. Ein weiterer Vorteil ist die große Kontaktfläche mit der Haut. Wir bevorzugen bei unseren Untersuchungen des Bewegungsapparats den Linearscanner.

Curved-Array-Scanner ([curved = gebogen], Abb. 2.4): Der Curved-Array-Scanner verbindet Eigenschaften des Linear- und Sektorscanners. Es handelt sich im Prinzip um einen gebogenen Linearscanner mit dem Vorteil einer kleineren Ankoppelungsfläche des Sectorscanners und der Möglichkeit der besseren Fokussierung des Linearscanners. Dieser eignet sich besonders zur Untersuchung von größeren Gewebestrukturen, was in der Abdomensonographie von Vorteil ist.

Welche Eigenschaften eines Ultraschallwandlers sind bei der Untersuchung von Gewebe von Bedeutung?

Frequenz: Sowohl die Echoerzeugung wie auch das Verhalten der Schallwellen im Gewebe sind frequenzabhängig.

! Grundsätzlich gilt die Regel, dass die Frequenz umgekehrt proportional zur Wellenlänge und zur Eindringtiefe ist. Die Auflösung nimmt bei

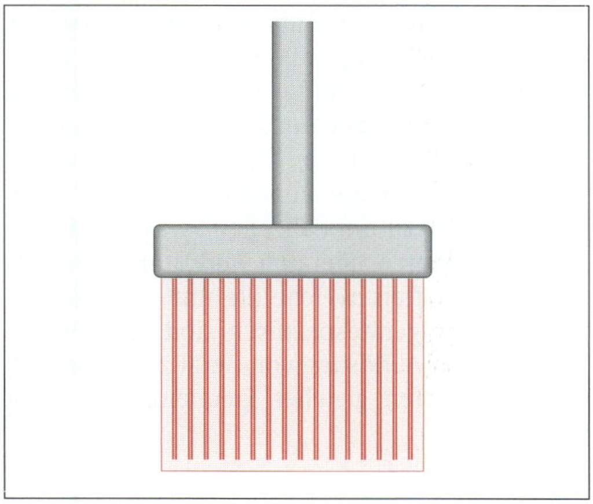

Abb. 2.3 **Linearscanner.**

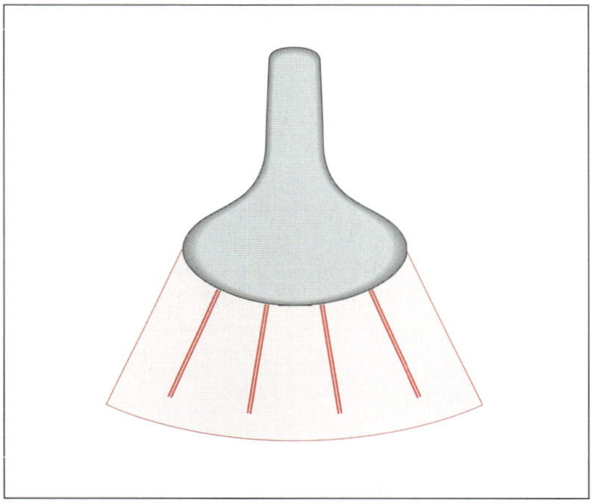

Abb. 2.4 **Curved-Array-Scanner.**

Tabelle 2.**3** Richtwerte für Auflösung und Eindringtiefe in Abhängigkeit von der Frequenz

Frequenz in MHz	Axiale Auflösung in mm	Laterale Auflösung in mm	Eindringtiefe in cm
5	0,6	1,2	16
7,5	0,4	0,8	12
10	0,2	0,25	6

hoher Frequenz zu, aber die Schalleindringtiefe nimmt ab.

Ein hochfrequenter Schallkopf von 10 MHz wird also nur wenige Zentimeter in die Weichteile eindringen (Tab. 2.**3**). Hochfrequente Schallköpfe eignen sich beim Bewegungsapparat besonders für die Darstellung von oberflächlichen Strukturen wie Sehnenveränderungen an den Händen. Die Strukturdarstellung einer Fingersehne ist bei 10 MHz erheblich feiner als die der tief liegenden Hüftgelenke, die idealerweise mit einer Frequenz von 5–7,5 MHz untersucht werden.

Apertur: Neben der Frequenz ist der Ultraschallwandler auch durch die Apertur charakterisiert.

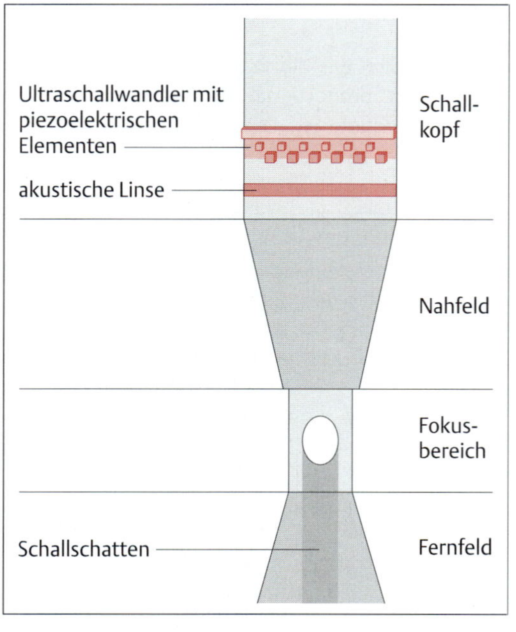

Abb. 2.**5** **Schallfeld.** Der Schallkopf mit Nahfeld, Fernfeld und Fokusbereich.

Mit der Apertur wird die Länge des aktiven Anteils des Schallkopfs bezeichnet: diese bewegt sich zwischen 1 und 6 cm. Die Ausbreitung der Schallwellen hat in Abhängigkeit vom Ultraschallwandler auch eine bestimmte räumliche Ausdehnung. Im Nahfeld entspricht sie etwa der Ausdehnung des aktiven Felds, im Fokusbereich ist sie leicht eingeengt und wird dann im Fernfeld wieder deutlich breiter. Die optimale Information erhält man aus dem Bereich der am Ende des Nahfelds liegenden Achse des Schallbündels, was auch der optimalen Fokussierung entspricht (Abb. 2.**5**).

Eine Steigerung der Auflösung kann über die Fokussierung erreicht werden, indem eine zusätzliche Sammellinse das Schallfeld in Ausbreitungsrichtung verjüngt. Bei den heutigen gebräuchlichen elektronischen Fokussierungen kann durch Phasenverschiebung mehrerer Schallquellen in beliebiger Tiefe fokussiert werden.

Auflösung: Vom Hersteller der Geräte wird meist das Auflösungsvermögen angegeben. Damit bezeichnet man den minimalen Abstand zweier gleichartiger Objekte, in welchen sie gerade noch unterscheidbar sind.

! Die **laterale** Auflösung gibt den Mindestabstand zweier Objekte an, die quer zur Schallstrahlrichtung gelegen sind und noch voneinander unterschieden werden können. Die *axiale* Auflösung, also in Schallausbreitungsrichtung, gibt den Abstand zweier Objekte an, die in Strahlrichtung gelegen und noch voneinander unterscheidbar sind.

In Tab. 2.**3** handelt es sich bei den Werten der axialen und lateralen Auflösung um Richtwerte. Die axiale Auflösung ist vorwiegend frequenzabhängig, die laterale Auflösung hängt ab von der Fokussierung und der Anzahl der Ultraschallzeilen, die geschrieben werden. Die Abnahme der Strahlbreite führt zur Zunahme der Anzahl der verarbeiteten Ultraschallzeilen, was wiederum zu einer höheren lateralen Auflösung führt. Da die Eigenschaften, welche die Auflösung beeinflussen, sehr gerätespezifisch sind, können die Werte für die Auflösung von Gerät zu Gerät auch bei Schallköpfen gleicher Frequenz sehr stark variieren.

Signalverarbeitung (processing)

Tiefenausgleich: Indem die aus der Tiefe kommenden Echos durch das Gerät verstärkt oder die oberflächlichen abgeschwächt werden, kann ein Tiefenausgleich erreicht werden. Wird die Verstärkung der Echoamplituden mit zunehmender Rücklaufzeit zum Schallkopf nach oben verschoben, wird das als Tiefenausgleichverstärkung bezeichnet, bzw. im Englischen: TGC (time-gain-compensation) oder DGC (depth-gain-compensation). Die Bildqualität gewinnt durch diese Hilfe, da sonst die Echos aus tieferen Gewebeschichten in ihrer Intensität zu schwach abgebildet werden. Es resultiert nun eine gleichmäßige Grundhelligkeit in homogenem Gewebe unabhängig von der Tiefe.

Verstärkung (gain): Der Gain-Drehknopf dient der Regelung der Gesamtverstärkung. Unterschiedliche Gewebebeschaffenheit oder Menge des subkutanen Fettgewebes erfordern oft eine Verstärkung oder Abschwächung der Signale über dem gesamten Tiefenbereich.

! Es muss auf einen genügenden Kontrast geachtet werden: Bei zu hoher Schallintensität kommt es zu einer Nivellierung der Grauabstufung, sodass einzelne Strukturen nicht mehr voneinander abgrenzbar sind.

Vorverarbeitung (preprocessing): Veränderungen beim Empfang der Echos können durch elektronische Steuersysteme verbessert werden. Diese Beeinflussung der Signalqualität und Fokussierung vor der Speicherung wird als Preprocessing bezeichnet.

Nachverarbeitung (postprocessing): Die Bearbeitung von Sonogrammen nach der Speicherung nennt man Postprocessing. Hier werden die Bilder durch Änderung der Graustufenskala verändert. Sind die Kontraste zwischen den abgebildeten Strukturen zu schwach, wenn innerhalb von Muskelgewebe die Septen nicht vom umliegenden Gewebe abgrenzbar sind, können die Graustufenbereiche hervorgehoben werden. Sind die Kontraste zu stark, wie etwa bei Gewebeverkalkungen, können Graustufenbereiche unterdrückt werden.

Auswahl des geeigneten Geräts und Schallkopfs für die muskuloskelettale Sonographie

Schallköpfe mit einer Frequenz von 7,5–13 MHz sind den niederfrequenten vorzuziehen. Tiefere Frequenzen werden nur verwendet, wenn tiefliegende Strukturen untersucht werden. So ist es manchmal – gerade beim adipösen Patienten – oft nur möglich, die Hüfte mit 5 MHz zu untersuchen. Man muss sich jedoch bewusst sein, dass die **Auflösung** mit einer größeren Eindringtiefe **abnimmt** (Tab. 2.3).

Da die Genauigkeit der Untersuchung und die Menge der erhaltenen Information von der Auflösung des Apparats abhängt, lohnt es sich, auch für den Alltag ein qualitativ hochstehendes Gerät anzuschaffen, da diese Eigenschaften durch die Gerätekonstruktion beeinflusst werden. Gerade der wenig erfahrene Untersucher ist auf eine optimale apparative Ausstattung angewiesen.

! Bei der Wahl eines Geräts muss darauf geachtet werden, dass ein Linearscanner verfügbar ist. Bei der Wahl der Ultraschallsonden sollte unbedingt die Möglichkeit zur Untersuchung mit einer Frequenz von 7,5 MHz gegeben sein.

Sind vorwiegend Untersuchungen an den kleinen Gelenken der Hände und Füße vorgesehen, wird eine 10- bis 13-MHz-Sonde benötigt.

Die Möglichkeiten der Dokumentation und Bildverarbeitung sind je nach Hersteller unterschiedlich entwickelt und können die stark divergierenden Preise der Geräte erklären. Wichtiger als aufwendige bildverarbeitende Technologie ist eine gute Nahfokussierung und feine Grauwertabstufung.

Das menschliche Auge ist in der Lage, **60 Grauwertstufen** zu differenzieren. Diese Bedingungen sind in den Geräten der mittleren Preisklasse vorhanden, auch wenn auf einige Zusätze wie Schallköpfe mit höheren Frequenzen, Farb-Doppler oder aufwendiges Postprocessing verzichtet werden muss. Die Geräte auf dem heutigen Stand der Technologie bieten oft die gleichen Basiskomponenten betreffend Schallkopf und Wandler, jedoch mit zusätzlichen Möglichkeiten, die für die Ultraschalluntersuchungen des Bewegungsapparats nicht erforderlich sind und viel eher für die Kardiologie oder Gynäkologie entwickelt wurden.

Vorlauf: Für die Untersuchung von oberflächlichen Gewebesegmenten ist ein Vorlauf von Nutzen, damit die interessierenden Strukturen in den optimalen Fokusbereich zu liegen kommen. Statt der früher üblichen Wasservorläufe sind heute meist direkt auf den Schallkopf montierbare, weiche Siliconkappen im Gebrauch. Als Alternative können auch kissenförmige Siliconplatten benutzt werden, die zwischen die Haut und den Schallkopf gelegt werden. Das wasserlösliche Ultraschallgel wird sowohl zwischen dem Schallkopf und dem Vorlauf, wie zwischen dem Vorlauf und der Haut aufgetragen

Als weitere Möglichkeit können auch Polymerisationsprodukte aus Agar und Polyacrylamid benutzt werden (z.B. der Firma Geistlich Söhne AG, CH-6110 Wolhusen). Obwohl diese zum Einmalgebrauch bestimmt sind, können sie auf intakter, gereinigter Haut mehrmals bis zu 1 Monat lang eingesetzt werden. Dies bedingt jedoch ihre Lagerung in einer leicht alkoholischen Lösung. Diese Platten werden ohne Gel direkt auf die Haut gelegt und das Gel nur zwischen der Platte und dem Schallkopf aufgetragen.

Geräteeinstellung

Die optimale Geräteeinstellung variiert von Patient zu Patient und von Körperregion zu Körperregion und muss laufend den Gegebenheiten angepasst werden. Der Monitor ist mit einem Helligkeits- und einem Kontrastregler ausgestattet.

Helligkeit: Sie muss so reguliert werden, dass die Randstrukturen und die Grundhelligkeit auf dem Monitor zu differenzieren sind.

Kontrast: Er wird so eingestellt, dass sämtliche Grautöne von Schwarz bis Weiß am Graukeil am seitlichen Bildrand erkennbar sind.

Gefäße: Beim Bewegungsapparat wählt man zur Einstellung des Ultraschallgeräts ein Gebiet mit sichtbaren Gefäßen von mittelgroßem oder großem Kaliber aus. Der Inhalt der nicht pathologisch veränderten Gefäße sollte echoarm (d.h. dunkel) und homogen (d.h. strukturarm) erscheinen.

Gesamtverstärkung: Anschließend wird die Gesamtverstärkung so eingestellt, dass eine Überstrahlung vermieden wird. Nun wird mit der Tiefenverstärkungskurve eine einheitliche Bildhelligkeit eingestellt. Meist handelt es sich um Schieberegler, die in Zentimeterabschnitten unterteilt sind.

Bildausschnitt: Am gewählten Bildausschnitt sollten nun die Gefäßinhalte homogen schwarz und die Knochenkonturen weiß, aber nicht überstrahlt, erscheinen. Die einzelnen Muskelfasern sollten voneinander abgrenzbar und Sehnenstrukturen sichtbar sein, sofern keine pathologischen Veränderungen vorhanden sind.

Dokumentationsart

Die Dokumentation der Ultraschallbefunde ist unerlässlich. Zusätzlich ist eine ergänzende schriftliche Befundung wichtig. Die **Bilddokumentation** sollte möglichst in standardisierten Schnitten mit anatomisch klar bezeichneten Bezugspunkten erfolgen (Abb. 2.**6**).

Bei bestimmten pathologischen Befunden muss zusätzlich zu den üblichen Standardebenen in Körperlängsachse, Querschnitt und Frontalschnitt eine dem Befund angepasste Ebene gewählt werden. Diese Ebenen müssen stets klar bezeichnet werden. Die üblichen Geräte werden heute mit einer Sofortbildkamera, einer Kleinbildkamera oder einem Videorekorder ausgestattet. Als teure, aber technisch für die Anfertigung von Diapositiven geeignete Alternative bietet sich die Möglichkeit der digitalen Aufzeichnung an.

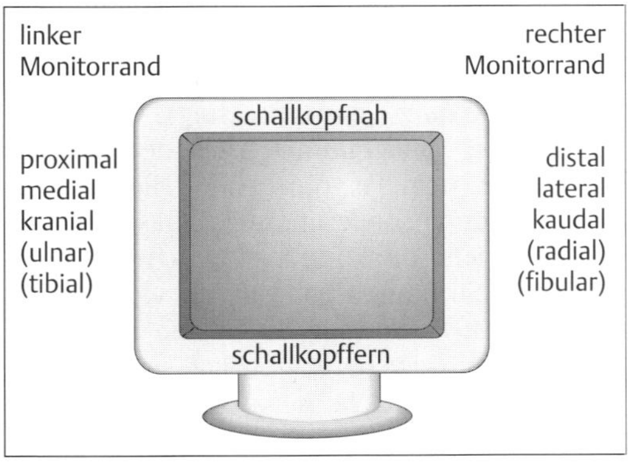

Abb. 2.**6** **Empfehlungen des Arbeitskreises Stütz- und Bewegungsorgane der DEGUM zur Befunddokumentation** (Gruber u. Kronermann 1997). Die in Klammern aufgeführten Empfehlungen haben sich bisher noch nicht durchsetzen können.

Der **schriftliche Befund** sollte immer anatomisch präzis erfolgen. Die sonographisch gewonnene Information muss schriftlich festgehalten werden.

Beschrieben werden:

- Grundtextur:
  - homogen,
  - fein,
  - grob,
- Echogenität:
  - niedrig,
  - hoch,
- Strukturen:
  - Gefäße,
  - Septen,
  - Zysten.

Wo nötig können auch Distanzen und Volumina gemessen und berechnet werden. Beispiele eines schriftlichen Standardbefunds werden im Anhang dargestellt.

Literatur

Curie P, Curie J. Développement par pression de l'électricité polaire dans les cristaux hémièdres a faces inclinées. Comptes Rendus. 1880; 91: 294–5.

Deutsche Gesellschaft für Ultraschall in der Medizin: Arbeitskreis Stütz- und Bewegungsorgane. Protokoll der Sitzung des Arbeitskreises Stütz- und Bewegungsorgane der DEGUM vom 20. 01. 1996: Richtlinien zu Standard-Schnittebenen und Dokumentation.

Graf R. Sonographie der Säuglingshüfte. Stuttgart: Enke; 1985: 1–11.

Gruber G, Konermann W. Sonographie der Stütz- und Bewegungsorgane. London: Chapmann & Hall; 1997.

Weiterführende Literatur

Karmann H. Ultraschalltechnik. In: Sonographie am Stütz- und Bewegungsapparat bei Erwachsenen und Kindern. Graf R, Schuler P, eds. London: Chapman & Hall; 1995: 1–37.

Rettenmaier G. Abhängigkeit der sonografischen Befunde von der Art der verwendeten Diagnostikgeräte. Internist (Berlin). 1982; 23: 565–74.

Robinson DE, Wilson LS, Kossof G. Shadowing and enhancement in ultrasonic echograms by reflection and refraction. JCU. 1981; 9: 181–8.

Zagzebski JA. Physics of diagnostic ultrasound. In: Textbook of diagnostic ultrasonography. Hagen-Ansert SL, ed. St. Louis: Mosby; 1989: 2–16.

3 Physikalische Phänomene und Artefakte

Physikalische Phänomene

Bei der Untersuchung wird der Schallkopf direkt auf die Haut des Patienten aufgelegt. An der Ankopplungsfläche wird ein wasserlösliches Gel appliziert, um einen luftfreien Raum für den Durchtritt der Schallwellen zu erzeugen. Das Gewebe wird anschließend meist parallel und senkrecht zu seiner Faserrichtung untersucht. Der **Einfallwinkel** einer Schallwelle zu einer Grenzfläche wird deren Echogenität bestimmen.

Wenn ein senkrechter Strahl auf eine lineare Fläche auftrifft, wird der Hauptanteil des Schalls zum Schallkopf zurückreflektiert. Bei schrägem Auftreffen auf eine Grenzfläche wird nur ein Teil der Schallwelle zum Schallkopf zurück reflektiert und der Rest wird vom Schallkopf in eine andere Richtung weggestreut. Dies ist bedingt durch folgendes Gesetz: Der Einfallwinkel ist gleich dem Ausfallwinkel. In diesem Falle wird die Struktur echoarm und erscheint auf dem Bildschirm dunkel. Es entsteht somit ein hypoechogener Artefakt. Bei der Interpretation des Bilds muss stets an diese Möglichkeit gedacht werden.

! Gerade pathologische Befunde des Bewegungsapparats wie beispielsweise Ergüsse sind durch eine verminderte Echogenität charakterisiert.

Der Hauptanteil der zu untersuchenden Strukturen, hauptsächlich Sehnen und Muskeln, sind meist linear angeordnet und liegen parallel zur Hautoberfläche. Daraus folgt, dass der Schallkopf während der Untersuchung meistens **konsequent senkrecht** zur Körperoberfläche gehalten werden muss, um nicht hypoechogene Artefakte zu erzeugen, die als pathologische Befunde **fehlinterpretiert** werden (Anisotropie, S. 15).

Verschiedene physikalische Phänomene an Grenzflächen zwischen unterschiedlichen Geweben führen zu Veränderungen an Schallwellen, die in optische Signale umgesetzt werden. Bei der Interpretation der so entstandenen Bilder müssen diese Gesetzmäßigkeiten berücksichtigt werden. Ziel der Ultraschalluntersuchung ist die Darstellung anatomischer Strukturen.

Der Untersucher muss somit in der Lage sein, Reflexionen, die an anatomischen Grenzflächen entstehen, von artifiziellen Signalen zu unterscheiden.

Die Gesetzmäßigkeiten, die bei der Bildinterpretation berücksichtigt werden müssen, sind im Wesentlichen:

- Reflexion,
- Brechung,
- Beugung,
- Absorption,
- Streuung,
- Dämpfung.

Reflexion: Wenn Ultraschallwellen durch eine Grenze zwischen 2 Geweben unterschiedlicher Impedanz (z.B. Weichteil, Flüssigkeit) durchtreten, wird ein Teil des Ultraschalls zurückgeworfen (reflektiert). Der Anteil des reflektierten Ultraschalls ist um so größer, je größer der **Impedanzunterschied** der beiden Gewebe ist (Abb. 3.1).

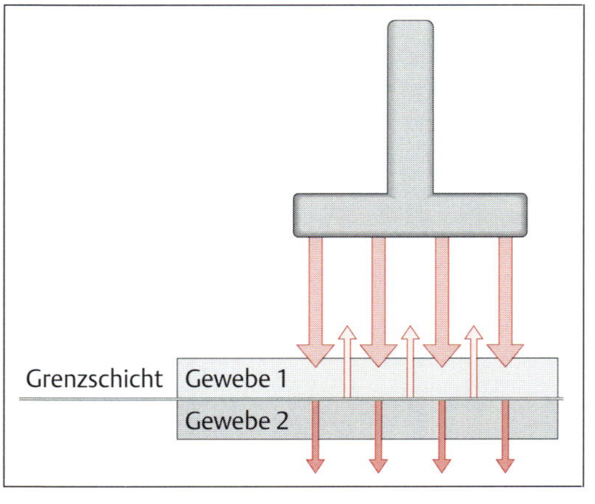

Abb. 3.1 **Reflexion.** Eine Schallwelle tritt nicht komplett durch eine Grenzfläche hindurch, sondern wird teilweise zurückgeworfen.

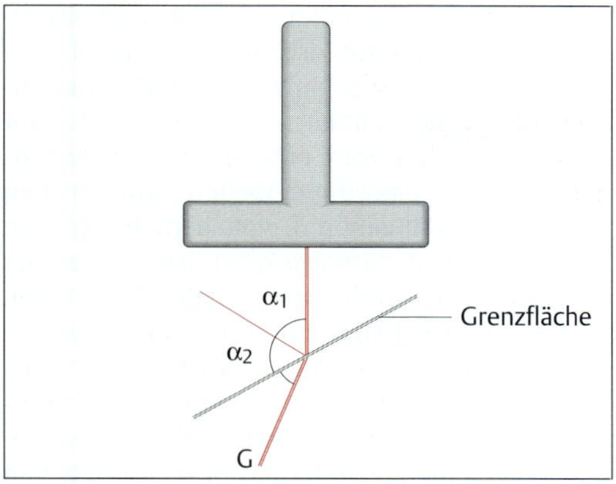

Abb. 3.2 **Brechung**. Ist die Änderung der Ausbreitungsrichtung von Schallwellen beim Durchgang durch eine Grenzfläche zwischen Geweben, in denen sie verschiedene Ausbreitungsgeschwindigkeiten aufweisen. Dabei gilt Einfallwinkel (α_1) = Ausfallwinkel (α_2). Ein Teil (G) wird gebrochen und dabei von der ursprünglichen Richtung abgelenkt.

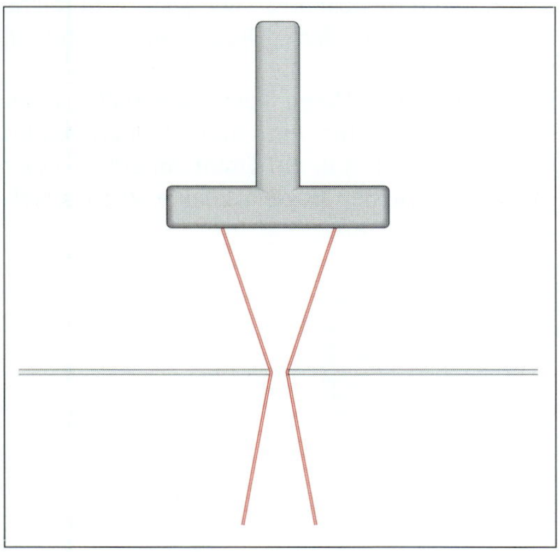

Abb. 3.3 **Beugung**. Ein Hindernis im Ultraschallstrahl bewirkt die Beugung der Wellen in den Schallschatten hinein.

Brechung: Wenn der Ultraschall nicht senkrecht auf eine Gewebsfläche trifft, werden die Schallwellen nach dem Gesetz Einfallwinkel = Ausfallwinkel reflektiert (Abb. 3.2).

Der in das nächste Medium eintretende Ultraschallstrahl wird dabei zusätzlich gebrochen, d. h. abgelenkt. Da nur zum Schallkopf reflektierte Ultraschallstrahlen wieder empfangen und zum Bildaufbau benutzt werden kann dieses Phänomen Ursache von Artefakten sein.

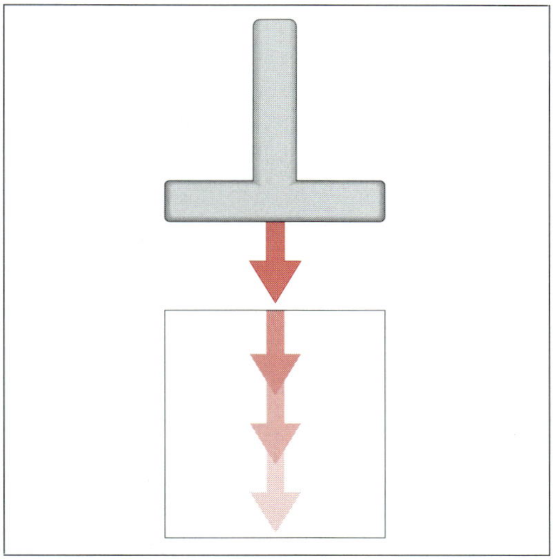

Abb. 3.4 **Absorption**. Die Bewegungsenergie der Schallwellen wird im Gewebe durch Reibungskräfte vermindert, da die schwingenden Teilchen abgebremst werden. Die Dämpfung der Schallwellen durch Absorption ist um so größer, je dichter (oder zäher) ein Material ist. Im Wasser ist die Dämpfung durch Absorption geringer als im biologischen Gewebe.

Beugung: Wird ein Hindernis in einen Ultraschallstrahl eingebracht, so werden die Wellen in den Schallschatten hinein gebeugt. (Abb. 3.3)

Absorption: Beim Durchtritt von Schallwellen durch Gewebe kommt es zur Schwächung der Intensität des Schallstrahls durch innere Reibung und Umwandlung eines Teils der Energie in Wärme. Um trotzdem einen gleichmäßigen Bildaufbau zu erhalten muss der absorptionsbedingte Energieverlust kompensiert werden.

Dies wird bewirkt, indem Schallreflexionen aus tieferem Gewebe durch einen **Tiefenausgleich** und **laufzeitabhängige** Verstärkung angehoben werden (Abb. 3.4).

Streuung: Da Grenzflächen in organischem Gewebe immer eine unregelmäßige Oberflächenkontur aufweisen, kommt es zur Streuung der Schallwellen durch diffuse Reflexion von Teilen der Schallwellen in alle Richtungen. Dadurch kommt es zu einem Energieverlust der Schallwellen.

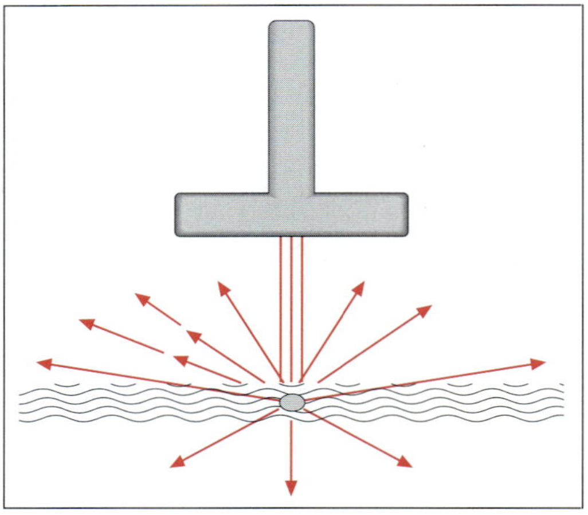

Abb. 3.**5** **Streuung.** Wegen der unregelmäßigen Oberflächenkontur der Grenzflächen in biologischem Gewebe werden die Schallwellen durch diffuse Reflexion in alle Richtungen gestreut.

! Mit höherer Schallfrequenz nehmen die Reflexion und die Absorption zu (Abb. 3.**5**).

Dämpfung: Auch wenn sich Schallwellen in homogenem Gewebe ausbreiten, kommt es durch Absorption, Streuung, Brechung und Reflexion zu einer Abnahme der Intensität des Strahls.

Als Regel für die Dämpfung in menschlichem Gewebe kann nach Heintzerling (1984) abgeleitet werden:

- Dämpfung (dB) = Tiefe (cm) × Frequenz (MHz),
- daraus lässt sich die **Eindringtiefe** der verschiedenen Schallköpfe ableiten (Tab. 2.**3**).

Artefakte in der Sonographie

Durch bestimmte Eigenschaften des Ultraschallverhaltens im Gewebe können Bilder entstehen, die nicht tatsächlichen Gewebsstrukturen entsprechen, sondern die Folge physikalischer Gesetzmäßigkeiten sind, was bei der Bildinterpretation stets berücksichtigt werden muss.

Wiederholungsartefakte: Ultraschallwellen können zwischen 2 parallelen Grenzflächen mehrfach reflektiert werden, wobei ein zunehmend abgeschwächter Echoimpuls zum Ultraschallwandler zurückläuft.

Der Ultraschallwandler ordnet den Schallwellen einen Punkt am Bildschirm zu, abhängig von der Zeit, den diese Schallwelle braucht, um zurück zum Schallwandler zu kehren. Da Zeit mit Distanz korreliert wird, erkennt der Schallwandler also nicht, dass diese Wellen zum gleichen Reflexionspunkt gehören, von dem bereits ein Teil der Wellen zurückgekehrt ist und ordnet den später eintreffenden Schallwellen einen weiter vom Schallkopf entfernten Punkt zu.

Diese durch 2 parallele Grenzflächen hervorgerufenen, z.T. mehrfach reflektierten, Echoimpulse, werden deswegen vom Gerät wie mehrere parallel laufende, tiefer liegende Grenzflächen wiedergegeben (Abb. 3.**6**).

Spiegelartefakt: Eine Sonderform des Wiederholungsartefakts zeigt sich bei sehr stark reflektierenden Grenzflächen, die in einem großen Winkel zur Ultraschallsonde stehen. Eine echogene Struktur wird **„gespiegelt“** und erzeugt so ein virtuelles Bild hinter der Grenzfläche.

Dieser Artefakt wird vor allem in der Lebersonographie beobachtet, wo sich echoreiche Läsionen hinter dem Diaphragma abbilden (Abb. 3.**7**).

Bogenartefakte: Wenn sich innerhalb einer echofreien Struktur ein stark reflektierendes Objekt befindet, z.B. ein Draht innerhalb einer Zyste, so entstehen Bogenartefakte. Zur Darstel-

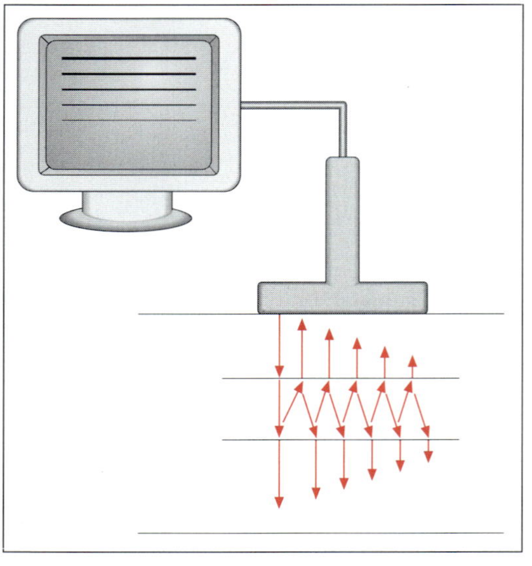

Abb. 3.**6** **Wiederholungsartefakte.** An 2 hintereinander liegenden Reflektoren werden die Schallwellen zwischen diesen beiden Schichten hin und her reflektiert.

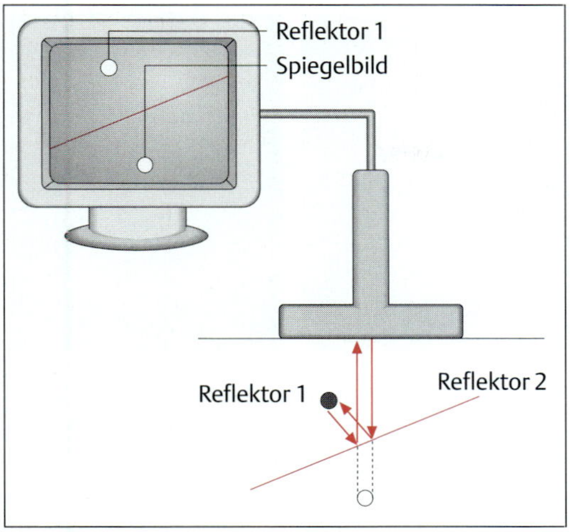

Abb. 3.7 **Spiegelartefakte.** Wenn sich stark reflektierende Flächen im Schallweg befinden, können Spiegelartefakte entstehen. Die Schallwellen werden somit mehrfach reflektiert und das Ultraschallgerät ordnet diesen Echos eine Tiefe zu, die sich aufgrund der verlängerten Laufzeit verfälschen kann. Zudem kann das Echo möglicherweise auch in einer völlig anderen Region abgebildet werden.

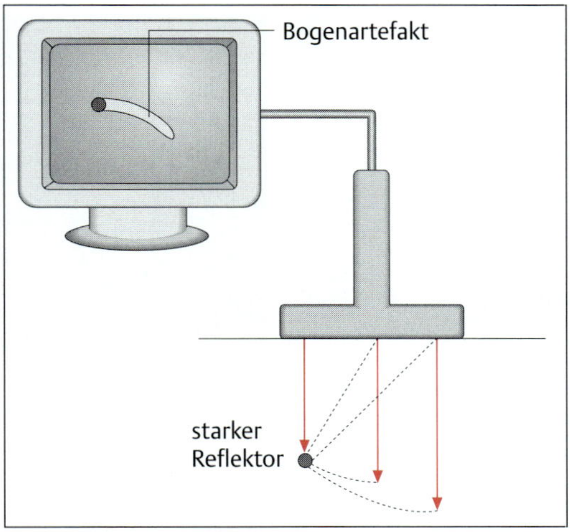

Abb. 3.8 **Bogenartefakte.** Die Sendeelemente senden Schallwellen nicht ausschließlich gerade in die Tiefe. Stets finden sich schräg abgehende, schwächere Schallstrahlen, die an starken Reflektoren Echos hervorrufen. Es resultiert ein echoreicher Bogen, der von den starken Reflektoren auszugehen scheint.

lung kommt der Draht als kräftiger runder Reflex, daneben zeigen sich seitlich auslaufende bogenförmige „Nebenkeuleneffekte".

Der Grund dafür ist, dass auch die schwachen Ausläufer des Ultraschallfelds zur Abbildung gelangen. Wegen der zunehmenden Laufzeit der lateralen Schallwellen erscheinen diese jedoch als zunehmend tiefer liegend, was zur Entstehung eines Bogens führt (Abb. 3.8).

Lateraler Schallschattenartefakt: An den Seitenwänden von Objekten (z.B. Zysten), die tangential zur Richtung des Ultraschalls stehen, werden die Schallwellen seitlich wegreflektiert. An diesen tangential liegenden Wänden werden keine Schallwellen in tiefere Schichten weitergeleitet, sodass es zur Schallschattenbildung kommt (Abb. 3.9).

Anisotropie oder Phänomen der Reflexumkehr: Bei der Sonographie am Bewegungsapparat muss berücksichtigt werden, dass Muskeln und insbesondere Sehnen eine strenge geometrische Ausrichtung der Fasern aufweisen. Bei den Sehnen sind die Kollagenfasern in angespanntem Zustand fast parallel. Beim Auftreffen der Schallwelle auf das Gewebe entspricht die Ablenkung dem Einfallwinkel.

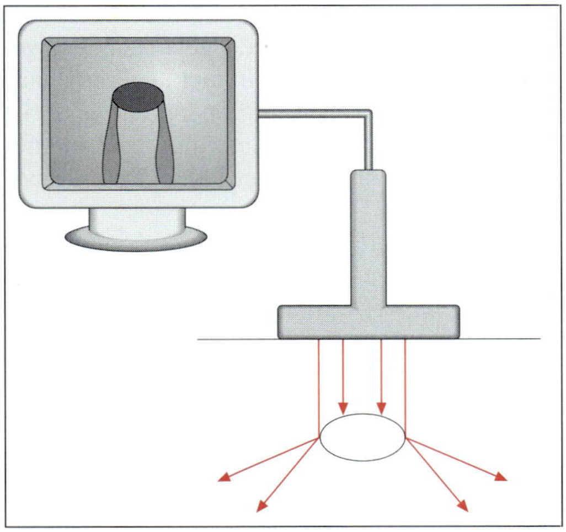

Abb. 3.9 **Lateraler Schallschattenartefakt.** Dieser ist typisch für Zysten. Die Schallwellen werden am Rand der Zyste wegreflektiert.

! Es gilt also stets: Einfallwinkel = Ausfallwinkel (Abb. 3.2).

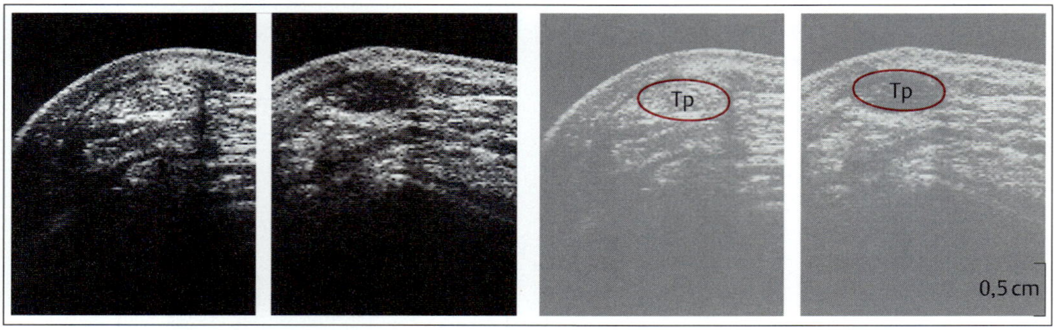

Abb. 3.**10** **Anisotropie.** Links im Bild: Transversalschnitt der Tibialis-posterior-Sehne (Tp) mit senkrecht auftreffenden Schallwellen. Die Sehne erscheint echoreich (hell). Rechts im Bild: Bei Kippung des Schallkopfs um 10° wird die Sehne nahezu echofrei (dunkel).

Wird nun eine angespannte Sehne mit einem Linearschallkopf longitudinal in einem Winkel von 90° beschallt, so erscheint sie homogen und echoreich. Bei einer Kippung des Schallkopfs um 10° wird die Sehne nahezu echofrei (Abb. 3.**10**).

Wird die Sehne statt mit einem Linearschallkopf mit einem Sektorschallkopf dargestellt, so erscheint sie im Zentrum echoreich, während die Randzonen zunehmend echoarm zur Darstellung kommen, weil die Schallwellen schräg auftreffen, gestreut werden und nicht mehr alle zurück zur Ultraschallsonde gelangen. Deswegen muss der Schallstrahl immer **senkrecht** auftreffen. Bei einer nicht angespannten Sehne ist die Unterscheidung zwischen diesen Phänomenen und tatsächlich vorliegenden Veränderungen erschwert.

Pseudousur: Beim tangentialen Auftreffen von Ultraschallwellen auf eine knöcherne Oberfläche, die stark gekrümmt verläuft, wird eine Pseudousur vorgetäuscht, da die Knochenoberfläche an dieser Stelle scheinbar unterbrochen ist. Bei Änderung der Position des Schallkopfs, womit diese Stelle nicht mehr tangential getroffen wird, stellt sich die Knochenoberfläche wieder intakt dar. Für die Pseudousur ist zudem **typisch**, dass die Reflexion aus der Basis der Usur fehlt, da die Strahlen den Knochen nicht durchdringen (Abb. 3.**11**).

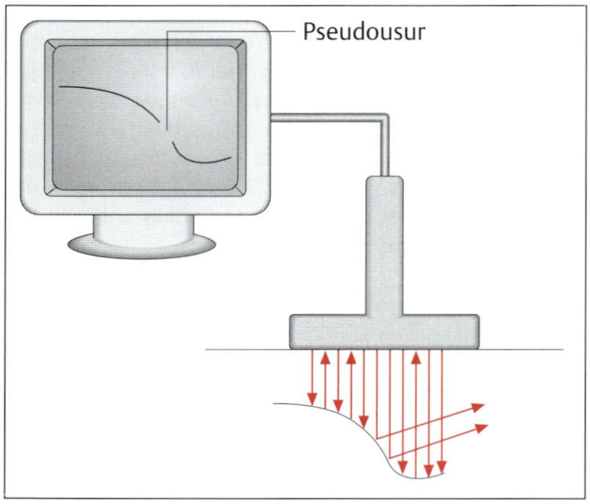

Abb. 3.**11** **Pseudousur.** Beim tangentialen Auftreffen von Schallwellen auf eine gekrümmte, stark reflektierende Oberfläche (z. B. Knochen) wird eine Pseudousur vorgetäuscht. Beim tangentialen Auftreffen der Schallwellen werden diese wegreflektiert, sodass die Knochenoberfläche an dieser Stelle scheinbar unterbrochen ist.

Schallverstärkung: Wenn die Schallwellen eine Region mit niedriger Absorption oder geringer Reflexion durchlaufen (z. B. Flüssigkeit innerhalb einer Zyste, Tenosynovitiden) kommt es im Vergleich zur Umgebung zu einem geringeren Intensitätsverlust der Schallstrahlen. So trifft der Ultraschall die tieferen Gewebe, (in unserem Beispiel hinter der Zyste oder hinter der entzündeten Sehne liegendes Gewebe) im Vergleich zur Umgebung mit verstärkter Intensität. Diese tieferen Gewebe werden somit intensiver beschallt als deren Umgebung, was zu einem stärkeren Echo führt.

> ! Der Begriff der Schallverstärkung ist irreführend, da es sich bei diesem Phänomen lediglich um eine verminderte Schalldämpfung durch die davor liegende Struktur handelt.

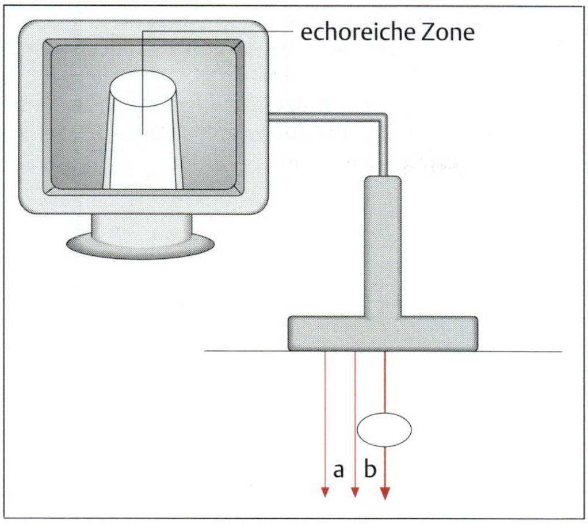

Abb. 3.**12** **Schallverstärkung**. Die Schallwellen, die durch die Zyste laufen, werden weniger abgeschwächt als im Nachbargewebe. Dadurch erscheint das Gewebe hinter der Zyste heller.

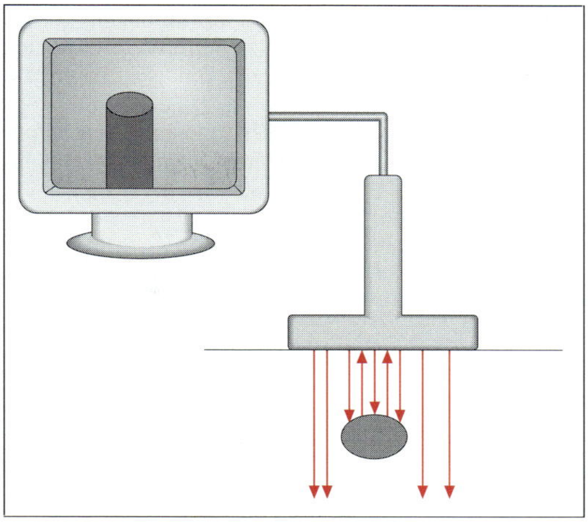

Abb. 3.**13** **Schallschattenbildung**. Wenn die Schallwellen an einer Grenzfläche total oder subtotal reflektiert werden, sind hinter dieser Struktur keine Echos mehr erkennbar.

Dieses Phänomen finden wir bei der skelettalen Sonographie typischerweise bei Zysten, Ergüssen oder entzündlich veränderten Sehnen (Abb. 3.**12**).
Schallschattenbildung: Wenn Ultraschallstrahlen an einer akustischen Grenzfläche total reflektiert werden, können dahinter liegende Strukturen nicht mehr dargestellt werden.

Es kommt an dieser Grenzschicht zu einer Totalauslöschung der Schallenergie mit der Entstehung eines sogenannten Schallschattens. Dieser ist z.B. an Knochen, Konkrementen und Verkalkungen charakteristisch (Abb. 3.**13**).

Auch bei Gasansammlungen (Luft) ist dieses Phänomen mehr oder weniger stark ausgeprägt. Durch laterale Beugung des Schallstrahls zum besser leitenden Medium können Schallschatten auch an lateralen Zystenwänden oder anderen Randbezirken von stark gebogenen Strukturen auftreten.

Wenn ein Konkrement oder eine Verkalkung sehr klein ist, kann es wegen der Breite des Ultraschallstrahls zu einem **Fehlen der Schallschattenbildung** kommen. So kommen kleinste Verkalkungen in der Supraspinatussehne als echoreiche Strukturen ohne Schallschattenbildung zur Darstellung.
Kontrastauflösung: Bei der sonographischen Untersuchung muss folgender Punkt besonders beachtet werden:

! Informationen, die aus der Mitte des Schallstrahls gewonnen werden, sind wegen der Abnahme der seitlichen Kontrastauflösung besser als Echoinformationen aus den lateralen Feldern.

Darum muss das zu untersuchende Gewebe stets mit dem Schallkopf abgefahren werden, damit alle interessierenden Strukturen im optimalen Untersuchungsfeld betrachtet werden können.
Artefakte: Durch Drehen des Schallkopfs um 90° können die Artefakte meist erkannt werden. Aus verschiedener Blickrichtung sieht ein Artefakt anders aus oder kann ganz verschwinden. Die Abbildung einer pathologischen Veränderung bleibt hingegen konstant. So können Artefakte von pathologischen Prozessen unterschieden werden.

Literatur

Heintzerling J. Physik der Bildgebung mit Ultraschall. In: Maurer HJ, Zieler E, eds. Physik der bildgebenden Verfahren in der Medizin. Berlin: Springer; 1984.

Weiterführende Literatur

Hedrick WR, Hykes DL, Starchman DE. Ultrasound physics and instrumentation. 3rd ed. St. Louis: Mosby-Year Book; 1995.

Karmann H. Ultraschalltechnik. In: Sonographie am Stütz- und Bewegungsapparat bei Erwachsenen und Kindern. Graf R, Schuler P; eds. London: Chapman & Hall; 1995: 1–37.

Rettenmaier G. Abhängigkeit der sonografischen Befunde von der Art der verwendeten Diagnostikgeräte. Internist (Berlin). 1982; 23: 565–74.

Robinson DE, Wilson LS, Kossof G. Shadowing and enhancement in ultrasonic echograms by reflection and refraction. JCU. 1981; 9: 181–8.

Zagzebski JA. Physics of diagnostic ultrasound. In: Textbook of diagnostic ultrasonography. Hagen-Ansert SL, ed. St. Louis: Mosby; 1989: 2–16.

4 Sonographie des normalen Gewebes

Muskulatur

Zur Untersuchung der Muskulatur sind Linearschallköpfe mit hoher Auflösung im Nahfokus und einer Frequenz von 5 MHz für tiefe, 7,5 für mitteltiefe und 10–13 MHz für oberflächliche d.h. Hand- und Fußmuskulatur geeignet. Mit dem 7,5-MHz-Schallkopf kann beim nicht zu adipösen Patienten der Großteil der Muskulatur untersucht werden, wobei ganz tief gelegene Muskelanteile z.B. der Glutäalmuskulatur der Untersuchung entgehen. Hier muss gelegentlich ein 3-MHz-Schallkopf verwendet werden.

Die Muskulatur ist aus Muskelfasern mit einer Dicke bis zu 0,1 mm aufgebaut. Diese werden durch kollagene Bindegewebsfasern zu größeren Einheiten, den Muskelfaserbündeln von ca. 0,3 mm Durchmesser, zusammengehalten. Die kleinste sonographisch darstellbare Struktur ist die durch die Vereinigung von mehreren Muskelfasern durch das Perimysium entstandene Funktionseinheit: das Primärbündel (Dock et al. 1990). Diese stellen sich als homogene, multiple, parallel angeordnete echoarme Bänder von 1–2 mm Breite dar (Abb. 4.**1 a, b**).

Dazwischen liegt das kollagenfaserreiche Perimysium externum, das als echoreiche Striae sichtbar wird (Fornage 1992). Die Fasern sind parallel angeordnet und werden von Septen zusammengehalten. Diese fibroadipösen Septen sind deutlich echoreicher als die echoarmen Muskelfasern (Yeh u. Rabinowitz 1982). Im Querschnitt erscheint das Perimysium als punktförmige gruppierte, echoreiche, auf dem echoarmen Hintergrund verstreute Struktur (Abb. 4.**1 c** [Fornage 1988]).

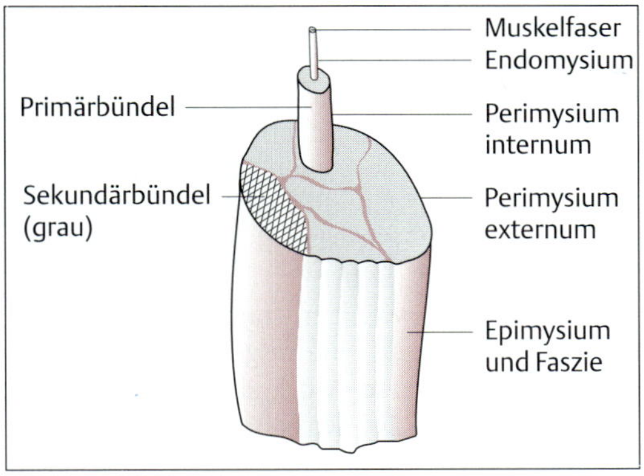

a

Abb. 4.**1 a–c** **Skelettmuskulatur**:
a Darstellung der bindegewebigen Strukturen eines Skelettmuskels.

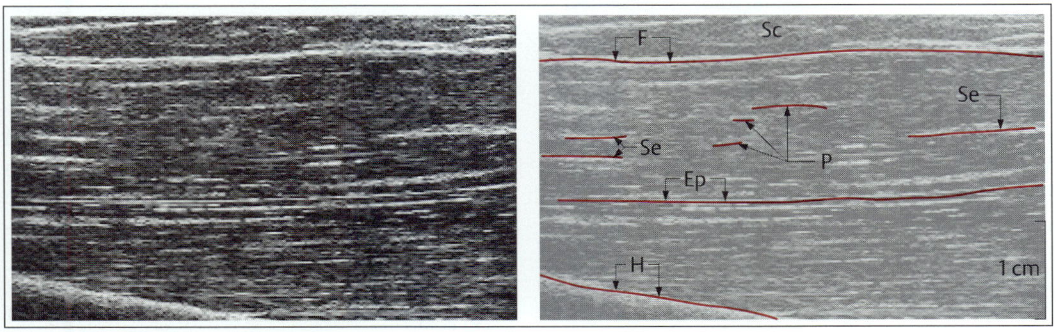

b

Abb. 4.**1 a–c** **Skelettmuskulatur**:
b Longitudinalschnitt der Bizepsmuskulatur (junge gesunde Probandin). Gut erkennbare Epimysien (Ep) zwischen den Mm. biceps brachii und brachialis. Parallel verlaufende fibroadipöse Septen (Se). Die feinen parallel verlaufenden Echos entsprechen dem kollagenfaserreichen Perimysium externum (P). Die Faszie (F) zwischen Muskulatur und Subkutis (Sc) ist ebenfalls echoreich. Humerus (H).

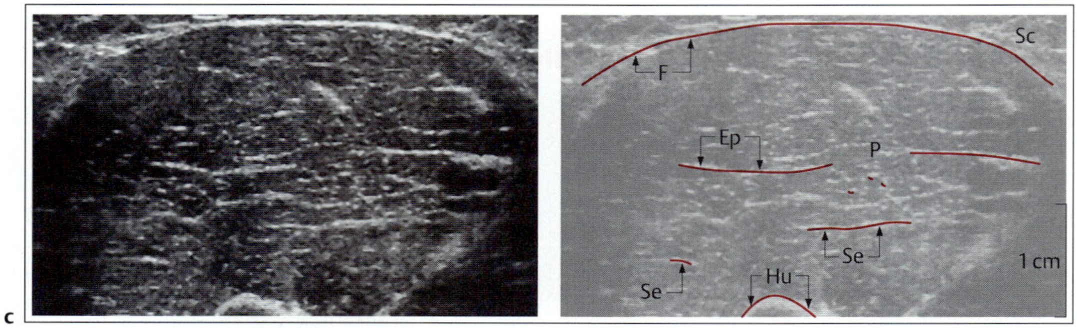

Abb. 4.**1 a–c** **Skelettmuskulatur**:
c Transversalschnitt. Die fibroadipösen Septen (Se) erscheinen echoreicher als die echoarmen Muskelfasern, dazwischen das Perimysium (P) als punktförmige gruppierte, echoreiche Strukturen. Zwischen dem M. brachialis und dem M. biceps brachii das echoreiche Epimysium (Ep). Die echoreiche Faszie (F) trennt die Muskulatur von der Subkutis (Sc). Humerus (Hu).

Die äußerste Schicht, die Muskelfaszie ist sehr echoreich. Die Muskulatur selbst ist meist weniger echoreich als subkutanes Fettgewebe oder Sehnen. Der Echogenitätsunterschied zwischen echoarmen und echoreichen Anteilen kann individuell sehr unterschiedlich sein. Bei sportlichen Patienten ist der Unterschied in der Echogenität in der Regel groß (S. 26).

Beim älteren, weniger trainierten Patienten finden wir hingegen eine insgesamt homogenere und echodichtere Muskulatur mit undeutlicher Septierung. Die Muskeln sollten sowohl in Ruhe als auch unter Anspannung untersucht werden. Dabei ändert die Muskulatur ihre Form und Neigung der echogenen Striae.

! Wichtig ist ein Vergleich mit der Gegenseite, vor allem wenn ein unklarer Befund interpretiert werden muss.

Sowohl der Längs- wie auch der Querschnitt müssen untersucht werden. So können z. B. auch Volumina von Hämatomen berechnet werden. Ist ein Eingriff an der Muskulatur geplant, können die wichtigen Strukturen sonographisch identifiziert und auf der Haut markiert werden. Um eine Läsion zu lokalisieren, kann auch die intraoperative sonographische Untersuchung indiziert sein, beispielsweise zum Aufsuchen von Verkalkungen in der Rotatorenmanschette.

Sehnen

Für große und tiefgelegene Sehnen eignen sich lineare, niederfrequente 5- bis 7,5-MHz-Schallköpfe. Demgegenüber lassen sich kleine, oberflächliche Sehnen, wie man sie an den Händen und Füssen vorfindet, besser mit linearen, hochfrequenten 10- bis 13-MHz-Schallköpfen darstellen.

Die Sehnenfasern können als Verlängerung der Muskelfasern verstanden werden. Sie bestehen aus kräftigen, in ungedehntem Zustand leicht gewellten kollagenen Bindegewebsfasern. Mehrere Sehnenfasern werden zu einem 1 mm großen Primärsehnenbündel, diese wiederum vom Peritendineum zu einem Sekundärfaszikel zusammengefasst.

Die Sekundärfaszikel können bis 2 mm breit werden und liegen damit theoretisch im Auflösungsvermögen des Ultraschalls. In Realität lassen sich diese histologischen Feinheiten sonographisch aber nicht unterscheiden. Normalerweise stellen sich Sehnen sonographisch homogen und echoreich dar, wenn der Ultraschallstrahl die zu untersuchende Sehne senkrecht trifft (Fornage u. Rifkin 1988). Sehnen sind deutlich echoreicher als Muskulatur (Abb. 4.2).

Wenn Sehnen jedoch ihre Verlaufsrichtung ändern (wie bei der Rotatorenmanschette), ist eine einheitliche Darstellung der Sehne nicht möglich, und die Änderung der Echogenität kann sowohl durch physikalische Phänomene wie auch durch strukturelle Veränderungen in der Sehne selbst bedingt sein (S. 15, Anisotropie).

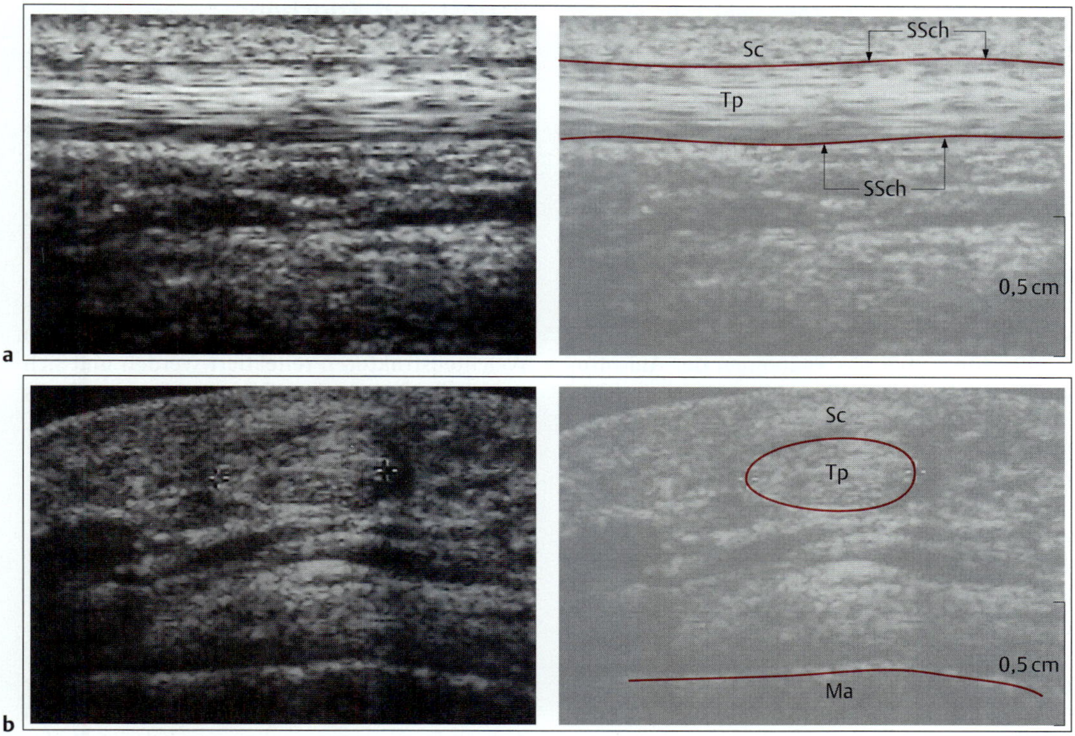

Abb. 4.2 **a, b Sehne**:

a Longitudinalschnitt. Die fibrilläre echoreiche Struktur der Tibialis-posterior-Sehne (Tp) setzt sich von den umgebenden Weichteilen durch den feinen echoarmen Saum der Sehnenscheide (SSch) ab. Subkutis (Sc).

b Transversalschnitt. Die Tibialis-posterior-Sehne erscheint als ovale Struktur, die von ihrer Umgebung durch die echoarme Sehnenscheide abgegrenzt ist. Malleolus medialis (Ma).

Durch die dynamische Untersuchung können Sehnenbewegungen dargestellt werden. Es sollten Längs- und Querschnitte analysiert und mit der Gegenseite verglichen werden. Meist lässt sich eine Sehne leichter längs als quer auffinden.

Einige Sehnen werden von Sehnenscheiden umgeben, die kleine Mengen von Synovialflüssigkeit enthalten (Abb. 4.2). Diese peritendinösen Sehnenscheiden bilden eine sehr dünne, echogene Linie über den Rändern der Sehne (de Flaviis u. Musso 1995). Andere Sehnen, wie die Achillessehne, haben keine Sehnenscheide und werden von Bindegewebe umgeben (Abb. 11.5, S. 88).

> **!** Der Sehnenansatz erscheint oft echoarm wegen der dortigen Zusammensetzung des Gewebes aus fibrillärem (echoreich) und kartilaginärem (echoarm) Bindegewebe. Da die Sehnenfasern im Bereich des Ansatzes ihre Richtung ändern, kommt es wegen des Phänomens der Anisotropie zu einem echoarmen Bild.

Ligamente

Die Ultraschalluntersuchung der Ligamente beschränkt sich auf wenige Lokalisationen, an denen diese überhaupt zugänglich sind. Im Wesentlichen lassen sich untersuchen:

- Kollateral- und Kreuzbänder am Kniegelenk,
- ulnares Kollateralband am Daumen,
- radiales Kollateralband am Ellbogen.

> **!** Der anatomische Verlauf ist für die Echogenität des Ligaments entscheidend.

Die dichten Kollagenfasern stellen sich bei senkrechtem Auftreffen der Schallwellen als echoreiche Strukturen dar. Am Kniegelenk kann nur das mediale Kollateralband echoreich dargestellt werden (van Holsbeeck u. Introcaso 1991). Nur hier kann der Schallkopf senkrecht zum Band gehalten werden, was ein senkrechtes Auftreffen der Ultraschallwellen auf diese Struktur gewährleistet (Abb. 10.7, S. 163).

Im Gegensatz dazu können das laterale Kollateralband und die Kreuzbänder wegen ihres schrägen Verlaufs in keiner Position des Schallkopfs mit den Schallwellen senkrecht getroffen werden.

Dies führt über das Phänomen der **Anisotropie** (S. 15) dazu, dass diese Bänder nur als echoarme Strukturen dargestellt werden können. Insbesondere die Kreuzbänder kommen wegen ihres schrägen Verlaufs als noch echoärmere Strukturen im Vergleich zu dem ebenfalls relativ echoarmen umgebenden Fettgewebe zur Darstellung. Dieses Beispiel illustriert die Wichtigkeit der Berücksichtigung des Einfallwinkels bei der Beurteilung von Ligamenten.

Im **Querschnitt** können Bänder in der Regel schlecht dargestellt werden, da sie von der Umgebung nicht gut abgrenzbar sind (Gruber et al. 1992).

Periost und Knochen

Bei senkrechtem Auftreffen der Strahlen erscheint der Knochen als kräftige, echoreiche, glattbegrenzte Oberfläche. Da die Schallwellen sehr stark reflektiert werden, können die darunterliegenden Strukturen **nicht** untersucht werden.

Die immer vorhandenen Echomuster, welche unterhalb des Knochens sichtbar sind, kommen durch das Wiederholungsphänomen zustande, indem die Schallwellen, die vom Knochen abprallen, wiederum von den darüberliegenden Weichteilstrukturen reflektiert werden und sich unterhalb der stark reflektierenden Kortikalis darstellen (Abb. 4.3).

> ! Die Knochenoberfläche ist somit immer die unterste Begrenzung des sonographischen Bilds, da die Schallwellen sie nicht durchdringen können.

An den langen Röhrenknochen ist die Knochenoberfläche glatt, am Ansatz von Sehnen kann sie eher rau sein. Das Periost liegt dem Knochen dicht auf und kann von diesem nur bei pathologischen Veränderungen abgegrenzt werden.

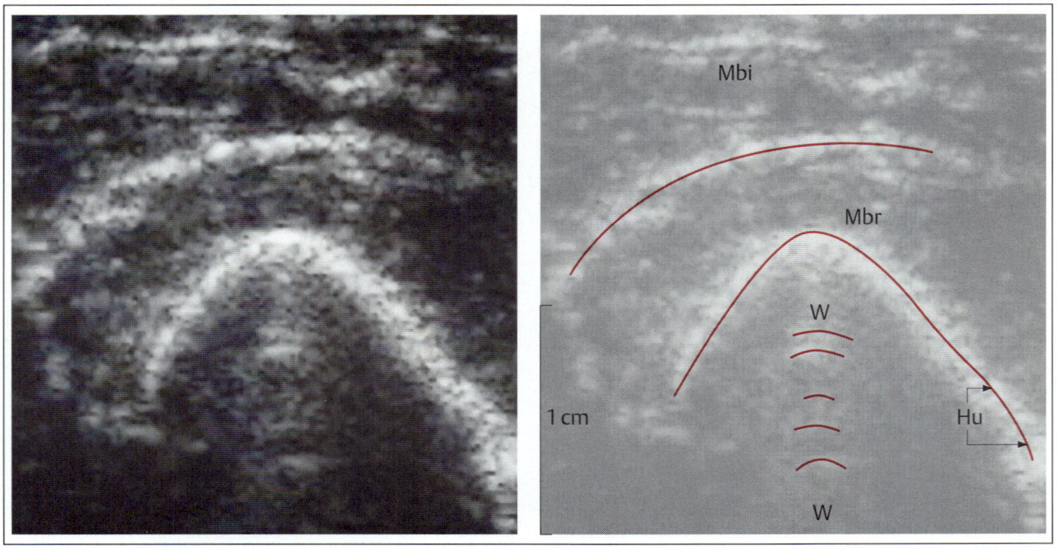

Abb. 4.3 **Kortikalis.** Transversalschnitt am Oberarm: Wo die Schallwellen senkrecht auf die Kortikalis auftreffen, kommt es zum Wiederholungsphänomen (W). M. biceps brachii (Mbi) und M. brachialis (Mbr), Humerus (Hu).

Knorpel

Sonographisch erscheint der hyaline Knorpel **nahezu echofrei** (Abb. 10.**5**, S. 162 [Aisen et al. 1984]). Dies ist bedingt durch seinen hohen Gehalt an Wasser. Hyaliner Knorpel ist auf allen synovialen Gelenken vorhanden; seine Dicke liegt im Bereich von wenigen Millimetern (0,2–6 mm).

Die Menisken bestehen aus Bindegewebe mit reichlichem kollagenen Fasermaterial und eingelagerten knorpelähnlichen Zellen. Sonographisch erscheinen sie somit echoreicher als der sie umgebende hyaline Knorpel (Abb. 10.**9**, S. 164 [van Holsbeeck u. Introcaso 1991]).

Gelenkkapsel, Bursen

Gelenkkapseln stellen sich als **echoreiche Linie** dar (Abb. 9.**4**, S. 142). Die in sie einstrahlenden periartikulären Ligamente sind ebenfalls echoreich und nicht von ihr abgrenzbar. Angrenzend an die innere Oberfläche der Gelenkkapsel befindet sich die dünne, echoarme Synovialis.

Die in der Nähe von Sehnenansätzen liegenden Schleimbeutel (Bursen) sind Gleitlager, die mit Synovialis ausgekleidet sind. Ihre Wände stellen sich echoreich dar und sind auf der Innenseite von einer dünnen, echoarmen Synovialmembran ausgekleidet. Nur wenige Bursen haben Verbindungen zum benachbarten Gelenk, beispielsweise die Bursa suprapatellaris (Abb. 10.**2**, S. 160).

Gefäße

Gefäße stellen sich im Querschnitt als rundliche und im Längsschnitt als bandförmige, nahezu echofreie Strukturen dar (Abb. 4.**4**).

Arterien können von Venen durch die Pulsationen unterschieden werden. Zudem sind sie nicht so leicht komprimierbar wie Venen. Bei sorgfältiger Untersuchung lassen sich bei entsprechender Lage Venenklappen als echoreiche, in das Lumen hineinragende Gebilde, erkennen. An den Extremitäten lassen sich die Venen zum Teil nur im Stehen untersuchen, da sie sonst kollabiert sind und vom umgebenden Gewebe nicht unterschieden werden können.

Nerven

Die Nervenfasern (Axone) und die sie umhüllenden Schwann-Zellen sind in Faszikel zusammengefasst. Zwischen diesen Nervenfasern liegt das bindegewebige Endoneurium. Jeder Faszikel wird von konzentrischen Schichten von Bindegewebe umhüllt, dem Perineurium. Um den gesamten Nerv herum liegt das Epineurium (Abb. 4.**5 a**).

Die peripheren Nerven können von der Axilla bis zum Handgelenk und von glutäal (N. ischiadicus) bis zum Sprunggelenk verfolgt werden. Beim **adipösen** Patienten muss bei tiefliegenden Nerven oft eine niederfrequente Sonde, z.B. 3 MHz, benutzt werden, was jedoch zu einer schlechteren Auflösung der Strukturen führt.

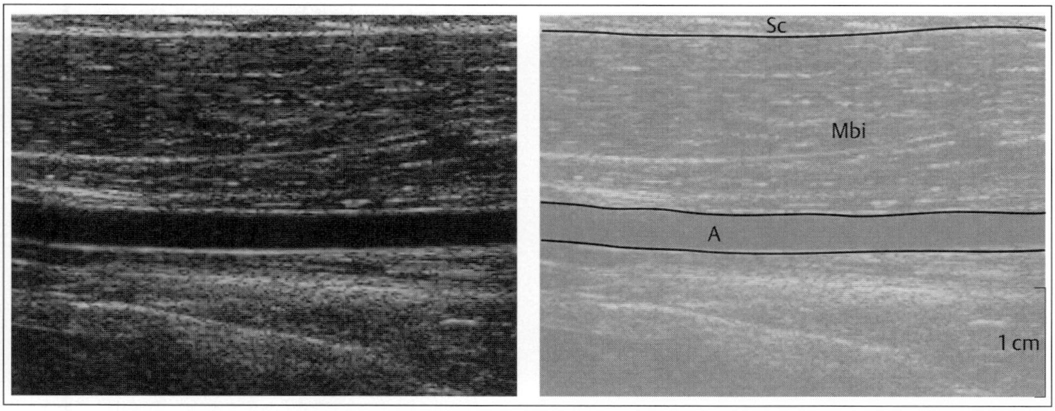

Abb. 4.**4** **Gefäß**. Longitudinalschnitt: bandförmige, echofreie Struktur der A. brachialis (A). M. biceps brachii (Mbi), Subkutis (Sc).

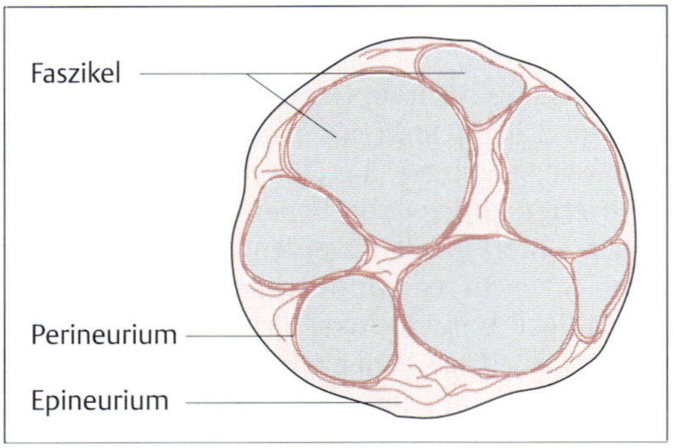

a

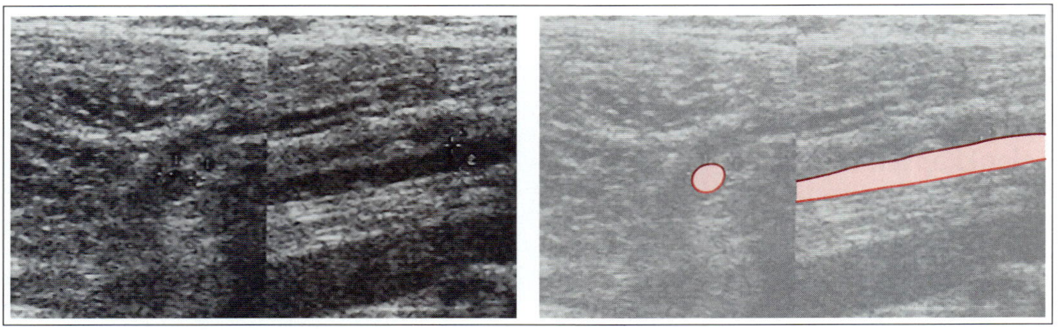

b

Abb. 4.**5 a, b** **Nervenschnittbilddarstellungen**:
a Peripherer Nerv im Querschnitt.
b N. ischiadicus. Links im Bild Transversalschnitt, rechts im Bild Longitudinalschnitt. Mäßig echoreiche Struktur mit parallelen, internen, linearen Echos. Durchmesser im Querschnitt 0,24 cm, im Längsschnitt 0,23 cm.

Im Längsschnitt stellen sich Nerven als mäßig echoreiche bis echoarme Strukturen mit parallelen, internen, linearen Echos dar (Abb. 4.**5 b**).

Die äußeren Schichten entsprechen der Nervenscheide und sind oft echoreicher als die inneren Schichten (Graif et al. 1991). Im Querschnitt erscheinen sie ovalär mit punktförmigem Muster.

! In der dynamischen Untersuchung lassen sie sich von den Sehnen durch ihre fehlende Bewegung unterscheiden.

Fettgewebe

Fettgewebe kann je nach Individuum sowohl echoarm als auch echoreich erscheinen. Das Reflexmuster ist durch unregelmäßige, oft bogenförmige Linien und punktförmige Strukturen gekennzeichnet (Abb. 10.**6**, S. 162). Diese echoreichen Strukturen entsprechen dem Bindegewebe, welches das echoärmere Fettgewebe in ein unregelmäßiges Muster aufteilt.

Haut

Erst mit der Entwicklung von hochfrequenten Ultraschallsonden konnte auch die Haut untersucht werden. Hierzu eignen sich Schallköpfe von 10–30 MHz (Fornage et al. 1993). Die hochfrequenten Sonden (d.h. Sonden von 30–60 MHz) werden vorwiegend für Forschungszwecke verwendet.

Um die Haut zu untersuchen, muss zwischen dem Schallkopf und den zu untersuchenden Strukturen ein **Vorlauf**, z.B. aus Silicon, liegen, um die Haut optimal in den Fokus zu bekommen (Fornage et al. 1984).

Die Epidermis ist aus mehreren Zellschichten ohne Gefäße aufgebaut. Die darunterliegende Dermis enthält reichlich Blutgefäße, die in Plexen zusammengefügt sind. Die Dermis unterteilt sich in das zellreiche Stratum papillare und das zellarme Stratum reticulare.

! Bei der Untersuchung mit Frequenzen bis zu 13 MHz kann die Epidermis nicht von der Dermis abgegrenzt und die Hautanhangsgebilde können nicht dargestellt werden (Fornage 1995).

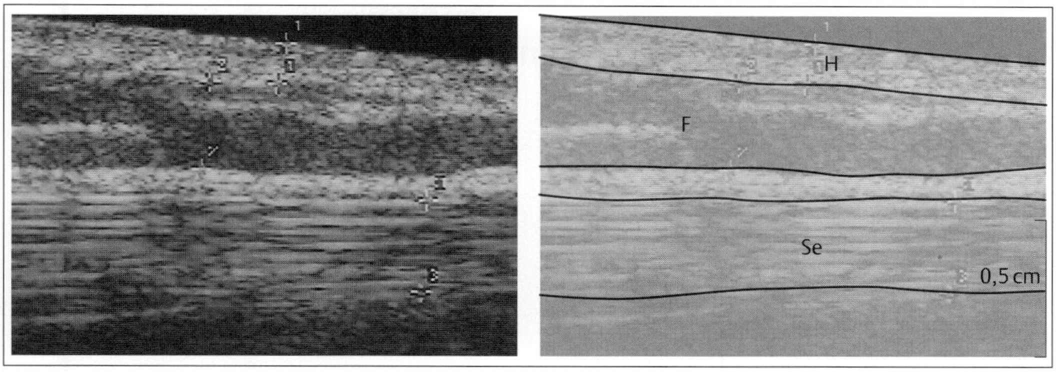

Abb. 4.6 **Haut und Subkutis.** Longitudinalschnitt der Tibialis-posterior-Sehne (Se). Die Untersuchung mit 11,5 MHz lässt keine Unterscheidung der Epidermis von der Dermis zu. Die Haut (H) erscheint relativ echoreich, das subkutane Fettgewebe (F) erscheint mäßig echoarm.

Die Haut erscheint als regelmäßige Schicht von mäßiger Echogenität und je nach Körperregion unterschiedlicher Dicke: 1,4 mm am Handrücken bis 4,8 mm an der Ferse (Fornage u. Deshayes 1986). Die relativ echogene Haut kann gut vom darunter liegenden echoarmen subkutanen Fettgewebe abgegrenzt werden (Abb. 4.6).

Größere subkutane Venen stellen sich als echofreie rundliche oder schlauchförmige Strukturen dar. Die gefüllten Venen können leicht identifiziert werden, da sie sich durch senkrechten Druck mit der Sonde entleeren lassen.

Mit hochfrequenten Sonden (20–30 MHz) lassen sich bereits einzelne Haarfollikel abgrenzen (Fornage et al. 1993). Wegen der geringen Eindringtiefe (ca. 1,5 cm) der hochfrequenten Schallsonden lassen sich nur die oberflächlichsten Gewebsschichten analysieren. Diese Untersuchungen sind bisher vorwiegend von wissenschaftlichem Interesse und kommen im klinischen Alltag nicht zum Zuge.

Literatur

Aisen AM, McCune WJ, MacGuire A, Carson PL, Silver TM, Jafri SZ et al. Sonographic evaluation of the cartilage of the knee. Radiology. 1984; 153: 781–4.

De Flaviis L, Musso MG. Hand and Wrist. In: Fornage BD, ed. Musculoskeletal Ultrasound. New York: Livingstone; 1995: 151–78.

Dock W, Grabenwöger F, Happak W, Steiner E, Metz V, Ittner G et al. Sonographie der Skelettmuskulatur mit hochfrequenten Ultraschallköpfen. Fortschr Röntgenstr. 1990; 152: 47–50.

Fornage BD. Ultrasonography of Muscles and Tendons. Examination Technique and Atlas of Normal Anatomy of the Extremities. New York: Springer; 1988.

Fornage BD. Musculoskeletal evaluation. In: Mittelstaedt CA, ed. General Ultrasound. New York: Livingstone; 1992: p 1.

Fornage BD. Skin and subcutaneous tissues. In: Fornage BD, ed. Musculoskeletal Ultrasound. New York: Livingstone; 1995: 85–98.

Fornage BD, Deshayes JL. Ultrasound of normal skin. J Clin Ultrasound. 1986; 14: 619–22.

Fornage BD, McGavran MH, Duvic M, Waldron CA. Imaging of the skin with 20-MHz US. Radiology. 1993; 189: 69–6.

Fornage BD, Rifkin MD. Ultrasound examination of tendons. Radiol Clin North Am. 1988; 26: 87–107.

Fornage BD, Touche DH, Rifkin MD. Small parts real-time sonography: a new „water-path“. J Ultrasound Med. 1984; 3: 355–7.

Graif M, Seton A, Nerubai I, Horoszowski H, Itzchak Y. Sciatic nerve: sonographic evaluation and anatomic-pathologic considerations. Radiology. 1991; 181: 405–8.

Gruber G, Harland U, Gruber GM. Sonographische Darstellung des Lachman-Tests bei Läsionen des vorderen Kreuzbandes. Sportverletz Sportschaden. 1992; 6: 123–7.

Van Holsbeeck M, Introcaso JH. Musculoskeletal Ultrasound. St. Louis: Mosby-Year Book; 1991.

Yeh HC, Rabinowitz JG. Ultrasonography of the extremities and pelvic girdle and correlation with computed tomography. Radiology. 1982; 143: 519–25.

5 Pathologie der einzelnen Strukturen

Muskulatur

Änderungen der Echogenität des Muskels als möglicher Ausdruck von Krankheit oder Verletzung können zahlreiche Ursachen haben. Es muss stets berücksichtigt werden, dass die Fasern der Muskulatur nicht konstant geometrisch angeordnet sind. Der Winkel, mit dem die Muskelfasern in ein Septum einstrahlen, wechselt auch innerhalb eines einzelnen Muskels, sodass immer nur ein Teil der Fasern senkrecht beschallt wird.

! Ein schräger Anschallwinkel führt über die Anisotropie (S. 15) zur Hypoechogenität, was fälschlicherweise als pathologisch beurteilt werden kann (Fornage 1987).

Bei der Beurteilung eines Muskels nach erfolgtem Trauma suchen wir nach Zeichen von Kontusionen, Rissen und Rupturen. Bei einem Trauma mit Läsion der Muskelfasern kommt es zu einer Alteration des Echogenitätsmusters. Nach frischen Einblutungen zeigen sich echoarme Zonen (Kumari et al. 1979). Innerhalb eines Hämatoms können sich echodichtere mit echoärmeren Bezirken abwechseln, auf jeden Fall ist die Muskelfaserung gestört.

! Der pathologische Befund muss in 2 Ebenen festgehalten und durch Seitenvergleich bestätigt werden.

Der Seitenvergleich ist in großen Muskeln schwierig, da das Auffinden der korrespondierenden Stelle auf der Gegenseite nicht immer einfach ist. Im Heilungsablauf können die Resorption, der Umbau des Hämatoms und die Narbenbildung sonographisch verfolgt werden. Oft kommt es zu Verkalkungen mit konsekutiver Schallschattenbildung.

Hypertrophie

Die Hypertrophie von Muskulatur führt zu einer relativ **verminderten Echogenität**, da es zu einer

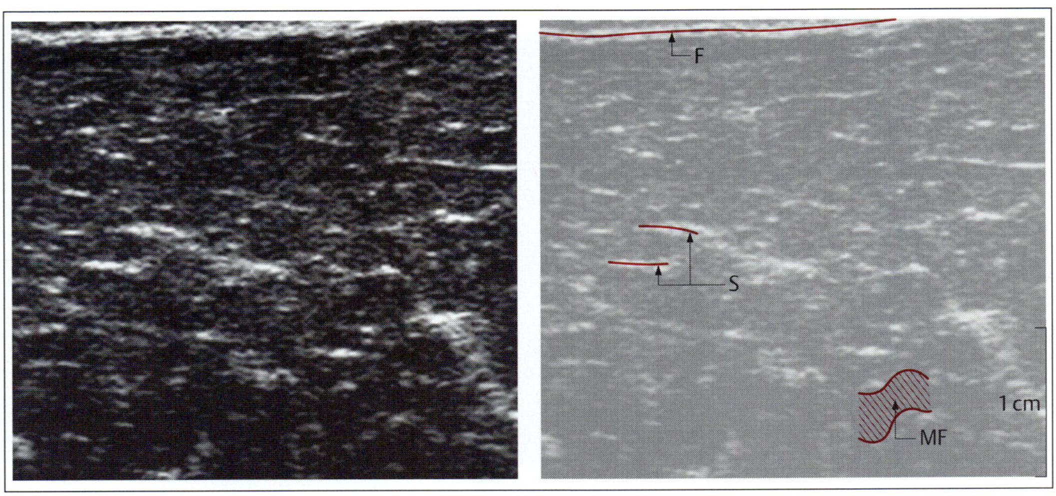

Abb. 5.1 **Hypertrophe Quadrizepsmuskulatur.** 23-jähriger Proband nach 4-jährigem Anabolikaabusus. Zunahme der echoarmen Muskelfasern (MF) im Vergleich zu den echoarmen Septen (S). Muskelfaszie (F).

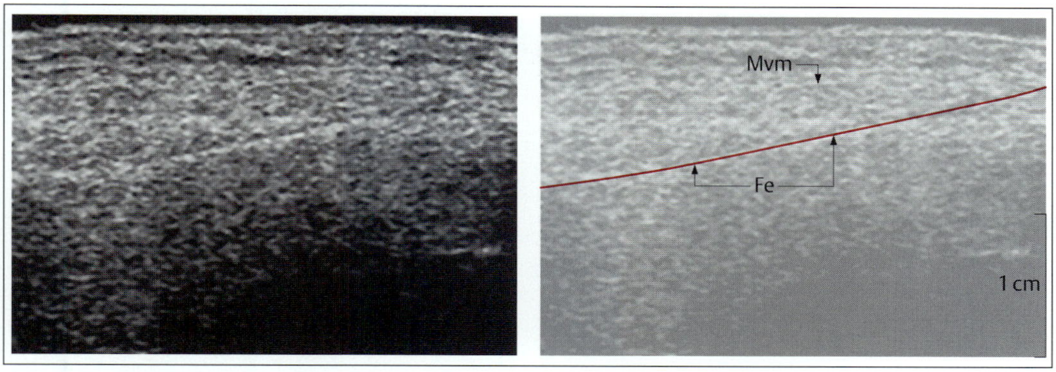

Abb. 5.2 **Atrophie des M. quadriceps.** 46-jähriger Patient mit Muskelatrophie wegen einer Arthropathie bei Hämophilie und Postpoliosyndrom. Die Muskulatur ist bei der ausgeprägten Volumenabnahme der einzelnen Muskelfasern und damit relativen Zunahme des Bindegewebes echoreich. M. vastus medialis (Mvm), Femur (Fe).

Zunahme der echoarmen Muskelfasern im Vergleich zu den echoreichen Septen kommt (Abb. 5.1).

Bei einer anstrengungsbedingten Zunahme der Muskeldurchblutung kommt es ebenfalls zu einer vorübergehenden Verminderung der Echogenität.

Atrophie

Im Gegensatz zur Hypertrophie kommt es bei der Atrophie zu einer **vermehrten Echogenität**, bedingt durch die Volumenabnahme der einzelnen Muskelfasern und damit zu einer relativen Zunahme des echoreicheren Bindegewebes (Abb. 5.2).

Hernienbildung

Eine Muskelhernie zeigt sich als kleine Vorwölbung durch die rupturierte Faszie hindurch. Da diese sehr oberflächlich sind, muss zur Darstellung ein Vorlauf verwendet werden (Fornage et al. 1984). Die dynamische Untersuchung erlaubt die Faserstruktur der palpierten Raumforderung darzustellen.

Zerrungen

Die durch Überdehnung eines Muskels verursachte Zerrung führt zu keiner sonographisch feststellbaren Läsion (Fornage 1995).

Kontusionen

Kontusionen können bei direkten Traumen mit Quetschung der Muskulatur gegen das darunter liegende Gewebe auftreten. Es kann zum raschen Auftreten eines Hämatoms kommen. Je nach Alter des Hämatoms ist das Erscheinungsbild sehr verschieden. Initial zeigt sich das Hämatom als diffuser, schlecht abgrenzbarer, relativ echoreicher Bezirk (Abb. 5.3).

Durch interstitielle Einlagerung von Blut kommt es zu einer Größenzunahme des Muskels, was dank Vergleich mit der Gegenseite dokumentiert werden kann. Diese Größenzunahme muss stets gesucht werden, da das frühe Hämatom nicht immer klar abgrenzbar ist und sich auch in der Echogenität nicht von der Umgebung unterscheiden muss (Abb. 5.3).

Die **Volumenzunahme** ist auch das häufigste Zeichen einer frischen Einblutung (Aspelin et al. 1984). Später, wenn es zur Ausbildung von Blutkoageln kommt, finden sich innerhalb der Flüssigkeit Regionen mit echoreichen Strukturen (Abb. 5.4).

Erst im Verlauf wird das Hämatom wegen der Verflüssigung besser abgegrenzt und echoarm (Sanders 1981). Anschließend wird es langsam resorbiert.

> ! Blutkoageln können im Verlauf von einigen Tagen echoarm werden und somit wegen der ausgeprägten Hypoechogenität fälschlicherweise mit einer Flüssigkeitsansammlung verwechselt werden.

a

b

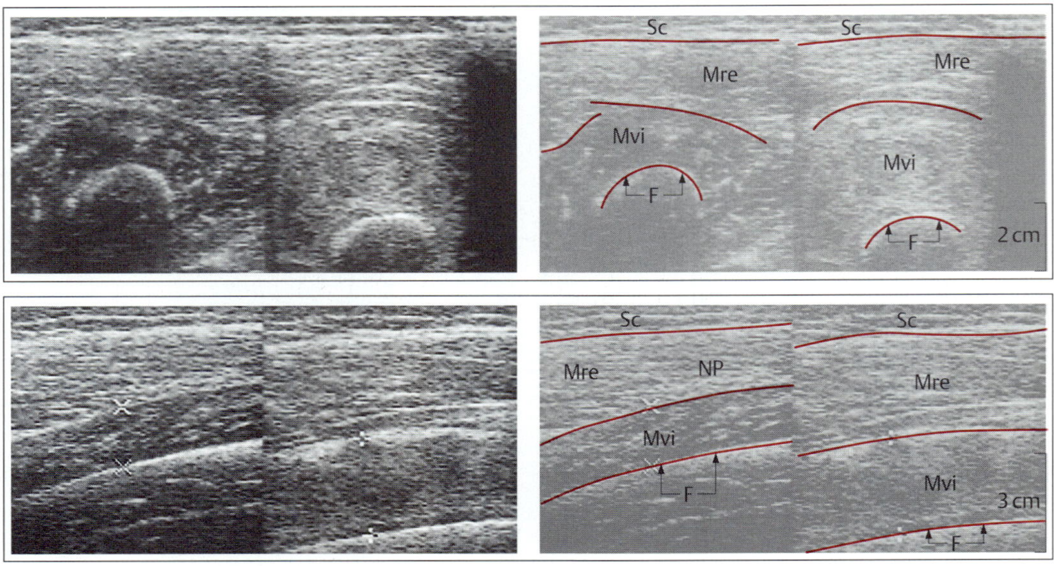

Abb. 5.**3 a, b** **Kontusion mit Muskeleinblutung**. 32-jähriger Patient 2 Tage nach Kontusion des linken Oberschenkels beim Fußballspiel:
a Transversalschnitt am Oberschenkel.
b Longitudinalschnitt am Oberschenkel.
Normalbefund jeweils links im Bild. Rechts im Bild M. vastus intermedius (Mvi) mit Volumenzunahme u. vermehrter Echogenität bei frischeren diffusen Einblutungen. M. rectus femoris (Mre), Femur (F), Subkutis (Sc).

Beim vergeblichen Versuch diese zu aspirieren bemerkt man, dass die Verflüssigung erst zu einem späteren Zeitpunkt eintritt. Zu diesem Zeitpunkt zeichnet sich die Läsion durch eine deutliche Hypoechogenität gegenüber der Umgebung aus (Abb. 5.**5**). Sie kann auch septiert sein.

Rupturen

Durch eine starke Zerrung kann eine partielle Ruptur eines Muskels zu einer Lücke oder Dehiszenz führen, die sonographisch als nahezu echofreie Zone auffällt. In diesem Bereich ist die faserige Zeichnung des Echomusters, die durch die fibroadipösen Striae des Perimysiums entsteht, unterbrochen (Fornage et al. 1983). Häufig bildet sich ein Hämatom aus, welches als echoarme Zone wahrgenommen werden kann (Abb. 5.**6**).

Das Bild der Muskelruptur sollte nicht mit den eingangs erwähnten Artefakten verwechselt werden.

! Die oft unregelmäßige Muskelarchitektur mit Wechsel der Faserrichtung führt bei nicht senkrechtem Auftreffen des Schallstrahls zur Anisotropie und täuscht oft eine muskuläre Läsion vor. Die dynamische Untersuchung erlaubt durch Darstellung der Kontraktionen von intakten Muskelfasern die Abgrenzung zum Hämatom (Fornage et al. 1983).

Zudem müssen wiederum ein Längs- und Querschnitt durchgeführt werden, um die genaue Lokalisation und Größe eines Risses und Hämatoms zu bestimmen.

Die Sonographie ist auch bei der Punktion von kleineren Hämatomen hilfreich. Der Heilungsprozess, welcher meist zwischen 3 und 16 Wochen dauert, lässt sich anhand des sonographischen Verlaufs kontrollieren.

Ein vollständiger Riss führt zu einer größeren, deutlichen **Demarkationslinie** zwischen dem Muskelbauch und dem Hämatom. Der Muskelbauch erscheint oft als abgerundeter Stumpf, der vom Hämatom umgeben wird (Abb. 5.**6**). Im Englischen wird vom Clapper-in-the-Bell-Zeichen (der Klöppel in der Glocke) gesprochen,

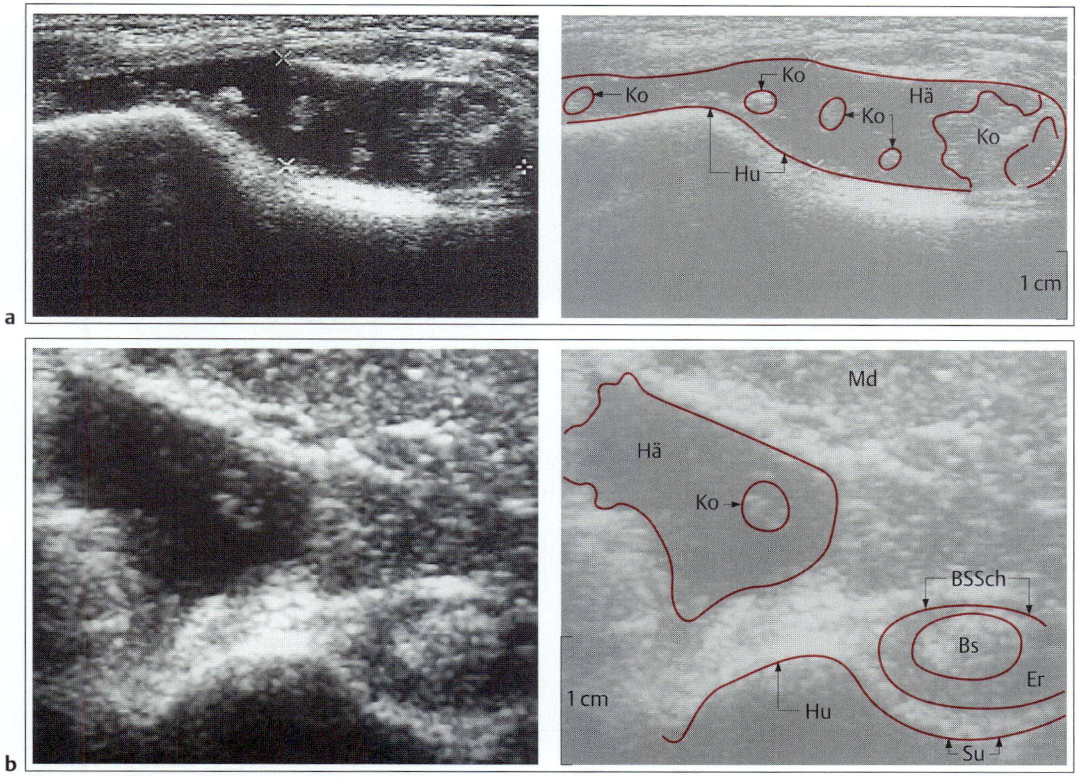

Abb. 5.**4 a, b** **Hämatom extraartikulär der Schulter**. 55-jähriger Patient 3 Wochen nach Kontusion der rechten Schulter:

a Longitudinalschnitt am rechten Oberarm. Ventral mit teilweise abgekapseltem, weitgehend verflüssigtem Hämatom (Hä) und unterschiedlich dichten Koagula (Ko). Humerus (Hu).

b Transversalschnitt der Bizepssehne (BS) mit Erguss (Er) um die Sehne. Davon klar abgegrenzt zeigt sich das intramuskuläre Hämatom (Hä) mit Koagula (Ko). Bizepssehnenscheide (BSSch). Sulcus intertubercularis (Su). Humerus (Hu), M. deltoideus (Md).

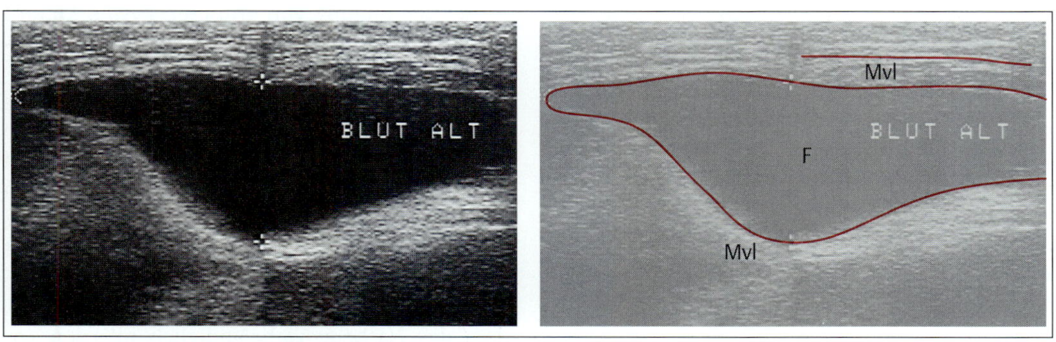

Abb. 5.**5** **Verflüssigung eines Hämatoms**. 54-jährige Patientin mit Beckenringfraktur nach Sturz vom Pferd vor 4 Wochen, Schwellung am proximalen lateralen Oberschenkel. Transversalschnitt über der Schwellung: knapp intramuskulär im M. vastus lateralis (Mvl) vollständig wegdrückbare, echofreie, gut abgekapselte Flüssigkeitsansammlung (F). ++ Distanz beträgt 23 mm.

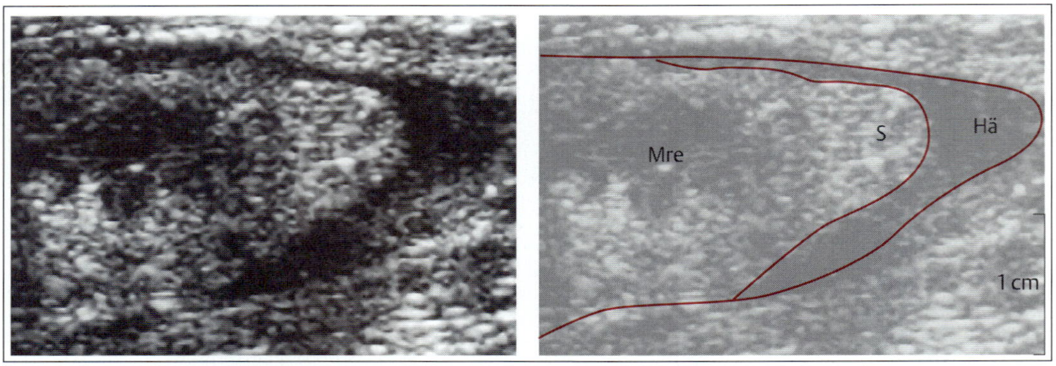

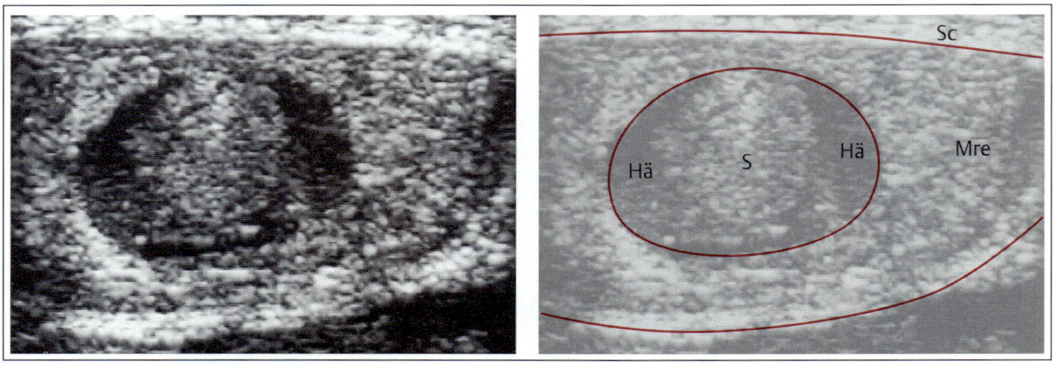

Abb. 5.**6 a, b** **Muskelruptur**. 17-jähriger Patient 3 Wochen nach Oberschenkelzerrung links:
a Longitudinalschnitt mit Muskelstumpf (S) der retrahierten Muskelfasern des M. rectus femoris (Mre), echoarmes Hämatom (Hä).
b Transversalschnitt mit Clapper-in-the-Bell-Zeichen (s. Text). Der vom Hämatom umgebene Muskelbauch des retrahierten Muskelstumpfs (S) ist dargestellt. Subkutis (Sc).

was für eine Ruptur als **pathognomonisches** Zeichen gewertet werden kann (Fornage 1982).

Im Querschnitt kann gelegentlich der vom Hämatom umgebene Muskelbauch dargestellt werden, was wie ein Halo (engl. für Ring) imponiert.

Bei der dynamischen Untersuchung lässt sich die Lücke zwischen den Muskelfasern meist besonders verdeutlichen; diese vergrößert sich bei Kontraktion des Muskels. Eine häufig beobachtete Läsion ist der Riss des medialen Kopfs des M. gastrocnemius am Übergang zur Achillessehnenplatte. Beim Seitenvergleich lässt sich die Auftreibung des sonst spitz zulaufenden Muskel-Sehnen-Übergangs darstellen (Abb. 5.7).

Komplikationen des Heilungsprozesses

Zystenbildung: Wenn ein Hämatom nicht resorbiert wird, kann sich eine flüssigkeitsgefüllte Zyste ausbilden und persistieren. Sonographisch zeigt sich eine scharf begrenzte Struktur mit echoarmem Inhalt.

Bei der Bildung von größeren Zysten kommt es zu einer Störung der Muskelfunktion und rezidivierenden Muskelläsionen.

Narbenbildung: Im Verlauf des Heilprozesses kommt es zur Bildung von Narbengewebe. So wird nach einer Ruptur der Muskeldefekt von **Granulationsgewebe** aufgefüllt. Dabei stellt sich ein **echoreicher** Bezirk am Rande der Läsion dar, der sich allmählich vergrößert und den Defekt ausfüllt (Abb. 5.8).

Bei der dynamischen Untersuchung fällt auf, dass das Narbengewebe lediglich mit den angrenzenden Muskelfasern mitbewegt wird, aber selber keine Aktivität entwickeln kann.

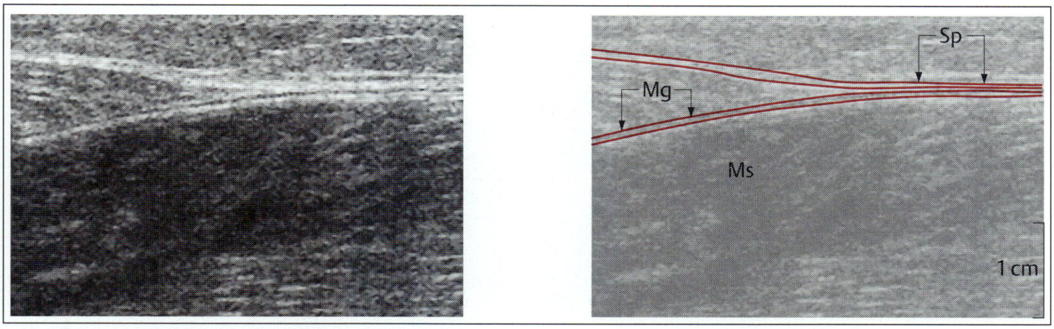

a

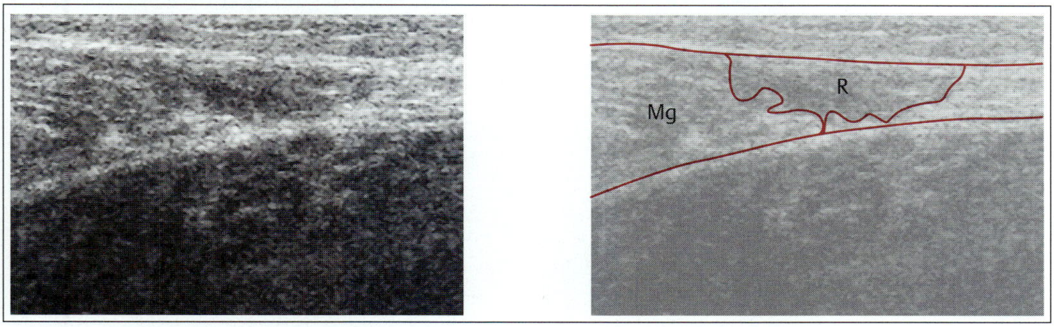

b

Abb. 5.7 **a, b Muskelruptur des distalen Kopfs des M. gastrocnemius**. 36-jähriger Patient 2 Tage nach reißendem Schmerz am Übergang des medialen Kopfs des M. gastrocnemius zur Achillessehnenplatte:

a Longitudinalschnitt der normalen Seite. Mit spitzer Einstrahlung der Fasern des M. gastrocnemius (Mg) in die Sehnenplatte (SP). M. soleus (Ms).

b Betroffene rechte Seite. Mit stumpfem Ausriss und gemischt echoreichen und echoarmen Anteilen über der Ruptur (R). Die normale Muskelfaserung ist aufgehoben.

Myositis ossificans

Bei größeren Muskelläsionen mit ausgedehnter Einblutung, nach repetitiven Traumata oder nach Infektionen kann es zu lokalisierten, selbstlimitierenden Ossifikationen im Muskel kommen (Geschickter u. Maseritz 1938). Die Röntgenaufnahme zeigt 2–6 Wochen nach Symptombeginn schwache Verkalkungen (Ackerman 1958). Am häufigsten sind die Quadrizeps-, Glutäus-, aber auch die Oberarmmuskulatur betroffen.

Davon abzugrenzen sind paraartikuläre Ossifikationen ohne Trauma in der Anamnese, die im Rahmen von neurogenen Paraosteoarthropathien (z. B. nach Paraplegie, seltener Poliomyelitis), nach Verbrennungen und nach chronischen Infektionen, die auch als „pseudomaligne" beschrieben werden, auftreten können (Angervall et al. 1969).

Sonographisch zeigt sich initial eine unregelmäßige, echoarme Läsion (Peck u. Metreweli 1988).

Bei diesem Befund kommen differenzialdiagnostisch in Betracht:

- Hämatom,
- Abszess,
- fokale Rhabdomyolyse,
- maligne primäre oder sekundäre Weichteiltumoren.

Später kommt es zu Kalzifikationen und Bildung von Knochen in der Peripherie der Läsion. Die **paraossären** Verkalkungen sind meist lamellär angeordnet, das Periost ist meist nicht mitbetroffen.

Größere Ossifikationen führen sonographisch zu Schallschattenbildung (Kramer et al. 1979). Wenn eine Schallschattenbildung sonographisch nachweisbar ist, was meist nach ca. 6 Wochen der Fall ist, können die Ossifikationen auch konventionell radiologisch gesehen werden.

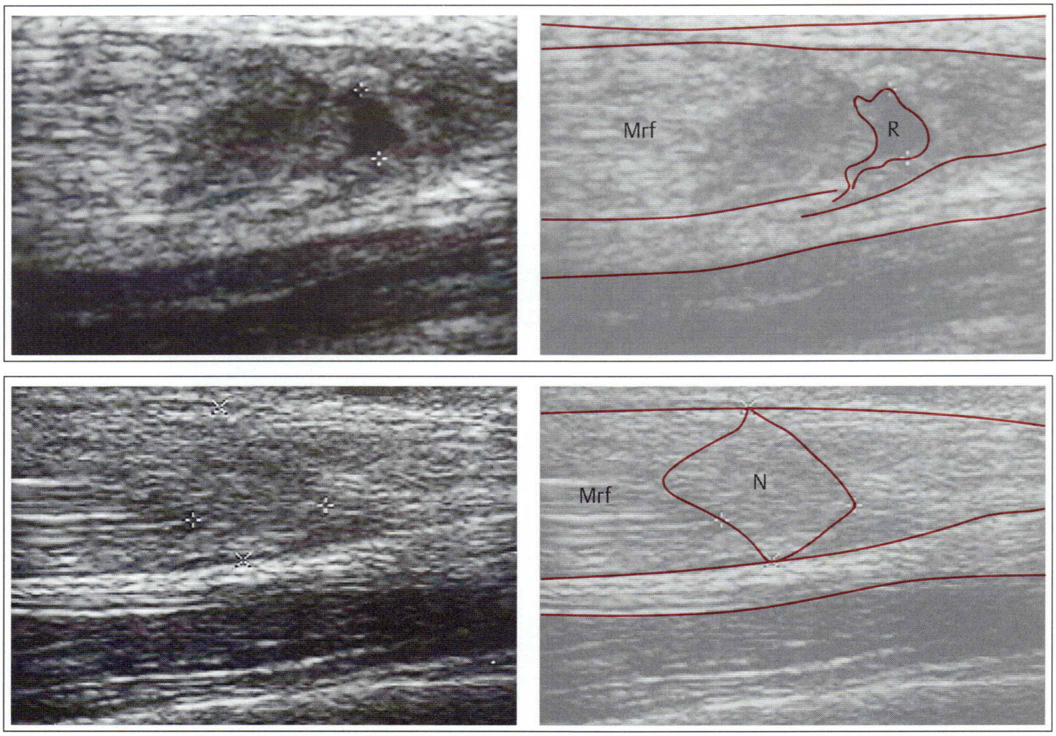

a

b

Abb. 5.**8 a, b Narbenbildung am Muskelgewebe.** 20-jähriger Patient 9 Tage nach Schlag auf den Oberschenkel knapp oberhalb der Patella lateral beim Fußballspielen:
a Longitudinalschnitt. M. vastus lateralis rechts knapp kranial der Sehne des M. quadriceps mit Ruptur (R) der Muskelfasern des M. rectus femoris (Mrf). Distanz zwischen ++: 5,2 mm.
b 3 Monate nach operativer Naht. Es zeigt sich eine echoreiche homogene Narbenplatte (N) ohne Muskelfaserung. Distanz zwischen xx: 11,5 mm und zwischen ++: 9,8 mm.

> ! Wenn die Läsion im Stadium der Ossifikation angetroffen wird, muss auch an ein paraosteales und extraossäres Osteosarkom gedacht werden.

Sonographisch kann die fehlende Verbindung zum Knochen durch 3-dimensionale Evaluation der Läsion bestätigt werden, was die Diagnose erhärtet (Fornage u. Eftekharial 1989). Selbstverständlich sollte jede verdächtige Läsion am Knochen mit weiteren bildgebenden Verfahren abgeklärt werden.

Myopathien

Bei hereditären und erworbenen Myopathien zeigen sich sonographisch charakteristische Veränderungen:

- Abnahme der Anzahl von Muskelfasern,
- Vermehrung von Bindegewebsfasern,
- Fetteinlagerung.

Damit nimmt die Echogenität zu. Zudem werden die Konturen des Perimysiums und der Muskelfaszien unscharf (Abb. 5.**9**).

In spezialisierten Zentren wurden standardisierte Untersuchungsmethoden entwickelt, um die verschiedenen Krankheitsstadien einzuteilen und den Verlauf zu dokumentieren (Fischer u. Stephens 1988).

> ! Bei neurogenen Erkrankungen ist der lokalisierte Befall der Muskulatur typisch.

Der Ultraschall eignet sich bei Muskelerkrankungen vor allem zur Verlaufsuntersuchung und

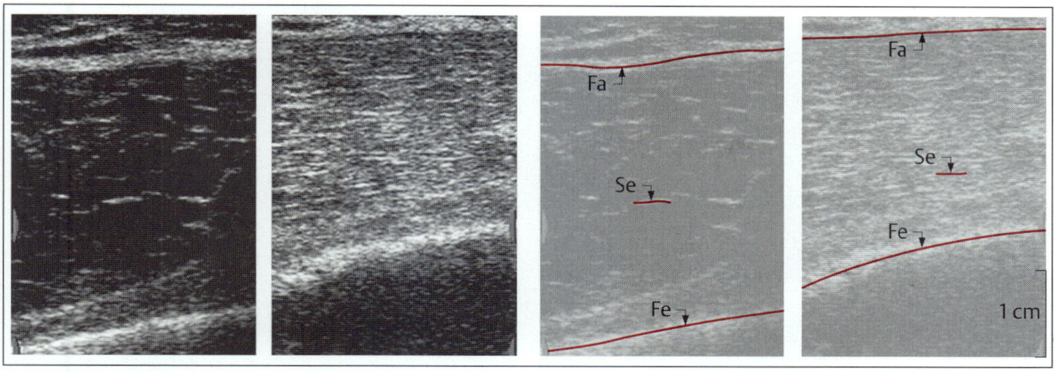

Abb. 5.9 **Myositis.** 52-jähriger Patient mit stammnah betonter symmetrischer Muskelschwäche, Erhöhung der Kreatinkinase und Blutsenkungsreaktion. Longitudinalschnitt des M. vastus medialis: Links im Bild das normale Bild bei einem gesunden Probanden, rechts im Bild bei Abnahme der Anzahl der Muskelfasern, Vermehrung von Bindegewebsfasern und Fetteinlagerung, was zu vermehrter Echogenität führt. Beachte die unscharfen Konturen der Muskelsepten (Se). Muskelfaszie (Fa), Femur (Fe).

Beurteilung des Ansprechens auf eine Therapie. Wir verweisen auf die entsprechende Arbeit von Clague et al. 1995. Zudem kann die optimale Stelle zur **Muskelbiopsie** sonographisch lokalisiert werden (Alanen et al. 1994).

Die korrekte Durchführung von relevanten Untersuchungen bedingt neben einer großen Anzahl von Patienten mit Muskelpathologien ein optimales Ultraschallabor mit aufwendigen Postprocessing-Möglichkeiten, die von einem sehr erfahrenen Ultraschallspezialisten bedient werden sollten. Dies führt dazu, dass die sonographische Evaluation von Myopathien sich vorläufig kaum als Standardmethode durchsetzen wird.

Sehnen

Degenerative Veränderungen

Verschiedene morphologische Veränderungen werden unter dem Begriff der degenerativen Sehnenveränderungen zusammengefasst:

- Verfettung,
- hyaline Degeneration,
- Kalzifikation,
- Ossifikation,
- Nekrosen.

Die sonographischen Veränderungen können nicht mit histomorphologischen Begriffen gleichgesetzt werden. Bei degenerativen Erkrankungen kommt es zu Veränderungen der Echogenität der Sehne. Um die Echogenität schlüssig zu beurteilen, muss diese im Vergleich zur Echogenität der umliegenden Gewebsstrukturen evaluiert werden.

Zuvor sollte das Gerät **korrekt eingestellt** werden. Dazu können als Referenzwerte die Gefäße benutzt werden, die sich gerade noch als echofreie Strukturen darstellen sollten. Die Muskulatur weist bei verschiedenen Individuen eine zu unterschiedliche Echogenität auf, als dass sie sich als Referenzpunkt eignen würde.

Man unterscheidet zwischen echoreichen und echoarmen Veränderungen. **Echoreiche Herde** führen oft zur Abschwächung oder Auslöschung der darunter liegenden Strukturen, ohne dass es sich bereits um Verkalkungen handeln muss. Im Gegensatz dazu findet sich oft eine **Abnahme der Echogenität**, die eine sehr unterschiedliche Ausbreitung innerhalb der Sehne haben kann (Abb. **5.10**).

> **!** Die Sonde muss stets senkrecht über der Sehne stehen, da es sonst wegen der Anisotropie auch bei normalen Sehnenstrukturen zur Abnahme der Echogenität kommt (S. 15 [Fornage 1987]). Bei ausgedehnteren Struktur- oder Echogenitätsveränderungen sollte mit der Gegenseite verglichen werden.

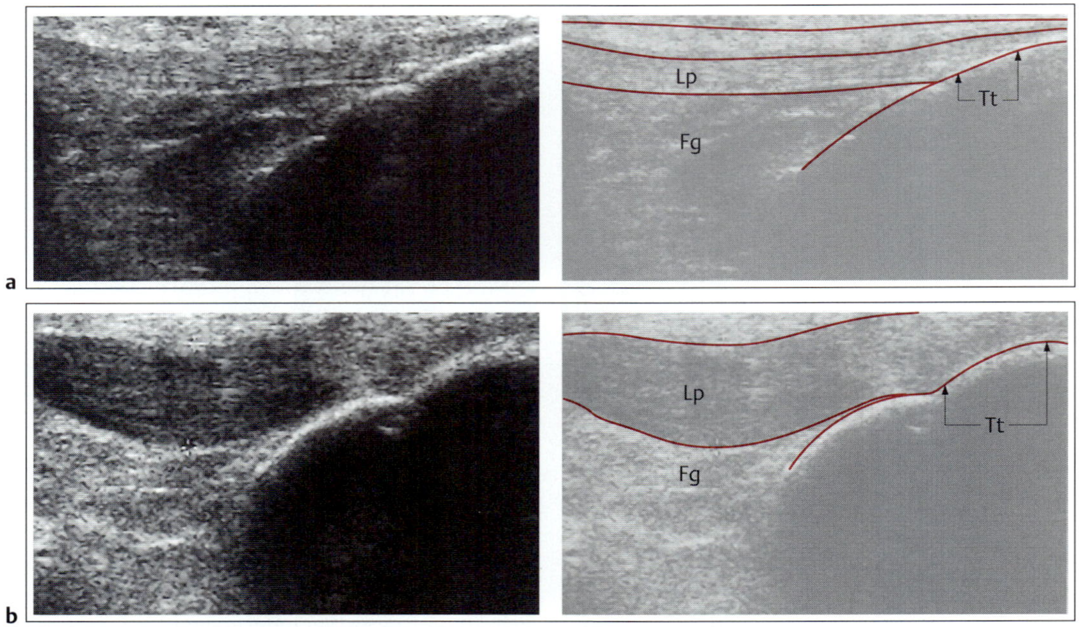

Abb. 5.**10 a, b** **Tendinitis des Lig. patellae.** 46-jähriger Patient mit chronischen belastungsabhängigen Schmerzen unterhalb der Patella links. Longitudinalschnitt des Lig. patellae (LP):
a Rechts bei normalen Verhältnissen.
b Links mit Verbreiterung des echoarmen Lig. patellae (LP). Distanz ++: 1 cm. Hinter der Sehne erscheint das Fettgewebe (Fg) echoreicher als auf der Gegenseite. Tuberositas tibiae (Tt).

Neben den Echogenitätsveränderungen kommt es oft zu **Formveränderungen der Sehne** im Sinne einer Verbreiterung, Ausdünnung oder umschriebenen knotigen Auftreibung (Fornage u. Rifkin 1988). Als Folge von degenerativen Veränderungen kann es auch zu partiellen und totalen Rupturen kommen (Abb. 11.13, S. 193).

Sonographisch wurden bei rupturierten Achillessehnen Zeichen von degenerativen Veränderungen nachgewiesen.

Laut Nehrer et al. (1997) kam es in einer Serie von 36 Patienten mit Achillodynie bei keiner Sehne mit Normalbefund zu einer Ruptur nach einer Beobachtungszeit von 48 Monaten. Die 7 Patienten mit späterer Spontanruptur wiesen hingegen degenerative Veränderungen auf. Es wurde jedoch bei der sonographischen Evaluation von Sehnenveränderungen in Bezug auf klinische Symptome lediglich eine Sensitivität von 56% und Spezifität von 73% gefunden.

Tendinitis

Bei entzündlichen Veränderungen an den Sehnen kann es je nach Befall zu Veränderungen an der Sehne selbst, an der Sehnenscheide oder am knöchernen Ansatz der Sehne kommen.

> **!** Bei der akuten Tendinitis kommt es zu einer generalisierten oder lokalisierten Verdickung der Sehne mit Hypoechogenität (Blei et al. 1986). Hinter der Sehne kommt es dadurch zu einer Schallverstärkung (Abb. 5.**10**).

Akute entzündliche Veränderungen: Eine Sehne mit Sehnenscheide weist dann zusätzlich einen echoarmen Saum um die Sehne auf, was entweder durch Flüssigkeitansammlung oder synoviale Hypertrophie bedingt sein kann (Grassi et al. 1995). Diese können im paratendinösen Raum alleine oder nebeneinander vorliegen, wobei die Flüssigkeit sonographisch von einem schmalen hypertrophen Synovialsaum, insbesondere bei kleineren Sehnen, nicht immer zu unterscheiden

ist. Am besten lassen sich diese Veränderungen im Längsschnitt beurteilen (Abb. 8.**13**, S. 125).
Chronifizierung: Dabei kommt es zur unregelmäßigen echoarmen oder echoreichen Verdickung der Sehnenscheide mit oder ohne Flüssigkeitsansammlung. Die Sehne kann dadurch eine knotige Struktur oder schlecht definierte Begrenzung aufweisen.
Ganglien: Bei der Ausbildung von Ganglien kann insbesondere im Handgelenk nicht immer unterschieden werden, ob diese von der Sehnenscheide oder vom Gelenk ausgehen (Steiner et al. 1996). Diese Unterscheidung wird auch dadurch erschwert, dass Ganglien eine Sehne umschließen können.

Rupturen

Degenerierte oder entzündlich veränderte Sehnen sind besonders gefährdet, auch bei geringeren Traumata zu rupturieren (Kannus et al. 1991). Auf die Besonderheiten bei den Rupturen der häufigst betroffenen Sehnen (Rotatorenmanschette und Achillessehne) wird in den betreffenden Abschnitten eingegangen.

Bei Traumen an nicht vorgeschädigten Sehnen kann es zum knöchernen Ausriss am Ansatz der Sehne kommen, beispielsweise der Adduktoren beim Fußballer oder an der Rotatorenmanschette bei Wurfsportarten. Diese Rupturen sind sonographisch schwer zu erfassen. Nach Ausheilung der echoarmen Rupturstelle kann es zur Bildung von echoreichen Stellen kommen, die zur Schallauslöschung führen.

Ligamente

An den extraartikulären Ligamenten lassen sich traumatische Läsionen sonographisch darstellen, indem sie in ihrem Längsverlauf untersucht werden.

> **!** Bei einer Ruptur findet sich eine Kontinuitätsunterbrechung.

Zwischen den zurückgezogenen Stümpfen kann sich in der entstandenen Lücke ein Hämatom bilden (Abb. 8.**27**, S. 136). Falls es nicht zur Ausheilung des Ligaments kommt, findet sich gelegentlich ein ungenügender Reparationsvorgang mit wenig belastbarem, hypertrophem Granulationsgewebe. Auf die besondere Pathologie der Ligamente wird in den entsprechenden Kapiteln (Hand u. Knie) eingegangen.

Gelenkkapsel

An den Gelenken lassen sich innerhalb der Kapsel auch sehr kleine Mengen von Ergussflüssigkeit nachweisen. Innerhalb einer Gelenkkapsel kann man auch freie **Gelenkkörper** darstellen (Kap. 10). Auf Veränderungen an der Synovialis wird ausführlich im Kap. über die rheumatoide Arthritis der Hand (Kap. 8, S. 125) eingegangen.

Bursen

Bei entzündlichen Veränderungen kann eine Bursitis anhand der anatomischen Lokalisation einer Schwellung klinisch meist vermutet werden. Die **akute** Bursitis führt zur Füllung der Bursa mit echoarmer Flüssigkeit ohne Verdickung der Wände (Abb. 7.**16**, S. 109, [Myllymäki et al. 1993]).

Bei einer **Chronifizierung** findet sich ein heterogenes Bild. Entweder ist die Bursa weiterhin mit echoarmer Flüssigkeit gefüllt, oder man findet vermehrt echoreichere Strukturen bis zu Verkalkungen; es kann auch zu einer Verdickung der Bursenwand kommen.

Beim **Einbluten** in die Bursa zeigt sich initial oft ein echoreicher wolkiger Inhalt. Später findet sich bei der Bildung von Koageln ein sehr heterogenes Bild mit echoreichen, unregelmäßigen Strukturen.

Knorpel

Sonographisch lassen sich entzündliche und degenerative Läsionen im Gelenkknorpel nachweisen (van Holsbeeck u. Introcaso 1991). Insbesondere an den Femurkondylen und am Radiokarpalgelenk kann der Knorpel bei Fehlen von Beweglichkeitseinschränkungen recht gut beurteilt werden (Abb. 10.**28**, S. 179). Da der Gelenkknorpel nur in einem begrenzten Gebiet einsehbar ist, sind die Möglichkeiten zur Diagnostik limitiert.

Periost, Knochen

Traumatische Läsionen

Frakturen lassen sich als Unterbrechung in der Kortikalis darstellen. Dies gelingt insbesondere im Bereich der Rippen (Abb. 5.**11**, [Mariacher-Gehler u. Michel 1994]) und in den langen Röhrenknochen (Patten et al. 1992).

Obwohl die konventionelle radiologische Untersuchung die Methode der Wahl zur Erfassung von Frakturen ist, kann sonographisch gelegentlich bei der Untersuchung der Weichteile eine Fraktur festgestellt werden. Dies wurde gerade bei der Rotatorenmanschettenruptur öfters festgestellt (Patten et al. 1992).

Eine **Fraktur** stellt sich als Kontinuitätsunterbrechung oder Oberflächendeformation dar (Abb. 5.**12**).

Bei Frakturen der langen Röhrenknochen wird neben der Kontinuitätsunterbrechung oft ein subperiostales Hämatom nachweisbar. Es muss jedoch stets die Möglichkeit eines **Artefakts** in Betracht gezogen werden, beispielsweise bei der tangentialen Beschallung mit Auftreten von Pseudousuren oder tatsächlich vorhandenen Usuren (Abb. 6.**49**, S. 93) und Verkalkungen.

Die Ultraschalluntersuchung wird zunehmend auch zur Evaluation von Zuständen nach orthopädischen Eingriffen benutzt, da sie nicht im gleichen Maße durch die Metallimplantate gestört wird wie die CT und die MRT (Abb. 9.**13**,

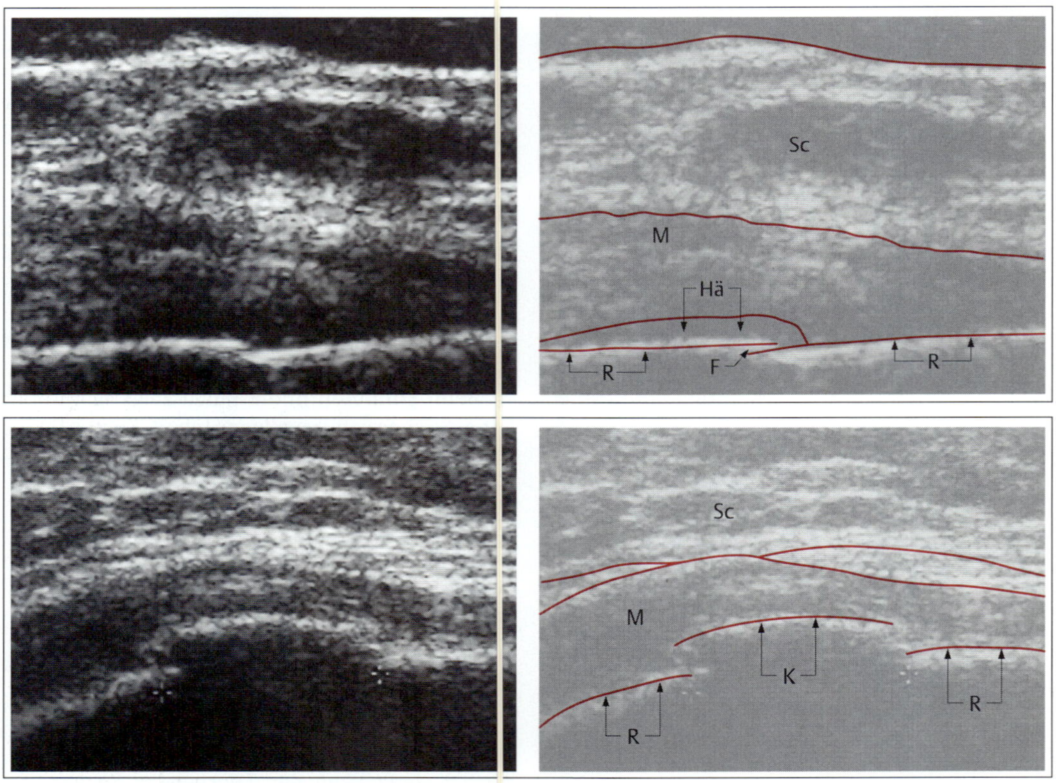

Abb. 5.**11 a, b** **Frakturen.** Mit und ohne Kallusbildung.

a Rippenfraktur. **41-jährige** Patientin, **27. Schwangerschaftswoche**, Flankenschmerzen rechts nach Husten bei pulmonalem Infekt. Longitudinalschnitt der 10. Rippe: Die echoreiche Kortikalis der Rippe (R) ist unterbrochen. Echoarmes Hämatom (Hä) um die Fraktur (F). Muskulatur (M), Subkutis (Sc).

b Fraktur mit Kallusbildung. 39-jähriger Patient mit Thoraxkontusion vor 6 Wochen. Longitudinalschnitt über die 7. Rippe rechts lateroventral: Die echoreiche Kortikalis der Rippe (R) ist durch einen ebenfalls echoreichen Kallus (K) unterbrochen. Muskulatur (M), Subkutis (Sc). Distanz ++ 1 cm.

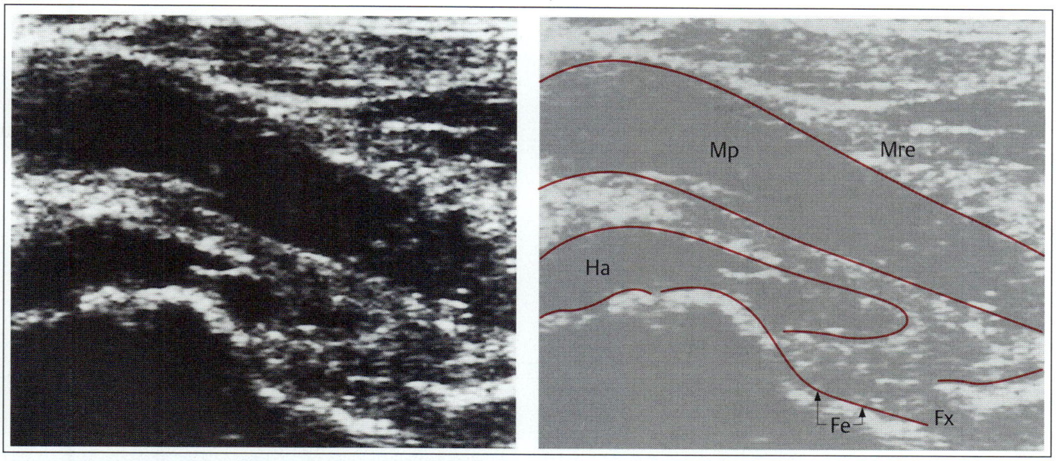

a

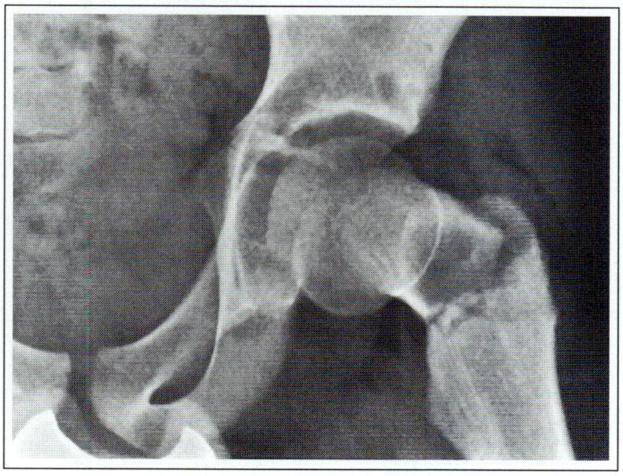

b

Abb. 5.**12 a, b** **Schenkelhalsfraktur**. 9-jähriger Junge nach Sturz beim Skilaufen:
a Longitudinalschnitt der Hüfte links. Die echoreiche Kortikalis des Femurhalses (Fe) ist wegen einer Schenkelhalsfraktur (Fx) unterbrochen, begleitender Hämarthros (Ha), M. psoas (Mp), M. rectus femoris und sartorius (Mre).
b Konventionelles Röntgenbild mit Schenkelhalsfraktur.

S. 151). Die sonographische Knochenqualitätsmessung ist nicht Gegenstand dieses Buchs.

Entzündliche Läsionen und Infekte am Knochen

Hinter einem vermuteten entzündlichen Weichteilprozess kann sich selten eine Osteomyelitis verbergen, welche sonographisch oft früher erkennbar ist als mit radiologischen Verfahren. Der Nachweis von **anechoischen Flüssigkeitsansammlungen** neben dem Knochen ist ein starker Hinweis auf das Vorliegen einer Osteomyelitis (Abb. 5.**13**, [Howard et al. 1993]).

! Das sonographische **Frühzeichen** der Osteomyelitis in langen Röhrenknochen ist ein echoarmer Streifen unmittelbar an der Knochen-Weichteilgrenze (Abiri et al. 1992). Außerdem kommt es zu einer unregelmäßigeren Oberflächenstruktur der Kortikalis und zur Abhebung des Periosts (Abb. 5.**13**).

Durch die Chronifizierung bildet sich ein breiteres **echoreiches** Band aus. Dazu können sich Flüssigkeitsansammlungen in den benachbarten Weichteilen ausbilden.

Riebel et al. (1996) entdeckten in einer retrospektiven Studie bei 24 Kindern mit Osteomyelitis, die radiologisch und sonographisch abgeklärt wurden, die **frühesten sonographischen Zeichen** der Osteomyelitis:

- intraartikuläre Flüssigkeitsansammlung,
- und/oder subperiostale Abszessbildung (Abb. 5.**14**).

In 11 Fällen gingen die sonographischen Veränderungen den konventionell-radiologischen voraus. Meist genügten diese Untersuchungen zusam-

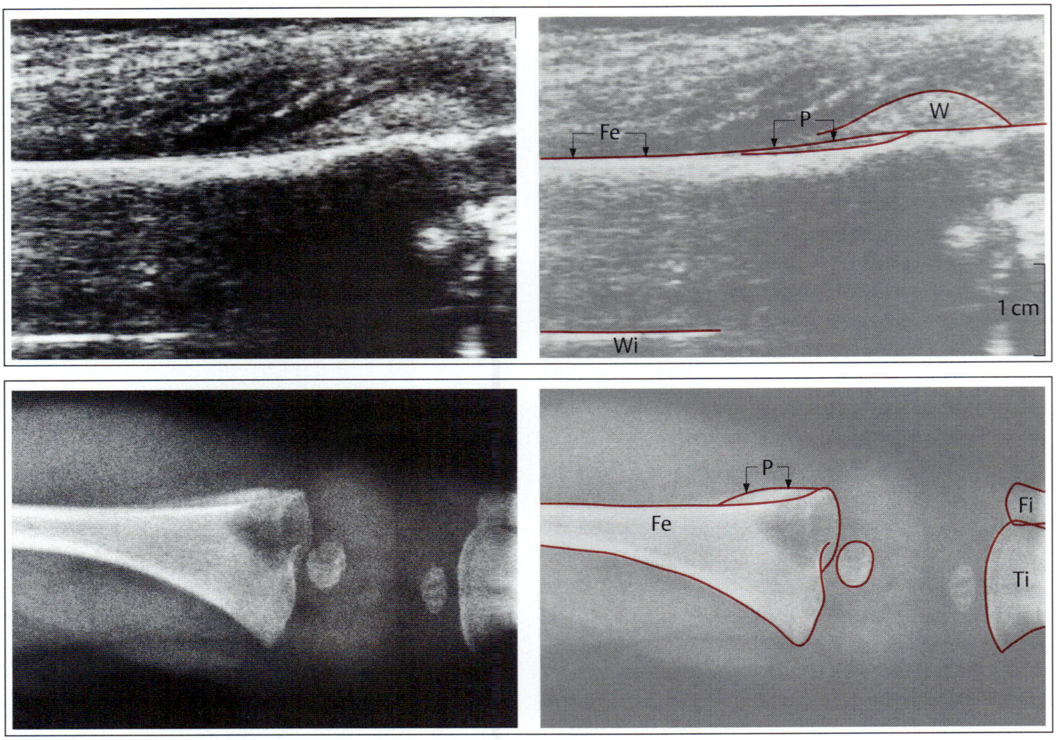

a

b

Abb. 5.**13 a, b** **Osteomyelitis**. 3 Wochen alter Säugling mit Fieber, Blutsenkungsreaktion 120 mm/h und Schonung der linken unteren Extremität:

a Longitudinalschnitt des distalen lateralen Femurs (Fe). Abheben des Periosts (P) mit lokaler Weichteilreaktion (W). Wiederholungsphänomen des Knochens (Wi).

b Osteomyelitis des distalen Femurs, im konventionellen Röntgenbild sichtbar. Fibula (Fi), Tibia (Ti).

men mit den Laborbefunden, um die Diagnose zu sichern. Zudem war die Sonographie in zahlreichen Fällen bei der Flüssigkeitsaspiration hilfreich. Blieb ein Befund unklar, mussten ergänzend eine Skelettszintigraphie oder eine MRT durchgeführt werden.

Neoplasien am Knochen

Die Ultraschalluntersuchung ist bei der Untersuchung von Knochentumoren nicht von großer Bedeutung. Benigne und maligne Läsionen können sonographisch **nicht** unterschieden werden (Goldberg 1975).

Am Übergang vom tumorös veränderten Knochen zum normalen Knochen können jedoch periostale Veränderungen auf eine vorliegende Pathologie aufmerksam machen (Abb. 5.**15**).

Eine gewisse Bedeutung kommt der Evaluation der Knorpeldicke eines **Osteochondroms** zu, da die Malignität mit zunehmendem Durchmesser zunimmt (Abb. 5.**16**).

Knorpelkappe: So haben Malghem et al. (1992) empfohlen, dass eine Knorpelkappe von **unter 1 cm** als Hinweis auf einen **gutartigen**, eine Knorpelkappe **über 2 cm** als Hinweis auf einen **malignen** Tumor zu interpretieren ist. Wenn die Knorpelkappe zwischen 1 und 2 cm misst, kann nicht zwischen gut- und bösartig unterschieden werden. Die ultraschallgeführte Punktion kann die Diagnostik beim Knochentumor erleichtern.

a
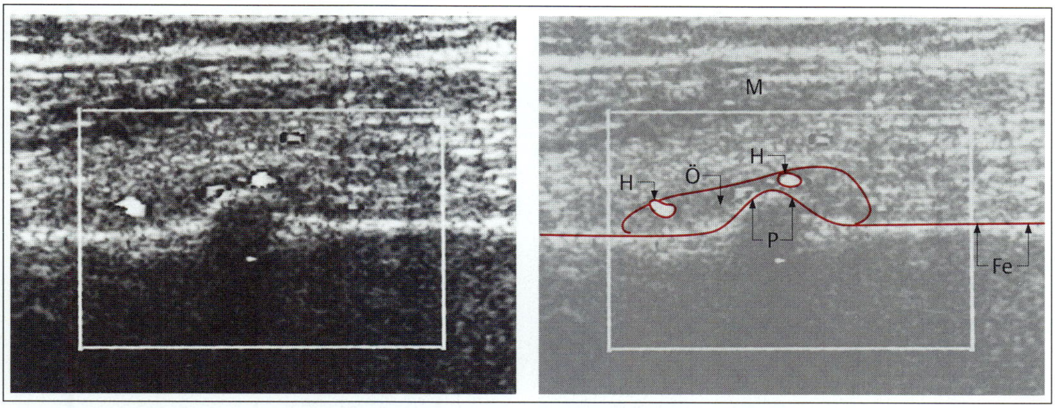

b
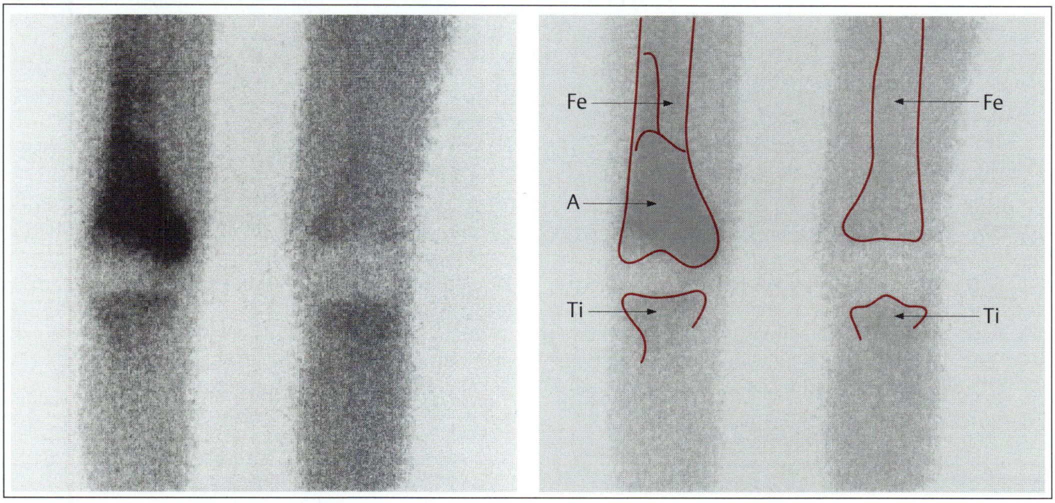

Abb. 5.**14 a, b** **Subperiostaler Abszess**. 15-jähriger, febriler Patient mit Schmerzen im rechten Kniegelenk:
a Longitudinalschnitt des lateralen distalen Femurs (Fe). Abheben des Periosts (P) bei Abszess mit perifokalem Ödem (Ö). Die Hyperämie (H) wird im Farb-Doppler sichtbar.
b Korrespondierende Anreicherung (A) in der Skelettszintigraphie. Tibia (Ti).

Gefäße

Bei der Untersuchung des Bewegungsapparats müssen selbstverständlich auch die benachbarten Weichteile einschließlich der Gefäße beurteilt werden. An den Gefäßen lassen sich Verkalkungen, Thrombosen und Aneurysmen (Abb. 5.17) sonographisch nachweisen.

Verkalkungen: Sie erkennt man an der ausgeprägten Echogenität bis hin zur Schallauslöschung mit Schallschatten der sondenfernen Strukturen.

Thrombosen: Bei Thrombosen der großen Venen lässt sich einerseits das echoreiche, heterogene thrombotische Material innerhalb des Gefäßlumens darstellen (5.**18 a**) und andererseits kann das betroffene Gefäß nicht mehr komprimiert werden (Abb. 5.**18 b**).

Differenzialdiagnose: Gerade in der Poplitea ist beim Auftreten einer Schwellung die Unterscheidung zwischen einer Thrombophlebitis und einer Baker-Zyste von therapeutischer Bedeutung (McDonald u. Leopold 1972; [S. 167]).

Große Fortschritte sind mit der Einführung der Farb-Doppler-Untersuchung erzielt worden, womit Gefäße rasch identifiziert werden können.

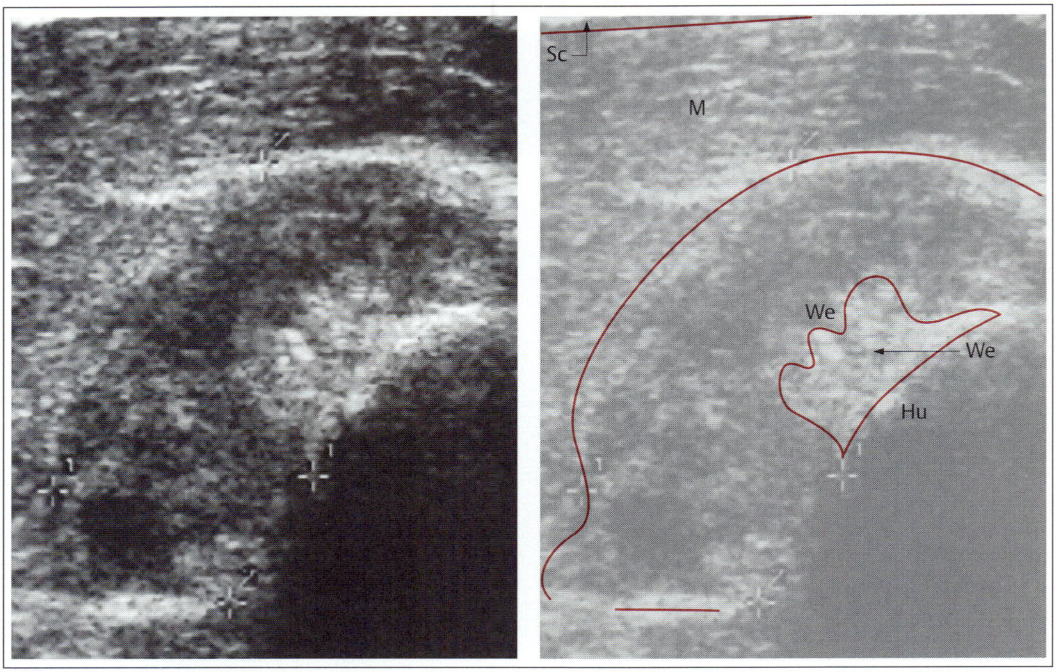

Abb. 5.**15** **Rundzellsarkom am Humerus**. 24-jähriger Patient mit Schmerzen am rechten Oberarm. Transversalschnitt der proximalen Humerusdiaphyse rechts. Es zeigt sich hier eine unregelmäßige Begrenzung der Kortikalis des Humerus (Hu) sowie des den Knochen umgebenden, gemischt echoreichen und echoarmen Weichteiltumors (We), der die Oberarmmuskulatur (M) verdrängt. (Doppler-Untersuchung: gesteigerte Durchblutung). Ausdehnung 3,1 × 1,8 cm. Subkutis (Sc). Histologie: Ewing-Sarkom.

a

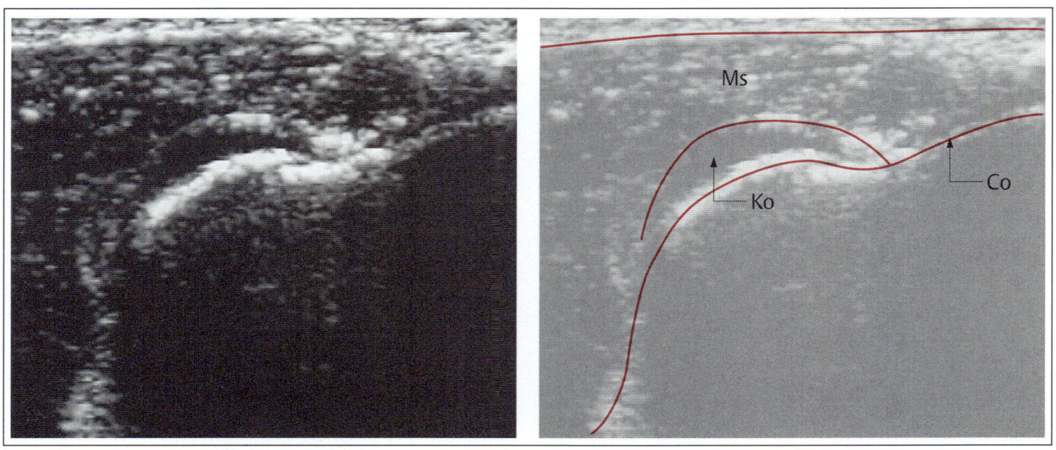

Abb. 5.**16 a, b** **Osteochondrom**. 21-jähriger Patient mit schmerzloser Schwellung oberhalb des Kniegelenkspalts rechts medial:

a Transversalschnitt über der Raumforderung am Condylus medialis (Co) mit unauffälliger Struktur des M. semimembranosus (Ms). Darunter die echoarme Knorpelschicht (Ko) einer typischen kartilaginären Exostose (Osteochondrom) 11,4 × 3 mm.

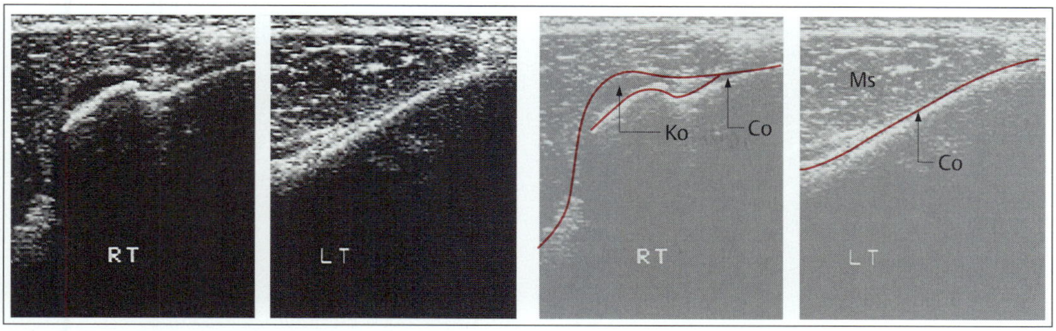

b

Abb. 5.**16 a, b** **Osteochondrom**. 21-jähriger Patient mit schmerzloser Schwellung oberhalb des Kniegelenkspalts rechts medial:

b Im Seitenvergleich normaler Aspekt des medialen Femurkondylus links.

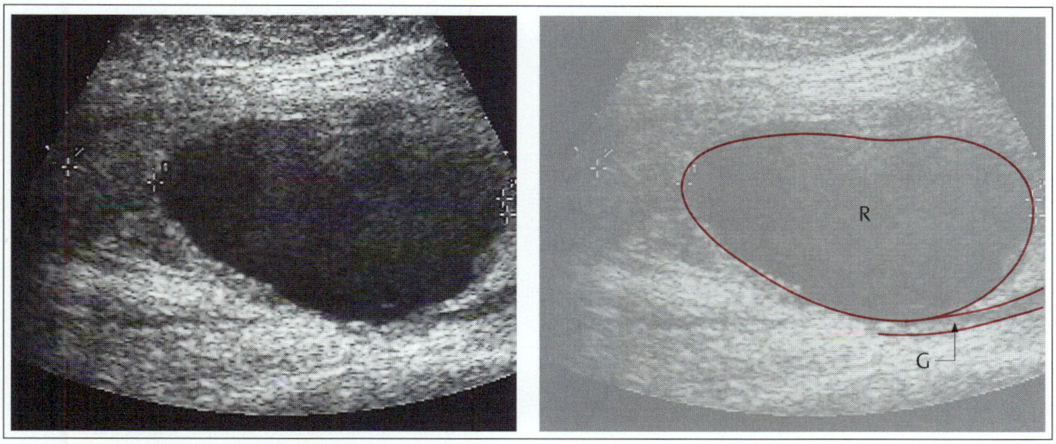

a

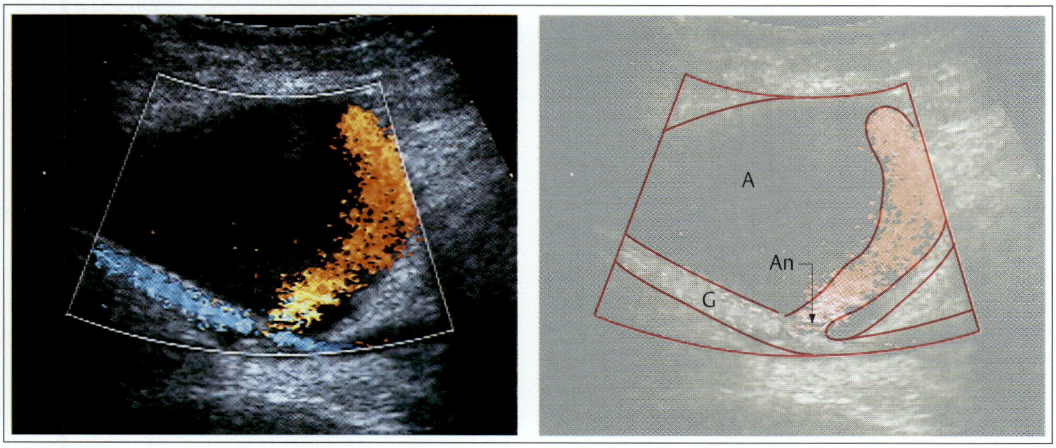

b

Abb. 5.**17 a, b** **Aneurysma spurium**. 26-jähriger Patient 2 Wochen nach femoropopliteaIem Bypass, Schwellung über distaler Anastomose. Longitudinaler Schnitt über distaler Anastomose:

a Unmittelbar neben dem Gefäß (G) befindet sich eine echoarme Raumforderung (R) in den Weichteilen. Durchmesser 8,7 cm.

b Die Farb-Doppler-Untersuchung mit jetartigem Blutfluss von der distalen Anastomose (An) in das Aneurysma spurium (A).

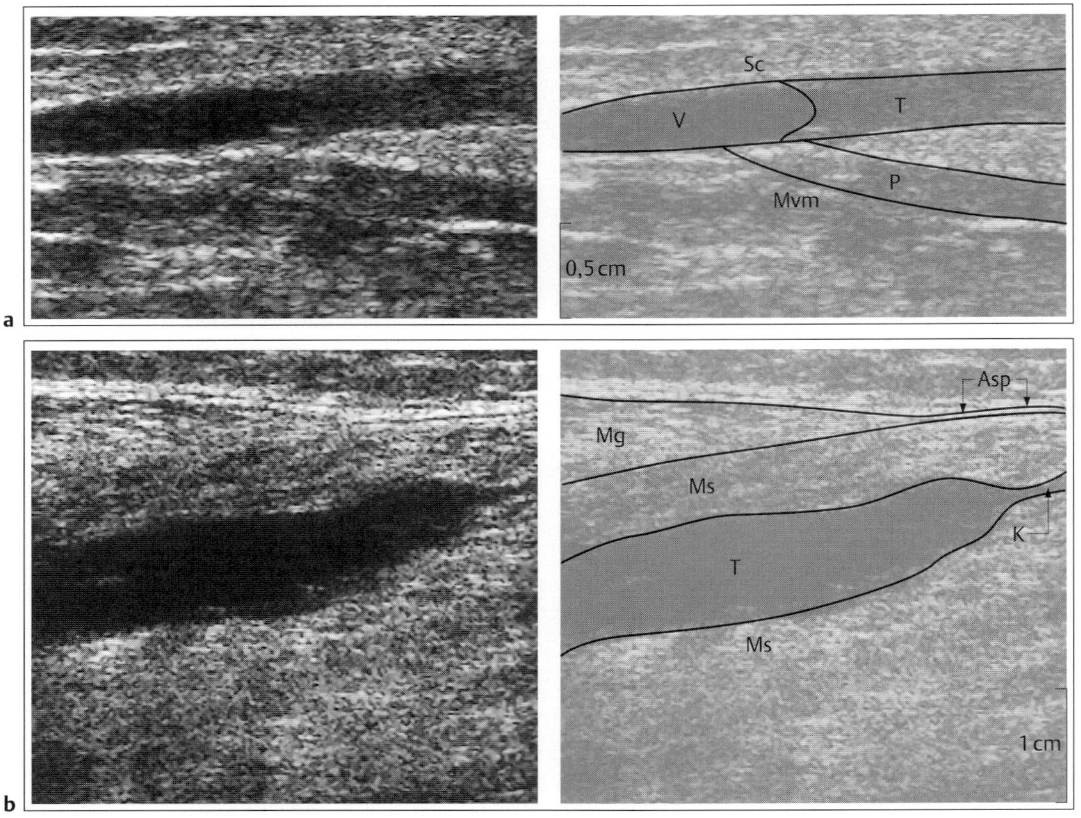

Abb. 5.**18 a, b Thrombosen**:
a Thrombose der V. saphena magna. 55-jähriger Patient mit Schwellung am rechten Oberschenkel. Longitudinalschnitt der V. saphena magna: Homogenes, mäßig echoreiches thrombotisches Material (T) in der Vena (V) saphena magna und ein kompletter Verschluss der V. saphena parva (P). M. vastus medialis (Mvm), Subkutis (Sc).
b Muskelvenenthrombose. 38-jähriger Patient 10 Tage nach Ruptur der Achillessehne. Seit 4 Tagen Schwellung am Unterschenkel lateral. Longitudinalschnitt der Achillessehnenplatte (Asp) lateral: Die dargestellte Muskelvene lässt sich nur im distalen Anteil komprimieren (K). Eine Thrombose (T) im proximalen Anteil verhindert die Kompression. M. gastrocnemius (Mg), M. soleus (Ms).

Nerven

Mit der konventionellen Radiologie waren die peripheren Nerven bisher schwer darstellbar. Lediglich CT und MRT lassen Rückschlüsse über Nervenpathologien zu. Mit der Entwicklung von hochauflösenden Schallköpfen sind die peripheren Nerven der sonographischen Untersuchung zugänglich geworden. Sie gelangt u.a. am N. ischiadicus zur Anwendung (Graif et al. 1991).

Die Indikation zur bildgebenden Darstellung der peripheren Nerven ergibt sich in Situationen, in denen die klinische und neurophysiologische Untersuchung den Verdacht auf eine Nervenläsion nicht eindeutig erhärten können. Sind noch einige wenige Nervenfasern eines traumatisierten Nervs intakt, so können die elektrophysiologischen Untersuchungen zu wenig sensitiv sein, um eine pathologische Veränderung aufzuzeigen. So können Kompressionsneuropathien **übersehen** werden.

Andererseits muss bei der Nervensonographie beachtet werden, dass Polyneuropathien oder entzündliche Veränderungen zu neurophysiologischen Veränderungen führen, ohne dass eine Läsion im Sinne einer Kompression vorliegen muss.

! Bei der Untersuchung der Nerven muss stets mit der Gegenseite verglichen und in 2 Ebenen untersucht werden. Besonders im Bereich der Hände muss **dynamisch** untersucht werden, um zwischen Sehnen und Nerven zu unterscheiden.

Die peripheren Nerven können von der Axilla bis zum Handgelenk und von glutäal (N. ischiadicus) bis zum Sprunggelenk verfolgt werden.

Nervenscheidentumoren

Narben und Amputationsneurome sind oft gegenüber dem umliegenden Narbengewebe **schlecht** abgrenzbar (Abb. 5.**19**).

Der sonographischen Untersuchung eher zugänglich sind Neurinome, Neurofibrome und neurogene Sarkome.

Bisher wurden sonographisch Tumoren an folgenden Nerven nachgewiesen:

- N. medianus,
- N. radialis,
- N. ulnaris,
- N. ischiadicus,
- N. tibialis,
- N. peronaeus (Graif 1995).

Ein Längsschnitt dieser Tumoren ergibt eine spindelförmige, echoärmere Aufweitung des Nerven, der gegenüber den benachbarten Muskeln bei der dynamischen Untersuchung stehen bleibt. Bisher wurden sonographische Untersuchungen von Schwannomen, Neurofibromen und Neurofibrosarkomen beschrieben.

Diese Tumoren:

- liegen meist in der Längsachse des Nervs,
- haben eine fusiforme Konfiguration,
- sind hypoechogen,
- homogen,
- gut abgrenzbar,
- oval.

Anhand ihrer anatomischen Beziehung zum Nerven können sie diesem zugeordnet werden. Sie sind meist ganz oberflächlich lokalisiert. Mit der Farb-Doppler-Untersuchung lassen sich Gefäße im Neurofibrom nachweisen. Beim **Schwannom** findet sich eine deutlich verminderte Echogenität der runden oder ovalen Raumforderung, gelegentlich mit internen zystischen Höhlen, was zu einer **Schallverstärkung** hinter dem Tumor führen kann (Chinn et al. 1982).

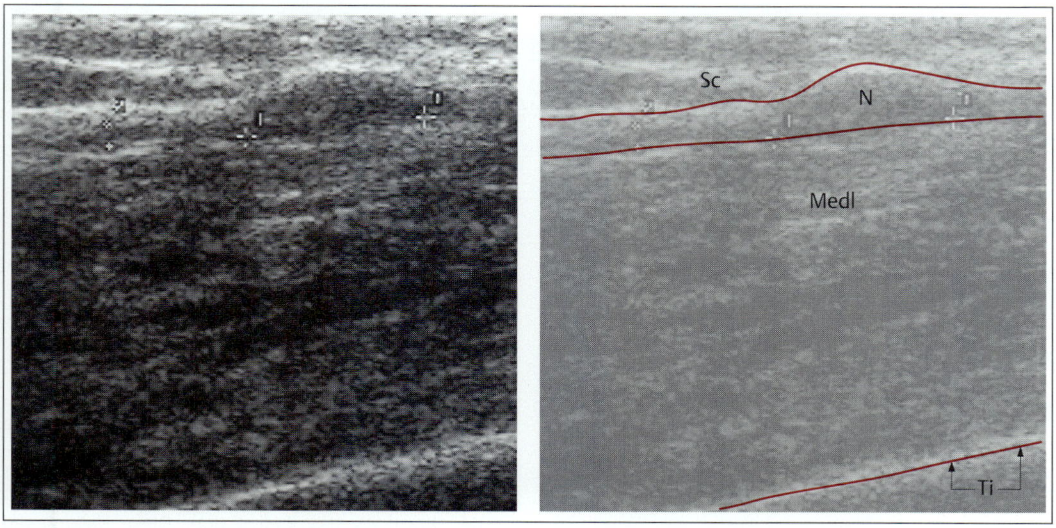

Abb. 5.**19** **Narbenneurom.** 19-jähriger Patient, 1 Jahr nach Entfernung von Osteosynthesematerial am oberen Sprunggelenk, mit palpabler Schwellung im Narbenbereich. Longitudinalschnitt über der Narbe vor der distalen Tibia: zwischen der Subkutis (Sc) und dem M. extensor digitorum longus (Medl) mäßig echoarme, spindelförmige Struktur von 7 mm Länge und 4 mm Breite, die nach kranial in einen 0,8 mm dicken Nerv ausläuft: Narbenneurom. Tibia (Ti).

Traumatisches Neurom

Traumatische Neurome können in 2 Kategorien aufgeteilt werden:

- Die chronische Friktion oder Irritation eines intakten Nervs kann zu einer inneren, fokalen, fusiformen Schwellung führen,
- im Gegensatz dazu führt oft ein Trauma, das den Nerv teilweise oder vollständig unterbricht, zur Entwicklung eines **lateralen** oder **endständigen** Neuroms (Singson et al. 1987).

Bei der Verletzung eines Nervs kommt es durch Reparationsversuche der Axone, die sich elongieren und verzweigen, zur Ausbildung eines kolbigen Neuroms. Das Neurom enthält gefäßarmes Bindegewebe, das mit aussprießenden Nervenanteilen aus dem Axon durchzogen ist. Dieses traumatische Neurom ist sonographisch gut von der Umgebung und vom normalen Nervengewebe abgegrenzt, oval und echoarm (Abb. 8.**26**, S. 135 [Fornage 1988]). Bei Fibrosierung kann es zu einer vermehrten Echogenität innerhalb des Neuroms kommen.

Nervenkompression

Durch lang andauernde Kompression können Schäden im Sinne einer **Kompressionsneuropathie** auftreten z.B. des N. ischiadicus nach Hüftfraktur, Luxation oder an den peripheren Extremitäten klassischerweise nach Fixation einer Fraktur mit zirkulärem Gipsverband. Zudem können Raumforderungen im Bereich von Nerven wie Tumoren, Blutungen oder Narbenbildungen diese komprimieren. Bei Kompressionsneuropathien kann sonographisch mit wenig Aufwand nach Ursachen, die zu einer Quetschung des Nervengewebes führen, gesucht werden (Abb. 8.**23**, S. 133; Abb. 8.**25**, S. 135).

Bei Injektionen im Bereich des N. ischiadicus kann es zu einer Verletzung dieses Nervs kommen, besonders beim mageren oder bettlägeri-

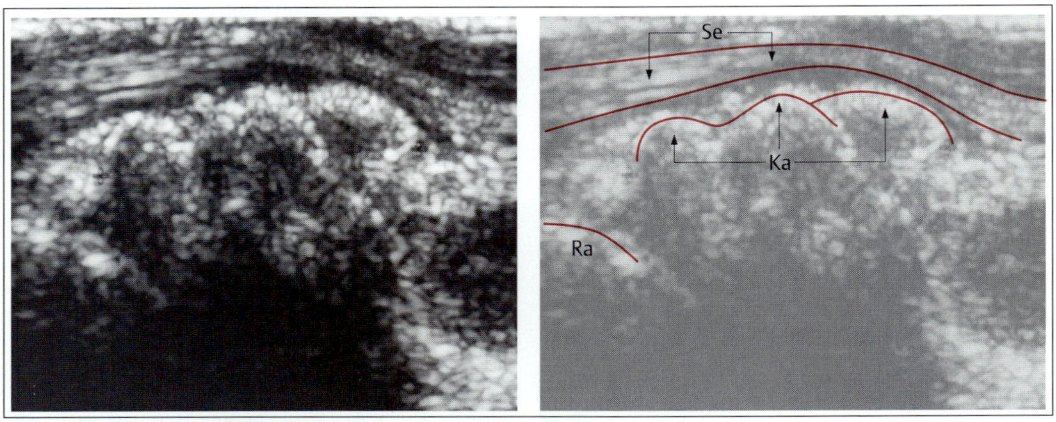

a

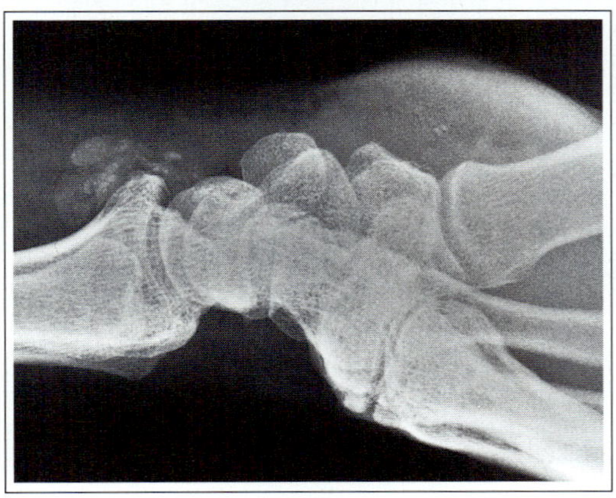

b

Abb. 5.**20 a, b** **Kristallarthropathie im Handgelenk**:
a 53-jähriger Patient mit akut aufgetretenen Schmerzen am Handgelenk palmar, rechts, schmerzhafte Streckhemmung der ulnaren Finger. Longitudinalschnitt des Handgelenks palmar über der Sehne (Se) des M. flexor digitorum superficialis: echoreiche schollige Strukturen mit totaler Reflexion der Schallwellen und Auslöschung der darunter liegenden Kortikalis des Radius (Ra). Diese Kalkmassen (Ka) komprimieren die darüber liegende Sehne.
b Das konventionelle Röntgenbild des rechten Handgelenks lateral: schollige Strukturen palmar des Radius. Punktat: Nachweis von Hydroxyapatitkristallen.

gen Patienten. Bei entsprechenden sensiblen oder motorischen Ausfällen kann durch Ultraschall die fokale Flüssigkeitsansammlung gefunden werden.

Die **strukturellen Veränderungen** am Nerv selbst sind wegen der Dicke der darüber liegenden Weichteilen nur schlecht darstellbar, da nur niedrigfrequente Schallköpfe zur Untersuchung von tiefliegenden Strukturen geeignet sind. So sind injektionsbedingte Veränderungen am N. ischiadicus nicht gut erfassbar.

Weichteile und Fettgewebe

Mit den hochauflösenden, hochfrequenten Ultrachallsonden ist die Untersuchung des subkutanen Gewebes deutlich verbessert worden. Auch hierfür eignen sich nur Linear-Schallköpfe mit einer Frequenz von 7,5–13 MHz. Bei sehr oberflächlichen Strukturen kann ein Vorlauf benutzt werden, um sie besser in den optimalen Fokusbereich zu bringen (Fornage 1984).

Im subkutanen Fettgewebe sind verschiedene pathologische Veränderungen der sonographischen Untersuchung zugänglich.

Beim klinischen Befund einer tastbaren Raumforderung können sonographisch Hämatome, Muskelrupturen und -hernien, Bursitiden, Sehnenveränderungen, Gelenkergüsse, Synovitiden, Zysten und Weichteilverkalkungen (Abb. 5.**20**) dargestellt und voneinander abgegrenzt werden.

Typische Veränderungen finden sich auch bei subkutanen Fremdkörpern, die meist gut erkennbar sind.

Fremdkörper

Bei der Suche nach Fremdkörpern eignet sich die Sonographie insbesondere bei Gegenständen aus:

- Holz,
- Plastik,
- dünnen Glaskörpern.

Auch die radiologisch leicht darstellbaren Fremdkörper aus Metall oder größere Glasstücke können in der Nähe des Operationstisches und ohne Strahlenexposition unter sonographischer Kontrolle meist einfach lokalisiert und entfernt werden (Crawford et al. 1989). Wenn eine sterile Hülle um den Schallkopf gelegt wird, kann auch das **Operationsfeld** untersucht werden (Shaikh et al. 1989). Falls kein spezielles steriles Ultraschallgel zur Verfügung steht, kann beispielsweise das (zwar etwas teure) Gleitmittel für Harnröhrenkatheter benutzt werden.

Der Fremdkörper sollte in **mehreren Ebenen** untersucht, ausgemessen, insbesondere die Distanz zur Hautoberfläche, und markiert werden. Bei der sonographischen Suche nach Fremdkörpern im Operationsfeld kann statt Gel eine Kochsalzlösung verwendet werden.

Typischerweise erscheint ein Fremdkörper in den Weichteilen als **echoreicher** Herd mit Schallschattenbildung. Metalle führen zu Wiederholungsartefakten, wie dies auch bei Osteosynthesematerial beobachtet wird. Wegen des großen **Impedanzunterschieds** zum Gewebe kommt es zum hellen Aufleuchten von Metallgegenständen (Abb. 8.**28 b**, S. 136).

Die um einen Fremdkörper sich entwickelnden entzündlichen Veränderungen gelangen als **echoarme** zirkuläre Struktur zur Darstellung (Abb. 8.**21 a**, S. 132). Bei stark schallreflektierenden Gegenständen wird manchmal die Größe des Gegenstandes unterschätzt, da nur die oberflächlichen Anteile dargestellt werden.

! Ein Fremdkörper muss in mehreren Ebenen gesucht und anschließend objektiviert werden.

Eine Fehlerquelle stellt auch subkutane Lufteinlagerung dar, die ebenfalls zu einer Reflexion der Schallwellen führt und einen Fremdkörper vortäuschen kann.

Am Fuß muss auch auf keratotische Haut, Sesambeine oder Verkalkungen im Bereich von Bursen, insbesondere nach wiederholten Injektionen, geachtet werden, da diese als schallreflektierende Strukturen mit einem Fremdkörper **verwechselt** werden können (Gooding et al. 1987). Bei 50 sonographischen Untersuchungen, die wegen Verdacht auf nicht röntgendichte Fremdkörper durchgeführt wurden, fand man 21 von 22 operativ entfernte Fremdkörper (Gilbert et al. 1990). Die Sensitivität, Spezifität und der positive Voraussagewert betrugen 95%, 89% bzw. 87%.

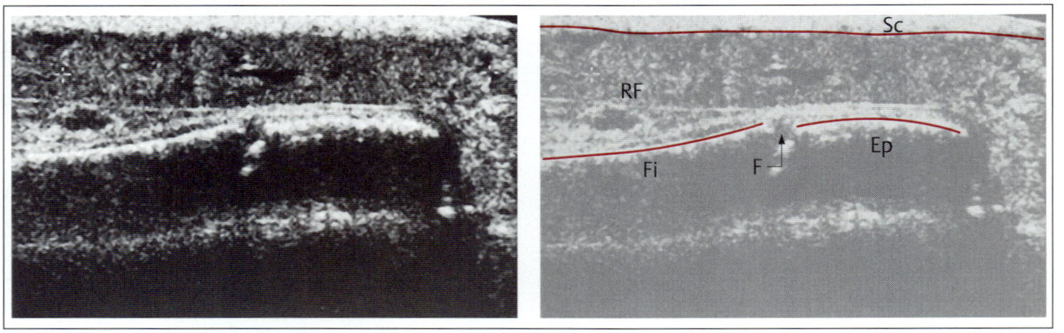

Abb. 5.**21** **Weichteilphlegmone.** 10-jähriges Mädchen, Status febrilis (40°C), Schwellung über der distalen Fibula nach Bienenstich. Longitudinalschnitt über der distalen Fibula (Fi) links: körnig homogene Raumforderung (RF) in der Subkutis (Sc). Bei Sondendruck Beobachtung von Wirbelbildungen; eitrige Flüssigkeit wird abpunktiert. Bakteriologie: Staphylococcus aureus. Epiphysenfuge (F), Epiphyse (Ep).

Abszesse

Subkutane Abszesse und Phlegmonen stellen sich echofrei oder heterogen dar und können septiert sein mit unterschiedlich dicker unregelmäßiger Begrenzung (Abb. 5.**21**, [Sandler et al. 1984]).

Luftansammlungen können innerhalb des Abszesses sehr leicht identifiziert werden.

> **!** Um eine Osteomyelitis nicht zu übersehen, müssen benachbarte knöcherne Strukturen besonders beachtet werden.

Die Ultraschalluntersuchung bei der Abszessdiagnostik ist **zuverlässig**, was Yeh u. Rabinowitz (1982) anhand von Untersuchungen am Darm bei Patienten mit Morbus Crohn zeigen konnten.

Die Unterscheidung zwischen einem Abszess und der Zellulitis kann mit der Sonographie erleichtert werden, da im Gegensatz zum Abszess die Zellulitis echoreicher als das umliegende subkutane Fettgewebe ist. Mit der Farb-Doppler-Untersuchung kann der vermehrte Blutfluss demonstriert werden.

Weichteiltumoren

Die Ultraschalluntersuchung eignet sich nicht zur Unterscheidung der benignen von malignen Tumoren. Es können jedoch wertvolle Informationen über Lage, Größe und Beziehung zu umgebenden Strukturen erhalten werden (Abb. 5.**22**).

Zudem wird die Punktion zur Diagnosesicherung erleichtert.

Lipome: Die **häufigsten** Weichteiltumoren sind Lipome. Die sonographische Untersuchung ist von Nutzen, wenn eine weiche, oberflächliche Raumforderung klinisch nicht sicher beurteilt werden kann; dann kann die typische längliche Form der nur teilweise abgekapselten Lipome identifziert werden (Abb. 5.**23**).

Fornage et al. (1991) fanden, dass $^2/_3$ der Lipome eine homogene Echostruktur hatten und 60% scharf abgegrenzt waren. Die übrigen Lipome konnten nicht vom umgebenden Fettgewebe abgegrenzt werden. 29% der Lipome waren echoarm, 22% isoechogen, 29% waren echoreich und 20% zeigten eine gemischte Echogenität.

Haut

Der Hauptteil der Hautläsionen ist **echoarm.** Mit hochauflösenden Schallköpfen kann zwar bezüglich der Histologie keine Aussage gemacht werden, jedoch lässt sich die Ausdehnung einer Hautläsion bestimmen.

> **!** Die sonographische Untersuchung kann die Notwendigkeit einer Biopsie nie ersetzen, da sie nicht eine Unterscheidung zwischen gutartigen und bösartigen Läsionen zulässt.

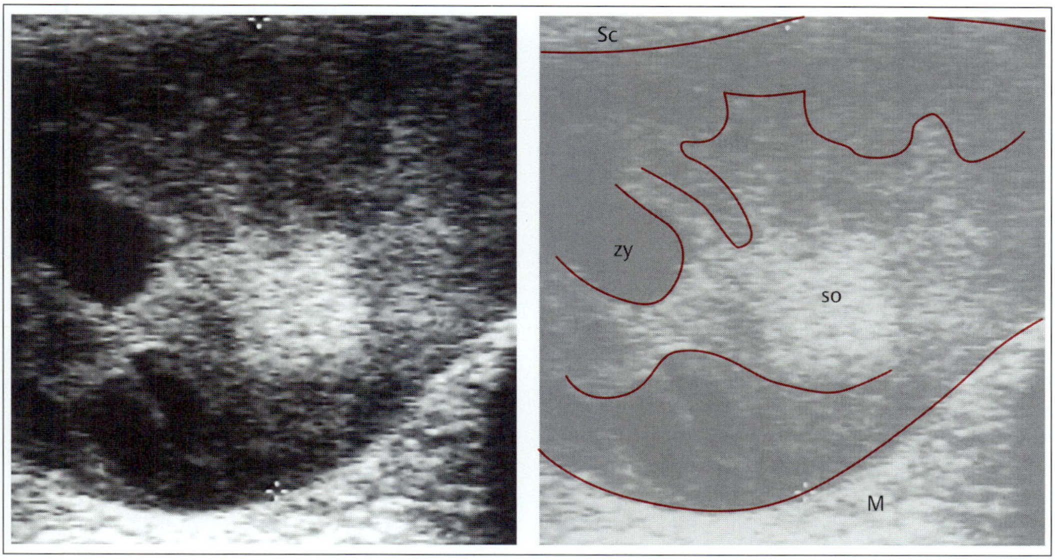

Abb. 5.22 **Weichteilsarkom**. 85-jähriger Patient mit zunehmender Weichteilschwellung am distalen Oberarm dorsal links. Longitudinalschnitt der dorsalen Weichteile am distalen Oberarm: Inhomogener Tumor 8 × 7 cm, teils zystische (zy), teils solide (so) Anteile. Die Oberarmmuskulatur (M) wird gegen den Humerus abgedrängt. Histologie: Weichteilsarkom.

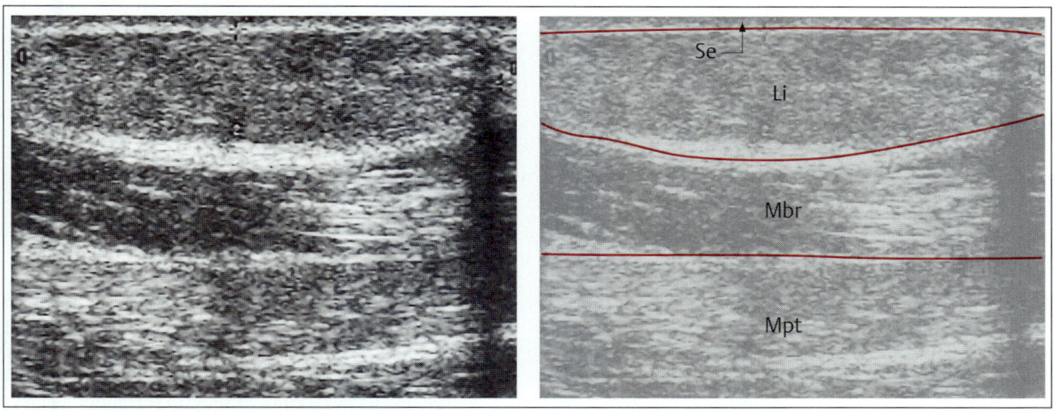

Abb. 5.23 **Lipom**. 44-jähriger Patient mit weicher, verschieblicher Raumforderung am Vorderarm links. Zwischen der Subkutis (Sc) und dem M. brachioradialis (Mbr) homogenes, relativ echoreiches, gut abgekapseltes Lipom (Li). M. pronator teres (Mpt). 3 cm × 7 mm.

Hingegen lässt sich die **Tiefe** ausmessen. Beim Melanom ist diese gemäß der Klassifikation von Clark und Breslow der wichtigste prognostische Faktor (Breslow 1970). In der Melanomtherapie lässt sich präoperativ die Dicke des Tumors bestimmen, was für die Operationsplanung von Bedeutung ist. Zudem korrelieren Farb-Doppler-Messungen der intratumoralen Vaskularisierung gut mit dem histologischen Befund (Lassau et al. 1999). Bei der Erfassung von Rezidiven ist die Sonographie besonders wertvoll (Abb. 5.**24**).

Auch epidermale Zysten und Pigmentnävi lassen sich darstellen. Nävi sind meist erst mit Sonden ab 20 MHz sichtbar. Sie sind flach, echoarm und gut abgrenzbar. Für weiterführende Texte zur Pathologie der Haut und ihrer Anhangsgebilden verweisen wir auf die entsprechende Literatur (Fornage et al. 1993).

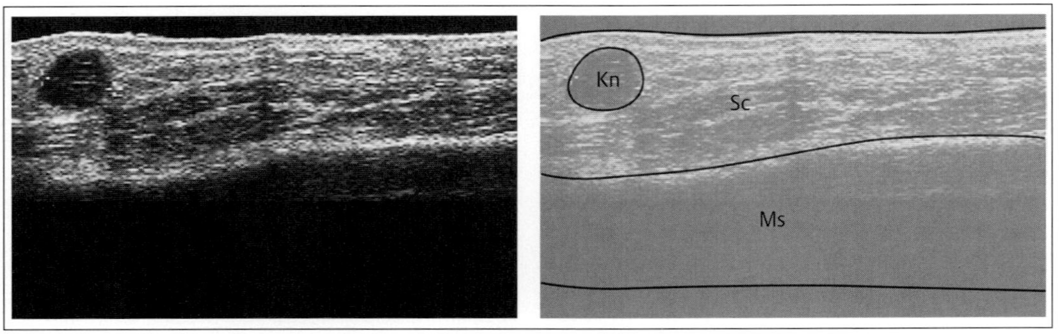

Abb. 5.**24** **Melanomrezidiv.** 78-jähriger Patient 2 Jahre nach Exzision eines nodulären Melanoms am Unterschenkel links, erneut Knoten proximal in der Narbe. Longitudinalschnitt am dorso-lateralen Unterschenkel: 1 cm großer, rundlicher, sehr echoarmer Knoten (Kn) in der Subkutis (Sc). Histologie: Rezidiv des nodulären Melanoms. M. soleus (Ms).

Literatur

Abiri MM, de Angelis GA, Kirpekar M, Abou AN, Ablow RC. Ultrasonic detection of osteomyelitis. Pathologic correlation in an animal model. Invest Radiol. 1992; 27: 111-3.

Ackerman LV. Extra-osseous localized non-neoplastic bone and cartilage formation (so-called myositis ossificans). J Bone Joint Surg [Am]. 1958; 40: 279–98.

Alanen AM, Falck B, Kalimo H, Komu ME, Sonninen VH. Ultrasound, computed tomography and magnetic resonance imaging in myopathies: correlations with electromyography and histopathology. Acta Neurol Scand. 1994; 89: 336–46.

Angervall L, Stener B, Stener I, Ahren C. Pseudomalignant osseous tumour of soft tissue. A clinical, radiological and pathological study of five cases. J Bone Joint Surg [Br]. 1969; 51: 654–63.

Aspelin P, Pettersson H, Sigurjonsson S, Nilsson IM. Ultrasonographic examinations of muscle hematomas in hemophiliacs. Acta Radiol. 1984; 25: 513–6.

Blei CL, Nirschl RP, Grant EG. Achilles tendon: US diagnosis of pathologic conditions. Radiology. 1986; 159: 765–7.

Breslow A. Thickness, cross-sectional areas and depth of invasion in the prognosis of cutaneous melanoma. Ann Surg. 1970; 172: 902–8.

Chinn DH, Filly RA, Callen PW. Unusual ultrasonographic appearance of a solid schwannoma. J Clin Ultrasound. 1982; 10: 243–5.

Clague JE, Roberts N, Gibson H, Edwards RH. Muscle imaging in health and disease. Neuromuscul Disord. 1995; 5: 171–8.

Crawford R, Matheson AB. Clinical value of ultrasonography in the detection and removal of radiolucent foreign bodies. Injury. 1989; 20: 341–3.

Fischer AQ, Stephens S. Computerized real-time neuromuscular sonography: a new application, techniques, and methods. J Child Neurol. 1988; 3: 69–74.

Fornage BD. The hypoechoic normal tendon. A pitfall. J Ultrasound Med. 1987; 6: 19–22.

Fornage BD. Peripheral nerves of the extremities: imaging with US. Radiology. 1988; 167: 179–82.

Fornage BD. Sonography of the skin and subcutaneous tissues. Radiol Med (Torino). 1993; 85: 149–55.

Fornage BD. Muscular Trauma. In: Fornage BD, ed. Musculoskeletal Ultrasound. New York: Livingstone; 1995: 1–10.

Fornage BD, Eftekhari F. Sonographic diagnosis of myositis ossificans. J Ultrasound Med. 1989; 8: 463–6.

Fornage BD, Rifkin MD. US examination of tendons. Radiol Clin North Am. 1988; 26: 87–107.

Fornage BD, Tassin GB. Sonographic appearances of superficial soft-tissue lipomas. J Clin Ultrasound. 1991; 19: 215–20.

Fornage BD, Touche DH, Raguet M, Segal Ph. Accidents musculaires du sportif. Apport original de l'ultrasonographie. Nouv Presse Med. 1982; 11: 571–5.

Fornage BD, Touche DH, Rifkin MD. Small-parts realtime sonography: a new „water path". J Ultrasound Med. 1984; 3: 355–7.

Fornage BD, Touche DH, Segal P, Rifkin MD. Ultrasonography in the evaluation of muscular trauma. J Ultrasound Med. 1983; 2: 549–54.

Geschickter CF, Maseritz IH. Myositis ossificans. J Bone Joint Surg. 1938; 20: 661–74.

Gilbert FJ, Campbell RS, Bayliss AP. The role of ultrasound in the detection of non-radiopaque foreign bodies. Clin Radiol. 1990; 41: 109–12.

Goldberg BB. Ultrasonic evaluation of superficial masses. J Clin Ultrasound. 1975; 3: 91–4.

Gooding GAW, Hardimann T, Sumers M, Stess R, Graf P, Grunfeld C. Sonography of the hand and foot in foreign body detection. J Ultrasound Med. 1987; 6: 441-7.

Graif M, Seton A, Nerubai J, Horoszowski H, Itzchak Y. Sciatic nerve: sonographic evaluation and anatomicpathologic considerations. Radiology. 1991; 181: 405-8.

Graif M. Peripheral Nerves. In: Fornage BD, ed. Musculoskeletal Ultrasound. New York: Livingstone; 1995: 73–83.

Grassi W, Tittarelli E, Blasetti P, Pirani O, Cervini C. Finger tendon involvement in rheumatoid arthritis. Evaluation with high-frequency sonography. Arthritis Rheum. 1995; 38: 786–94.

Van Holsbeeck M, Introcaso JH. Musculoskeletal Ultrasound. St. Louis: Mosby-Year Book, 1991.

Howard CB, Einhorn M, Dagan R, Nyska M. Ultrasound in diagnosis and management of acute haematogenous osteomyelitis in children. J Bone Joint Surg [Br]. 1993; 75: 79–82.

Kannus P, Jozsa L. Histopathological changes preceding spontaneus rupture of a tendon. J Bone Joint Surg [Am]. 1991; 73: 1507–25.

Kramer FL, Kurtz AB, Rubin C, Goldberg BB. Ultrasound appearance of myositis ossificans. Skeletal Radiol. 1979; 4: 19–20.

Kumari S, Fulco JD, Karayalcin G, Lipton R. Grey scale ultrasound: evaluation of iliopsoas hematomas in hemophliacs. AJR. 1979; 133: 103–5.

Lassau N, Mercier S, Koscielny S, Avril MF, Margulis A, Mamelle G et al. Prognostic value of high-frequency sonography and color Doppler sonography for the preoperative assessement of melanomas. AJR. 1999; 172; 457–61.

Malghem J, Vande Berg B, Noël H, Maldague B. Benign osteochondromas and exostotic chondrosarcomas: evaluation of cartilage cap thickness by ultrasound. Skel Radiol. 1992; 21: 33–7.

McDonald DG, Leopold GR. Ultrasound B-scanning in the differentiation of Baker's cyst and thrombophlebitis. Br J Radiol. 1972; 45: 729–32.

Mariacher-Gehler S, Michel BA. Sonography: a simple way to visualize rib fractures. AJR. 1994; 163: 1268.

Myllymäki T, Tikkakoski T, Typpö T, Kivimäki J, Suramo I. Carpet-layer's knee. An ultrasonographic study. Acta Radiol. 1993; 34: 496–9.

Nehrer S, Breitenseher M, Brodner W, Kainberger F, Fellinger EJ, Engel A, Imhof H. Clinical and sonographic evaluation of the risk of rupture in the Achilles tendon. Arch Orthop Trauma Surg. 1997; 116: 14–8.

Patten RM, Mack LA, Wang KY, Lingel J. Nondisplaced fractures of the greater tuberosity of the humerus: sonographic detection. Radiology. 1992; 182: 201–4.

Peck RJ, Metreweli C. Early myositis ossificans. a new echographic sign. Clin Radiol. 1988; 39: 586–8.

Riebel TW, Nasir R, Nazarenko O. The value of sonography in the detection of osteomyelitis. Pediat Radiol. 1996; 26: 291–7.

Sanders R. The multiple appearances of hematomas. In: Goldberg BB, ed. Ultrasound in cancer. New York: Livingstone; 1981: 209–211.

Sandler MA, Alpern MB, Madrazo BL, Gitschlag KF. Inflammatory lesions of the groin: ultrasonic evaluation. Radiology. 1984; 151: 747–50.

Shaikh K, Cilley J, O'Connor W, Del Rossi AJ. Intra-operativ echocardiography: a useful tool in the localization of small intracardiac foreign bodies. J Cardiovasc Surg. 1989; 30: 42–3.

Singson RD, Feldman F, Slipman CW, Gonzalez E, Rosenberg ZS, Kiernan H. Postamputation neuromas and other symptomatic stump abnormalities: detection with CT. Radiology. 1987; 162: 743–5.

Steiner E, Steinbach LS, Schnarkowski P, Tirman PFJ, Genant HK. Ganglia and cysts around joints. Radiol Clin North Am. 1996; 34: 395–425.

Wicks JD, Silver TM, Bree RL. Grey scale features of hematomas: an ultrasonic spectrum. AJR. 1978; 131: 977–80.

Yeh HC, Rabinowitz JG. Ultrasonography and computed tomography of inflammatory abdominal wall lesions. Radiology. 1982; 144: 859–63.

Zornoza J, Bernardino ME, Ordonez NG, Thomas JL, Cohen MA. Percutaneous needle biopsy of soft tissue tumors guided by ultrasound and computed tomography. Skeletal Radiol. 1982; 9: 33–6.

6 Schulter

Einführung

In der differenzierten Diagnostik am Bewegungsapparat ergänzt die Sonographie die klinische und radiologische Untersuchung (Röntgenaufnahmen, CT, MRT). Dies gilt in besonderem Maße für die Schulter. Die klinische und konventionelle radiologische Untersuchung bilden die Grundlage zur anschließenden Sonographie.

Diese Untersuchungen erleichtern den gezielten Einsatz der Sonographie, mit der dann die genaue Lokalisation und Ausdehnung einer Läsion bestimmt wird.

Auf diese Weise können Therapien gezielter geplant werden:

- Physiotherapie,
- Injektion,
- Punktion,
- operative Rekonstruktion.

Bei der sonographischen Untersuchung der Schulter orientieren wir uns an den Strukturen der Sehnen der Mm. supraspinatus, subscapularis, infraspinatus und teres minor, die nicht scharf von einander abgegrenzt sind. Dies im Gegensatz zum Hüftgelenk, wo man sich an den ossären Konturen des Azetabulums und des Femurkopfs orientiert. Nicht alle Pathologien, die sonographisch dargestellt werden können, sind klinisch manifest. Es muss auch nach noch asymptomatischen Veränderungen der Rotatorenmanschette gesucht werden (z.B. kleine partielle Rotatorenmanschettenruptur).

Anatomische Besonderheiten

Die Schulter stellt das anspruchvollste Gebiet der Sonographie am Bewegungsapparat dar. Sie verlangt eine besonders genaue Kenntnis der anatomischen Verhältnisse sowie der Funktion der beteiligten Muskeln.

Das Schultergelenk ist ein Kugelgelenk, wobei das Glenoid als Pfanne und der Humeruskopf als Kugel fungiert. Die kleinflächige Fassung dieser Kugel erlaubt eine große Beweglichkeit des

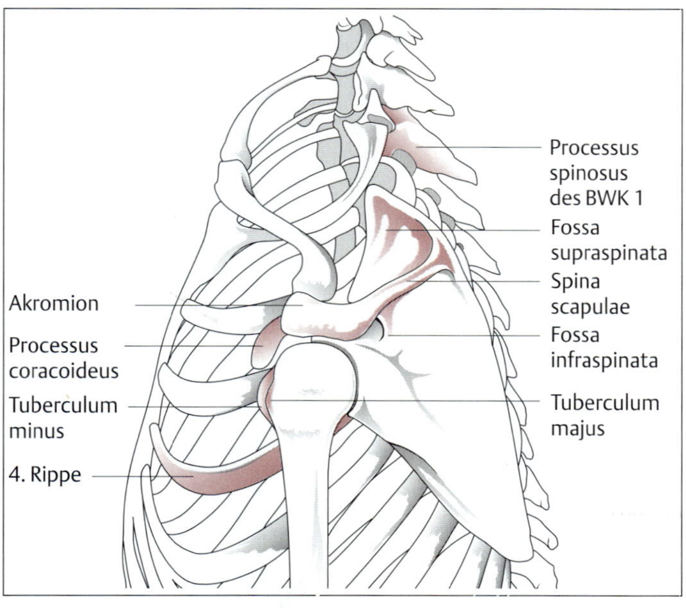

Abb. 6.1 **Schultergürtel lateral.**

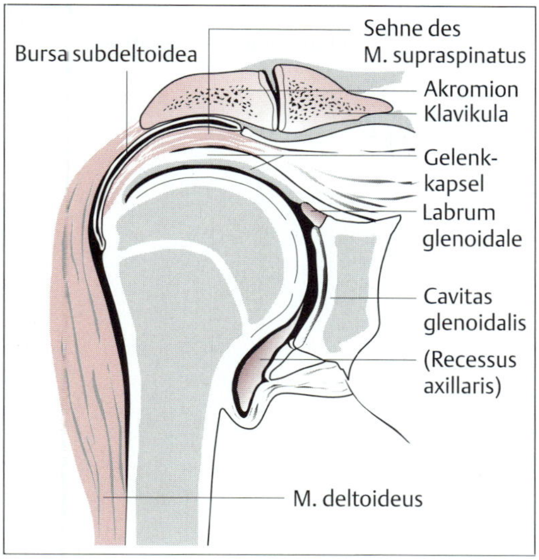

Abb. 6.2 **Frontalschnitt des Schultergelenks.**

Gelenks, was jedoch auf Kosten der Stabilität geschieht. Von besonderer Bedeutung ist die **Stabilisierung** durch die muskulotendinöse Rotatorenmanschette.

Tabelle 6.1 Rotatorenmanschette

Muskel	Ursprung	Ansatz
M. subscapularis	Fossa subscapularis der Skapula	Tuberculum minus
M. supraspinatus	Fossa supraspinata der Skapula	Tuberculum majus
M. infraspinatus	Fossa infraspinata der Skapula	Tuberculum majus
M. teres minor	nahe dem Angulus inferior am lateralen Rand der Skapula	Crista tuberculi minoris

Diese besteht aus 4 Muskeln und den dazugehörigen Sehnen. Der M. subscapularis ist der am meisten anterior gelegene dieser 4 Muskeln. Der M. supraspinatus liegt am weitesten superior. Der M. infraspinatus und der M. teres minor können miteinander fusionieren und sind nicht immer voneinander abgrenzbar. (Abb. 6.1–6.3 u. Tab. 6.1).

Die lange Sehne des M. biceps brachii nimmt eine besondere Stellung mit enger funktioneller Beziehung zur Rotatorenmanschette ein. (Abb. 6.4 u. 6.5 u. Tab. 6.2).

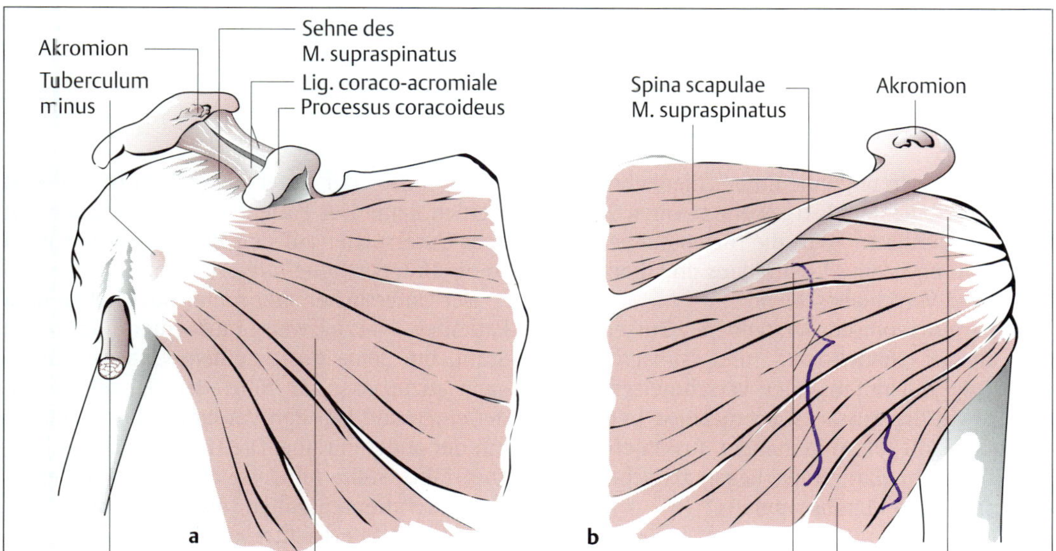

Abb. 6.3 **a, b Rotatorenmanschette:**
a Rotatorenmanschette von ventral.
b Rotatorenmanschette von dorsal.

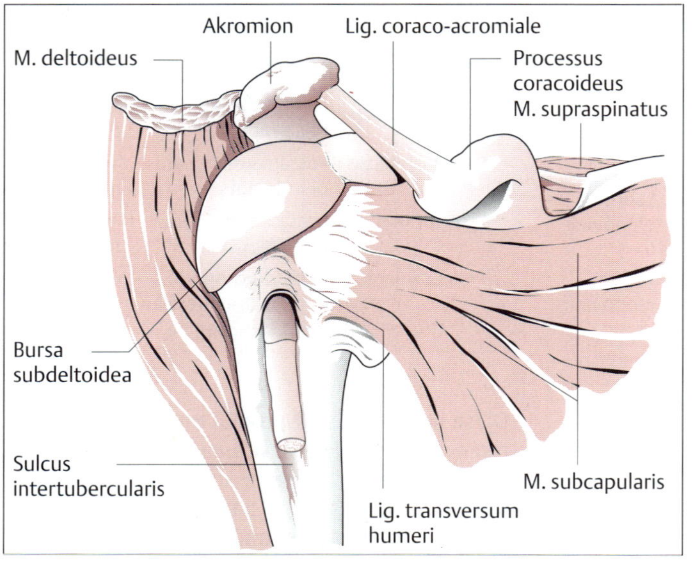

Abb. 6.**4** **Schultergelenk mit Bursa subdeltoidea von ventral.**

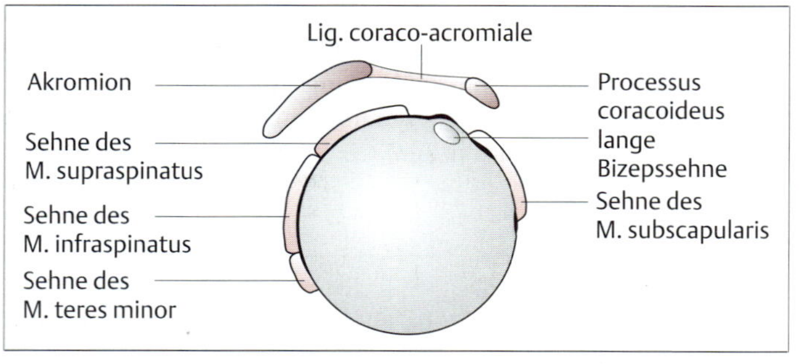

Abb. 6.**5** **Schematische Ansicht der Rotatorenmanschette von lateral.** Die lange Bizepssehne trennt die Sehne des M. subscapularis von den Sehnen der Mm. supraspinatus, infraspinatus und teres minor.

Mehrere Bursen und eine unterschiedliche Menge von peribursalem Fettgewebe trennen die Rotatorenmanschette und die Bizepssehne vom Akromion und dem M. deltoideus und dienen als Gleit- und Verschiebeschicht.

Die sonographisch darstellbaren Bursen sind die Bursae subdeltoidea und subacromialis (Abb. 6.**4**), die miteinander verschmelzen können, sowie die Bursae subcoracoidea und subscapularis, die oft miteinander fusionieren (in der Abb. nicht dargestellt, liegen zwischen Gelenkkapsel und M. subscapularis).

Position des Patienten

Der Patient wird sitzend untersucht, wenn möglich auf einem Drehstuhl ohne Arm- und Rückenlehne, sodass der untersuchte Arm **frei** bewegt werden kann. Der Patient blickt zusammen mit dem Untersucher auf den Bildschirm und kann so die Untersuchung mitverfolgen.

Der Untersucher sitzt hinter oder neben dem Patienten, vorzugsweise auf einem fahrbaren Stuhl, um seine Position dem Untersuchungsgang anzupassen. Er führt den Schallkopf mit der einen und hält den Vorderarm des Patienten mit der anderen Hand. Die Hand, die den Schallkopf führt, sollte teilweise auf der Hautoberfläche des Patienten ruhen, um die Stabilität des Schallkopfs zu erleichtern.

Zu Beginn der Untersuchung ist der Arm in der neutralen Position und der Ellbogen um 90° flektiert (Abb. 6.**6**). Aus dieser Position wird die Schulter in mehreren Ebenen untersucht.

Tabelle 6.**2** Lange Bizepssehne (Abb. 6.**4**; 6.**5**)

Ursprung	Tuberculum supraglenoidale
Verlauf	anterior und lateral über Humeruskopf verlässt das Gelenk am Sulcus intertubercularis der mediale Rand des Sulcus intertubercularis wird vom Tuberculum minus und der laterale Rand vom Tuberculum majus gebildet
Verankerung	durch das Lig. humeri transversum: dieses reicht vom Tuberculum majus zum Tuberculum minus
Besonderheiten	trennt die Subskapularissehne von der Supraspinatussehne, ist umhüllt von einer Sehnenscheide, die bis ca. 3 cm unterhalb des Sulcus intertubercularis reicht, diese Sehnenscheide steht meist in Verbindung zur synovialen Auskleidung des glenohumeralen Gelenks

! Die sonographische Einsicht in das Schultergelenk von oben wird durch das Akromion behindert, da der Schall vom Knochen vollständig reflektiert wird.

Aus der Überlegung, dass sich ein freier, knöchern unbehinderter Blick nur anterosuperior vor oder neben dem Akromion anbietet, leitet sich die dynamische Untersuchungsmethode ab, die wesentlich zur Beurteilung der funktionell-anatomischen Strukturen beiträgt. Dabei bewegt der Untersucher den Arm unter dem in 2 Hauptpositionen festgehaltenen Schallkopf. Oft lassen erst ergänzende dynamische Untersuchungen der Schulter kleine Rupturen der Supraspinatussehne nachweisen.

Wir untersuchen die Schulter auch bei hängendem, adduziertem Arm, was in der Regel Rotationsbewegungen zulässt, es sei denn, die Schulter ist durch eine retraktile Kapsulitis (**frozen shoulder**) oder Gelenkdestruktion mechanisch gestört oder blockiert (Crass et al. 1988 b). Wir erzeugen die Rotation des Schultergelenks durch passive Bewegungen mit Festhalten am Unterarm bei flektiertem Ellbogen.

Untersuchungstechnik und Sonoanatomie

Wir verwenden einen hochauflösenden 7,5-MHz-Schallkopf. Bei sehr adipösen Patienten muss gelegentlich mit einem 5-MHz-Schallkopf untersucht werden.

Der **Kontrast** sollte so eingestellt sein, dass schwarze Flächen (z.B. Flüssigkeit in Gefäßen) nicht grau erscheinen. Das Festhalten des Bildes (**freezing**) sollte genau im Fokus und die Beschriftung allgemein verständlich sein.

Üblicherweise werden bei der Sonographie am Bewegungsapparat stets beide Körperseiten in die Untersuchung miteinbezogen. Wir empfehlen, mit der asymptomatischen Schulter zu

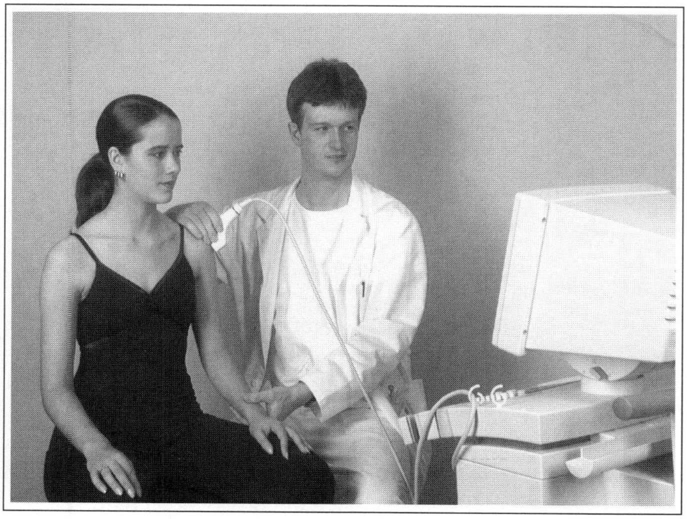

Abb. 6.**6** **Untersuchungsposition Schulter.**

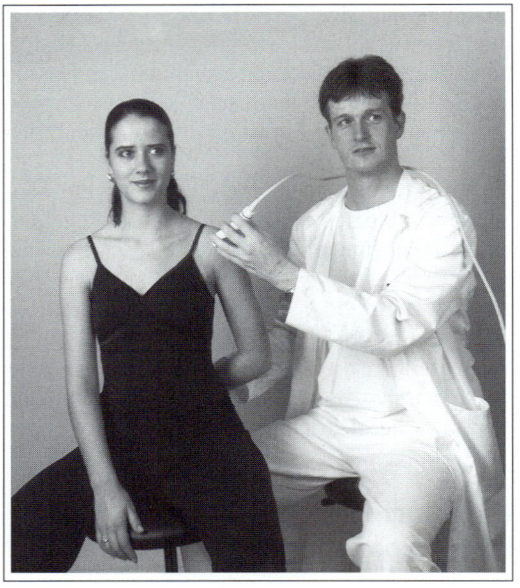

Abb. 6.7 **Schürzengriff.**

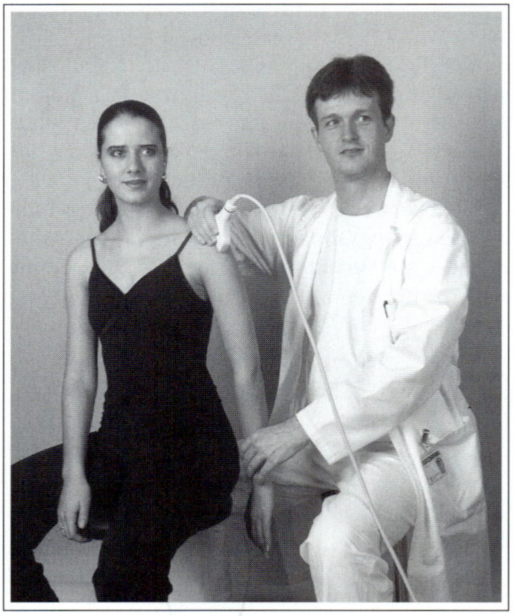

Abb. 6.8 **Untersuchung mit Schulter in Adduktion und Innenrotation bei hängendem Arm.**

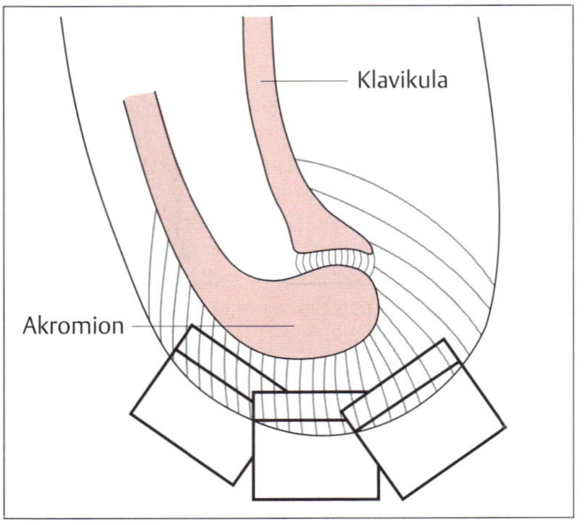

Abb. 6.9 **Der Schallkopf wird langsam über die Sehnenplatte verschoben.**

beginnen. Dies erleichtert den Vergleich mit der erkrankten Seite.

Im Folgenden erläutern wir kurz, wie die Schulter aus unserer Erfahrung einfach und systematisch untersucht werden kann. Die beschriebenen Positionen entsprechen den Abb. 6.**10**–6.**23**.

! Bei der sonographischen Untersuchung bezieht sich die Angabe Längsschnitt (= Longitudinalschnitt) und Querschnitt (= Transversalschnitt) immer auf die **Körperachse** des Patienten.

In der Literatur wird teilweise ein Längsschnitt, insbesondere bei der Schulteruntersuchung, auf die Faserrichtung der entsprechenden Sehnen oder Muskeln bezogen. Diese Angaben decken sich oft: So verläuft der Längsschnitt des M. supraspinatus auch längs der Fasern dieser Sehne. Hingegen schneidet der Querschnitt des M. subscapularis, wie wir ihn bezeichnen, die Fasern der Sehne in ihrem Längsverlauf. Die **Untersuchungsachsen** in Bezug auf einzelne Muskeln werden als parallel bzw. quer bezeichnet.

Statische Untersuchung

Die einzelnen Anteile der Schulter können in unterschiedlicher Reihenfolge untersucht werden. Wir empfehlen folgenden Untersuchungsgang (Middleton 1992): Beginn mit der **Bizepssehne**, wobei der Patient dazu die Schulter in einer neutralen Position mit supinierter Hand (Handflächen nach oben gerichtet) hält.

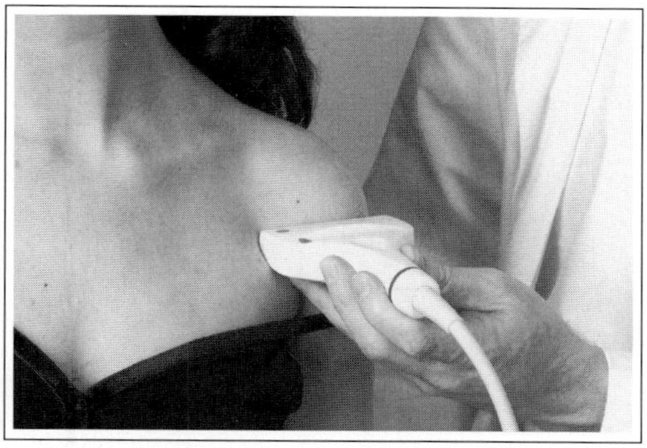

Abb. 6.**10** **Position 1: Bizepssehne (Bs)/Sulcus intertubercularis: Transversalschnitt in Neutralposition.** Achse: quer zum Sulcus intertubercularis und zur langen Bizepssehne. Die Sehne wird als echogene ovale Struktur im Sulcus sichtbar. Tuberculum majus (Tma), Tuberculum minus (Tmi), M. deltoideus (Md).

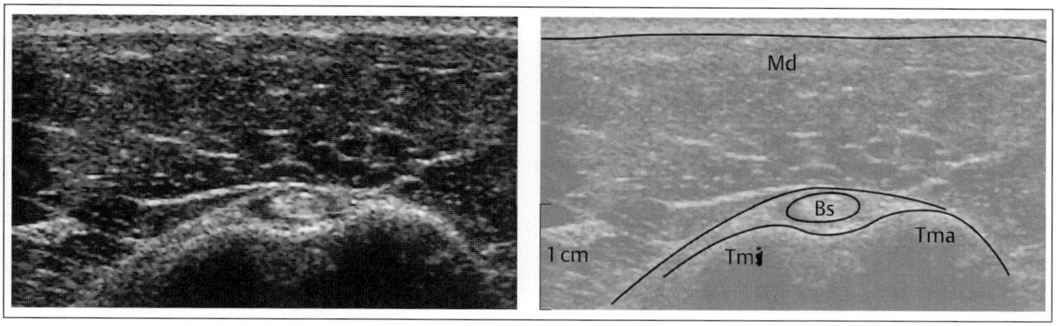

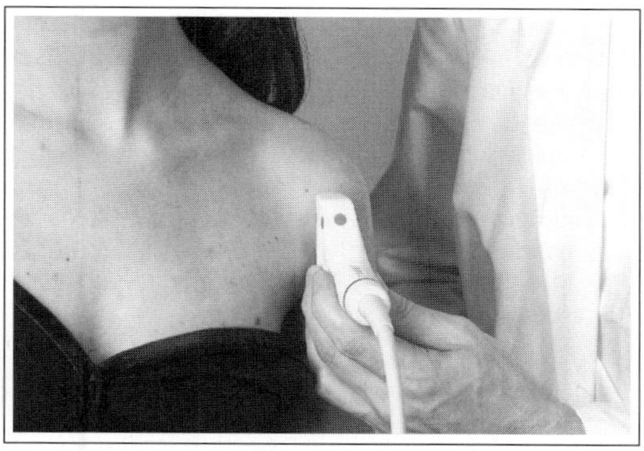

Abb. 6.**11** **Position 2: Bizepssehne (Bs)/Sulcus intertubercularis: Longitudinalschnitt in Neutralposition.** Achse: parallel zum Verlauf der langen Bizepssehne. Die Fasern lassen sich in ihrem Längsverlauf darstellen, wobei der Schallkopf distal mit verstärktem Druck aufgesetzt werden muss, um die Fasern parallel zu treffen. Humerus (Hu), M. deltoideus (Md)

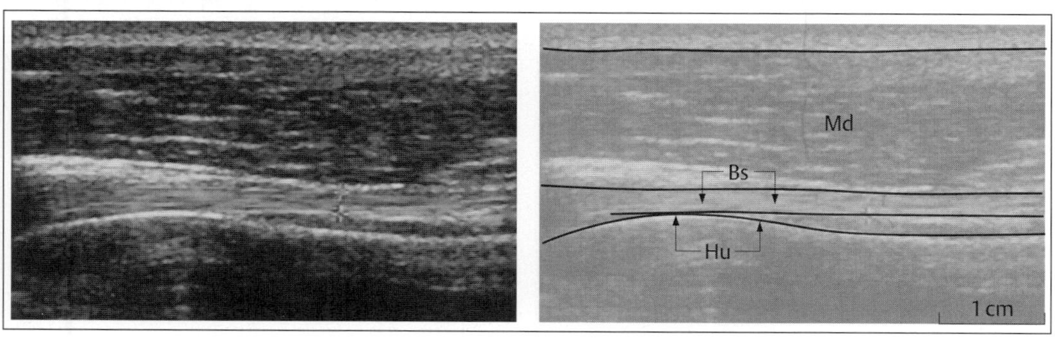

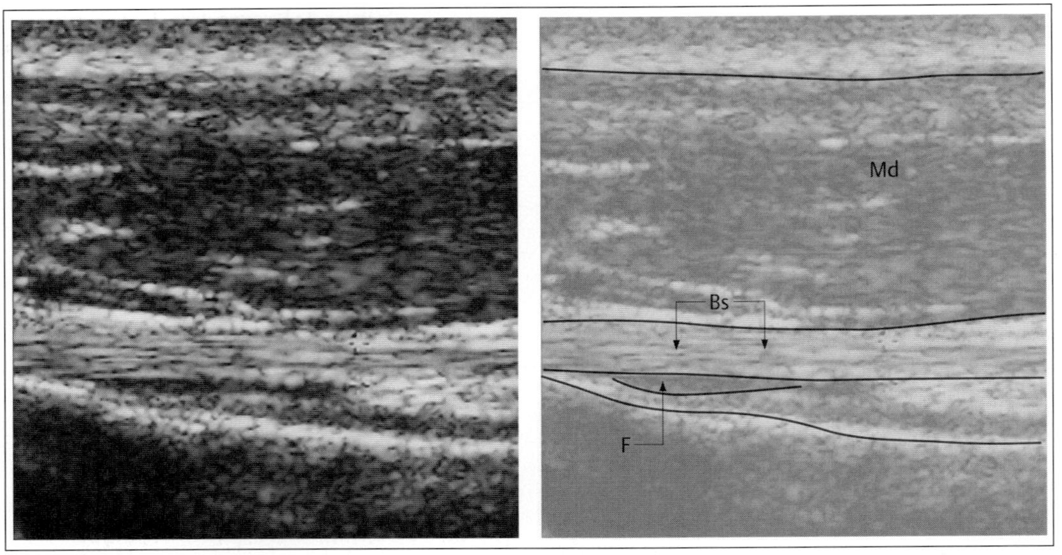

Abb. 6.**11** **Position 2: Bizepssehne (Bs)/Sulcus intertubercularis:** Ausschnitt: Im distalen Ende der Sehnenscheide befindet sich häufig physiologischerweise eine kleine Flüssigkeitsansammlung (F).

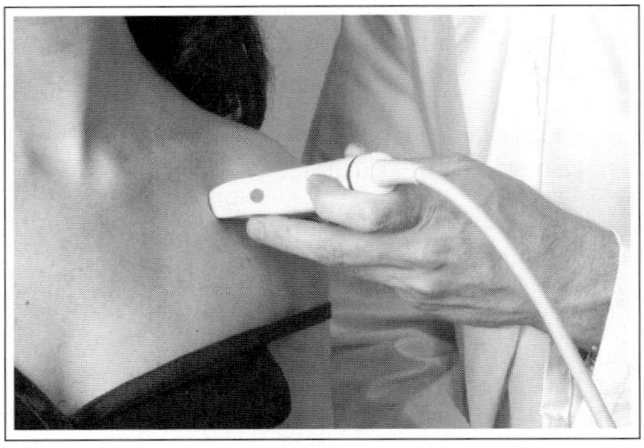

Abb. 6.**12** **Position 3: Subskapularissehne (SSc): Transversalschnitt in Neutralposition.** Achse: parallel zum Verlauf der Sehnenfasern.Der Schallkopf wird zuerst senkrecht zum Sulcus intertubercularis gehalten und wird anschließend nach medial verschoben, bis der Ansatz der Subskapularissehne (SSc) medial der Bizepssehne (Bs) sichtbar wird. Peribursale Strukturen (Pb), M. deltoideus (Md), Knorpel (Kn), Humerus (Hu), Supraspinatussehne (SSp).

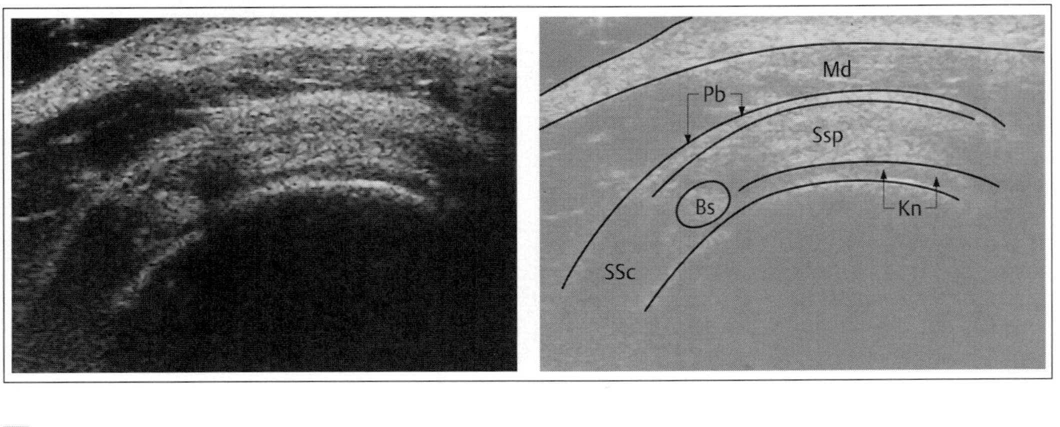

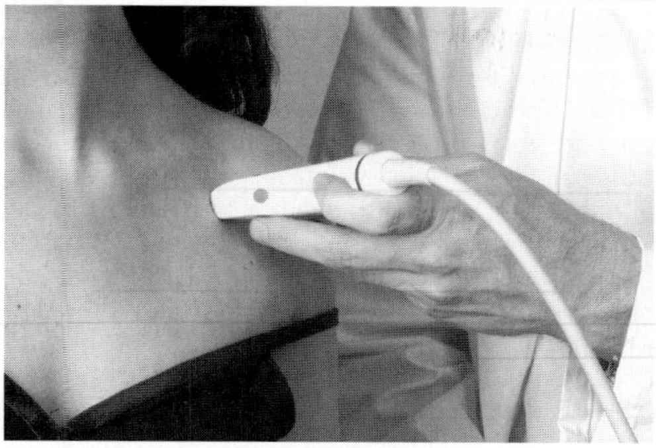

Abb. 6.**13** **Position 4: Subskapularissehne (SSc): Transversalschnitt in Außenrotation.** Achse: parallel zum Verlauf der Sehnenfasern. Passive Außenrotation erleichtert die Beurteilung der Sehne. Die Bizepssehne (Bs) wandert in Außenrotation nach lateral. Peribursale Strukturen (Pb), echoarmer hyaliner Gelenkknorpel (Kn), M. deltoideus (Md), Subkutis (Sc), Processus coracoideus (Pc).

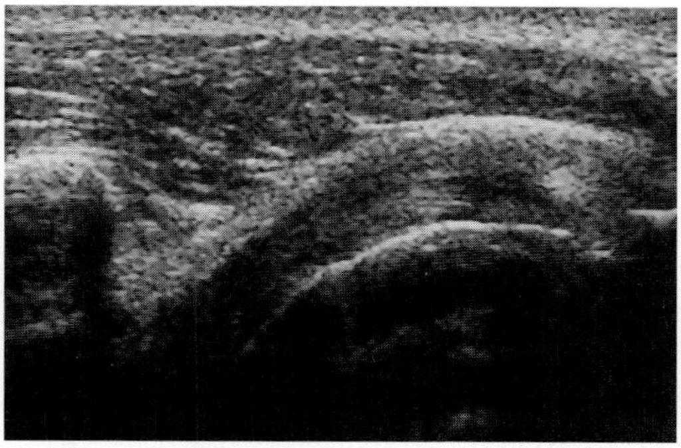

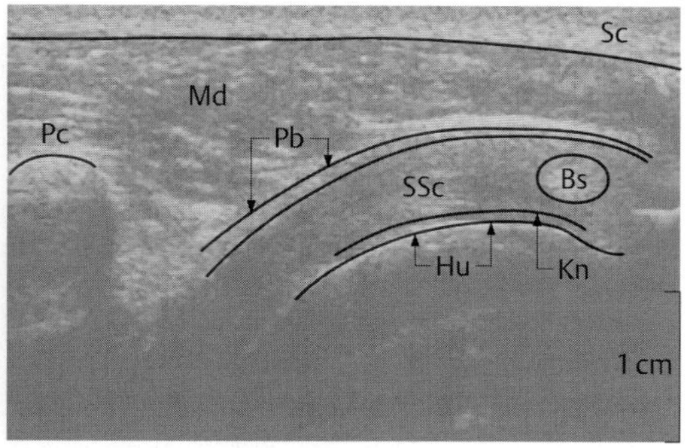

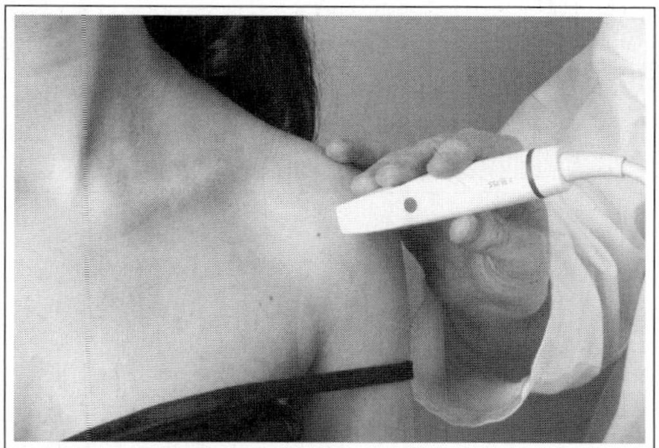

Abb. 6.**14** **Position 5: Supraspinatussehne (SSp): Transversalschnitt in Neutralstellung.** Achse: Die Sehnenfasern werden im Verlauf quergeschnitten. Aus der Position 3 wird der Schallkopf nach lateral und posterior verschoben. Der Schallkopf wird so parallel zum Lig. coraco-acromiale und proximal des Sulcus intertubercularis gehalten. Hier erscheint die Supraspinatussehne als gebogene Struktur, ähnlich wie ein Autoreifen um ein Rad. Die Supraspinatussehne ist mäßig, der darüber liegende M. deltoideus schwach echogen. Unter der Sehne befindet sich die echostarke knöcherne Struktur des Humeruskopfs. Peribursale Strukturen (Pb), Humeruskopf (Hu), M. deltoideus (Md), Subkutis (Sc).

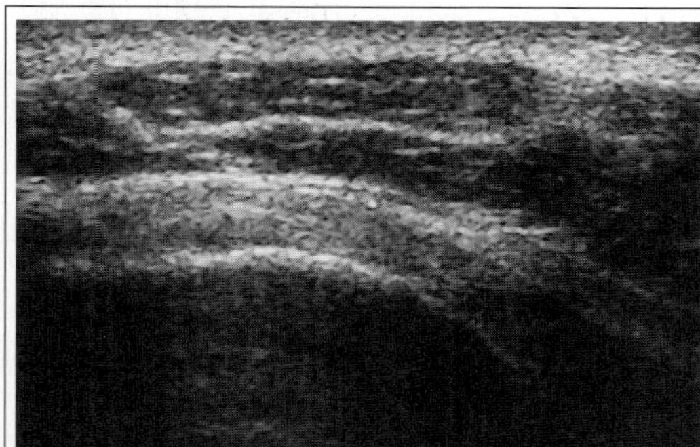

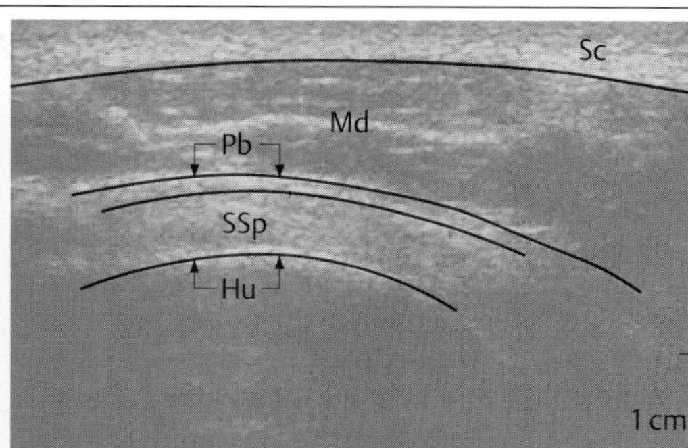

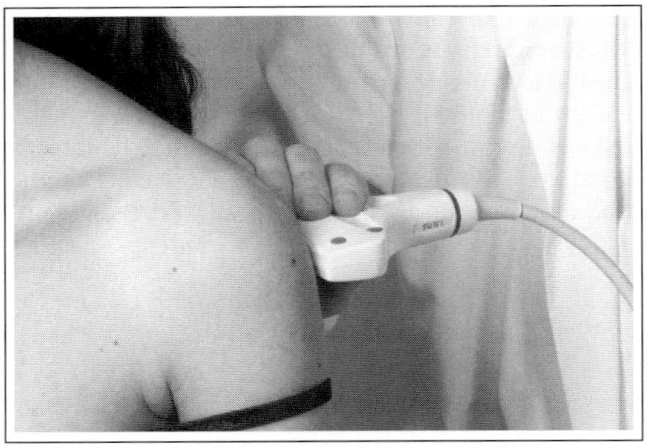

Abb. 6.**15** **Position 5: Infraspinatussehne (ISP): Transversalschnitt in Neutralstellung.** Achse: parallel zum Verlauf der Sehnenfasern. Der Schallkopf wird wie bei der Untersuchung der Supraspinatussehne gehalten und nach posterior verschoben. Der Schallkopf muss parallel zur Spina scapulae stehen. Der posteriore Anteil der Sehne kann durch passive Innen- und Außenrotation in ihrem ganzen Verlauf dargestellt werden. Das Labrum, das dem Humeruskopf und der Infraspinatussehne anliegt, stellt sich als dreieckige Struktur dar:
Labrum glenoidale (La), Skapula (Sk), Humeruskopf (Hu), M. deltoideus (Md), Subkutis (Sc), echoarmer hyaliner Gelenkknorpel (Kn).

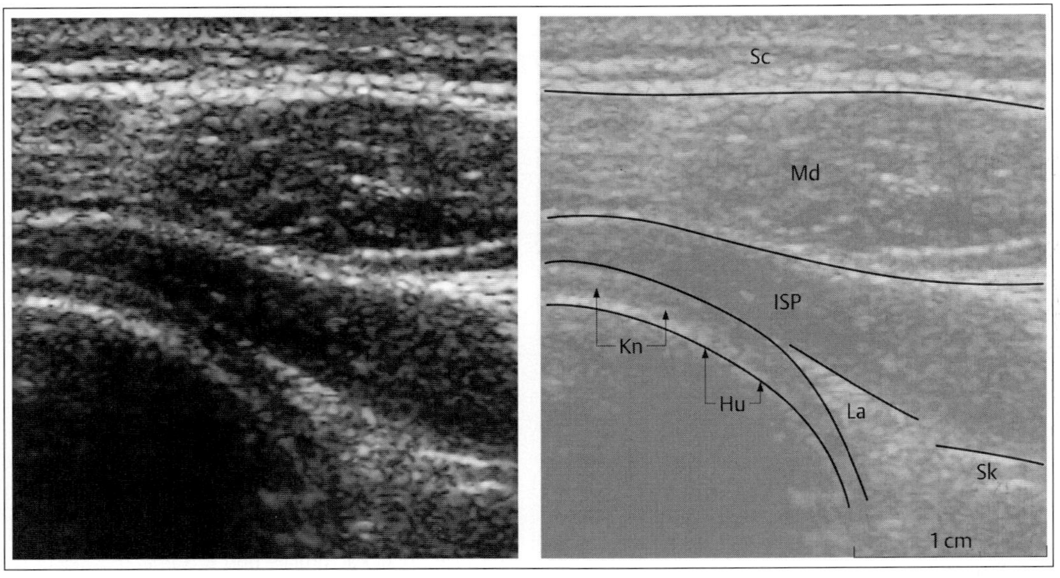

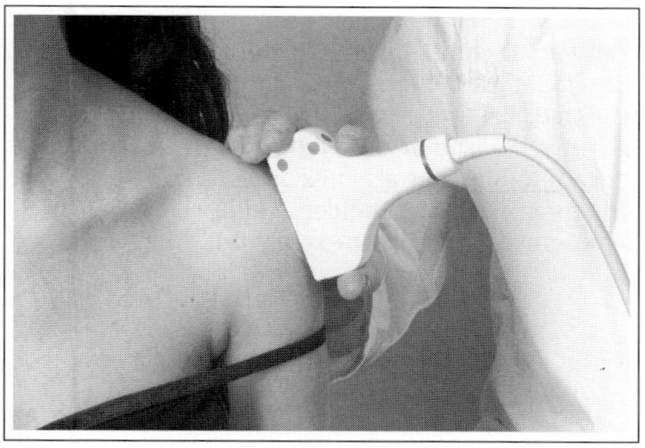

Abb. 6.**16** **Position 6: Supraspinatussehne (SSp): Longitudinalschnitt in Neutralstellung.** Achse: parallel zum Verlauf der Sehnenfasern. Der Schallkopf wird posterior der Bizepssehne gehalten. Die Sehne stellt sich als schnabelförmige, schwach echogene Struktur dar. Die obere Begrenzung wird gebildet durch die echoreichen peribursalen Strukturen (PB). M. deltoideus (Md), Humeruskopf (Hu), echoarmer hyaliner Knorpel (Kn), Akromion (Ac), Subkutis (Sc).

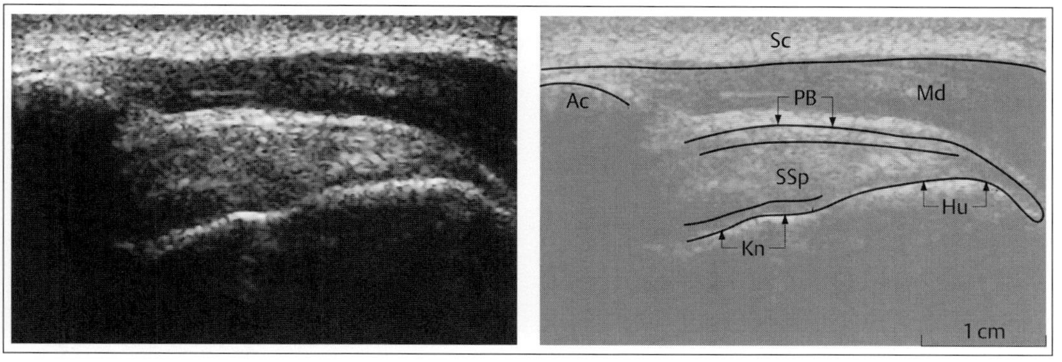

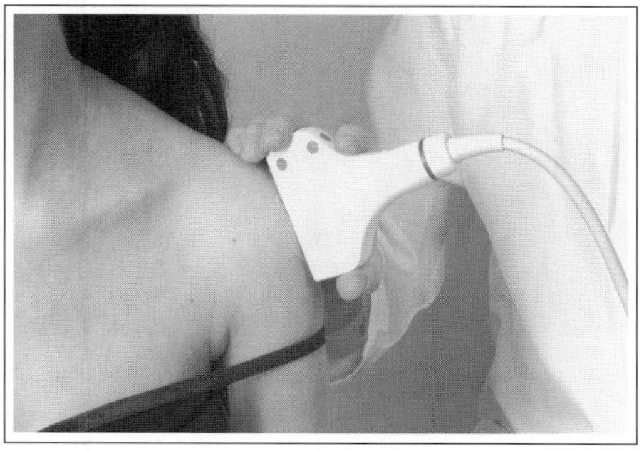

Abb. 6.**17** **Position 6: Infraspinatussehne (ISP): Longitudinalschnitt in Neutralstellung.** Achse: Die Sehnenfasern werden im Verlauf quer geschnitten. Der Schallkopf wird wie in Abb. 6.**16** gehalten und nach posterior verschoben. Im Übergang von der Supra- zur Infraspinatussehne sind diese nicht voneinander abgrenzbar. Die Infraspinatussehne stellt sich im Übergang zur Supraspinatussehne gleich wie diese dar, ist aber von geringerem Durchmesser. Ihre schnabelförmige Struktur verjüngt sich gegen ihren Ansatz am posterioren Rand des Tuberculum majus. Peribursale Strukturen (PB), Humeruskopf (Hu), M. deltoideus (Md), Akromion (Ac), Subkutis (Sc).

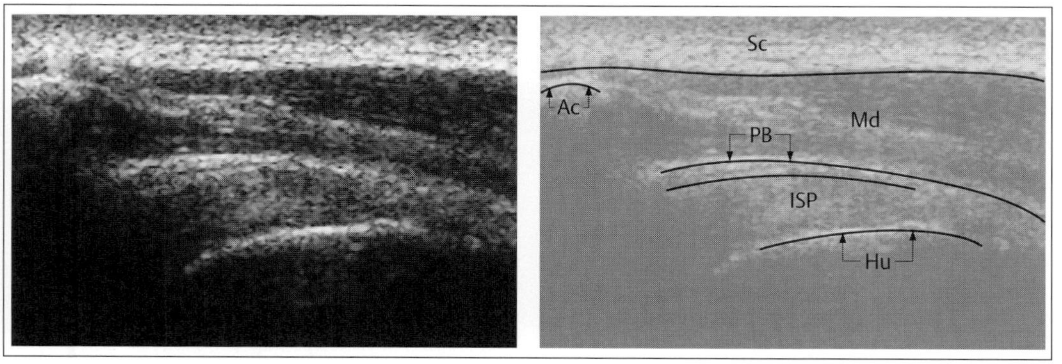

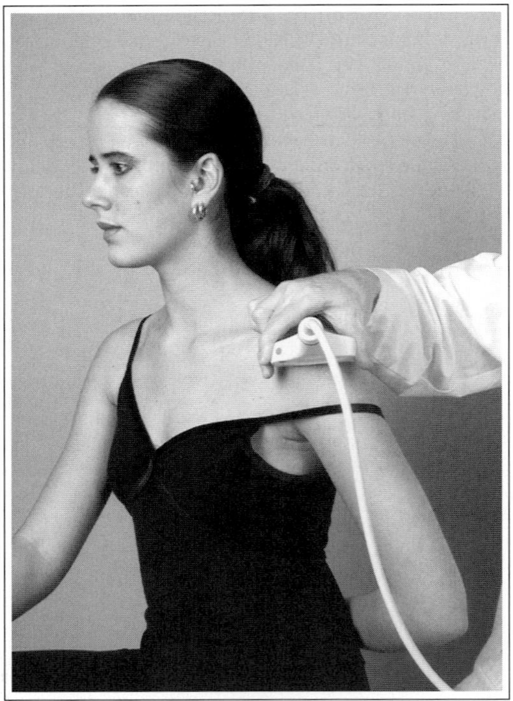

Abb. 6.**18** **Position 7: Supraspinatussehne (SSp): Transversalschnitt in Innenrotation (Schürzengriff).** Achse: Die Sehnenfasern wurden im Verlauf quer geschnitten. Bei Innenrotation wird der Arm des Patienten im Schürzengriff gehalten. Das Tuberculum majus liegt weiter anterior als in Neutralposition. Peribursale Strukturen (PB), M. deltoideus (Md), echoarmer hyaliner Knorpel (Kn), Humeruskopf (Hu).

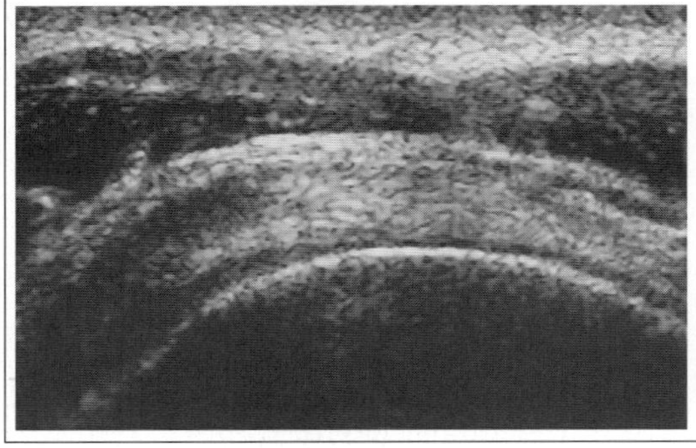

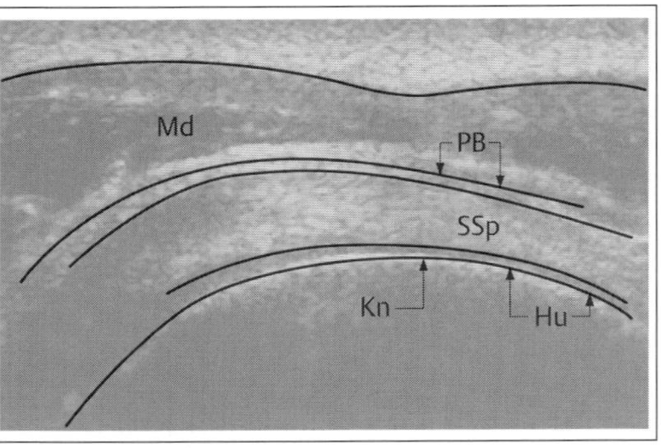

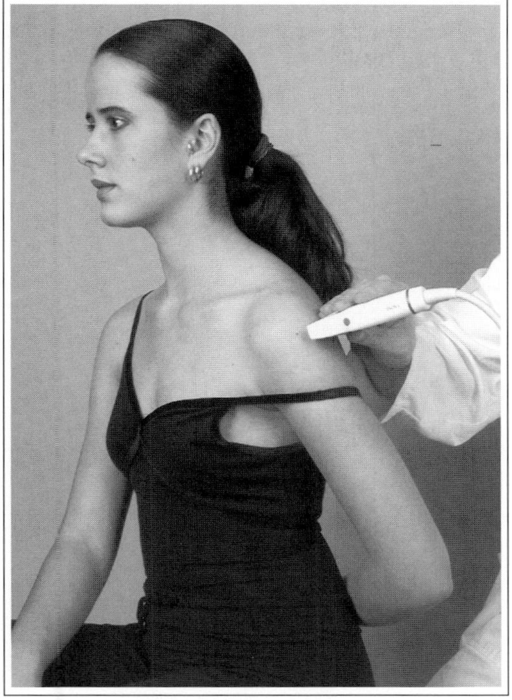

Abb. 6.**19** **Position 7: Infraspinatussehne (ISP): Transversalschnitt in Innenrotation (Schürzengriff).** Achse: parallel zum Verlauf der Sehnenfasern. Die Infraspinatussehne wird untersucht, indem die Sonde wie bei Abb. 6.**18** gehalten wird und nach posterior verschoben wird. In diesem Schnitt erscheint die Sehne echoreich im Vergleich zum M. deltoideus (Md) und dem dünnen, echoarmen Knorpel (Kn) am Humeruskopf (Hu). Peribursale Strukturen (PB), Subkutis (Sc).

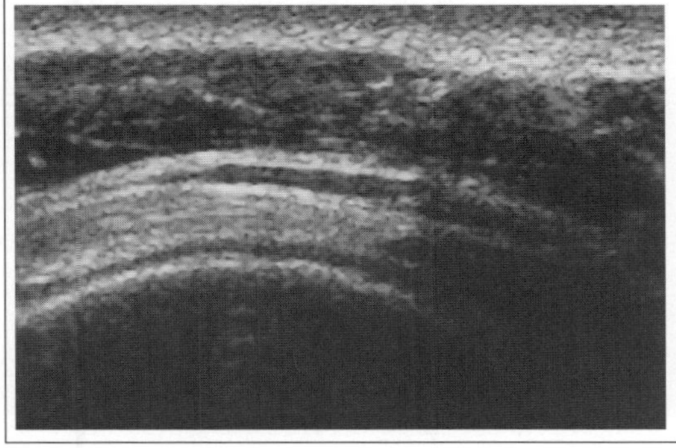

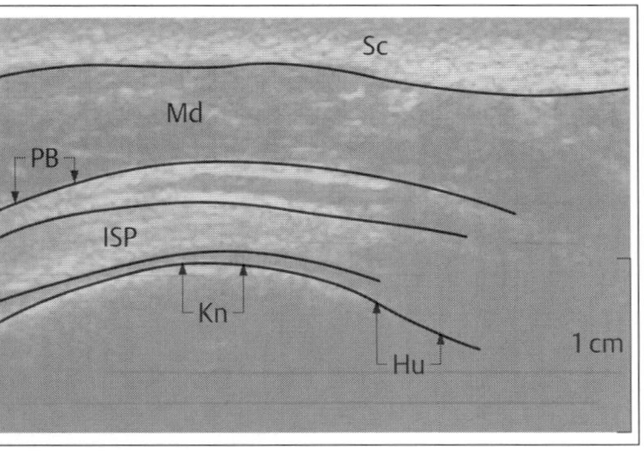

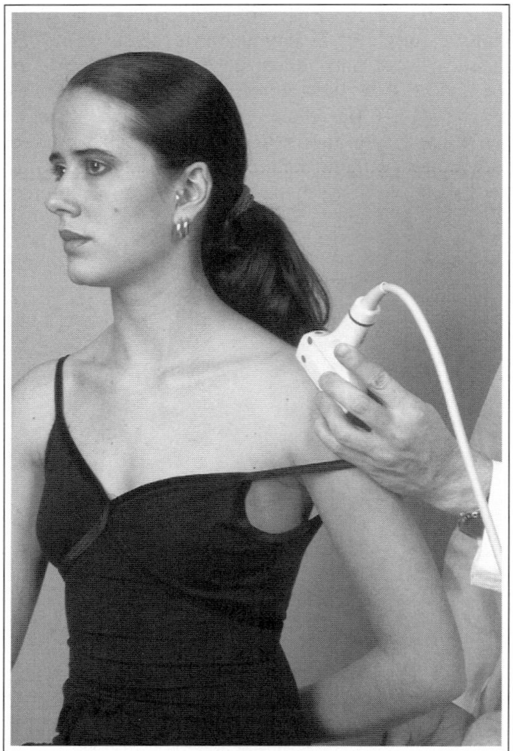

Abb. 6.**20** **Position 8: Supraspinatussehne (SSp): Longitudinalschnitt in Innenrotation.** Achse: Parallel zum Verlauf der Sehnenfasern. In dieser Position ist besonders der Ansatz am Tuberculum majus (Tma) gut sichtbar. Peribursale Strukturen (PB), M. deltoideus (Md), Subkutis (Sc), Knorpel (Kn).

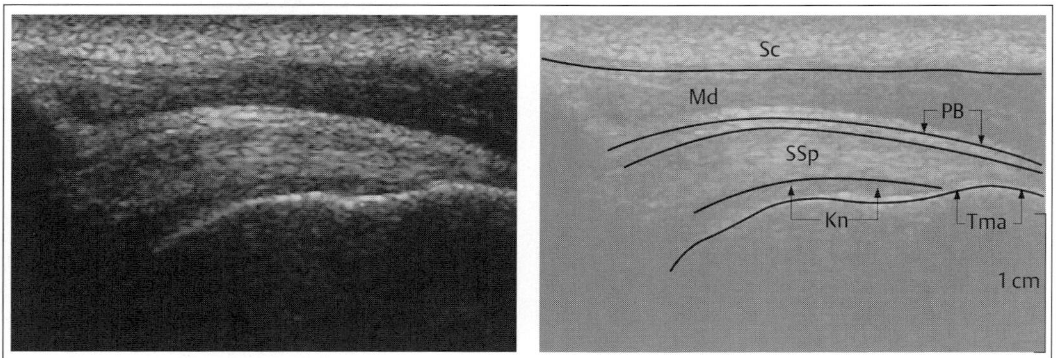

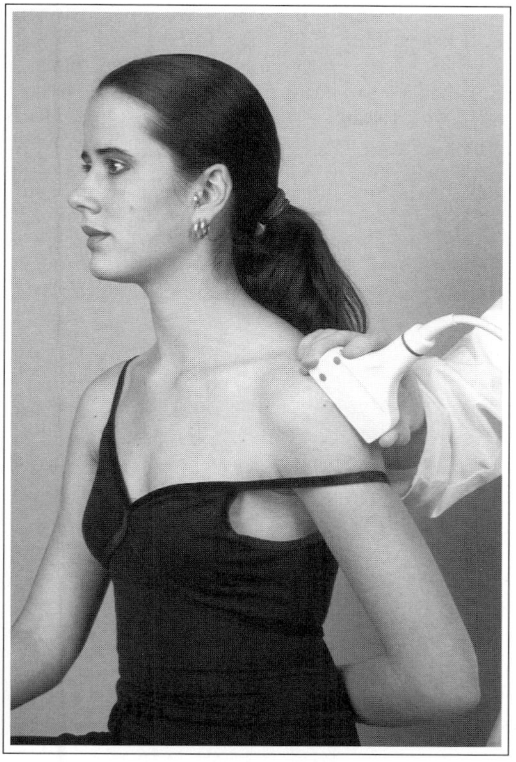

Abb. 6.**21** **Position 8: Infraspinatussehne (ISP): Longitudinalschnitt in Innenrotation.** Achse: Die Sehnenfasern werden in ihrem Verlauf quer geschnitten. Durch Verschieben der Sonde von der Supraspinatussehne nach posterior wird die Infraspinatussehne dargestellt. Peribursale Strukturen (PB), echoarmer hyaliner Knorpel (Kn), M. deltoideus (Md), Akromion (Ac).

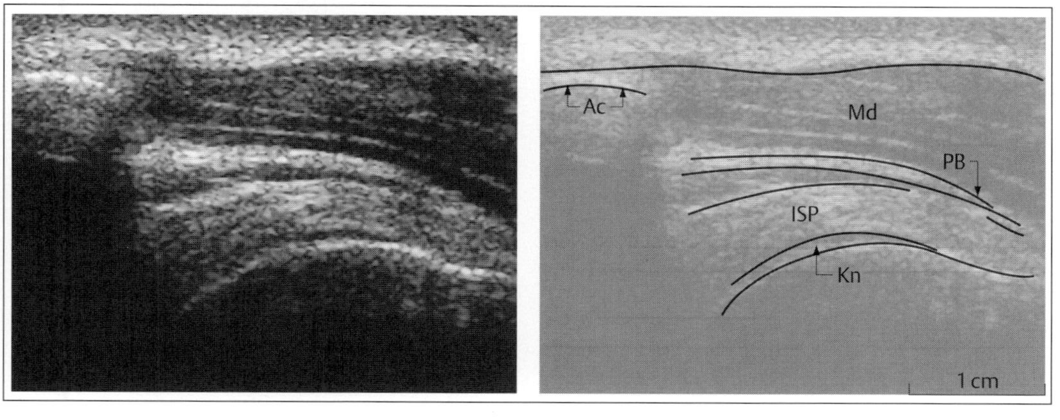

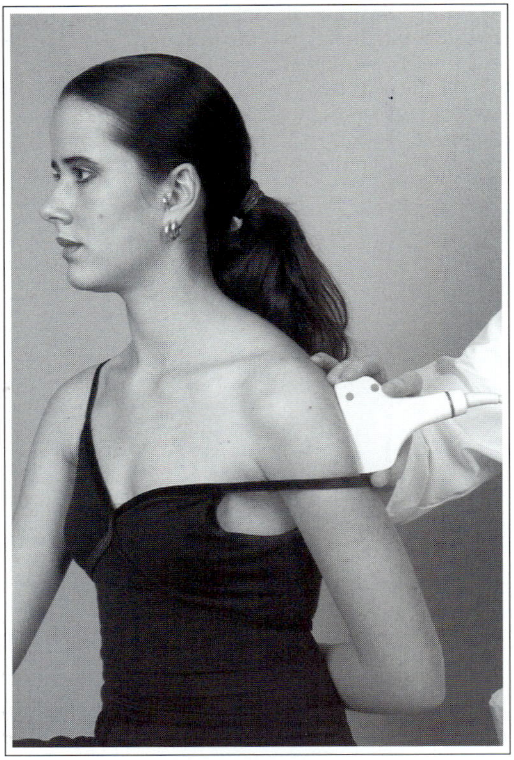

Abb. 6.**22** **Position 9: M. teres minor: Transversal- bis Schrägschnitt.** Achse: Die Fasern dieses Muskels verlaufen schräg im Vergleich zur Infraspinatussehne (ISP), sodass sie auch schräg geschnitten werden, wenn der Schallkopf senkrecht zur Spina scapulae nach distal im Verlauf des Humerus (Hu) verschoben wird. Der M. teres minor (Mtm) wird so als trapezoid-ähnliche Struktur mit schräggeschnittenen Fasern abgebildet. M. deltoideus (Md), echoarmer Knorpel (Kn), Subkutis (Sc). (Der Längsschnitt dieses Muskels wird kaum beschrieben. Er lässt sich jedoch auch einfach darstellen in 90° zur Position 9, parallel zum Humerusschaft).

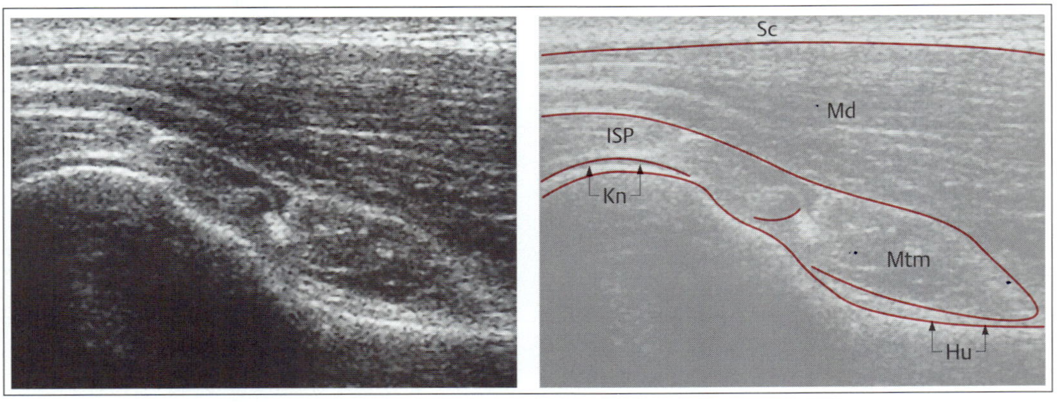

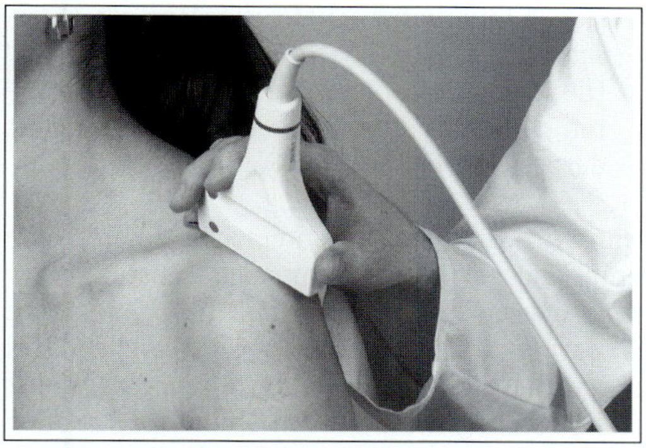

Abb. 6.**23** **Position 10: Akromioklavikulargelenk: Longitudinalschnitt.** Das Akromioklavikulargelenk stellt sich als echoarme Lücke zwischen dem Akromion (Ac) und der Klavikula (Cl) dar. In normalem Zustand ist die Gelenkkapsel (Gk) nur leicht vorgewölbt. Subkutis (Sc).

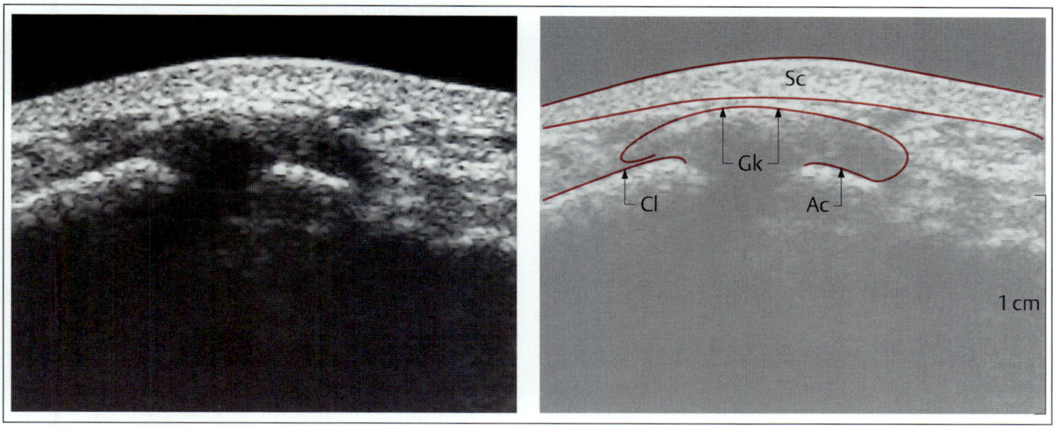

3 transversale Schnitte werden wie folgt durchgeführt:

- einer über dem Sulcus intertubercularis (Abb. 6.**10**), um zu bestätigen, dass sich die Sehne dort befindet und nicht luxiert ist,
- sowie je einer ca. 1,5 und 3 cm distal davon, um Ergüsse in der Sehnenscheide auszuschließen.

Dann wird die **Bizepssehne** mit longitudinalen Schnitten evaluiert (Abb. 6.**11**). Wegen des Verlaufs der Sehne muss der **distale** Teil des Schallkopfs stärker als der proximale Anteil an die Haut des Patienten gedrückt werden. Dadurch kommt der Schallkopf parallel zur Sehne zu liegen, so verhindert man **Fehlinterpretationen** durch schräges Auftreffen der Schallwellen auf die Sehnenfasern.

Dann wird die **Rotatorenmanschette** untersucht. Hier empfiehlt es sich, den Arm nach hinten zu extendieren, wobei sich der Patient mit der Hand am Stuhl festhalten soll, um eine **Innenrotation** der Schulter zu **verhindern**. Eine Innenrotation würde zur Verdeckung des anterioren Anteils der Supraspinatussehne führen. In dieser extendierten Position wird die Rotatorenmanschette nach vorne verlagert und ist nicht mehr durch das Akromion verdeckt. Die Bizepssehne bleibt dabei weiterhin identifizierbar und kann als Orientierungspunkt dienen.

Als Variante kann im Schürzengriff (adduzierte Innenrotationsstellung, Abb. 6.**7**) untersucht werden, wobei der Patient versuchen soll, die kontralaterale Skapula zu berühren (Crass et al. 1987). Die Rotatorenmanschette wird dabei in Longitudinalschnitten untersucht. Einen Longitudinalschnitt der Supraspinatussehne zeigt Abb. 6.**16**.

Die longitudinalen Schnitte werden unmittelbar lateral des Sulcus intertubercularis begonnen und nach posterior fortgesetzt.

> ! Es muss darauf geachtet werden, dass die Schallwellen senkrecht auf die gerade untersuchten Sehenanteile auftreffen. Wegen der Konvexität der Schulter bedingt dies eine stetige Anpassung der Sondenposition.

Mehrere longitudinale Schnitte der anterioren, medialen und posterioren Rotatorenmanschette können nacheinander erfolgen. Um etwaige Rupturen genau zu lokalisieren und zu quantifizieren werden nun transversale Schnitte – d.h. Querschnitte, die 90° zur longitudinalen Ebene stehen – der Rotatorenmanschette angefertigt. Hier dient wiederum die Bizepssehne als Leitstruktur, da sie direkt medial neben dem anteriorsten Teil der Supraspinatussehne liegt (Abb. 6.**18**). In dieser Position werden 3 transversale Schnitte angefertigt, um die distalen, mittleren und proximalen Anteile der anterioren Rotatorenmanschette zu evaluieren. Das gleiche Vorgehen wird nun über dem posterioren Anteil der Manschette wiederholt (Abb. 6.**19**).

Um die Untersuchung abzuschließen, werden nun beide Seiten miteinander verglichen, wobei die gleichzeitige Abbildung beider Seiten auf dem Bildschirm den Seitenvergleich erleichtert.

Dynamische Schulteruntersuchung

Die dynamische Methode ist eine besonders wertvolle Ergänzung des statischen Untersuchungsgangs (Hedtmann et al. 1986). Durch die Konvexität der Schulter ist die Ankoppelung des Schallkopfs auf ein schmales Fenster begrenzt. Nach unserer Erfahrung ist man deshalb auf die dynamische Untersuchung angewiesen, um sich eine Vorstellung des gesamten Schultergelenks machen zu können. Diese Methode hat den Nachteil, dass die Reproduzierbarkeit eingeschränkt ist, da der Befund wegen der dynamischen Komponente besonders stark untersucherabhängig ist. Zudem lassen sich der M. subscapularis, der M. infraspinatus und die lange Bizepssehne nur ungenügend darstellen. Diese Sehnen müssen mit dem vorgenannten statischen Untersuchungsgang evaluiert werden.

Durchführung: Bei leicht extendiertem, adduziertem Arm sind die Sehnen des M. supraspinatus und M. subscapularis leicht mit dem Schallkopf anterolateral vor dem Akromion parallel zum Lig. coraco-acromiale darstellbar.

In dieser Position können 2 Ebenen am Schultergelenk dargestellt werden:

- Bei der 1. Ebene wird der Schallkopf parallel und lateral zum Lig. coraco-acromiale gehalten. Dieses Ligament verläuft von der Spitze des Akromions zum Processus coracoideus. Die Rotatorenmanschette wird so im Querschnitt dargestellt (Abb. 6.**18**).
- Die 2. Ebene steht senkrecht zur ersten, womit die Rotatorenmanschette im Längsschnitt dargestellt wird (Abb. 6.**8**).

Nun wird die Schulter untersucht, während sie unter diesem korakoakromialen Fenster passiv rotiert wird (Hedtmann et al. 1986). Wiederum ist darauf zu achten, dass die Schallwellen stets senkrecht auf die Sehnen auftreffen, da es sonst zu Hypoechogenität und zu Fehlinterpretationen kommen kann.

Der Vorteil dieser Methode liegt in der guten Zugänglichkeit des anterioren Anteils der Supraspinatussehne, welche lückenlos abgesucht werden kann.

! Auch hier gilt, dass ein Befund erst als Läsion gewertet werden darf, wenn er in 2 Ebenen darstellbar ist.

Nach der sorgfältigen Untersuchung in diesen beiden Ebenen lässt sich eine Rotatorenmanschettenläsion meist bestätigen oder ausschließen. Diese Technik bedingt, dass das Schultergelenk mindestens teilweise beweglich ist.

Bei Beherrschen sowohl des statischen wie auch des dynamischen Untersuchungsgangs kann nach folgendem kombiniertem Verfahren vorgegangen werden, welches sich nach Erfahrung der Autoren außerordentlich bewährt hat.

Kombiniertes Verfahren

Die Untersuchung der Bizepssehne und des M. subscapularis geschieht im Wesentlichen wie im 1. Abschnitt beschrieben.

Die Untersuchung der Rotatorenmanschette geht von folgender Vorstellung aus:

- Die Rotatorenmanschette ist eine einzige **Sehnenplatte**, die das Schultergelenk umspannt (Abb. 6.**3 a**, **b**).
- Die Supraspinatussehne lässt sich von der Subskapularissehne durch die Bizepssehne abgrenzen.
- Die Supraspinatussehne lässt sich jedoch nicht von der Infraspinatussehne abgrenzen.
- Die Untersuchung wird bestimmt durch die Haltung der Schulter erst in Neutralposition, dann im Schürzengriff.

Neutralposition (Abb. 6.**14** u. 6.**15**): Zuerst werden die Supraspinatussehne und die Infraspinatussehne im Querschnitt untersucht, indem der Schallkopf parallel zum Lig. coraco-acromiale gehalten wird und langsam von anterior (d.h. über der Supraspinatussehne) nach posterior (über der Infraspinatussehne) verschoben wird. So wird die Rotatorenmanschette als Einheit transversal (quer) untersucht.

Anschließend werden die gleichen Sehnen im Longitudinalschnitt (d.h. parallel zum Sulcus intertubercularis und der Bizepssehne) wiederum von anterior nach posterior untersucht. Auch hier wird der Schallkopf langsam über die Sehnenplatte verschoben (Abb. 6.**16**).

Schürzengriff (Abb. 6.**7**): Nun wiederholt sich das oben Beschriebene, wobei die Schulter diesmal im Schürzengriff gehalten wird. Die Untersuchung wird zuerst im Transversalschnitt, parallel zum Lig. coraco-acromiale, wiederum von anterior nach posterior durchgeführt. Anschließend wird im Longitudinalschnitt von anterior nach posterior untersucht (Abb. 6.**20**).

Diese Methode ist dynamisch, weil der Schallkopf über der Rotatorenmanschette bewegt wird. Die Schulter wird dabei in 2 Positionen ruhig gehalten.

Systematisch kann man diese dynamische Untersuchung in 10 Positionen aufteilen (Abbildungen 6.**10**–6.**23**).

Standardschnittebenen empfohlen von der DEGUM (S. 10) sind:

- Transversal- und Longitudinalschnitt über der dorsalen Region,
- Transversal- (korakoakromialer Schnitt) und Longitudinalschnitt über der lateral-superioren Region,
- Transversal- und Longitudinalschnitt über der ventralen Region.

> **!** Eine Ultraschalluntersuchung darf nicht nur aus Standardschnitten bestehen. Vielmehr geht es darum, ein Gelenk umfassend nach Veränderungen abzusuchen.

Spezielle Untersuchungen der Schulter

Akromioklavikulargelenk: Es wird untersucht, um eine Synovitis oder knöcherne Veränderungen, speziell Osteophyten, darzustellen. Der Schallkopf wird parallel zum Verlauf der Klavikula über das Akromioklavikulargelenk gehalten (Abb. 6.**23**).

Eine **axillare** Ebene längs und quer erlaubt insbesondere glenohumerale Ergüsse im Rezessus der Gelenkkapsel zu visualisieren.

Die Sehnenscheide der langen Bizepssehne kommuniziert meistens mit dem Schultergelenk, sodass sich über der langen Bizepssehne auch sehr kleine **Ergüsse** im Schultergelenk darstellen lassen, da sich die Flüssigkeit beim sitzenden Patienten aufgrund der Schwerkraft hier sammelt. Bei Verdacht auf eine Arthritis im Glenohumeralgelenk und Abwesenheit einer Flüssigkeitsansammlung in der Sehnenscheide der langen Bizepssehne kann ein Erguss gelegentlich durch axillare Schnitte nachgewiesen werden.

Schulterinstabilität: Untersuchungen zur Evaluation der Schulterinstabilität wenden wir **nicht** an. Da bis jetzt keine zuverlässigen Daten mit Normwerten existieren, können keine eindeutigen Aussagen gemacht werden. Zudem ist unseres Erachtens der klinische Befund des erfahrenen Untersuchers der sonographischen Methode überlegen.

Eine Kontrolle des Gleitens der Supraspinatussehne unter dem Akromion gelingt durch dynamische Untersuchung der Schulter. Dabei wird die Supraspinatussehne bei aktiver Abduktion und Adduktion gegen Wiederstand beobachtet (Mack et al. 1985).

Ganz allgemein gilt, dass bei der ausschließlich statischen Untersuchung zwar alle Sehnen in einem repräsentativen Abschnitt dargestellt werden können, aber dass die **Gefahr** besteht, gewisse Anteile dieser Sehnen nicht zu erfassen und damit pathologische Veränderungen zu übersehen. Entsprechend ist bei eingeschränkter Beweglichkeit des Schultergelenks die diagnostische Treffsicherheit vermindert. Wichtig ist, dass man sich die anatomischen Verhältnisse des Schultergelenks immer vor Augen hält und alle Sehnen systematisch sorgfältig absucht.

Der Untersucher muss sich bewusst sein, über welcher Sehne er sich mit dem Schallkopf befindet. Er darf sich nicht mit dem Begriff Rotatorenmanschette begnügen, sondern muss versuchen, pathologische Befunde soweit möglich den einzelnen Sehnen zu zuordnen.

Wir achten besonders auf:

- fokale Ausdünnungen,
- fokale Verdickungen,
- Rupturen der Sehnen,

- Ergüsse,
- synoviale Verdickungen,
- Verkalkungen,
- Veränderungen an Knochenoberflächen,
- Artefakte.

Stets ist zu berücksichtigen, dass je nach Winkel der Ankoppelung des Schallkopfs ein unterschiedliches Bild entstehen kann.

> ! Durch tangentiale Beschallung kann ein echogener Artefakt entstehen. Auf diese Weise kann man eine Totalruptur der Rotatorenmanschette übersehen, wenn fälschlicherweise eine echogene Sehnenstruktur vorgetäuscht wird. Eine Totalruptur ist somit nur bei korrekter, senkrecht zur Sehne liegender Ankoppelung zu erkennen.

Dokumentation

Folgende Punkte sind zu beachten:

- Bei der Bilddokumentation muss stets die gleiche Reihenfolge im Untersuchungsgang eingehalten werden. Auf diese Weise wird die Vollständigkeit der Befunderhebung gewährleistet.
- Ein vollständiger Untersuchungsgang umfasst zahlreiche kleine Schritte. Bei der Bilddokumentation beschränkt man sich jedoch auf jeweils einen Longitudinal- und einen Transversalschnitt der langen Bizepssehne, der Supraspinatussehne und einen Transversalschnitt (d.h. parallel zur Faserrichtung) der Subskapularis- und Infraspinatussehne.
- Beide Schultergelenke sollten zum Seitenvergleich dokumentiert werden, d.h. auch Normalbefunde sollten mitgespeichert werden.
- Die Bilder müssen klar beschriftet werden. Dabei sind die untersuchten Gewebe, in diesem Falle die entsprechende Sehne, genau zu bezeichnen. Seite und Position müssen festgehalten werden.
- Nach allgemeiner Konvention in der Sonographie wird beim Longitudinalschnitt der Supraspinatussehne der kraniale Anteil des Schallkopfs auf den Monitor immer links erscheinen. Somit erscheint das Akromion sowohl der rechten wie der linken Schulter links auf dem Bildschirm.
- Beim Transversalschnitt der Rotatorenmanschette achten wir darauf, dass das Bild so abgebildet wird, als ob wir den Patienten anschauen würden. So wird bei der rechten Schulter der linke Teil des Bildschirms die lateralen Schulterregionen darstellen und die rechte Seite die medialen Anteile.
- Wichtig ist, dass man die Dokumentation immer nach dem gleichen Schema durchführt, um die Orientierung und die Vollständigkeit zu erleichtern.

Sonoanatomie

Die Normalwerte der Sehnendurchmesser der Rotatorenmanschette nach Middleton et al. (1985 b) sind in Tab. 6.3 aufgeführt.

Echogenität: Die normale Echogenität der Rotatorenmanschette wird üblicherweise mit dem M. deltoideus verglichen. Hedtmann empfiehlt, das Gerät so einzustellen, dass sich die Septen im M. deltoideus gerade noch als knapp sichtbare Linien darstellen (Hedtmann et al. 1986).

Der M. deltoideus erscheint normalerweise schwächer echogen als die Supraspinatussehne. So kann bei Abweichungen von dieser Norm angegeben werden, ob die Supraspinatussehne weniger, oder gleich echogen ist im Vergleich mit dem M. deltoideus. Beim jungen Patienten ist die Rotatorenmanschette meist weniger echogen als beim älteren Patienten. Middleton et al (1986a) raten davon ab, unregelmäßige Strukturen und vermehrte Echogenität als pathologisch zu bezeichen, wenn sie beidseitig gefunden werden. Allerdings könnten bei älteren Patienten beidseitige Strukturveränderungen auf beidseitige degenerative Veränderungen hinweisen.

Bisher existieren nur vereinzelt Angaben (Kathagen et al. 1990), welche Veränderungen der Echogenität und der Echostruktur mit histologisch gesicherten Pathologien korrelieren, so-

Tabelle 6.**3** Normalwerte für den Durchmesser der Sehnen der Rotatorenmanschette nach Middleton et al. 1985 b

Bizepssehne	3,6 mm ohne Fasern des Lig. humeri transversum
Supraspinatussehne	4,3 mm
Supraspinatus mit Knorpel des Humeruskopfs	5,5 mm

sodass wir mit Interpretationen der Echogenität und der Echostruktur zurückhaltend sind. Einige Echostrukturänderungen scheinen trotzdem reproduzierbar zu sein und können mit Vorsicht als Befund interpretiert werden. Nicht selten haben gesunde Sehnen eine heterogene Echogenität.

Häufig sieht man im Zentrum der Sehne eine längs verlaufende hyperechogene Zone, welche einige Untersucher als **Zentralstreifen** bezeichnen.

> ! Dieser Normalbefund darf nicht mit Inhomogenitäten der Sehne im Rahmen von degenerativen Veränderungen verwechselt werden (Crass et al. 1988 a).

Es gibt jedoch auch Autoren, die einen Zusammenhang zwischen echogenen Herden in der Mitte der Sehne und degenerativen Veränderungen als möglich ansehen. Sie führen dieses Phänomen auf das Vorliegen von zellreichem Granulationsgewebe mit vermehrter Dichte und damit verbundener Zunahme der Echogenität zurück (Kathagen et al. 1990). Vermehrte Echogenität wurde von Mack et al. (1988 b) auch nach Schulteroperationen festgestellt und in Zusammenhang mit chronischer Entzündung, Fibrose und chirurgischer Traumatisierung des Gewebes gebracht.

Die Rotatorenmanschette ist bei gutem Muskeltonus, wie wir ihn normalerweise bei Sportlern finden, besonders gut darstellbar. Aber auch hier kann die Echogenität der Sehnen der Rotatorenmanschette einen heterogenen Aspekt haben. Bei der Untersuchung adipöser Schultern fällt meist auf, dass sich ein schlecht aufgelöstes Bild ergibt. Die Echotextur der verschiedenen Gewebe hebt sich weniger stark voneinander ab, die Begrenzungen sind unschärfer.

Die **Bursa subacromialis** weist normalerweise eine Dicke von 1 mm auf (Bretzke et al. 1985).

> ! Eine pathologische Veränderung liegt dann vor, wenn die Dicke der Bursa subacromialis über 3 mm beträgt.

Kathagen et al. (1990) zeigten, dass die Bursa subacromialis durch Injektion von 5 ml Flüssigkeit knapp dargestellt werden kann. Beträgt die Flüssigkeitsmenge 10 ml, wird ein echoarmer 2 cm dicker Saum zwischen der Supraspinatussehne und dem M. deltoideus sichtbar.

Echogenität der Bursa: Folgende pathologische Veränderungen finden sich bei:

- vermehrter Echogenität:
  - fibrotische Induration,
  - frische Einblutung,
- verminderter Echogenität:
  - Infiltration bei Entzündung,
  - ältere Einblutung.

Normale sonographische Anatomie der Rotatorenmanschette

Die Rotatorenmanschette ercheint als **echogene** Struktur über dem Humeruskopf. Bei der Untersuchung mit hochauflösenden Schallköpfen lässt sich zwischen dem Humeruskopf und den unteren Schichten der Rotatorenmanschette die echoarme Schicht des Gelenkknorpels darstellen (Abb. 6.**19**). Zwischen der obersten Schicht der Rotatorenmanschette und dem M. deltoideus liegen die Bursen und das peribursale Fettgewebe. Diese bursalen Strukturen erscheinen als dünne echoarme Linie zwischen der echogenen Schicht der Oberfläche der Supraspinatussehne und der untersten Schicht des M. deltoideus. Diese Strukturen sind bei normaler Rotatorenmanschette sowohl im Longitudinal- als auch im Transversalschnitt konvex.

> ! Eine Veränderung dieser Konvexität ist ein wichtiger Hinweis für das Vorliegen einer Rotatorenmanschettenruptur, da sich die Bursa und die peribursalen Strukturen im Bereich des Defekts dem Humeruskopf annähern.

Im Longitudinalschnitt erscheint die Suprapinatussehne als schnabelförmige Struktur, die sich gegen den Ansatz am Tuberculum majus hin verjüngt (Abb. 6.**16**). Wie bei der Untersuchung aller Sehnen muss man sich bei der sonographischen Untersuchung dieses Ansatzes stets daran erinnern, dass sich nur Sehnenanteile **echogen** darstellen, die von den Schallwellen senkrecht getroffen werden.

Da sich die Faserrichtung am Ansatz am Tuberculum majus ändert, stellt sich dieser Bereich echoarm dar. Wenn mehr Druck auf den kranialen Teil des Schallkopfs ausgeübt wird, kann dieser Effekt teilweise überwunden werden und auch der Ansatz der Sehne lässt sich echogen darstellen.

Im Transversalschnitt der Supraspinatussehne gilt es bei der dynamischen Untersuchung folgenden Artefakt zu berücksichtigen.

Wandernder Reflex: Dort wo die Schallwellen senkrecht auf die Sehne auftreffen, erscheint ein schmaler echoreicher Reflex. Dieser bleibt immer, auch bei der Rotation der Schulter, dort wo die Sehne senkrecht getroffen wird (Abb. 6.**14**).

Die enge Beziehung zur Bizepssehne dient als Landmarke bei der Suche nach Supraspinatussehnenrupturen. Der unerfahrene Untersucher muss sich jedoch davor hüten, die intraartikuläre echogene Bizepssehne als pathologische Strukturalteration innerhalb der Rotatorenmanschette zu beschreiben (Abb. 6.**13**). Beim Seitenvergleich lässt sich diese Unsicherheit jedoch leicht klären.

! Beim Transversalschnitt der Rotatorenmanschette wird diese als parallele Struktur zum Humeruskopf darstellbar. Es muss beachtet werden, dass der Durchmesser der Sehnen von anterior nach posterior abnimmt, um nicht den Befund mit einer partiellen Ruptur der posterioren Rotatorenmanschette zu verwechseln.

Lange Bizepssehne: Die lange Bizepssehne findet man über dem Sulcus intertubercularis (Abb. 6.**4**). Der Sulkus ist eine konkave Struktur zwischen dem Tuberculum minus auf der medialen und dem Tuberculum majus auf der lateralen Seite. Hier erscheint die Bizepssehne als echogene ovale Struktur im Sulkus (Abb. 6.**10**).

Gelegentlich sieht man lediglich eine amorphe Struktur von vermehrter Echogenität innerhalb des Sulkus. Die Bizepssehne lässt sich von einem leicht medialen oder lateralen Zugang oft besser darstellen, als wenn die Sonde genau senkrecht und quer zum Sulkus steht. Wenn sich Flüssigkeit in der Sehnenscheide befindet, kann die Sehne besonders gut distal des Sulkus dargestellt werden.

Longitudinalschnitt: Hier stellt sich die lange Bizepssehne als eine dünne echogene Struktur über der Humerusoberfläche dar. Es lassen sich parallel orientierte Fasern abgrenzen, wenn die Sehne senkrecht getroffen wird. Es braucht jedoch etwas Übung, um diese dünne lange Struktur im Longitudinalschnitt wirklich senkrecht zu beschallen (S. 65).

Der intraartikuläre Abschnitt der Bizepssehne ist im Querschnitt eine ovale echogene Struktur neben dem Humeruskopf und liegt zwischen Subskapularissehne (anterior) und Supraspinatussehne (posterior).

Schulterpathologie

Rotatorenmanschettenruptur

Die Rotatorenmanschette ist zwischen dem Humeruskopf und der Bursa subdeltoidea mit dem darüberliegenden M. deltoideus eingebettet (S. 50).

Die häufigste Indikation zur sonographischen Untersuchung der Schulter bildet die Frage nach einer Rotatorenmanschettenruptur.

Angaben aus der Literatur zur Häufigkeit der Rotatorenmanschettenläsionen

Für die diagnostische Sicherheit beim Erkennen einer Rotatorenmanschettenruptur wurden bei verschiedenen Autoren Werte für die Sensitivität von über 90% angegeben (Hodler et al. 1988 u. Soble et al. 1989). Andere Arbeiten berichten von schlechteren Ergebnissen bei einer Sensitivität von unter 70% (Brandt et al. 1989 und Miller et al. 1989).

Die große Streubreite der diagnostischen Treffsicherheit liegt wahrscheinlich an **Unterschieden** in:

- der Fähigkeit der Untersucher,
- den Patientenkollektiven,
- den Rissgrößen,
- der Berücksichtigung von Partialrupturen,
- den technischen Voraussetzungen bei verschiedener Auflösung der früher verwendeten Geräte.

Zudem herrscht oft keine Einheit bei der Verwendung von Begriffen, die für die Bezeichnung einer Rotatorenmanschettenruptur verwendet werden. Gute Resultate sind abhängig von qualitativ hochstehenden Geräten mit hochauflösenden Schallköpfen. Zudem ist die Erfahrung des Untersuchers sehr wichtig (Mack et al. 1988 a).

Diese Fertigkeit wird durch eine große Anzahl von Untersuchungen am schnellsten er-

Tabelle 6.4 Zuverlässigkeit der Schultersonographie

Autor/Jahr	n	Vergleich mit	Sensitivität in %	Spezifität in %	Treffsicherheit in %	Positiver Voraussagewert in %
Bretzke (1985)	48	Operation	100	50	95	–
Mack (1985)	72	Arthrographie	93	97	94	–
Mack (1985)	47	Operation	91	100	94	–
Crass (1988)	108	Operation	93	92	91	84
Hodler (1988)	50	Operation	100	75	92	–
Soble (1989)	75	Arthrographie	92	84	87	75
Soble (1989)	30	Operation	93	73	83	78
Burk (1989)	23	Operation: n = 12	63	50	60	–
Miller (1989)	56	Arthrographie	58	93	77	88
Vick (1990)	115	Arthrographie: n = 9 Operation: n = 2	67	93	85	–
Wiener (1992)	225	Operation	95	94	–	97
van Holsbeeck (1995)*	52	Arthroskopie	93	94	–	82
van Moppes (1995)	41	CT, Arthrographie und Operation	86	91	–	96
Swen (1998)	48	Arthrographie und Operation	86	88	88	86

Definitionen:

Sensitivität: Die Wahrscheinlichkeit eines positiven Testergebnisses bei Vorliegen der Erkrankung
Spezifität: Die Wahrscheinlichkeit eines negativen Testergebnisses bei Fehlen der Erkrankung
Treffsicherheit: Die Wahrscheinlichkeit eines korrekten Testresultats gemessen am Goldstandard
Voraussagewert: Die Wahrscheinlichkeit bei positivem Testergebnis eine bestimmte Krankheit aufzuweisen

* Studie mit lediglich Aussagekraft bezüglich Erfassung von Partialrupturen

reicht. Dabei ist das feedback durch die operativ tätigen Kollegen oder, wenn möglich, die **intraoperative** Ansicht der Befunde besonders wichtig.

Mitte der 80er Jahre wurden mehrere Arbeiten mit dem Ziel durchgeführt, die Resultate der Schultersonographie mit der Arthrographie und den intraoperativen Befunden zu vergleichen. Die wichtigsten dieser Arbeiten sind in der Tab. 6.4 zusammengefasst.

Folgende Punkte müssen bei der Interpretation dieser Tab. beachtet werden und lassen uns die angegebenen Werte für die Sensitivität und Spezifität der sonographischen Schulteruntersuchung relativieren:

- Mit der Arthrographie können oberflächliche Partialrupturen sowie Läsionen innerhalb der Sehnen nicht dargestellt werden.
- Beim Vorliegen eines Defekts der Rotatorenmanschette kann zudem bei dieser Untersuchung Kontrastmittel in die Bizepssehnenscheide gelangen, wodurch gleichzeitig vorliegende Veränderungen der Bizepssehne durch Kontrastmittel verdeckt werden können.
- In diesem Fall könnte bei Vergleich von Sonographie und Arthrographie eine sonographisch nachgewiesene Bizepssehnenläsionen als **falsch positiv** beurteilt werden.
- Selbst der Vergleich mit dem Operationssitus ist nicht immer zuverlässig, da die lange Bizepssehne intraoperativ nicht immer revidiert wird.
- Bei intakter Sehnenoberfläche sind sowohl Risse im Inneren der Sehnen der Rotatorenmanschette als auch die gelenknahen Sehnenanteile nicht einsehbar.

Zum Vergleich möchten wir eine Studie von Iannotti et al. (1991) anfügen, bei der der Stellenwert der MRT bei 91 Patienten und 15 asymptomatischen Freiwilligen untersucht wurde: Bei der Diagnose einer Rotatorenmanschettenläsion wurden eine Sensitivität von 100% und eine Spezifität von 95% gefunden.

Einteilung der Läsionen der Rotatorenmanschette

Wir sehen im Allgemeinen von Klassifikationen oder Graduierungen von Rotatorenmanschettenveränderungen ab und ziehen es vor, alle pathologischen Veränderungen im schriftlichen Befund festzuhalten. Dabei äußern wir uns zur Echogenität, zur Echostruktur und zur Form der einzelnen Sehnen. In der Beschreibung halten wir uns an die Terminologie von Neer (1990).

Partialruptur: Diese ist gleichbedeutend mit einer inkompletten Ruptur, welche sich nicht über die ganze Breite der Sehne erstreckt.

Es werden 3 Typen unterschieden:

- Partialrupturen an der oberflächlichen Seite (d.h. an die Bursa angrenzend),
- an der tiefen Seite (d.h. an die knöchernen Strukturen angrenzend),
- intramurale Rupturen (d.h. innerhalb der Sehne selbst).

Komplette Ruptur: Diese dehnt sich über die ganze Breite der Sehne aus.

Massive Ruptur: Nach Warner und Gerber (1997) sind hier mehr als eine Sehne rupturiert. (für diesen Begriff wird von anderen Autoren z.B. von Cofield 1981 eine Ausdehnung der Ruptur von mehr als 5 cm im größten Durchmesser verlangt).

Zusätzlich können folgende Rupturen unterschieden werden:

- kausal:
  - degenerative Rupturen,
  - traumatische Rupturen,
- lokal:
  - nichttransmurale (partielle) Rupturen,
  - transmurale (komplette) Rupturen,
  - intramurale Rupturen.

Ergänzend müssen auch Veränderungen beschrieben werden:

- des Knorpels,
- der ossären Strukturen,
- Verkalkungen.

Sonographische Merkmale der Rotatorenmanschettenruptur

Komplette (transmurale) Ruptur: Bei der normalen Rotatorenmanschette ist sonographisch zwischen den Sehnen der Mm. supraspinatus, infraspinatus und subscapularis eine **konvexe** Linie sichtbar, die aus den Bursen und den peribursalen Strukturen zwischen der Rotatorenmanschette und dem M. deltoideus gebildet wird (z.B. Abb. 6.**14**). Wir werden diese fortan **Bursakontur** nennen. Bei der transmuralen Ruptur wird die Bursakontur konkav (Abb. 6.**24**). Dank der Diskontinuität der Sehne ist die komplette (transmurale) Ruptur gut erkennbar (Middleton 1992).

Da zwischen der Sehne und der Knochenoberfläche der anechoische Gelenkknorpel liegt und

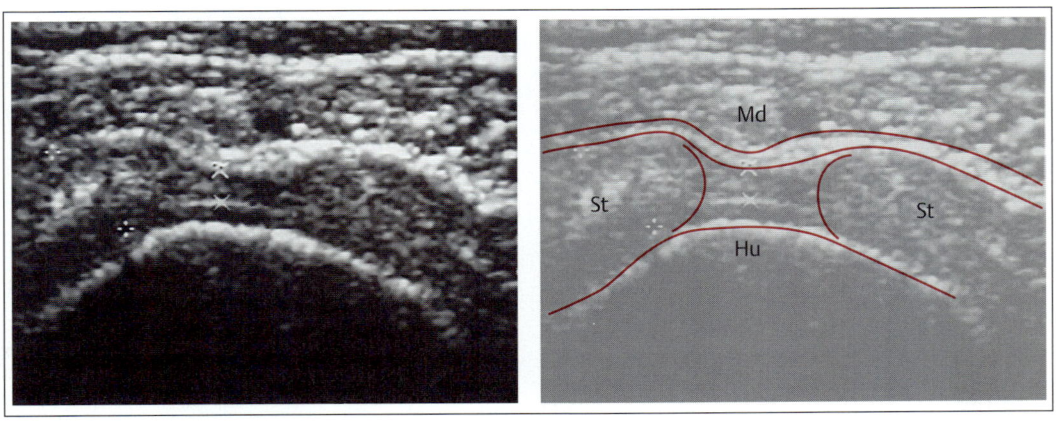

Abb. 6.**24** **Transmurale alte Ruptur der Supraspinatussehne.** 63-jährige Patientin mit persistierender Impingement-Symptomatik links nach Schultertrauma vor 7 Monaten. Transversalschnitt der Supraspinatussehne: transmurale Ruptur der Sehne mit typischer Eindellung der peribursalen Strukturen. Der M. deltoideus (Md) nähert sich an den Humeruskopf (Hu) an. Die Sehnenstümpfe (St) sind retrahiert.

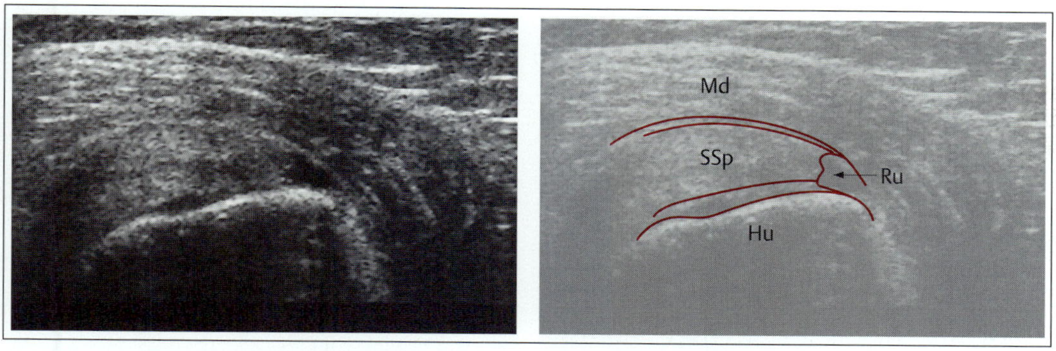

Abb. 6.**25** **Transmurale anterolaterale Ruptur der Supraspinatussehne.** 52-jährige Patientin mit persistierenden Schulterschmerzen 3 Tage nach Sturz auf den gestreckten Arm rechts. Longitudinalschnitt der Supraspinatussehne rechts: 0,5 cm große transmurale, mit echoarmer Flüssigkeit gefüllte Ruptur (Ru) anterolateral. M. deltoideus (Md), Humerus (Hu). Supraspinatussehne (SSp).

zudem Gelenkflüssigkeit vorhanden ist, wird auch bei einer massiven Ruptur (auch Totalruptur genannt) der M. deltoideus nie vollständig am Humeruskopf aufliegen, sondern wird stets durch eine dünne anechoische Schicht davon getrennt bleiben. Hypertrophe Synovialis oder Granulationsgewebe können seltenerweise die Lücke auffüllen (Crass et al. 1984). Dieses Material kann manchmal nur schwer von der angrenzenden Sehne unterschieden werden.

Die häufigste Lokalisation von kompletten (transmuralen) Rupturen liegt 1 cm lateral der Bizepssehne am anterolateralen Anteil der Supraspinatussehne (Abb. 6.**25**), in der sog. **kritischen** Zone, die wahrscheinlich als Folge von Ischämien und/oder Mikrotraumata besonders anfällig ist (Moseley u. Goldie 1963).

Diese Risse werden am einfachsten bei Innenrotation und Extension (Schürzengriff) wegen des dabei ausgeübten Zugs auf die Sehne dargestellt (Crass et al. 1987).

Massive (vollständige) Rotatorenmanschettenruptur: Wenn sich die Rotatorenmanschettensehnen bei ausgedehnten Rupturen, welche mehr als eine Sehne betreffen, vollständig zurückziehen, liegt der M. deltoideus in allen sonographisch einsehbaren Bereichen parallel zum und nahe am Humeruskopf, was dazu führt, dass dieser Muskel weiterhin seine konvexe Form behält (Abb. 6.**26**).

Dieses Bild wird als nonvisualisation (engl. für Nichtsichtbarkeit) der Rotatorenmanschette bezeichnet (Middleton 1992). Im deutschen Sprachraum wird gelegentlich der beschreibende Begriff einer Humeruskopfglatze (Hedtmann u. Fett 1991) verwendet. Dabei kommt es zu einer kranialen Migration des Humeruskopfs, was bereits in der konventionellen Röntgenuntersuchung sichtbar ist.

! Die fehlende Darstellbarkeit der Sehne verbunden mit dem Aufliegen des M. deltoideus am Humeruskopf, ist für eine Rotatorenmanschettenruptur pathognomonisch.

Wie bereits früher erwähnt, liegt zwischen der Sehne und der Knochenoberfläche der Gelenkknorpel und da zudem Gelenkflüssigkeit vorhanden ist, wird der M. deltoideus auch bei einer Totalruptur nie vollständig am Humeruskopf aufliegen, sondern stets durch eine dünne anechoische Schicht davon getrennt bleiben.

! Man muss sich jedoch sicher sein, dass der Schallkopf richtig liegt und nicht der Humerusschaft, sondern der Humeruskopf geschallt wird. Als zusätzlicher Hinweis auf diese vollständige Ruptur gilt das fehlende Mitbewegen von Sehnenstrukturen bei normalen Bewegungen des Tuberculum majus.

Oft weisen bei großen Supraspinatusrupturen andere Sehnen ebenfalls Risse auf:

- Infraspinatussehne,
- Subskapularissehne,
- Bizepssehne.

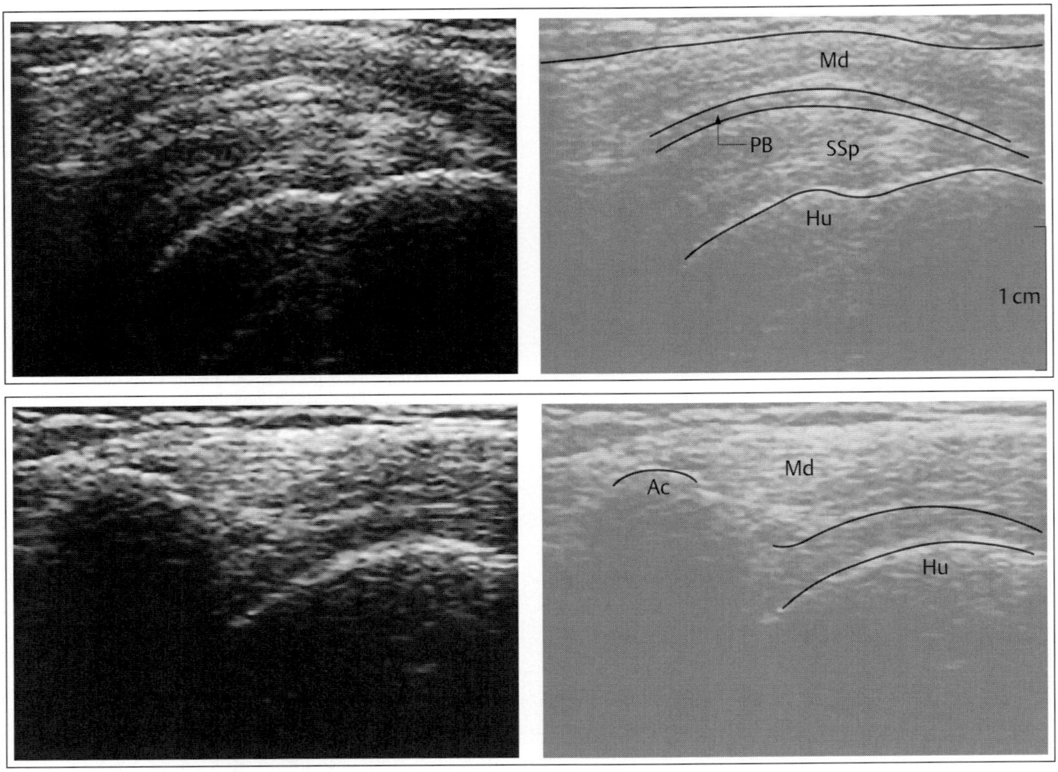

Abb. 6.**26** **Vollständige Ruptur der Supraspinatussehne.** 75-jähriger Patient mit Schulterschmerzen rechts nach einem Unfall vor 2 Monaten. Longitudinalschnitt der linken (**a**) und rechten (**b**) Supraspinatussehne (SSp). Der Transversalschnitt der linken (**c**) und rechten (**d**) Supraspinatussehne (SSp). Rechts fehlt die Supraspinatussehne vollständig, der M. deltoideus (Md) liegt auf dem Humeruskopf (Hu) auf. Akromion (Ac), peribursale Strukturen (PB).

Isolierte Rupturen beispielsweise der Subskapularissehne sind selten (Abb. 6.**27**).

Frischere Rupturen: Sehnenreste sind noch erkennbar (Abb. 6.**28**). Ist die Ruptur traumatischen Ursprungs, können Blutkoagula in der Bursa subdeltoidea oder entlang der Bizepssehne nachgewiesen werden.

Ältere Rupturen: Der Humeruskopf liegt dicht am M. deltoideus (Abb. 6.**26**). Gerade bei entzündlichen rheumatologischen Erkrankungen wie bei der rheumatoiden Arthritis findet der Untersucher oft alte vollständige Rupturen mit vollständig retrahierten Sehnen.

Bei ausgeprägter Verknöcherung und Verformung des Akromions oder massiv eingeschränkter Beweglichkeit der Schulter kann, vor allem beim unerfahrenen Untersucher, eine **Verwechslung** von Humeruskopf mit dem Humerusschaft vorkommen.

Partialrupturen: Die Partialrupturen (nicht transmurale Rupturen) können entweder an die Bursa oder den Humeruskopf angrenzen (Abb. 6.**29**).

Bei der sonographischen Suche nach Läsionen achtet man wiederum besonders auf die konvexe Zone, genannt Bursakontur, welche durch die Bursae subdeltoidea und subacromialis und die peribursalen Strukturen gebildet wird. Wie im Falle der kompletten (transmuralen) Ruptur kommt es auch bei der Partialruptur mehr oder weniger deutlich zu einer Abflachung oder gar Konkavität der Bursakontur, die als **Leitstruktur** gilt (Middleton 1992).

Wie bereits oben erwähnt ist diese Konkavität bedingt durch die Ausdünnung der Rotatorenmanschettensehnen mit konsekutiver Annäherung der Bursastrukturen an den Humeruskopf. Wenn die Rotatorenmanschette teilweise ein-

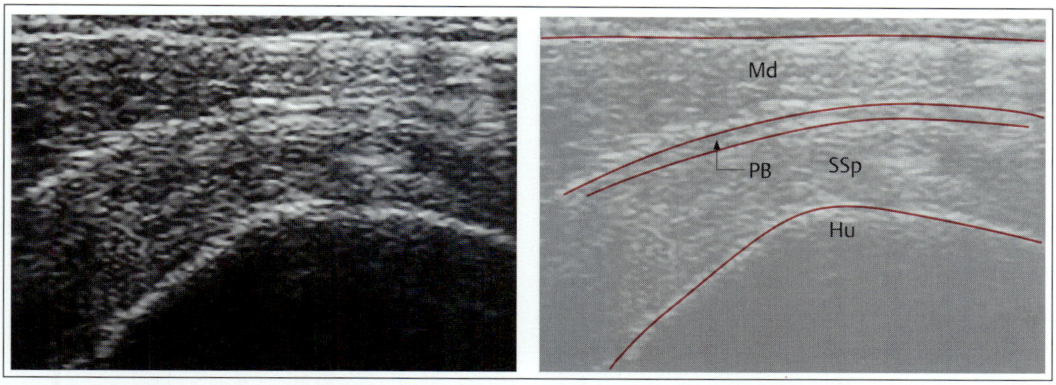

c

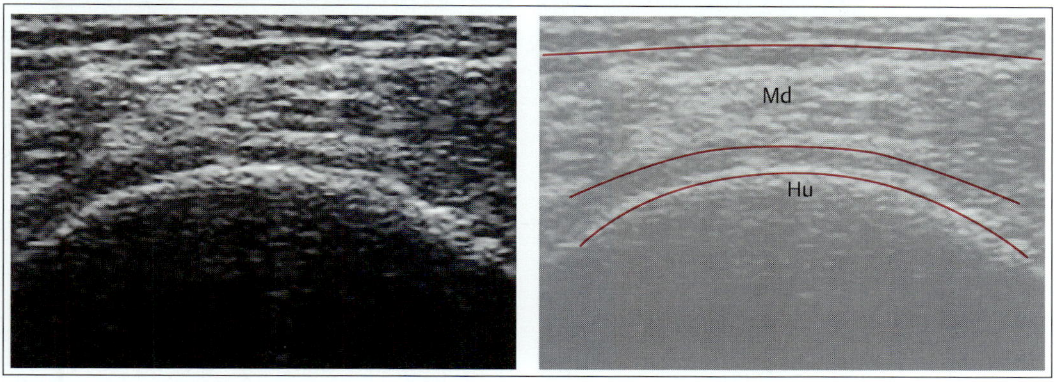

d

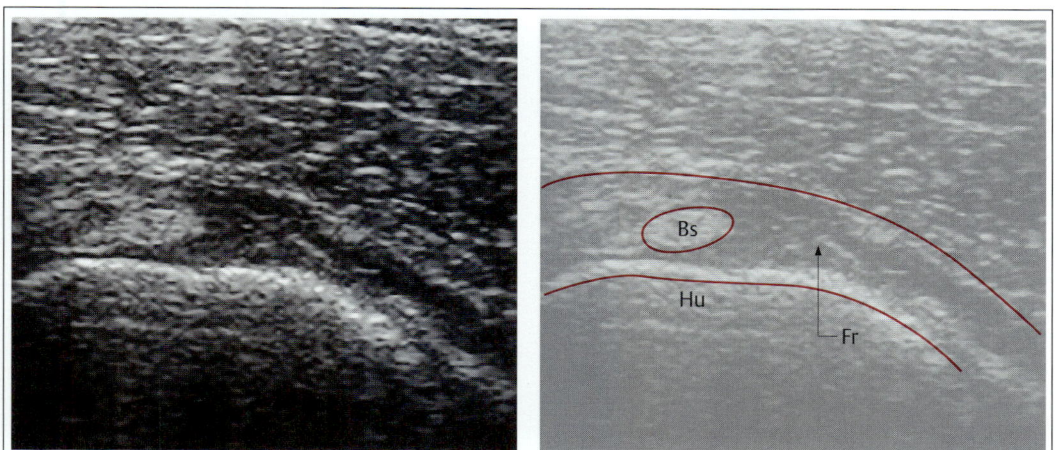

Abb. 6.27 **Isolierte Subskapularisruptur.** 55-jähriger Patient mit Schulterschmerzen seit er vor ca. 10 Wochen beim seitlichen Wegstoßen eines schweren Betts ein Reißen in der Schulter verspürte. Regredienz der Schmerzen, jedoch Kraftminderung bei der Funktionsuntersuchung des M. subscapularis. Transversalschnitt der Subskapularissehne: vollständige Ruptur mit Flüssigkeit in der Bursa und um die Faserreste (Fr). Die übrigen Sehnen einschließlich der Bizepssehne (Bs) waren intakt. (Befund intraoperativ bestätigt). M. deltoideus (Md). Humeruskopf (Hu).

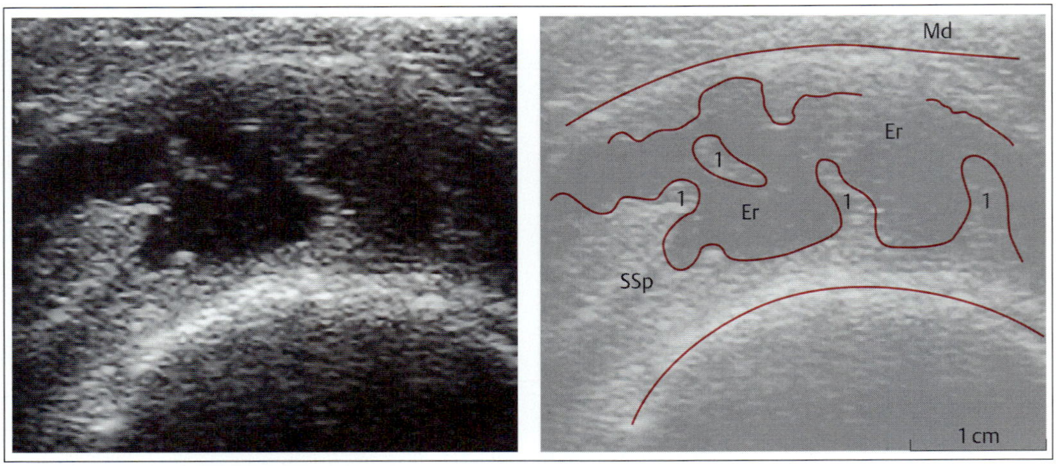

Abb. 6.**28** **Transmurale anterolaterale Ruptur der Supraspinatussehne.** 55-jähriger Patient mit rheumatoider Arthritis klagt über einen plötzlichen Funktionsausfall der linken Schulter ohne Trauma. Transversalschnitt der Supraspinatussehne (SSp): transmurale Ruptur mit ödematös verdickten Sehnenresten (1), die in der echoarmen Ergussflüssigkeit (Er) schwimmen. M. deltoideus (Md).

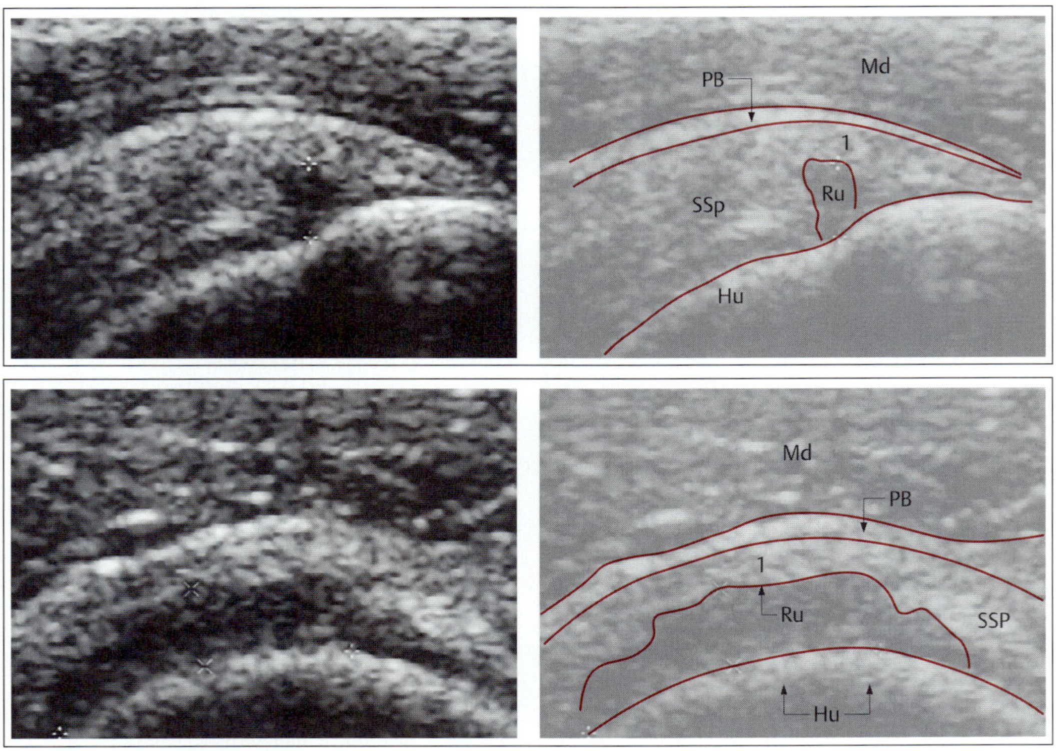

a

b

Abb. 6.**29 a, b** **Partialruptur humeruskopfnah.** 44-jähriger Patient mit Schmerzen bei der resistiven Elevation nach Sturz auf die linke Schulter beim Sport vor 2 Wochen:

a Longitudinalschnitt der Supraspinatussehne (SSp) links.

b Transversalschnitt der Supraspinatussehne (SSp) links. Eine humeruskopfnahe Partialruptur (Ru): 16 mm × 4 mm. Erhaltene Sehnenanteile (1). Peribursale Strukturen (PB), Humerus (Hu), M. deltoideus (Md).

reißt, so retrahieren sich die beiden Fragmente und der M. deltoideus drängt sich in diesen frei gewordenen Raum vor. So nimmt die Distanz zwischen dem M. deltoideus und der Oberfläche des Humeruskopfs ab.

Kleine Partialrupturen: Es kommt oft nur zu einer diskreten Abflachung der Konvexität und noch nicht zu einer Konkavität von Bursa und peribursalen Strukturen, da immer noch genügend Sehnenmaterial zwischen dem M. deltoideus und der Oberfläche des Humeruskopfs liegt.

> **!** Bei Verdacht auf das Vorliegen einer kleinen Partialruptur muss besonders genau untersucht und mit der Gegenseite verglichen werden (Middleton 1992). Als zusätzlicher Hinweis auf eine kleine Partialruptur gilt die vermehrte Beweglichkeit der humerusnahen Seite des M. deltoideus bei axialem Sondendruck.

Kleine Rupturen finden wir vorwiegend in der kritischen Zone im anterolateralen Anteil der Supraspinatussehne. Die dem Humeruskopf anliegenden Partialrupturen (Abb. 6.**29**) sind etwas schwieriger zu erkennen als die, welche dem M. deltoideus anliegen.

In einer präoperativen Untersuchung von 20 Patienten mit Schulterpathologie wurden 3 dünne, aber intakte Rotatorenmanschetten **fälschlicherweise** als rupturiert beurteilt (Alasaarela et al. 1998). Dies zeigt eine weitere Schwierigkeit, wie sie sich z.B. beim Patienten mit rheumatoider Arthritis bieten kann.

Intramurale Läsionen: Eine intramurale Läsion kann zu einer echoarmen Zone innerhalb der Sehne führen. Hypoechogene Synovialflüssigkeit sowie hyperechogenes Granulationsgewebe können den Sehnendefekt füllen, diesen so hervorheben und damit die Darstellung erleichtern. Intramurale Läsionen sind aber nicht immer darstellbar. Schwierig zu erkennen sind laminär verlaufende Läsionen ohne sichtbaren Substanzdefekt. Eindeutige Kriterien zur Diagnosestellung rein intramuraler Rupturen wurden bisher nicht beschrieben.

Middleton (1989) teilt die sonographischen Kriterien zur Diagnose einer Rotatorenmanschettenläsion in 4 Gruppen ein (Tab. 6.5).

Middleton beschreibt auch **indirekte Zeichen** einer kleinen Rotatorenmanschettenruptur:

- Erguss in der Bursa subdeltoidea,
- Erguss in der Sehnenscheide der langen Bizepssehne (Middleton et al.1986 b).

Lediglich im glenohumeralen Gelenk vorliegende Flüssigkeit ist kein zuverlässiger Hinweis auf eine Rotatorenmanschettenläsion. Wenn hingegen ein Erguss in der Bursa subacromialis, alleine oder zusammen mit einem Gelenkerguss gefunden wird, sollte die Rotatorenmanschette besonders sorgfältig untersucht werden (Hollister et al. 1995).

Als weiterer **indirekter Hinweis** einer Rotatorenmanschettenruptur soll auf eine unregelmäßige Begrenzung des Tuberculum majus geachtet werden (Wohlwend et al. 1998). Bei klinischen Hinweisen auf eine Ruptur, aber sonodiagnostischer Unsicherheit, sollte, wenn lediglich diese indirekten Zeichen vorliegen, eine MRT als weiterführende Untersuchung veranlasst werden.

Sowohl die Diagnose einer nicht transmuralen als auch einer transmuralen Ruptur sollte sich auf die Verwendung eben beschriebener Kriterien beschränken. Eine fokale Änderung der Echogenität wurde in einer Studie von Crass et al. (1984) als möglicher Hinweis auf eine Rotatorenmanschettenruptur erwähnt. Wir verwenden Echogenitätsänderungen aber nur bei starker Ausprägung zur Diagnosestellung der partiellen Rotatorenmanschettenruptur, d.h. bei Vorliegen eines massiven Seitenunterschieds mit intratendinöser Hypoechogenität oder echogenen Herden.

Die Echogenitätsänderung wird subjektiv sehr unterschiedlich beurteilt und kann somit nicht immer als zuverlässig betrachtet werden. Trotzdem wird eindeutigen Echogenitätsveränderungen, die nicht beidseitig nachweisbar sind, bei der Diagnosestellung von kleinen und insbesondere partiellen Rotatorenmanschettenrupturen auch von Middleton (1989) wieder vermehrt Beachtung geschenkt. Middleton konnte mittels Arthrographie bestätigen, dass ein Teil

Tabelle 6.**5** Diagnostische Kriterien der Rotatorenmanschettenläsion nach Middleton

- Nicht darstellbare Rotatorenmanschette (nonvisualisation)
- Umschriebenes Fehlen oder lokalisierte „nonvisualisation“
- Unterbrechung der Sehne
- Fokale abnorme Echogenität

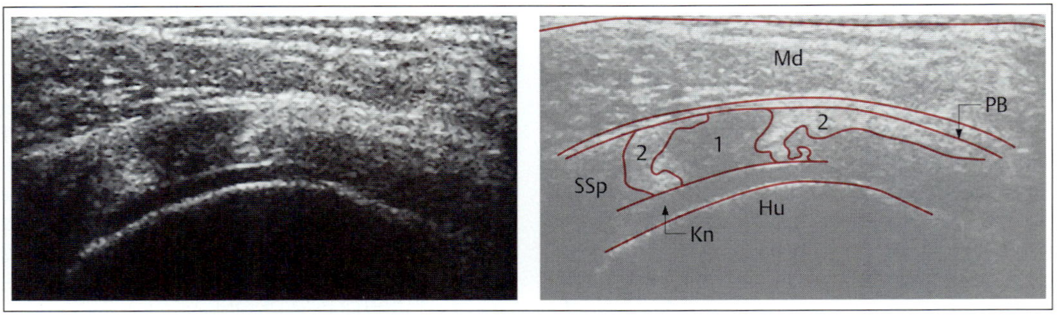

Abb. 6.**30** **Echogenitätsänderung bei Sehnendegeneration.** 70-jähriger Patient mit Schulterschmerzen nachdem er vor 5 Monaten beim Schraubenanziehen ein Knacken in der linken Schulter verspürte. Transversalschnitt der Supraspinatussehne (SSp) links: echoarme Areale (1), daneben echoreichere Areale (2). Sonographisch in keiner Schnittebene Ruptur der Supraspinatussehne nachgewiesen. Humeruskopf (Hu), M. deltoideus (Md), peribursale Strukturen (PB), hyaliner Gelenkknorpel (Kn).

der Patienten mit hypoechogenem Ansatz der Supraspinatussehne in der Tat eine Ruptur aufwies (Middleton et al. 1985 b). Man sei sich aber auf der anderen Seite auch der Gefahr falsch positiver Befunde bewusst. (Abb. 6.**30**).

! Der Ansatz der Supraspinatussehne am Tuberculum majus bietet im Longitudinalschnitt besondere Schwierigkeiten bei der sonographischen Beurteilung.

An der Stelle der Insertion am Tuberculum majus kann es wegen des Richtungswechsels der Sehnenfasern zu einer Hypoechogenität kommen, bedingt durch die Anisotropie, bei schräg auf die Fasern auftreffenden Schallwellen.

Folgendes ist zu beachten:

- Gerade an dieser Stelle werden jedoch gehäuft degenerative Veränderungen mit Auflockerung der Fasern beobachtet, was ebenfalls zu einer hypoechogenen bis anechoischen Darstellung führt.
- Bei der sorgfältigen Untersuchung muss deshalb diese Region von verschiedenen Richtungen aus durch Schrägstellung der Sonde und mit Ausübung von unterschiedlichem Druck auf die Haut beschallt werden.
- So lässt sich in den meisten Fällen die Hypoechogenität, bedingt durch die Anisotropie, von einer Sehnendegeneration mit typischem Sprung am Übergang von normalen Sehnenanteilen zu pathologisch alterierten Faseranteilen unterscheiden.
- Eindeutige Unterscheidungskriterien gibt es jedoch nicht.

Kathagen et al (1990) konnten zeigen, dass echoreiche Veränderungen in der Sehne nicht nur auf unterschiedliche Beschallung zurückzuführen sind, sondern z.T. auf reparative Prozesse nach Sehnendegeneration hinweisen können. Kathagen belegte dies mit histologischen Untersuchungen der zuvor sonographisch untersuchten Sehnen. Er stellte dabei eine Korrelation zwischen Größe des echoarmen bis echofreien Sehnenbezirks und Ausmaß sowie Ausbreitung der degenerativen Sehnenveränderungen fest.

! Fehler können oft vermieden werden, wenn Befunde erst dann als positiv abgegeben werden, wenn sie sich eindeutig in 2 senkrecht zueinander stehenden Ebenen darstellen lassen.

Veränderungen der langen Bizepssehne

Die Tendinitis der langen Bizepssehne kann 2 Ursachen haben (Burkhead 1990):

- Impingement oder Rotatorenmanschettenruptur im Schultergelenk. Eine synoviale Entzündung kann hier an der Sehne selbst nicht nachgewiesen werden.
- Wegen enger Platzverhältnisse im Sulcus intertubercularis kommt es zu Abnutzung und Abrieb, welche zu einer peritendinösen Synovitis oder Ruptur der Sehne führen können.

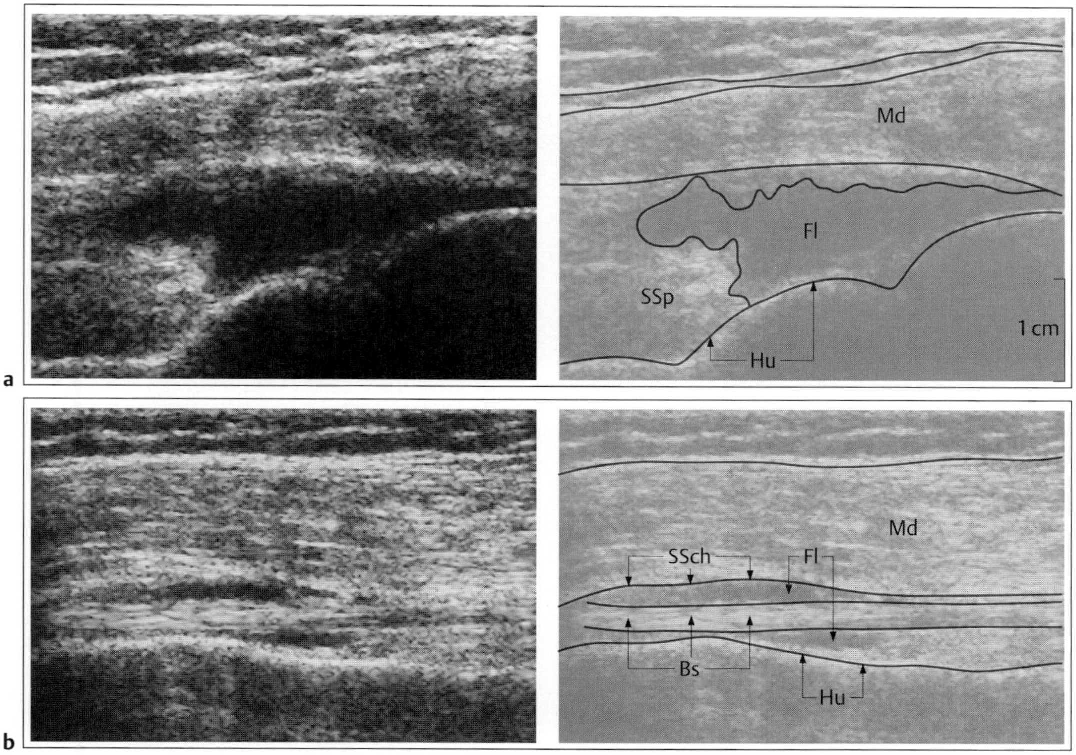

Abb. 6.**31 a, b Rotatorenmanschettenruptur mit Erguss in der Bizepssehnenscheide.** 77-jähriger Patient mit eingeschränkter Abduktion (90°) 11 Tage nach einem Sturz auf die rechte Schulter. Radiologisch Frakturausschluss:

a Longitudinalschnitt der Supraspinatussehne (SSP) rechts mit ausgedehnter transmuraler Ruptur, die mit echoarmer Flüssigkeit (Fl) in der entstandenen Lücke gefüllt ist.

b Longitudinalschnitt der Bizepssehne (Bs) ebenfalls mit echoarmer Flüssigkeit (Fl) in der Sehnenscheide (SSch), als Folge der Supraspinatussehnenruptur. Humerus (Hu), M. deltoideus (Md).

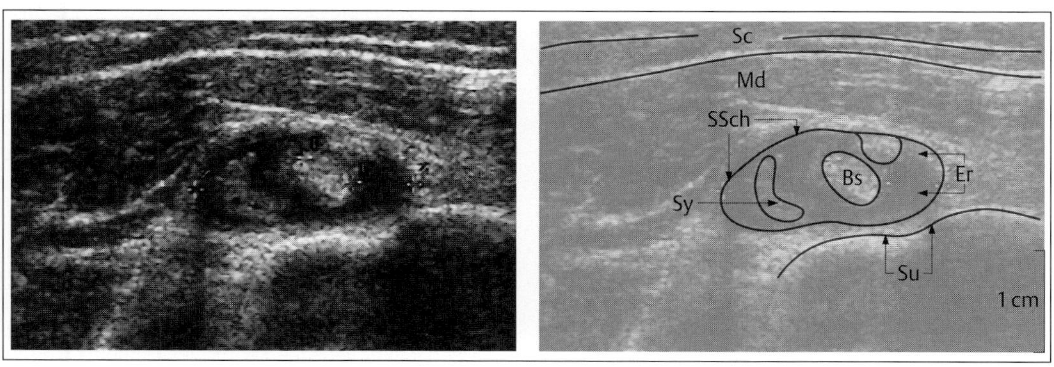

Abb. 6.**32 Bizepssehne quer mit Erguss.** 83-jährige Patientin mit bekannter Chondrokalzinose klagt über Schulterschmerzen links. Der Transversalschnitt der Bizepssehne (Bs) zeigt einen echoarmen Erguss (Er) und Synovitis (Sy) in der Sehnenscheide (SSch). Sulcus intertubercularis (Su). M. deltoideus (Md), Subkutis (Sc).

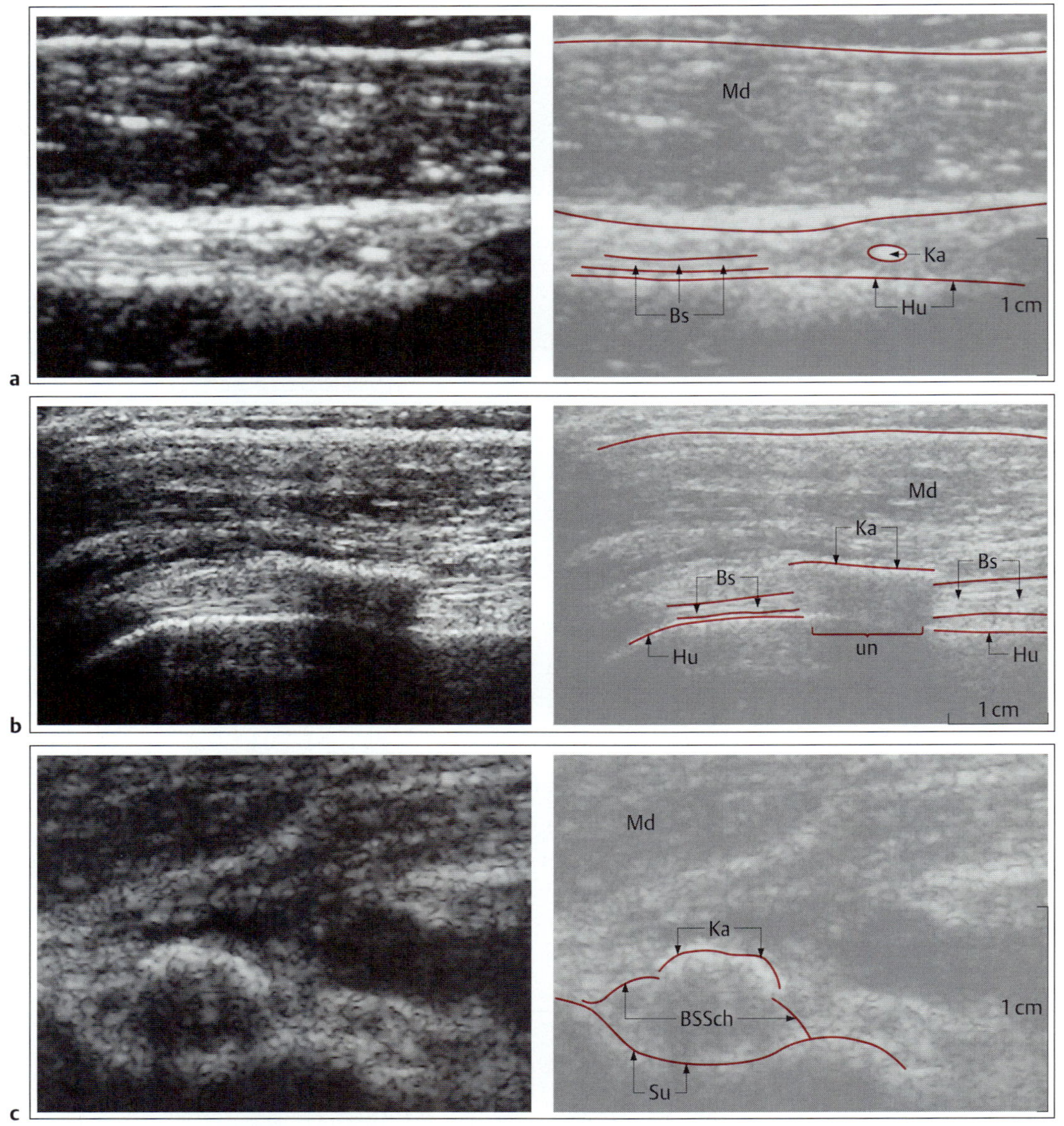

Abb. 6.**33 a–c Tendinose der Bizepssehne und Verkalkung der Bizepssehnenscheide:**

a Tendinose der Bizepssehne. 47-jähriger Patient mit chronischen Schulterschmerzen bei rheumatoider Arthritis. Neben Veränderungen in der Supraspinatussehne zeigen sich als Zufallsbefund im Longitudinalschnitt der Bizepssehne degenerative Veränderungen mit einer echoreichen Verkalkung (Ka). Die Bizepssehne (Bs) ist nur sichtbar wo sie senkrecht zu den Schallwellen liegt. Humerus (Hu), M. deltoideus (Md).

b, c Verkalkung der Bizepssehnenscheide. 54-jährige Patientin mit Nachweis einer Rotatorenmanschettenruptur rechts weist als Zufallsbefund eine Verkalkung der Bizepssehnenscheide auf:

b Longitudinalschnitt der Bizepssehne.

c Transversalschnitt der Bizepssehne (BS).

Kalkschale (Ka) in der Bizepssehnenscheide (BSSch). Die dahinter liegende Kontur des Humerus (Hu) ist unterbrochen (un). Sulcus intertubercularis (Su), M. deltoideus (Md).

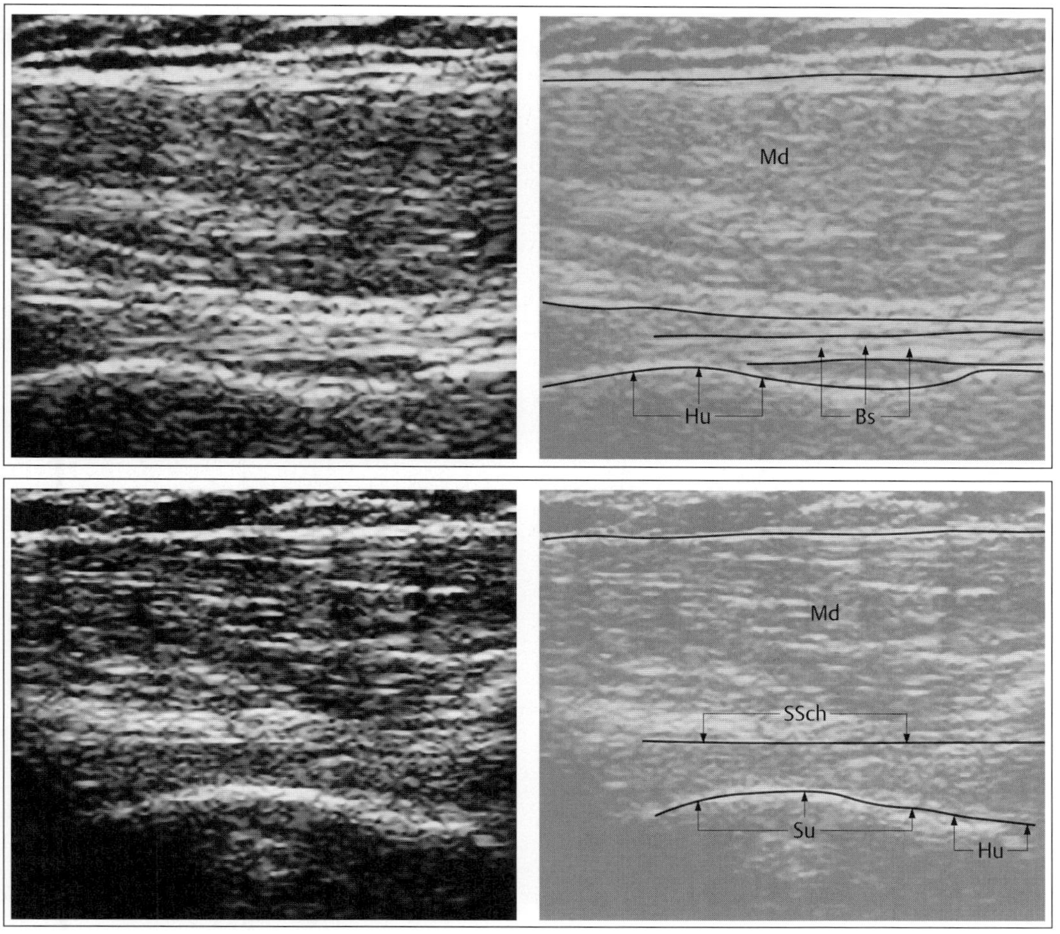

a

b

Abb. 6.**34 a, b Bizepssehnenruptur.** 58-jähriger Patient mit plötzlichen Schmerzen in der rechten Schulter ventral nach dem Heben einer schweren Last. Longitudinalschnitt:

a Intakte Bizepssehne (Bs) links.
b Leerer proximaler Sulcus intertubercularis (Su) rechts, wo die Sehne nicht darstellbar ist. Sehnenscheide (SSch), M. deltoideus (Md), Humerus (Hu).

! Bei einem Erguss in der Bizepssehnenscheide liegt jedoch nicht immer eine Sehnenpathologie vor; wegen der Kommunikation der Bizepssehnenscheide mit dem Gelenk muss auch eine Schultergelenkaffektion, insbesondere eine Rotatorenmanschettenruptur mit konsekutivem Erguss gesucht werden.

Wegen der Schwerkraft ist die Flüssigkeit bei sitzender Untersuchung häufig in der Bizepssehnenscheide sichtbar. Der Erguss in der Bizepssehnenscheide ist leicht zu erkennen. Er imponiert als echofreier oder echoarmer Bezirk, der die Sehne ganz oder teilweise umgibt (Abb. 6.**31**).

Wegen limitierter räumlicher Verhältnisse durch die darüber liegenden ligamentären Strukturen findet sich nur selten Flüssigkeit im Bereich des knöchernen Sulkus (Middelton 1992). Weiter distal jedoch kann sich ein Erguss in der Sehnenscheide ausdehnen und lässt sich hier auch leicht nachweisen. Die im Longitudinalschnitt gut sichtbare Flüssigkeit kann dann auch im Transversalschnitt dargestellt werden (Abb. 6.**32**).

Middleton et al. haben 1985(a) die Bedeutung von Ergüssen in der Bizepssehnenscheide untersucht: 55% der Patienten mit diesem Er-

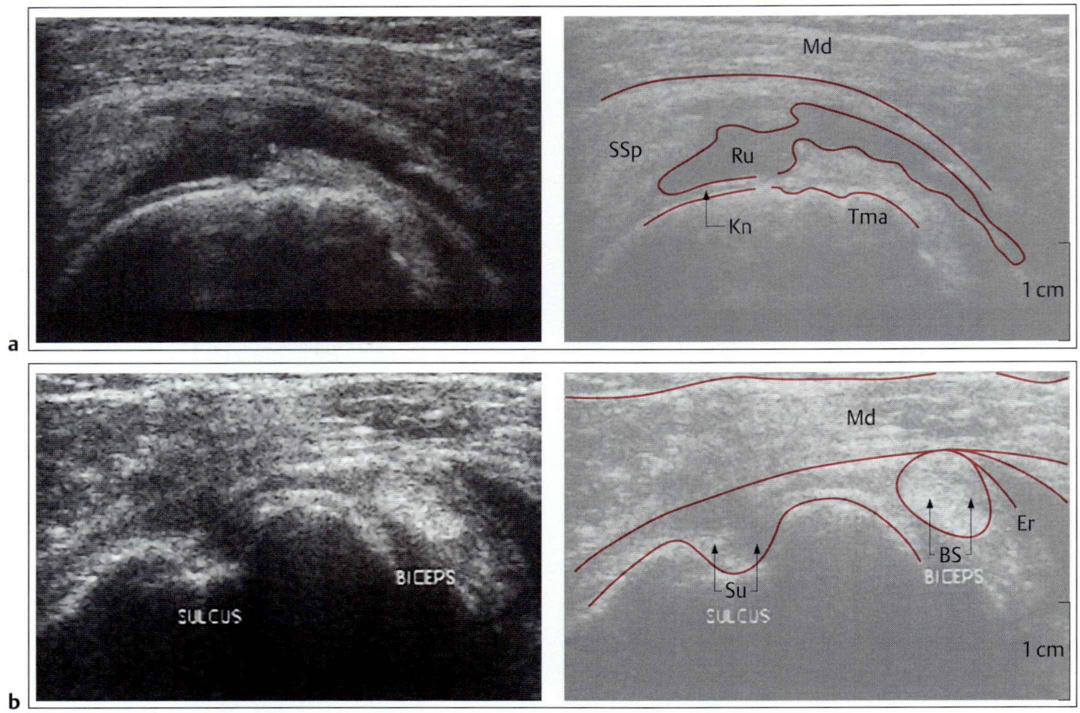

Abb. 6.**35 a, b** **Bizepssehnenluxation.** 66-jährige Patientin 7 Tage nach Sturz auf die rechte Schulter:
a Longitudinalschnitt der Supraspinatussehne (SSp). Transmurale Ruptur (Ru) mit Sehnenresten in einem echoarmen Erguss (Er). Tuberculum majus (Tma) als Ausdruck von degenerativen Veränderungen unregelmäßig begrenzt. Echoarme hyaline Knorpel (Kn) gut sichtbar, M. deltoideus (Md).
b Transversalschnitt über dem leeren Sulcus intertubercularis (Su). Nach medial luxierte Bizepssehne (Bs) in einem gemischt echoreichen und echoarmen Erguss (Er).

guss wiesen zusätzlich eine Rotatorenmanschettenläsion auf. Andere, nicht immer fassbare, konkomittierende Pathologien konnten nachgewiesen werden:

- Impingement-Syndrom,
- adhäsive Kapsulitis,
- Loose Bodies (freie Gelenkkörper),
- Labrumrisse.

Vor allem bei Patienten mit rheumatoider Arthritis werden gehäuft peritendinöse Ergüsse nachgewiesen (Coari et al. 1999). Neben peritendinösen Ergüssen werden auch primäre Bizepstendinosen (Abb. 6.**33 a**) und Sehnenscheidenveränderungen (Abb. 6.**33 b**) gefunden.

Falls die Ursache eines Bizepssehnenscheidenergusses anamnestisch, klinisch, konventionell radiologisch und sonographisch nicht geklärt werden kann, müssen weitere Untersuchungen, z. B. eine MRT der Schulter, veranlasst werden.

Zusätzliche pathologische Veränderungen können an der Bizepssehne nachgewiesen werden: z. B. bei einer **Ruptur** kann die Sehne streckenweise nicht mehr dargestellt werden (Abb. 6.**34**).

Man spricht von der Nonvisualisation (Nichtsichtbarkeit) der Bizepssehne. Middleton et al. (1985 a) haben auch den Begriff Empty-Bicipital-Groove (leerer Sulcus intertubercularis) geprägt.

Tendinitis der Bizepssehne: Die Sehne ist verdickt und wegen der ödematösen Aufquellung weniger echogen als normal.

Subluxation: Die Sehne ist nicht mehr im Sulcus intertubercularis darstellbar, sondern rutscht über die mediale Begrenzung des Sulcus intertubercularis, wobei jedoch der distale Anteil der Bizepssehne im Sulkus bleibt (Nové-Josserand et al. 1997).

Luxation (Abb. 6.**35**): Die Sehne liegt in ihrem ganzen Verlauf außerhalb des Sulkus.

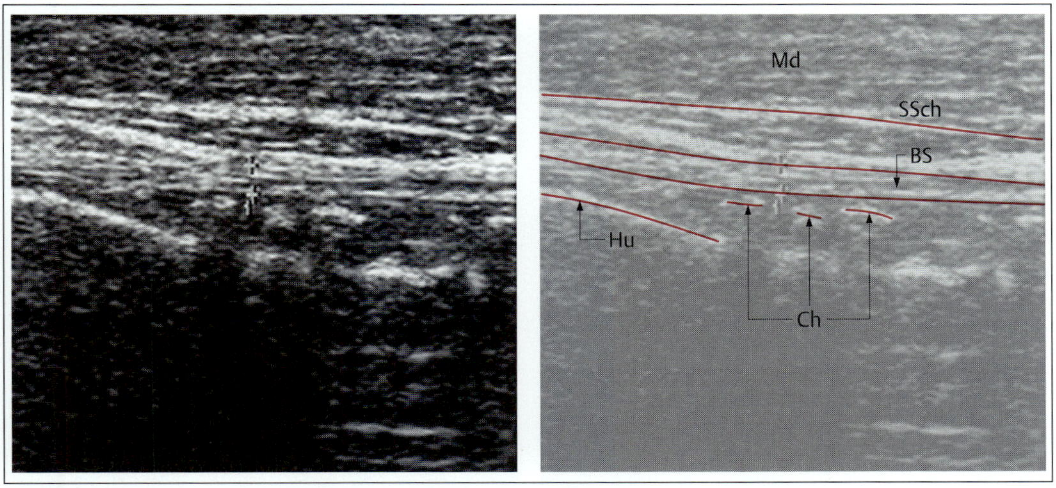

Abb. 6.36 **Chondromatose.** 52-jährige Patientin mit einer Raumforderung über dem Sulcus intertubercularis und diffusen Schulterschmerzen. Longitudinalschnitt der proximalen Bizepssehne (Bs): Erguss in der Sehnenscheide (SSch). In diesem Erguss bewegliche echoreiche Strukturen, die zu einer Unterbrechung der dahinter liegenden Kontur des Humerus (Hu) führen: Chondrome (Ch), M. deltoideus (Md).

Freie Gelenkkörper (loose bodies) (Abb. 6.**36**): Selten können freie Gelenkkörper in die Scheide der Bizepssehne rutschen und sich dort als echoreiche Strukturen darstellen lassen.

Sowohl bei der Subluxation, bei der Luxation und der Ruptur der Bizepssehne liegt meist zusätzlich ein Riss in der Rotatorenmanschette vor, entweder in der Supraspinatussehne oder auch isoliert in der Subskapularissehne (Abb. 6.**27**), welche die Bizepssehne im Sulkus verankert (Collier et al. 1990).

Die sonographische Untersuchung der Schulter weist besonders in der Diagnostik der Bizepssehne Vorteile gegenüber der MRT auf. So lässt sich die Bizepssehne in ihrem Verlauf mit etwas Übung leicht darstellen. Die Darstellung der Bizepssehne gelingt jedoch kaum auf einem einzelnen Schnitt in der MRT, sodass eine Läsion der Sehne nicht immer nachgewiesen werden kann.

Tendinitis calcarea

Die Sonographie ist zur gezielten Lokalisation und Behandlung von Verkalkungen bei der Tendinitis calcarea einfacher anzuwenden als die radiologische Untersuchung unter Bildverstärker (Bradley et al. 1995). Mit der **MRT** können Verkalkungen weniger gut dargestellt werden, sie ist aber besser geeignet, die entzündliche Umgebungsreaktion zu erfassen (Resnick 1995).

Degenerative Veränderungen in der Rotatorenmanschette, die mit Verkalkungen einhergehen, können zu einer vermehrten Echogenität führen. Es kann aber auch zu einer Schallauslöschung hinter dem Kalkherd kommen, der sog. **Schallschattenbildung** (Abb. 6.**37**).

Somit muss berücksichtigt werden, dass der in die Sehnen der Rotatorenmanschette eingelagerte Kalk sehr unterschiedliche Bilder hervorrufen kann. Wenn er (wie nasse Kreide) diffus in den Sehnen verteilt ist, kann es schwierig sein, Kalk von Artefakten oder degenerativen Veränderungen zu unterscheiden (Abb. 6.**38**).

Häufig finden wir jedoch scharf begrenzte, dichte Verkalkungen (Konkremente), die an einen Kieselstein erinnern können. Diese dichten Verkalkungen können die Schallwellen fast vollständig reflektieren, sodass darunter liegende Strukturen, wegen des Phänomens des Schallschattens, Unterbrechungen in ihrer Kontinuität aufweisen (Kathagen et al. 1990).

Unterbrechungen in der Kontur des Humeruskopfs können auf darüber liegende Kalkkonkremente hinweisen.

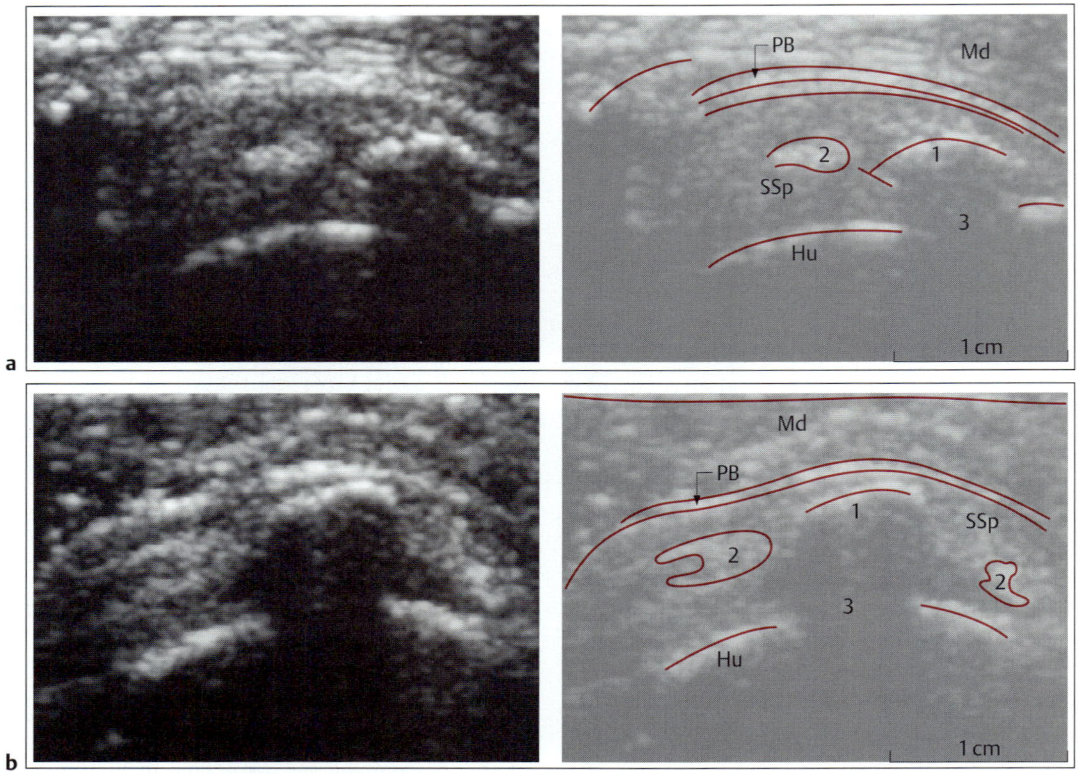

Abb. 6.**37 a, b** **Tendinitis calcarea mit Schallauslöschung.** 50-jährige Patientin mit seit 8 Monaten bestehenden Schulterschmerzen, insbesondere bei Abduktion ab 80°:

a Longitudinalschnitt der Supraspinatussehne (SSp) rechts.

b Transversalschnitt der Supraspinatussehne (SSp) rechts. Beide Schnitte zeigen sowohl dichte Verkalkung (1) mit totaler Reflexion der Schallwellen und Fehlen der dahinter liegenden Humeruskontur (3), sowie schollige Kalkmassen (2) mit partieller Schallreflexion. Humeruskopf (Hu), M. deltoideus (Md), peribursale Strukturen (PB).

! Ist der Kalkherd sehr klein oder wenig dicht, kommt es durch Ablenkung und Streuung der Schallwellen an den Konturen nicht zur Schallschattenbildung und der Ausschluss eines Artefakts wird um so wichtiger, um diese Pathologie als Tendinitis calcarea zu erkennen.

Der Kalk verhält sich in der dynamischen Betrachtung anders als Artefakte. Er bleibt unabhängig von der Beschallungsrichtung in Bezug auf Ort und Konfiguration stabil. Demgegenüber kann ein Artefakt durch Bewegung des Schallkopfs verändert oder ausgelöscht werden. Somit genügt zur Unterscheidung oft schon ein leichtes Kippen des Schallkopfs. Der Kalk liegt meistens ansatznah in der Supraspinatussehne; er kann aber an beliebiger Stelle vorkommen (Abb. 6.**33 b**).

Nicht selten sind auch mehrere Herde anzutreffen. Oft ist die genaue Kalklokalisation für therapeutische Zwecke nützlich, z.B. wenn ein Needling mit gezielter Injektion von Corticosteroiden und einem Lokalanästhetikum zur Auflösung des Kalkherds geplant ist (Bradely et al. 1995). Farin (1996) verglich die unterschiedliche Konsistenz der Verkalkungen beim Needling mit den vorangehenden sonographischen, radiologischen und CT-Befunden bei 20 Patienten mit einer Tendinitis calcarea. Er unterschied zwischen klar abgrenzbaren und schlecht abgrenzbaren Befunden und stellte fest, dass Sonographie und CT die Konsistenz der Verkalkung **zuverlässiger** als die konven-

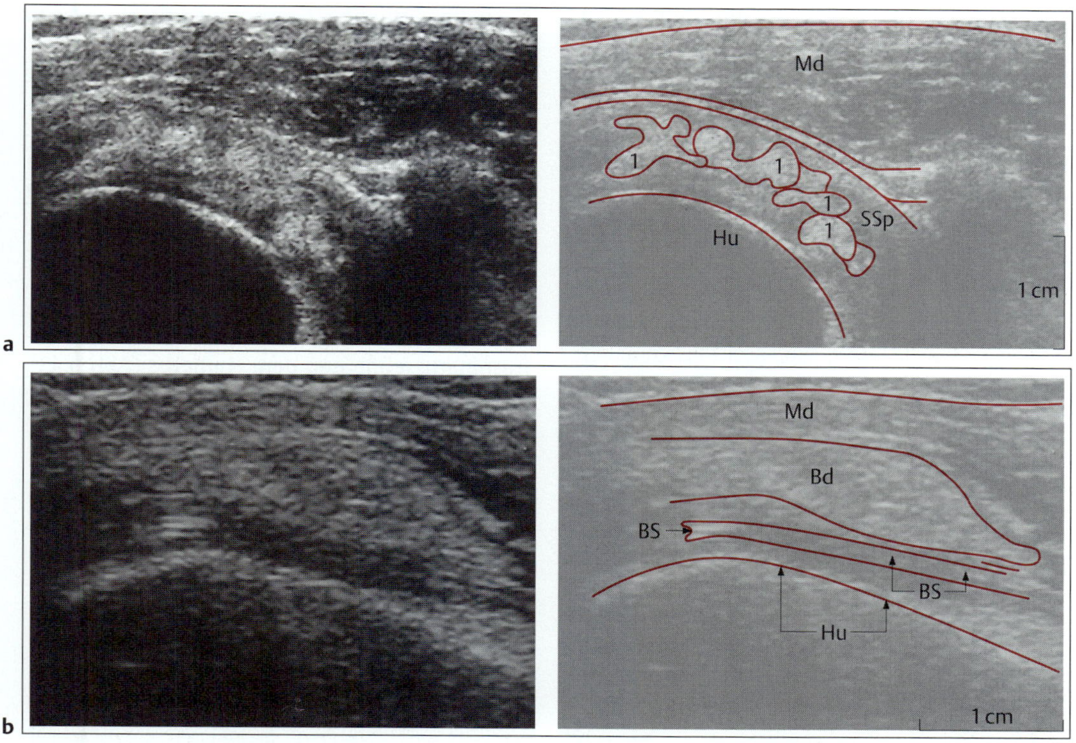

Abb. 6.**38 a, b** **Tendinitis calcarea:**
a Tendinitis calcarea mit Kalkmilch. 62-jähriger Patient mit schubweisen Schmerzen und Blockierungen in der rechten Schulter. Transversalschnitt der Supraspinatussehne (SSp): inhomogene, echoreiche, wolkige Areale (1) innerhalb der Sehne ohne totale Schallreflexion, sodass es zu keiner Konturunterbrechung des Humeruskopfs (Hu) kommt. M. deltoideus (Md).
b Tendinitis calcarea mit Entleerung in die Bursa subdeltoidea. 48-jährige Patientin mit bekannter Tendinitis calcarea der Rotatorenmanschette klagt über akute Schmerzexazerbation. Klinisch: derbe, druckdolente, kaum verschiebliche Raumforderung über dem Sulcus intertubercularis. Longitudinalschnitt der Bizepssehne (BS): Die mit homogenem, echoreichem Material („Kalkmilch") gefüllte Bursa subdeltoidea (Bd) reicht bis über die Bizepssehne. Dieses Material führt nicht zu einer vollständigen Reflexion der Schallwellen. Humerus (Hu), M. deltoideus (Md).

tionelle radiologische Untersuchung beurteilen lassen.

Mit Hilfe der Sonographie können anhand von Kriterien wie unscharfer Begrenzung und fehlendem Schallschatten der Verkalkung, was auf eine Verflüssigung hinweist, geeignete Patienten für ein Needling ausgewählt werden (Farin et al. 1996). Falls die operative Entfernung des Kalkherds geplant ist, hilft die präoperative Untersuchung dem Operateur erheblich bei der Durchführung des Eingriffs.

Vor allem wenn die Sehne intraoperativ nicht bucklig aufgetrieben und der Kalk somit nicht sichtbar ist, kann dessen Auffindung ohne vorherige sonographische Lokalisation sehr erschwert sein.

Bursitis subdeltoidea und Schultergelenkerguss

Die Bursa subdeltoidea liegt konzentrisch zwischen dem M. deltoideus und den Sehnen der Rotatorenmanschette (Abb. 6.**4**). Sie ist normalerweise dünn. Die oberen und unteren Begrenzungen, ausgekleidet durch echoarme Synovialis, können oftmals als 2 feine echoreiche parallele Linien erkannt werden (Abb. 6.**14**).

Eine Bursa kann entweder nur mit Ergussflüssigkeit gefüllt sein (Abb. 6.**39**), oder aber wegen einer Entzündung ihrer synovialen Auskleidung verdickt sein.

Bei der synovitischen Verdickung können meist sowohl hypertrophe Synovialzotten als auch begleitend Ergussflüssigkeit gefunden werden (Ruhoy et al. 1996). In diesem Fall sind die synovitischen Zotten innerhalb der Flüssigkeit gut abgrenzbar.

! Um die Ursache einer Flüssigkeitsansammlung im Schultergelenk zu eruieren, muss besonders bei Verdacht auf einen Infekt eine Punktion durchgeführt werden. Sonographisch lässt sich die optimale Punktionsstelle lokalisieren.

Nach wiederholten Cortisoninjektionen wegen einer Bursitis subdeltoidea kommt es gelegentlich zu multiplen hellen Reflexen innerhalb der Flüssigkeit (Abb. 6.**40**). Die Ursache dieses Phänomens wurde bisher nicht geklärt.

Beim Nachweis von Flüssigkeit im Bereich der Schulter muss der Untersucher zwischen einer Bursitis subdeltoidea, einem Gelenkserguss und einer Blutung (Abb. 6.**41**) unterscheiden.

Sonographisch finden sich intraartikuläre Flüssigkeitsansammlungen meist zwischen der Infraspinatussehne und dem Humerus (Abb. 6.**42**), oder in der Bizepssehnenscheide, wenn eine Verbindung mit dem Schultergelenk besteht.

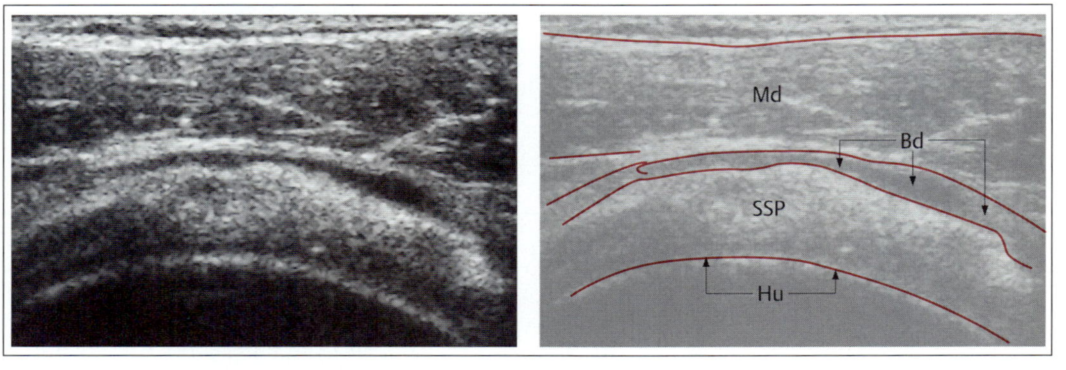

Abb. 6.**39** **Bursitis subdeltoidea.** 37-jähriger Patient mit schmerzhafter Abduktion ab 90° nach repetitiver, mechanischer Belastung. Transversalschnitt der Supraspinatussehne (SSP): echoarme Flüssigkeit in der Bursa subdeltoidea (Bd) bei einer Bursitis subdeltoidea. M. deltoideus (Md), Humerus (Hu).

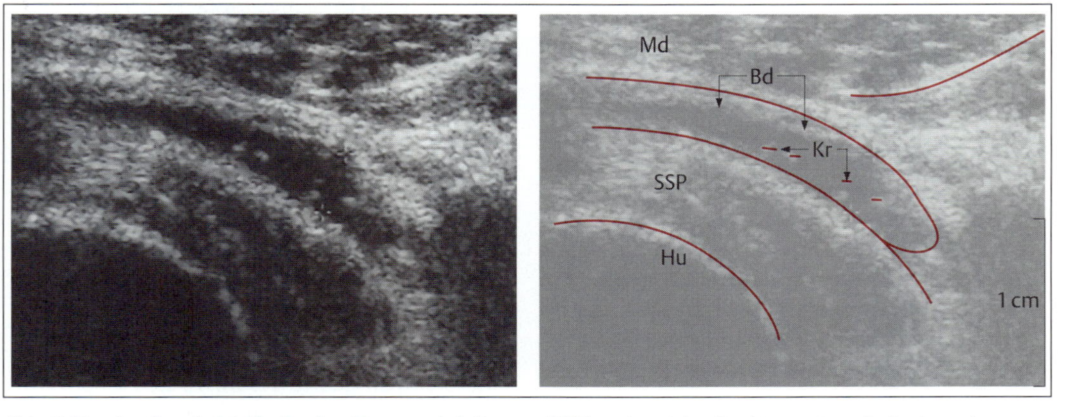

Abb. 6.**40** **Cortisonkristalle in der Bursa subdeltoidea.** 66-jährige Patientin nach wiederholten subakromialen Cortisoninjektionen wegen einer Bursitis subdeltoidea. Longitudinalschnitt der Supraspinatussehne (SSP): echoreiche Strukturen innerhalb der echoarmen Flüssigkeit in der Bursa subdeltoidea (Bd). Diese dürften Cortisonkristallen (Kr) entsprechen. M. deltoideus (Md), Humerus (Hu).

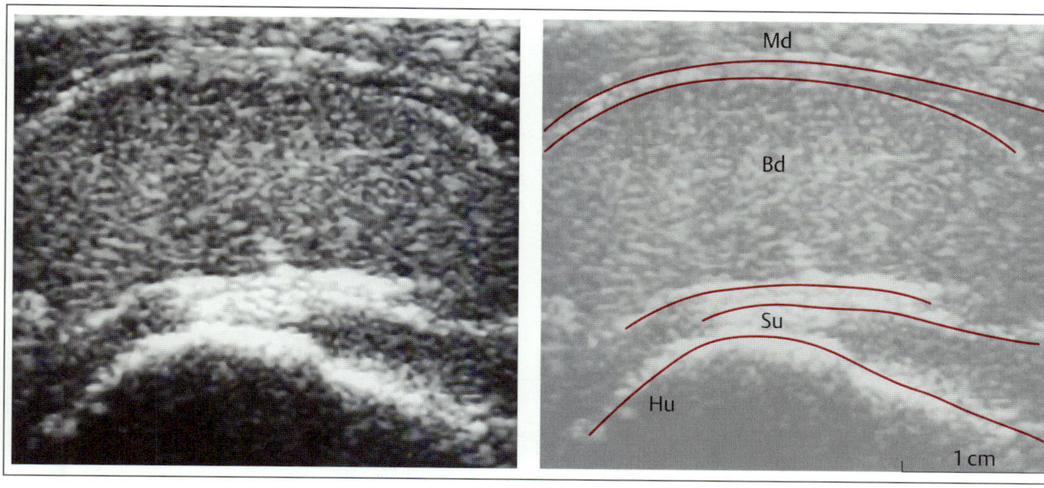

Abb. 6.41 **Blutung in die Bursa subdeltoidea.** 65-jährige Patientin 2 Wochen nach hinterer Schulterluxation. Longitudinalschnitt über dem Sulcus intertubercularis (Su). Mit echoreichem, homogenem Inhalt prall gefüllte Bursa subdeltoidea (Bd): koaguliertes Blut. Humerus (Hu), M. deltoideus (Md).

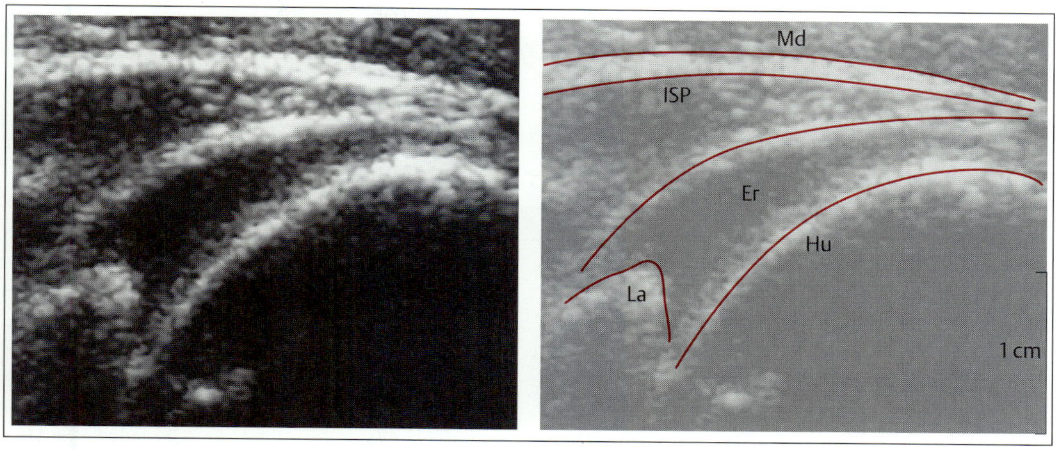

Abb. 6.42 **Eitrige Arthritis.** 27-jährige Patientin mit Endokarditis klagt über Schulterschmerzen rechts. Transversalschnitt der Infraspinatussehne (ISP). vorwiegend echoarmer Erguss (Er) zwischen dem Humeruskopf (Hu), dem Labrum glenoidale (La) und der Infraspinatussehne. Punktion: 11 ml trübe gelbe Flüssigkeit. Bakteriologie: Staphylococcus aureus (wahrscheinlich nach hämatogener Streuung bei Endokarditis).

Postoperative Untersuchung

Bei der Evaluation des postoperativen Verlaufs von Patienten nach einer Akromionplastik spielt die Sonographie eine zunehmend wichtige Rolle.

Häufig muss bei neuen oder persistierenden postoperativen Beschwerden zwischen folgenden Diagnosen unterschieden werden, was klinisch nicht immer gelingt:

- Impingement-Symptomatik,
- Tendinitis,
- Reruptur.

! Da Rerupturen oft ausgeprägt sind, werden sie leicht festgestellt, da die Sehne vollständig fehlt. Die Darstellung von kleinen Rerupturen gelingt nur, wenn eine unmittelbar postoperativ ange-

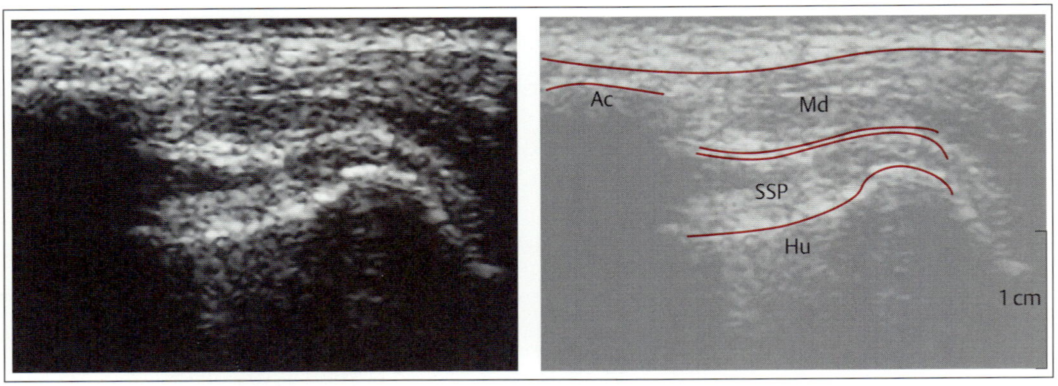

Abb. 6.**43** **Status nach Supraspinatussehnennaht.** 62-jähriger Patient 3 Jahre nach Supraspinatussehnenrekonstruktion wegen einer Ruptur. Longitudinalschnitt über der intakten rekonstruierten Supraspinatussehne (SSP): humeruskopfnah (Hu) echoreiche und an der Grenze zum M. deltoideus (Md) echoarme Sehnenanteile. Akromion (Ac).

fertigte Ultraschalluntersuchung als Ausgangsbefund vorliegt.

Besonders wertvoll ist die Sonographie nach operativer Sanierung der transmuralen Ruptur. Nach der Akromionplastik (Teilresektion der kaudalen Akromionfläche) und bei der implantierten Endoprothese ist die Orientierung an der Schulter jedoch erschwert, sodass die Evaluation der postoperativen Resultate besondere Erfahrung braucht. Der Untersucher sollte mit den Besonderheiten des operativen Eingriffs vertraut sein, da er sich kaum mehr an den nun veränderten Landmarken orientieren kann.

Wichtige Leitstrukturen wie die Bursa subdeltoidea und die peribursalen Strukturen fehlen. Metallische Implantate zeigen typische Wiederholungsechos (Abb. 9.**13**, S. 151).

Berücksichtigt werden muss auch, dass man sich über narbig verändertem Gewebe befindet. Die Untersuchung sollte dynamisch durchgeführt werden, da bei der sorgfältigen Rotation vorhandene mitbewegende Fasern am Humeruskopf leichter als Sehnenfasern der Sehnennaht identifiziert werden können.

Sehnen mit einer Bandnaht nach Rotatorenmanschettenruptur haben eine erhöhte, heterogene Echogenität, was von Mack et al. (1988 b) gezeigt wurde. Diese Autoren wiesen auch darauf hin, dass der Durchmesser der Sehne dann oft ungleichmäßig ist und die Sehnen sehr dünn sein können (Abb. 6.**43**).

Partialrupturen der rekonstruierten Sehne sind daher schwierig zu erkennen.

! Nur totale Rerupturen sind sonographisch mit großer Sicherheit zu identifizieren.

In einer Studie von Mack et al. (1988 b) konnten alle Rerupturen, die intraoperativ gefunden wurden, sonographisch bestätigt werden und 10 von 11 intakten Sehnen nach Rekonstruktion konnten als solche erkannt werden.

Bei der Akromionplastik werden der anteriore und inferiore Anteil des Akromions reseziert, um Raum zu schaffen für die Supraspinatussehne. Die wegen der Operation nun unregelmäßige Begrenzung des Akromions lässt sich auch sonographisch darstellen. Postoperativ wird der Humeruskopf etwas hochgestellt sein, sodass es zu Verwechslungen mit einer ausgedehnten Supraspinatusläsion kommen kann.

Oftmals ist es schwierig, kleine Rerupturen von Zuständen zu unterscheiden, bei denen nur wenig Sehnenmaterial für die Rekonstruktion übriggeblieben ist. Eine sichere Unterscheidung ist nur gewährleistet, wenn eine unmittelbar postoperativ angefertigte Ausgangsuntersuchung zur Verfügung steht.

Bei der Plastik der Supraspinatussehne wird die Sehne durch ein Bohrloch im Humeruskopf gelegt, welches senkrecht zur Achse der Sehne liegt. Dieses Loch lässt sich als knöcherner Defekt darstellen, wenn die Supraspinatussehne in ihrem

Längsverlauf geschallt wird. Die Sehnennähte und notwendige Metallimplantate lassen sich ebenfalls darstellen. Bei einem postoperativ aufgetretenen Infekt kann eine Eiter- oder Flüssigkeitsansammlung vor der Punktion lokalisiert werden.

Impingement

Impingement bezeichnet die Schmerzsymptomatik bei der Flexion und Abduktion des Schultergelenks mit Einklemmung der Rotatorenmanschette zwischen Humeruskopf und Akromion, wobei vorwiegend die Sehne des M. supraspinatus betroffen ist (Neer 1972). Aus dieser Definition ergibt sich, dass die Beurteilung eines Impingements eine **klinische** Diagnostik erfordert und nicht sonographisch erfolgen kann.

Verschiedene Veränderungen am Schultergelenk können zu einem Impingement führen:

- akromiale Osteophyten,
- Vernarbung nach rezidivierenden Entzündungen der Bursa subdeltoidea,
- Bursitiden (Abb. 6.**44**),
- Arthrosen des Akromioklavikulargelenks (Abb. 6.**45**),
- morphologische Varianten des Akromions,
- superiore Instabilitäten.

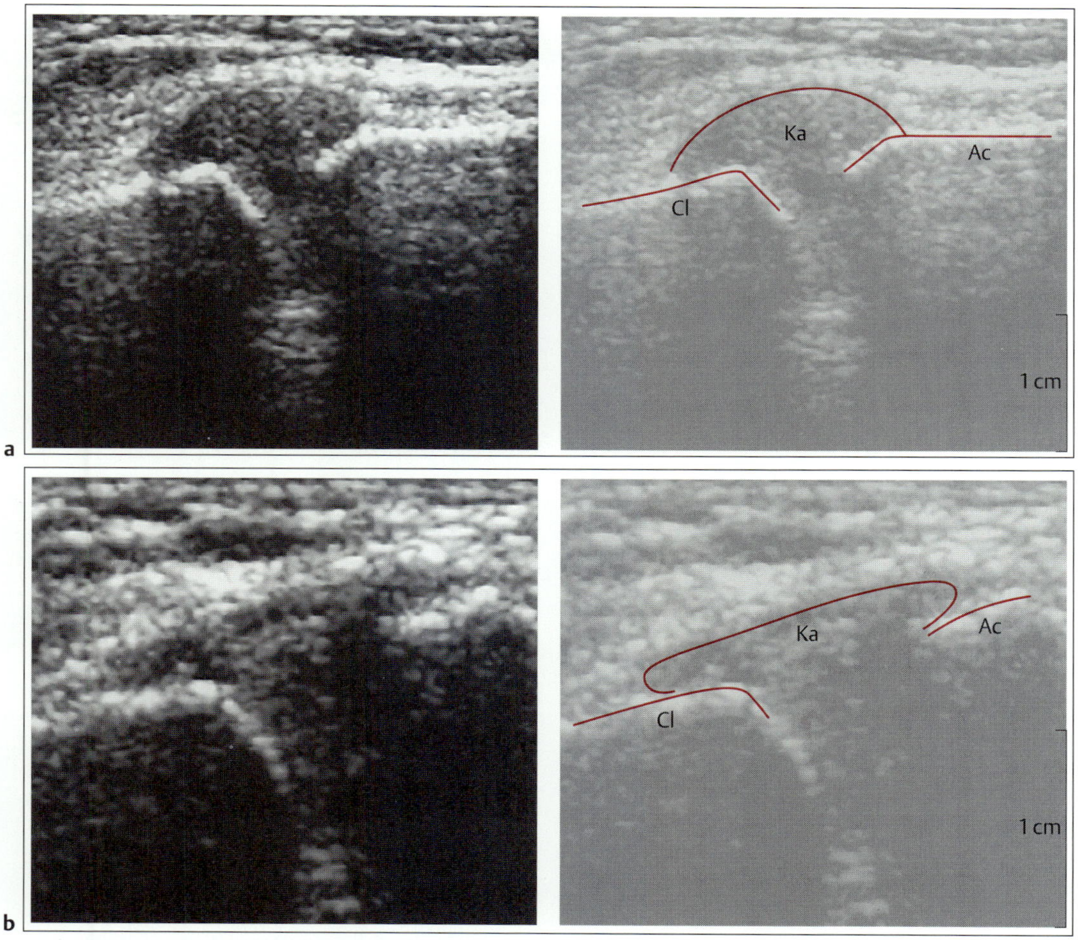

Abb. 6.**44 a, b** **Erguss im Akromioklavikulargelenk.** 38-jähriger Patient mit akuten rezidivierenden Schmerzen der Schulter. Longitudinalschnitt über dem Akromioklavikulargelenk:

a Abgehobene pralle Kapsel mit Erguss (Er) bei einer Akromioklavikulargelenkarthritis.

b Nach Punktion von wenig seröser Flüssigkeit Abflachung der Kapsel (Ka). Akromion (AC), Klavikula (Cl).

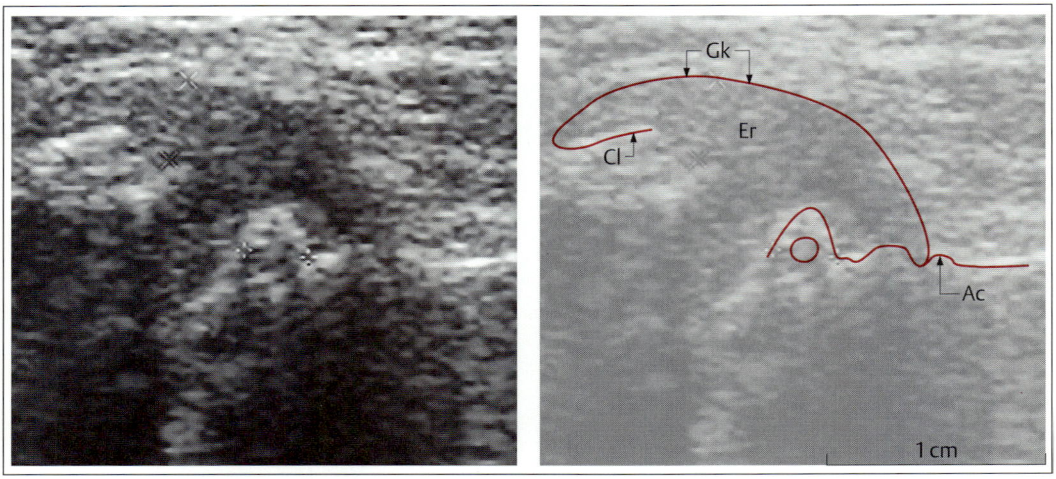

Abb. 6.**45** **Akromioklavikulargelenkarthrose mit Osteophyt.** 72-jährige Patientin mit Schulterschmerzen bei degenerativen Veränderungen der Rotatorenmanschette. Im Longitudinalschnitt über dem Akromioklavikulargelenk zusätzlich eine aktivierte Arthrose mit Erguss (Er) mit abgehobener Gelenkkapsel (Gk). Osteophyt (O) am Rand des Akromions (Ac), Klavikula (Cl).

Beobachtet werden verschiedene Stadien von pathologischen Veränderungen an der Rotatorenmanschette:

- Ödem,
- Hämorrhagie,
- Fibrose,
- Tendinitis,
- Flüssigkeitsansammlung in der Bursa,
- Ruptur,
- subakromiale Osteophyten.

Einige dieser möglichen Folgeerscheinungen lassen sich sonographisch darstellen, wobei wir die kausale Verknüpfung eines solchen Befunds mit der vorliegenden Symptomatik mit Vorsicht interpretieren müssen.

Instabilität

Um eine Instabilität des Schultergelenks nachzuweisen, wurden Methoden entwickelt, die sonographisch die Distanz zwischen dem Humeruskopf und dem Glenoid zu quantifizieren. So werden die **Translationsbewegungen** zwischen Humeruskopf und Glenoid ausgemessen (Kellner u. Reimers 1996). Die Aussagen, welche mit dieser Methode gewonnen werden, sind jedoch nur beschränkt verwertbar wegen großer interindividueller Variationen. So wurden z.B. vermehrte Translationsbewegungen auch auf der dominanten Seite bei Gesunden gefunden (Jerosch et al. 1991). Eine Schwierigkeit liegt in der exakten Sondeneinstellung während des Provokationstests. Unseres Erachtens ist die klinische Untersuchung für die Instabilitätsdiagnostik der sonographischen Ausmessung vorzuziehen, da keine allgemein anerkannte Richtwerte für die sonographisch gemessenen Daten vorliegen.

Frakturen und knöcherne Veränderungen

! Frakturen ergeben in der Humeruskopfkontur eine deutliche Unterbrechung mit Stufenbildung (Abb. 6.**46**).

Beim nichtdislozierten Fragment gelingt der Nachweis unter Umständen sicherer als mittels konventionellem Röntgenbild, auf dem die Frakturlinie projektionsbedingt **nicht** immer sichtbar ist (Abb. 6.**47**) (Mack et al. 1995).

Als indirekter Hinweis auf eine Schulterfraktur kann die Supraspinatussehne verdickt sein, bedingt durch ein Ödem oder eine Blutung.

Nach traumatischen Läsionen lassen sich sonographisch oft Koagula darstellen:

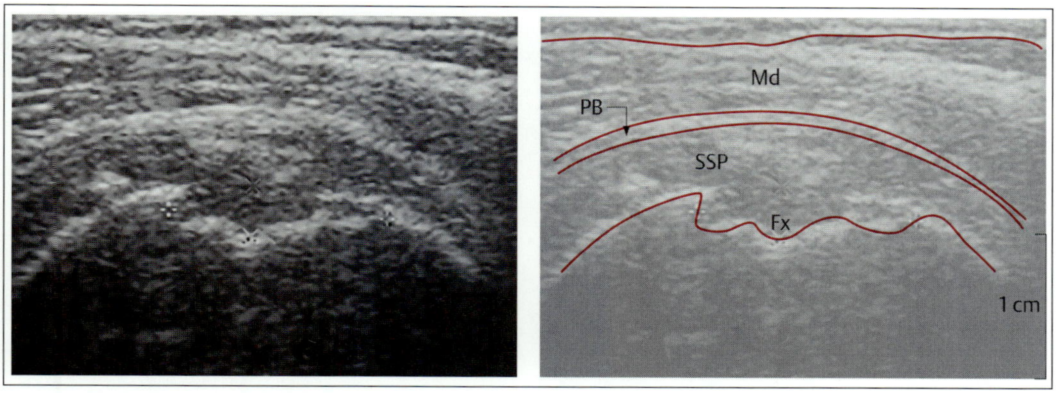

Abb 6.**46** **Humeruskopffraktur.** 45-jähriger Patient nach Sturz von der Leiter vor 7 Monaten mit therapieresistenten Abduktionsschmerzen an der linken Schulter. Transversalschnitt der Supraspinatussehne (SSP) links: 16 mm breite Impressionsfraktur (Fx) am Humeruskopf (Hu). M. deltoideus (Md), peribursale Strukturen (PB).

- in der Bursa (Abb. 6.**41**),
- im Gelenk,
- in der Bizepssehnenscheide (Abb. 6.**50 a**).

Ein fetthaltiger Erguss bei Schultergelenkpunktion kann ebenfalls auf das Vorliegen einer Fraktur hinweisen. Sonographisch kann der Erguss stark echogen sein und bei Bewegung des Gelenks eine charakteristische wirbelartige Erscheinung aufweisen. So zeigten Patten et al. (1992), dass Humerusfrakturen sonographisch nachgewiesen werden können. Bei 42% der Patienten waren sonographisch nachgewiesene Frakturen initial auf konventionellen Röntgenaufnahmen **nicht** festgestellt worden.

In einigen Fällen konnten jedoch degenerative Veränderungen oder das Vorliegen einer Tendinitis calcarea ähnliche Bilder ergeben, sodass eine weitere radiologische Abklärung bei positivem Sonogramm indiziert ist. In einer prospektiven Studie mit 61 Patienten wurden von Cicak et al. (1998) für die Diagnose einer Hill-Sachs-Läsion eine Sensitivität von 96%, Spezifität von 100% und Treffsicherheit von 97% gefunden, wobei der intraoperative Befund als Goldstandard galt.

! Ein indirekter Hinweis für eine Pseudarthrose nach einer subkapitalen Humerus- oder Humerusschaftfraktur (Abb. 6.**48**) besteht darin, dass bei Rotation des Arms der Humeruskopf nicht direkt den Bewegungen folgt.

Bei der sonographischen Untersuchung lassen sich oft Veränderungen am Knorpel und an der Knochenoberfläche nachweisen. So können Knorpel- und Knochenerosionen sowie Zystenbildungen besonders an den Ansätzen der Supraspinatus- und Subskapularissehne gefunden werden. Sie geben Hinweise auf Sehnendegenerationen, da Knorpel, Knochen und Sehnenveränderungen oft zusammen auftreten.

Knochen- und Knorpelveränderungen stellen sich als Stufenbildungen und Eindellungen dar. Es muss jedoch sichergestellt sein, dass eine Unterbrechung der Knochenoberfläche nicht nur durch tangentiale Beschallung des Knochens zu Stande kommt und somit nur einem Artefakt gleichkommt.

! Gerade am Tuberculum majus ist die Kortikalis bei degenerativen Veränderungen unregelmäßig und kann zu Artefakten mit Stufenbildung führen, welche nicht mit einer Fraktur verwechselt werden sollten.

Diese Verwechslung lässt sich meist vermeiden, indem vermutete Läsionen in verschiedenen Ebenen dargestellt und nur als positiv abgegeben werden, wenn sie sich in mindestens 2 senkrecht zueinander stehenden Ebenen darstellen lassen. Bei der rheumatoiden Arthritis sowie nach bakteriellen Arthritiden (Abb. 6.**49**) finden wir auch Usuren und andere Veränderungen der Knochenoberfläche.

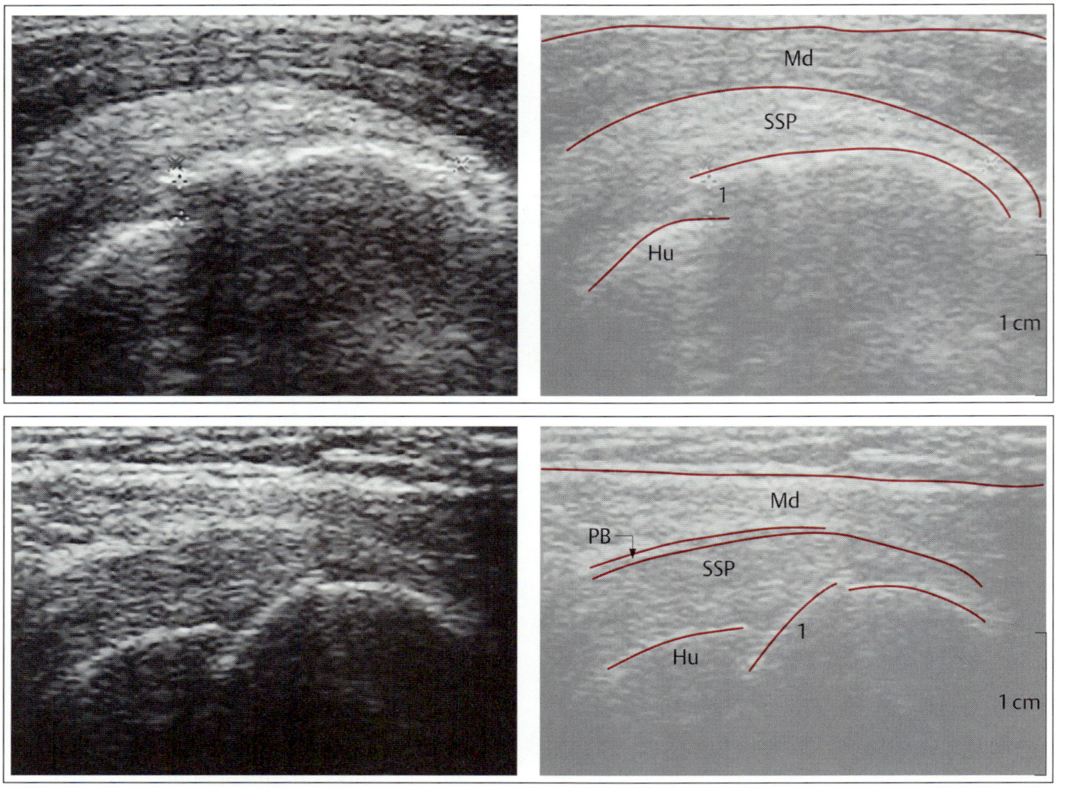

Abb. 6.**47 a, b Tuberculum majus/schaliger Ausriss:**
a Tuberculum majus: schaliger Ausriss. 33-jähriger Patient 18 Tage nach direkter Schulterkontusion links beim Skilaufen. Im Röntgenbild initial keine Hinweise für eine ossäre Läsion. Longitudinalschnitt der Supraspinatussehne (SSP): ossärer Ausriss (1) aus dem Tuberculum majus mit leichter Dislokation nach kranial. Die Stufenbildung beträgt 3 mm.
b Schaliger Ausriss am Tuberculum majus mit Kippung. 49-jähriger Patient mit schmerzhaft eingeschränkter Abduktion nach Sturz auf die linke Schulter vor 2 Monaten. Initial sonographisch lediglich leicht verdickte Supraspinatussehne. Kontrolluntersuchung nach 2 Monaten: Longitudinalschnitt der Supraspinatussehne (SSP) links: klar erkennbarer schaliger Ausriss eines ossären Fragments (1) aus dem Tuberculum majus mit Kippung. Keine Ruptur der Sehne. Humeruskopf (Hu), M. deltoideus (Md), peribursale Strukturen (PB).

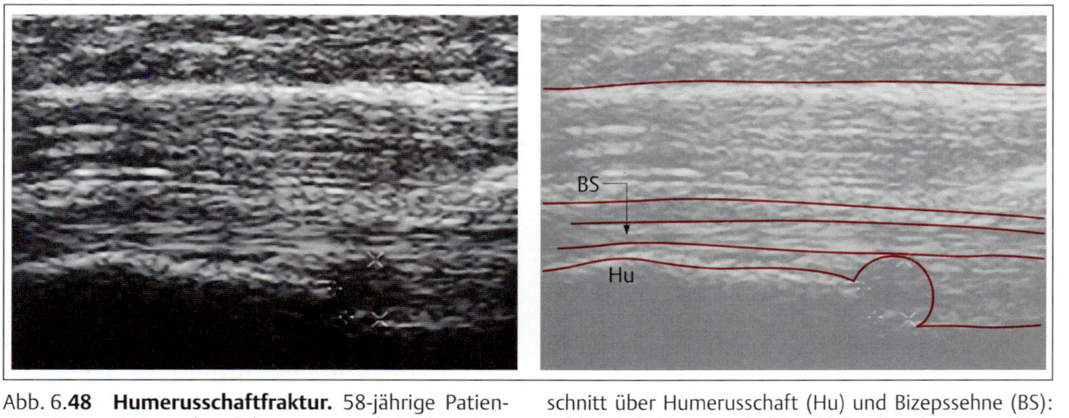

Abb. 6.**48 Humerusschaftfraktur.** 58-jährige Patientin mit persistierenden Schmerzen nach Stolpersturz auf die linke Schulter vor 6 Wochen. Longitudinalschnitt über Humerusschaft (Hu) und Bizepssehne (BS): subkapitale Humerusfraktur (XX) mit echoarmem Kallus (zwischen den XX-Markierungen, Distanz 4,2 mm).

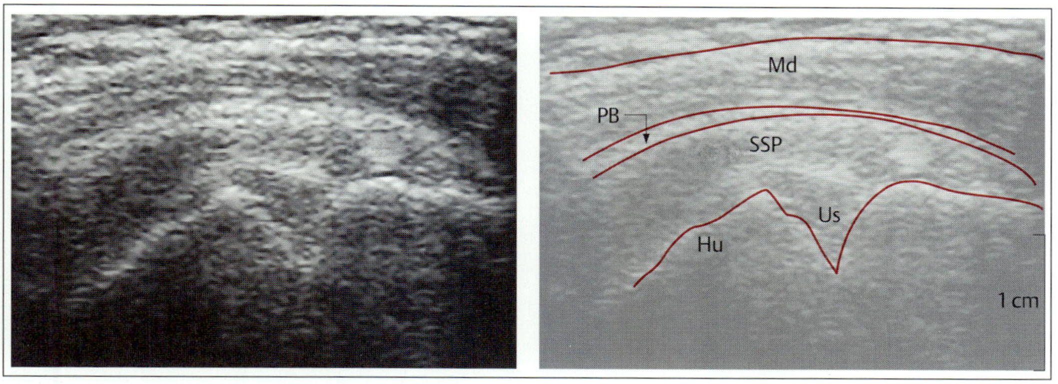

Abb. 6.**49** **Usur nach iatrogener Arthritis.** 69-jährige Patientin 13 Jahre nach iatrogener Arthritis der rechten Schulter nach Steroidinjektion. Longitudinalschnitt der Supraspinatussehne (SSP) rechts: Usur (Us) am Humeruskopf (Hu). M. deltoideus (Md), peribursale Strukturen (PB).

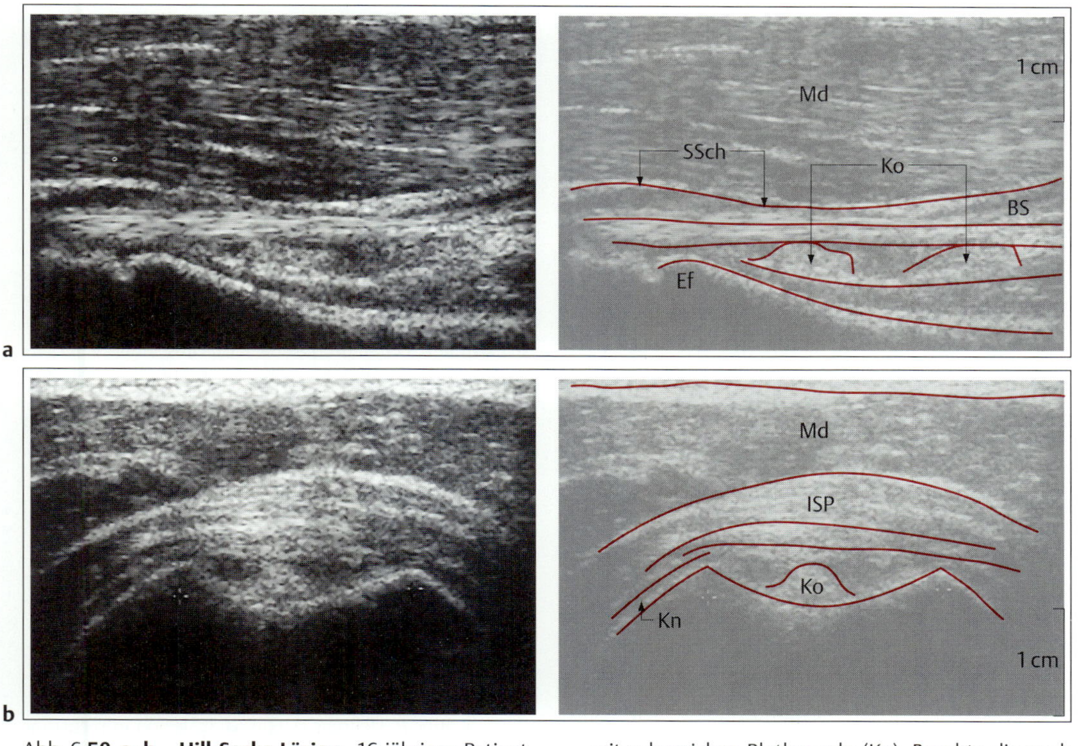

Abb. 6.**50 a–b** **Hill-Sachs-Läsion.** 16-jähriger Patient mit leichten Schmerzen in der linken Schulter nach vorderer unterer Schulterluxation links, recht gute Beweglichkeit:

a Longitudinalschnitt der langen Bizepssehne (BS). Ausgedehnter Erguss in der Sehnenscheide (SSch) mit echoreichen Blutkoageln (Ko). Beachte die noch offene Epiphysenfuge (Ef). M. deltoideus (Md).

b Transversalschnitt der intakten Infraspinatussehne (ISP). Flache Hill-Sachs-Läsion an typischer Stelle mit einer Breite von 2,3 cm. Auch hier echoreiche Blutkoagula (Ko). Hyaliner Knorpel (Kn).

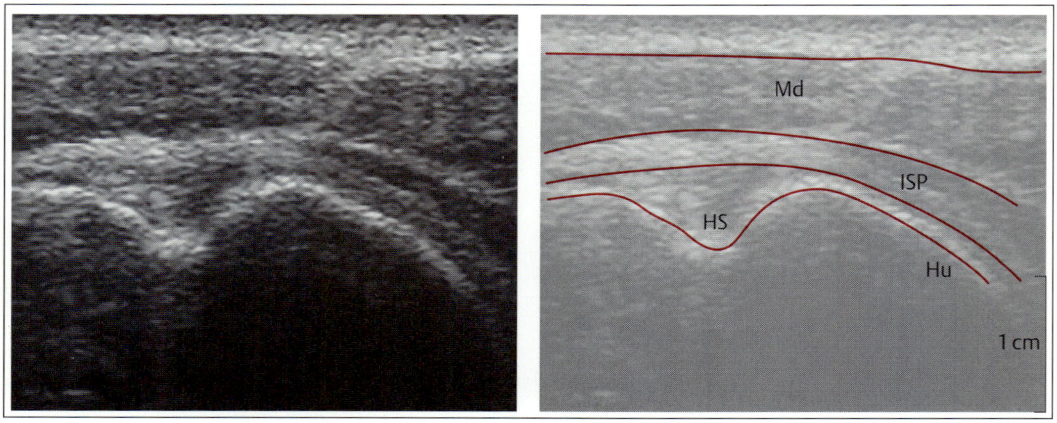

c

Abb. 6.**50 a–c** **Hill-Sachs-Läsion.** 19-jähriger Patient mit 1. Schulterluxation nach einem Sturz beim Fußballspiel, leichte Schmerzen bei Innen- und Außenrotation. Transversalschnitt der intakten Infraspinatussehne (ISP): typische Hill-Sachs-Läsion (HS). Humerus (Hu), M. deltoideus (Md).

Hill-Sachs-Läsionen lassen sich nach Schulterluxationen oft als Eindellung an typischer Lokalisation nachweisen (Abb. 6.**50**), auch wenn die Eindellung nur schwach ausgeprägt ist.

Die sonographische Untersuchung lässt sich gerade auch hier schonend durchführen, da die Läsion gesucht werden kann, indem lediglich mit der Sonde über die vermuteten Lokalisationen gefahren wird, ohne dass der Arm rotiert werden muss (Cicak et al. 1998).

Einschränkungen der Ultraschalluntersuchung der Schulter

Rupturen der Rotatorenmanschette im Bereich unmittelbar unterhalb des Akromions sind zwar selten, können aber sonographisch nicht immer dargestellt werden, was zu **falsch negativen** Befunden führen kann.

Gerade in Sehnen führen Kalkablagerungen nicht immer zu einer Schallschattenbildung. In diesen Fällen können echoreiche Strukturalterationen, die durch Verkalkungen verursacht werden, nicht von anderen degenerativen Veränderungen unterschieden werden.

Traumatische Veränderungen des Schultergelenks im Sinne von Frakturen und Luxationen können die anatomischen Verhältnisse so verändern, dass die sonographische Untersuchung und Beurteilung nicht mehr möglich ist.

Die sonographische Untersuchung der Schulter ist kaum zur Darstellung von Veränderungen am Limbus geeignet. Zu diesem Thema bestehen nur vereinzelte Fallberichte, jedoch keine zuverlässigen Studien.

Unseres Erachtens ist die **Schulterinstabilität** besser der klinischen Untersuchung als der Ultraschalldiagnostik zugänglich.

Literatur

Alasaarela E, Leppilahti J, Hakala M. Ultrasound and operative evaluation of arthritic shoulder joints. Ann Rheum Dis. 1998; 57: 357–60.

Bradley M, Bhamra MS, Robson MJ. Ultrasound guided aspiration of symptomatic supraspinatus calcific deposits. Br J Radiol. 1995; 68: 716–19.

Brandt TD, Cardone BW, Grant TH, Post M, Weiss CA. Rotator cuff sonography: a reassessment. Radiology. 1989; 173: 323–7.

Bretzke C, Crass JR, Craig EV, Feinberg SB. Ultrasonography of the rotator cuff. Normal and pathologic anatomy. Invest Radiol. 1985; 20: 311–15.

Burkhead WZ jr. The biceps tendon. In: Rockwood CA jr, FA Matsen III, eds. The shoulder. Philadelphia: Saunders; 1990. p. 791.

Cicak N, Bilic R, Delimar D. Hill-Sachs lesion in recurrent shoulder dislocation: sonographic detection. J Ultrasound Med. 1998; 17: 557–60.

Coari G, Paoletti F, Iagnocco A. Shoulder involvement in rheumatic disease. Sonographic findings. J Rheumatol. 1999; 26: 668–73.

Cofield RH. Tears of the rotator cuff. Instr Course Lect. 1981; 30: 258–73.

Collier SG, Wynn-Jones CH. Displacement of the biceps with subscapularis avulsion. J Bone Joint Surg [Br]. 1990; 72: 145.

Crass JR, Craig EV, Thompson RC, Feinberg SB. Ultrasonography of the rotator cuff: surgical correlation. J Clin Ultrasound. 1984; 12: 487–92.

Crass JR, Craig EV, Feinberg SB. The hyperextended internal rotation view in rotator cuff ultrasonography. J Clin Ultrasound. 1987; 15: 416–20.

Crass JR, Craig EV, Feinberg SB. Clinical significance of sonographic findings in the abnormal but intact rotator cuff: a preliminary report. J Clin Ultrasound. 1988 a; 16: 625–34.

Crass JR, Craig EV, Feinberg SB. Ultrasonography of rotator cuff tears: a review of 500 diagnostic studies. J Clin Ultrasound. 1988 b; 16: 313–27.

Farin PU. Consistency of rotator-cuff calcifications. Observations on plain radiography, sonography, computed tomography, and needle treatment. Invest Radiol. 1996; 31: 300–4.

Farin PU, Rasanen H, Jaroma H, Harju A. Rotator cuff calcifications: treatment with ultrasound-guided percutaneous needle aspiration and lavage. Skeletal Radiol. 1996; 25: 551–4.

Hedtmann A, Weber A, Schleberger R, Fett H. Ultraschalluntersuchungen des Schultergelenks. Orthop Prax. 1986; 9: 647–61.

Hedtmann A, Fett J. Atlas und Lehrbuch der Schultersonographie. Bücherei des Orthopäden 52. 2. Aufl. Stuttgart: Enke; 1991.

Hodler J, Fretz CJ, Terrier F, Gerber C. Rotator cuff tears: correlation of sonographic and surgical findings. Radiology. 1988; 169: 791–4.

Hollister MS, Mack LA, Patten RM, Winter TC 3rd, Matsen FA 3rd, Veith RR. Association of sonographically detected subacromial/subdeltoid bursal effusion and intraarticular fluid with rotator cuff tear. AJR. 1995; 165: 605–8.

van Holsbeeck MT, Kolowich PA, Eyler WR, Craig JG, Shirazi KK, Habra GK et al. US depiction of partial-thickness tear of the rotator cuff. Radiology. 1995; 197: 443–6.

Jerosch J, Goertzen M, Marquardt M. Über die Möglichkeiten der diagnostischen Sonographie bei der Beurteilung von Instabilitäten des Schultergelenkes. Unfallchirurg. 1991; 94: 88–94.

Kathagen BD, Löhr J, Ludwig FJ, Dieudonné M. Ultrasonography of the shoulder. Stuttgart: Thieme; 1990: 60–89.

Kellner H, Reimers CS, eds. Sonographie der Bewegungsorgane. Nach den Richtlinien der DEGUM und KBV. München: Urban & Schwarzenberg; 1996.

Mack LA, Matsen FA 3rd, Kilcoyne RF, Davies PK, Sickler ME. US evaluation of the rotator cuff. Radiology. 1985; 157: 205–9.

Mack LA, Nyberg DA, Matsen FA 3rd. Sonographic evaluation of the rotator cuff. Radiol Clin North Am. 1988 a; 26: 161–77.

Mack LA, Nyberg DA, Matsen FA 3rd, Kilcoyne RF, Harvey D. Sonography of the postoperative shoulder. AJR. 1988 b; 150: 1089–93.

Mack LA, Matsen FA 3rd. Rotator Cuff. In: Fornage BD, ed. Musculoskeletal Ultrasound. Clin Diagn Ultrasound. New York: Livingstone; 1995: 113–33.

Middleton WD. Status of rotator cuff sonography. Radiology. 1989; 173: 307–9.

Middleton WD. Ultrasonography of the shoulder. Radiol Clin North Am. 1992; 30: 927–40.

Middleton WD, Edelstein G, Reinus WR, Melson GL, Totty WG, Murphy WA. Sonographic detection of rotator cuff tears. AJR. 1985 a; 144: 349–53.

Middleton WD, Reinus WR, Melson GL Totty WG, Murphy WA. US of the biceps tendon apparatus. Radiology. 1985 b; 157: 211–15.

Middleton WD, Reinus WR, Melson GL Totty WF, Murphy WA. Pitfalls of rotator cuff sonography. AJR. 1986 a; 146: 555–60.

Middleton WD, Reinus WR, Totty WF, Melson GL, Murphy WA. Ultrasonographic evaluation of the rotator cuff and biceps tendon. J Bone Joint Surg [Am]. 1986 b; 68: 440–50.

Miller CL, Karasick D, Kurtz AB, Fenlin JM. Limited sensitivity of ultrasound for the detection of rotator cuff tears. Skeletal Radiol. 1989; 18: 179–83.

Van Moppes FI, Veldkamp O, Roorda J. Role of shoulder ultrasonography in the evaluation of the painful shoulder. Eur J Radiol. 1995; 19: 142–6.

Moseley HF, Frank GI. The arterial pattern of the rotator cuff of the shoulder. J Bone Joint Surg [Am]. 1963; 45: 780–9.

Neer CS II. Anterior acromioplasty for the chronic impingement syndrome in the shoulder. A preliminary report. J Bone Joint Surg [Am]. 1972; 54: 41–50.

Neer CS II. Cuff tears, biceps lesions, and impingement. In: Neer CS II, ed. Shoulder Reconstrution. Philadelphia: Saunders; 1990: 63–4.

Nové-Josserand L, Gerber Ch, Walch G. Lesions of the antero-superior rotator cuff. In: Warner JJP, Iannotti JP, Gerber Ch, eds. Shoulder Surgery. Philadelphia: Lippincott-Raven; 1997: 165–76.

Patten RM, Mack LA, Wang KY, Lingel J. Nondisplaced fractures of the greater tuberosity of the humerus: sonographic detection. Radiology. 1992; 182: 201–4.

Resnick D. Calcium hydroxyapatite crystal deposition disease. In: Resnick D, ed. Diagnosis of Bone and Joint Disorders. 3rd ed. Philadelphia: Saunders; 1995. p 1632.

Ruhoy MK, Tucker L, McCauley RG. Hypertrophic bursopathy of the subacromial-subdeltoid bursa in juvenile rheumatoid arthritis: sonographic appearance. Pediat Radiol. 1996; 26: 353–5.

Soble MG, Kaye AD, Guay RC. Rotator cuff tear: clinical experience with sonographic detection. Radiology. 1989; 173: 319–21.

Swen WA, Jacobs JW, Neve WC, Bal D, Bijlsma JW. Is sonography performed by the rheumatologist as useful as arthrography executed by the radiologist for the assessemnt of full thickness rotator cuff tears? J Rheumatol. 1998; 25: 1800–6.

Vick CW, Bell SA. Rotator cuff tears: diagnosis with sonography. AJR. 1990; 154: 121–3.

Warner JJP, Gerber Ch. Massive tears of the postero-superior rotator cuff. In: Warner JJP, Iannotti JP, Gerber Ch, eds. Shoulder Surgery. Philadelphia: Lippincott-Raven; 1997: 177–201.

Wiener SN, Seitz WH. Sonography of the shoulder in patients with tears of the rotator cuff: accuracy and value for selecting surgical options. AJR. 1992; 160: 103–7.

Wohlwend JR, van Holsbeeck M, Craig J, Shirazi K, Habra G, Jacobsen G et al. The association between irregular greater tuberosities and rotator cuff tears: a sonographic study. AJR. 1998; 171: 229–33.

7 Ellbogen

Einführung

Das Ellbogengelenk ist trotz seiner komplexen Anatomie der Sonographie leicht zugänglich.

Typische **Indikationen** zur sonographischen Untersuchung sind Abklärungen betreffend:

- Gelenkerguss oder Synovitis,
- Bursitis,
- Läsionen der Bizepssehne,
- ossäre Veränderungen.

Beim Patienten mit Ellbogenschmerzen können vorher nicht erkannte Ursachen entdeckt werden wie:

- okkulte Frakturen,
- kartilaginöse Absprengungen,
- Periostitis,
- synoviale Veränderungen.

Die sonographische Untersuchung beschränkt sich aber im Alltag im Wesentlichen auf die Suche nach:

- Ergüssen,
- Frakturen,
- Luxationen,
- Läsionen des Lig. anulare.

Die Sonographie ist zur gezielten Punktion eines Gelenkergusses, insbesondere wenn dieser klein ist, wertvoll. Die Untersuchung wird bei eingeschränkter Beweglichkeit des Gelenks erschwert.

Anatomische Besonderheiten

Bei der sonographischen Untersuchung des Ellbogengelenks orientieren wir uns an den ossären Strukturen der proximalen Ulna, des Radius und des distalen Humerus. Das Ellbogengelenk ist ein zusammengesetztes Gelenk mit 3 Anteilen innerhalb der Gelenkkapsel. Es besteht aus dem humeroradialen, dem humeroulnaren (Abb. 7.1) und dem radioulnaren Gelenk.

Durch die Einpassung der Trochlea humeri in die Incisura trochlearis ist das Gelenk knöchern und durch die Ligg. collateralia und das Lig. anulare radii durch Bänder gesichert. Die beiden Epikondylen des Humerus werden nicht von der Gelenkkapsel umfasst (Abb. 7.2).

Die synoviale Schicht der Kapsel umgreift jedoch die Fossa olecrani und die beiden Fossae an der Vorderseite des Humerus. Zwischen den synovialen und fibrösen Membranen der Kapsel befindet sich reichlich **Fettgewebe**: dieses Fettgewebe liegt somit **intrakapsulär**, aber **extrasynovial** (Abb. 7.1). Am Radius setzt sich die Kapsel bis distal des Lig. anulare radii fort, wodurch die Drehbewegung des Radius gewährleistet ist. Die starken Seitenbänder sind in die Kapsel eingelassen. Das Lig. collaterale ulnare hilft mit, die Sehne der Vorderarmbeuger zu bilden. Das Lig. collaterale radiale ist mit den oberflächlichen Extensoren verwachsen. Die posterioren Anteile der Gelenkkapsel sind durch Teile des Ansatzes der Sehne des Triceps brachii verstärkt. Das Lig. anulare radii hat sowohl seinen Ursprung als auch Ansatz an der proximalen Ulna, wobei es den proximalen Radius umschließt.

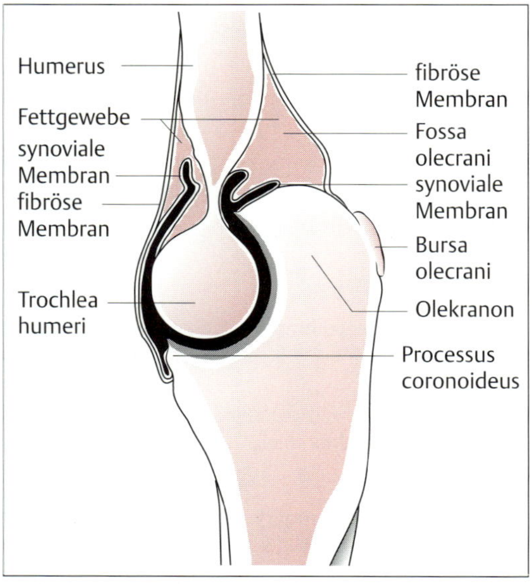

Abb. 7.1 **Sagittalschnitt des Ellbogengelenks.**

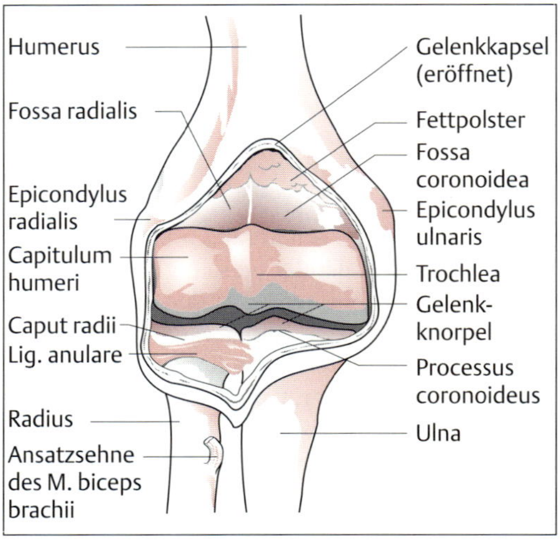

Abb. 7.**2** **Ellbogengelenk von ventral.**

Durch das Zusammenspiel des humeroradialen, des humeroulnaren und des radioulnaren Gelenks ist in jeder Beuge- und Streckstellung die Supination und Pronation möglich. Die wichtigste Bursa am Ellbogengelenk ist die Bursa olecrani (Abb. 7.**1**). Der N. ulnaris zieht im medialen Sulcus olecrani um den Epicondylus ulnaris herum. Die Muskeln und Sehnen am Ellbogengelenk sind in Tab. 7.**1** aufgeführt.

Position des Patienten

Der Patient sitzt vor oder seitlich zum Untersucher auf einem fahrbaren Stuhl. Zur Untersuchung der ventralen Region ist das Gelenk gestreckt, wobei der Unterarm in mittlerer Stellung zwischen Supination und Pronation gehalten wird. Für die dorsale Region wird das Ellbogengelenk in 90° angewinkelt.

Das Gelenk kann auch am liegenden Patienten untersucht werden:

- für die ventralen Anteile in Rückenlage,
- für die dorsalen Anteile in Bauchlage.

Soll eine Punktion der Fossa olecrani durch die Trizepssehne erfolgen, so können die in 90° flektierten Ellbogengelenke auf einen Tisch oder auf die Armstützen eines Stuhls abgestützt werden. Der Untersucher sitzt dabei hinter dem auf dem Stuhl sitzenden Patienten und lokalisiert den zu punktierenden Erguss.

Untersuchungstechnik und Sonoanatomie

Wir verwenden eine **hochauflösende** 7,5-MHz-Sonde. Bei adipösen Erwachsenen kann eine 5-MHz-Sonde und bei eingeschränkter Extension des Ellbogens ein Curved-Array-Schallkopf hilfreich sein. Eine Vorlaufstrecke ist nicht erforder-

Tabelle 7.**1** Muskeln und Sehnen am Ellbogengelenk (Abb. 7.**3** und 7.**4**)

	Ursprung	**Ansatz**
Dorsal:		
M. anconaeus	Humerus: am dorsalen Epicondylus lateralis und Lig. collaterale laterale	Dorsalseite der Ulna
Sehne des M. triceps brachii	Skapula (Caput longum) und proximaler Humerus	Olecranon ulnae und Hinterwand der Kapsel
Ventral:		
Sehne des M. biceps brachii	Tuberculum supraglenoidale (Caput longum) und Processus coracoideus (Caput breve)	– Tuberositas radii – mit einer flächenhaften Sehne strahlt sie in die Unterarmfaszie ulnarseits ein
Sehne des M. brachioradialis	lateraler Humerus	Processus styloideus radii
Medial:		
Unterarmmuskeln (Beuger)	Humerus: Epicondylus radialis	dorsale Seite der Hand
Lateral:		
Unterarmmuskeln (Strecker)	Humerus: Epicondylus ulnaris	palmare Seite der Hand

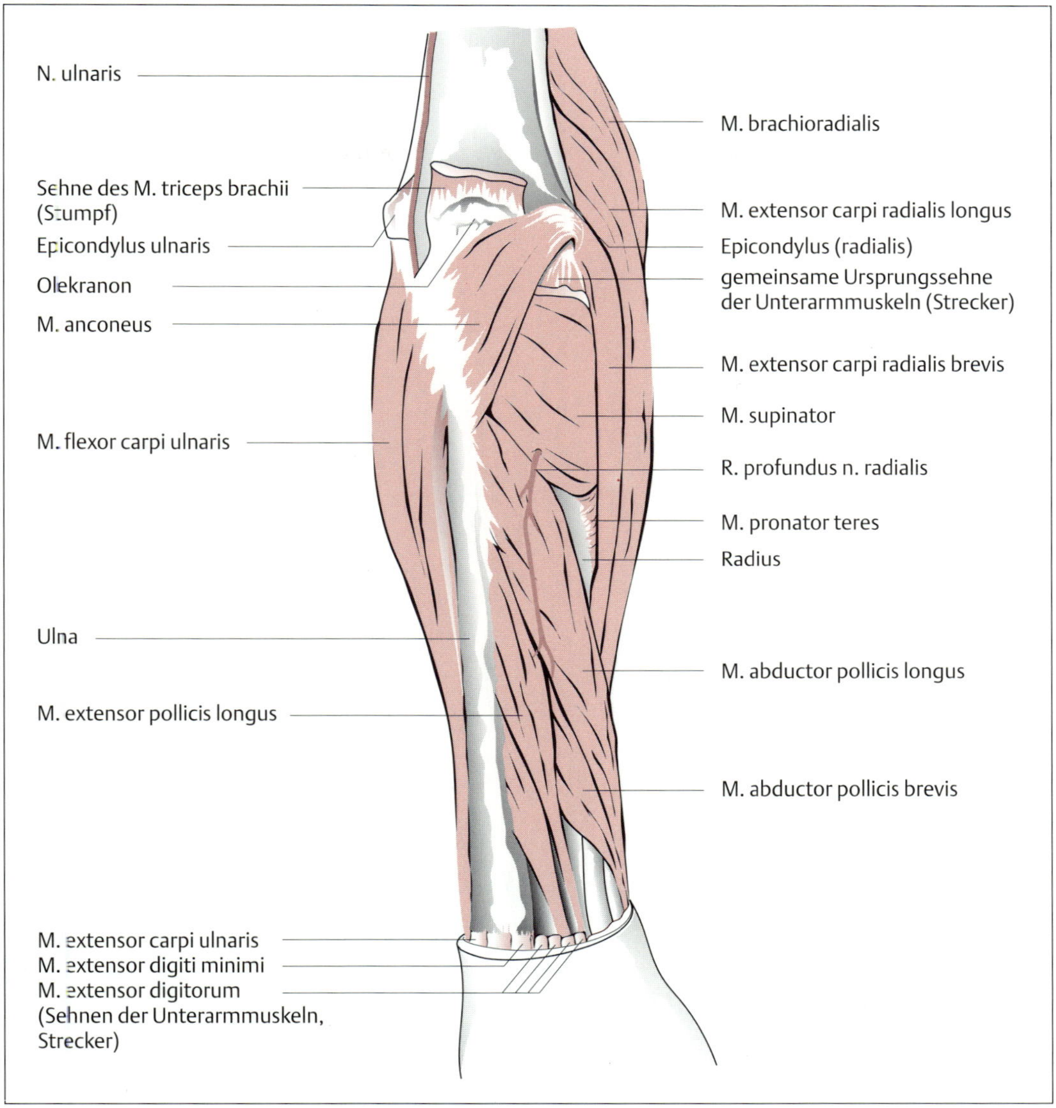

Abb. 7.**3** **Muskeln und Sehnen der Streckseite des Unterarms.**

lich. Wie bei der Sonographie am Bewegungsapparat üblich, müssen stets beide Seiten in die Untersuchung einbezogen werden. Wir beginnen mit der asymptomatischen Seite, um mit den normalen anatomischen Verhältnissen des Patienten vertraut zu werden.

! Die Angabe Longitudinalschnitt (Längsschnitt) und Transversalschnitt (Querschnitt) bezieht sich immer auf die Körperachse des Patienten.

Bewährter Untersuchungsablauf

Ventral: humeroradialer Longitudinalschnitt (Abb. 7.**5**). Zuerst wird mit Längsschnitten lateral über dem Radius untersucht.

Das radiohumerale Gelenk lässt sich in der dynamischen Untersuchung besonders gut darstellen. Als hilfreiche Variante ergibt sich aus dieser Position der humeroradiale Schrägschnitt.

Im Längsschnitt schräg lateral sieht man:

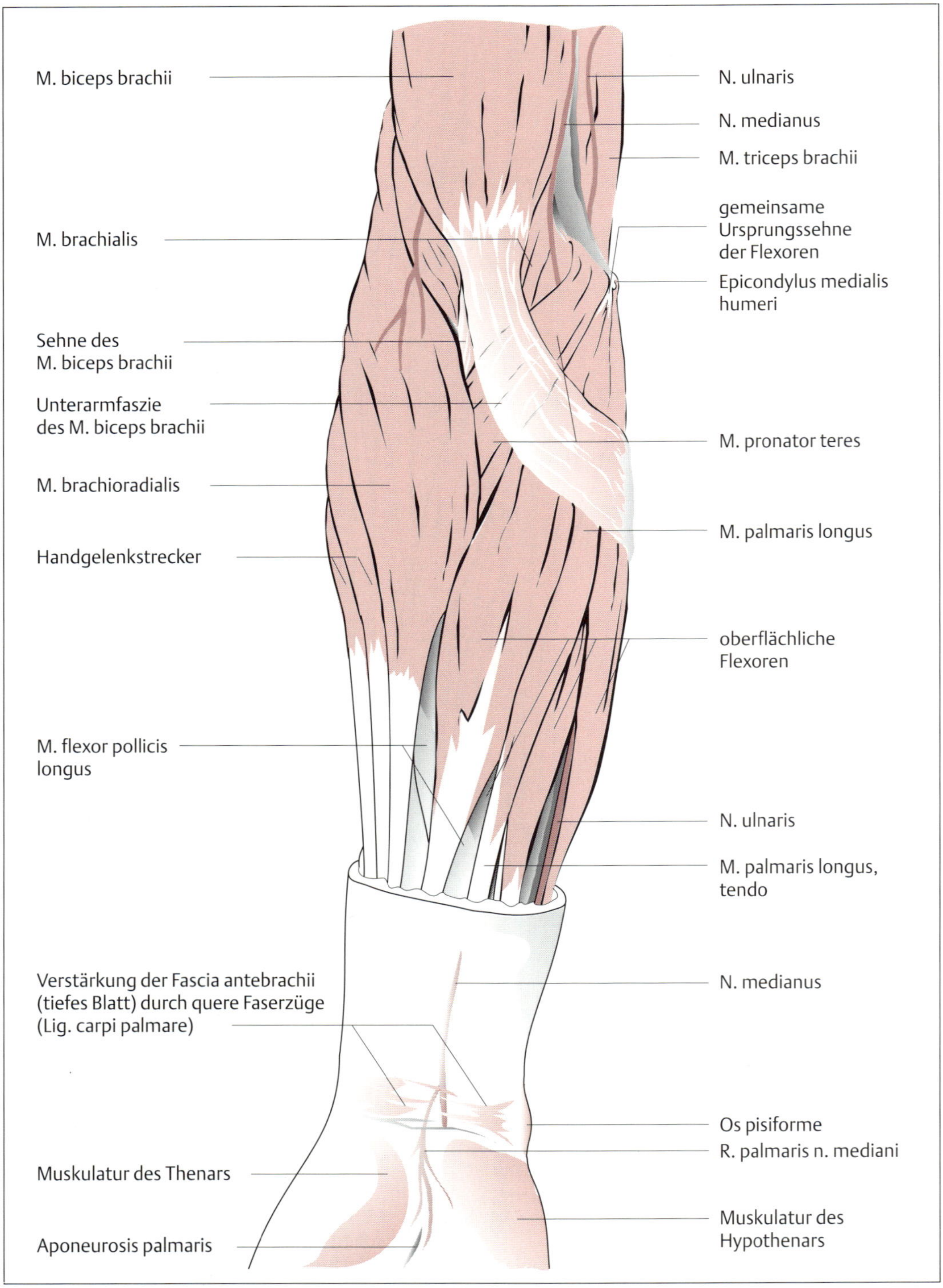

Abb. 7.**4 a, b Muskeln und Sehnen der Beugeseite des Unterarms und axialer Schnitt des Ellbogengelenks:**
a Muskeln und Sehnen der Beugeseite des Unterarms.

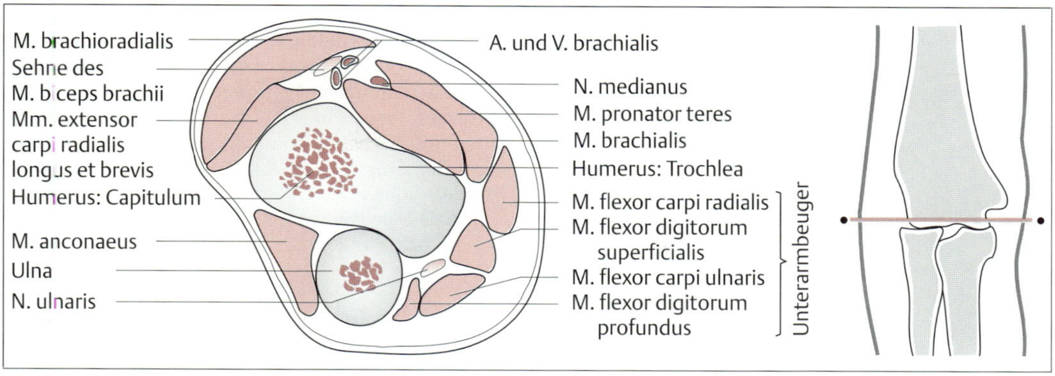

Abb. 7.4 **b** Axialer Schnitt des Ellbogengelenks. CT.

- den Ansatz der Extensoren am lateralen Epikondylus,
- das radiohumerale Gelenk,
- die Bizeps- und Brachioradialismuskulatur.

Humeroulnarer Longitudinalschnitt (Abb. 7.6): Anteromedial wird longitudinal das ulnohumerale Gelenk untersucht. Da die proximale Ulna schräg zum Schallstrahl verläuft, kann diese besser in leichter Ellenbogenflexion dargestellt werden. Als hilfreiche Variante ergibt sich aus dieser Position der humeroulnare Schrägschnitt: Der Ansatz der gemeinsamen Sehne der Vorderarmbeuger am medialen Epikondylus wird mit diesem schrägen Längsschnitt anteromedial dargestellt.

Transversalschnitt (Abb. 7.7): Der distale Humerus (Hu) erinnert an eine geschweifte Klammer oder an eine mövenförmige Doppelkontur. Im ventralen Querschnitt über dem Ellbogenge-

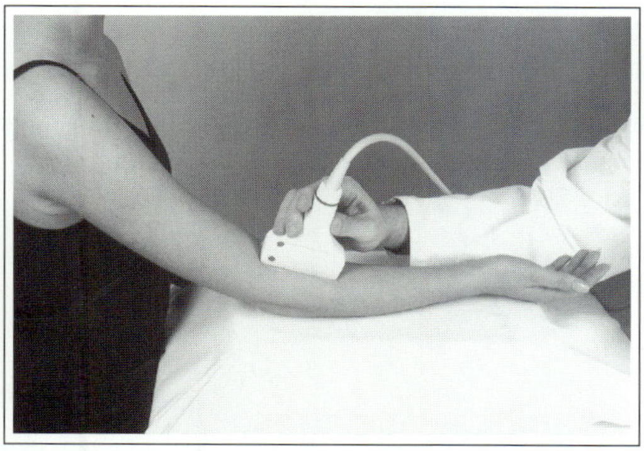

Abb. 7.5 **Humeroradiales Gelenk: Ventraler humeroradialer Longitudinalschnitt.** Distaler Humerusschaft, Fossa radii, Radiusköpfchen und Capitulum humeri. Die Gelenkkapsel ist ein echoreicher Streifen. M. brachioradialis (Mbrr) längs und M. supinator (Ms) quer geschnitten. Die Fossa radii stellt sich inhomogen dar. Ihr Inhalt ist echoreicher als der darüberliegende M. brachioradialis. Distaler Humerusschaft (Hu), Fossa radii (Fo), Radiusköpfchen (Rak), Capitulum humeri (Cah), Gelenkkapsel (Gk), echoarmer Gelenkknorpel (Kn).

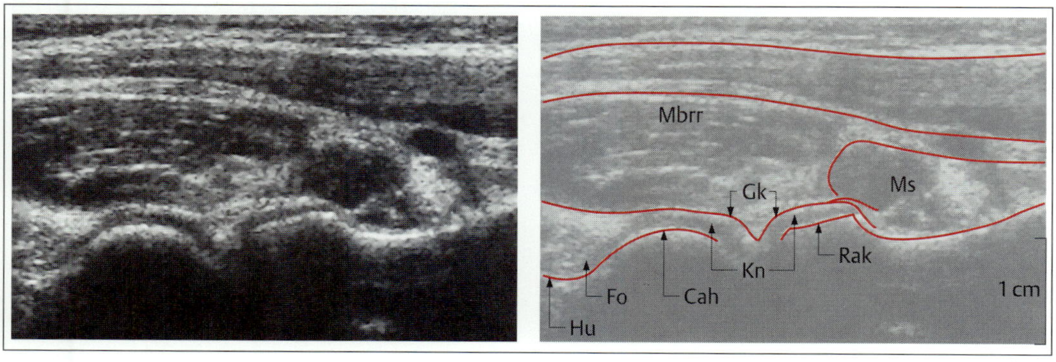

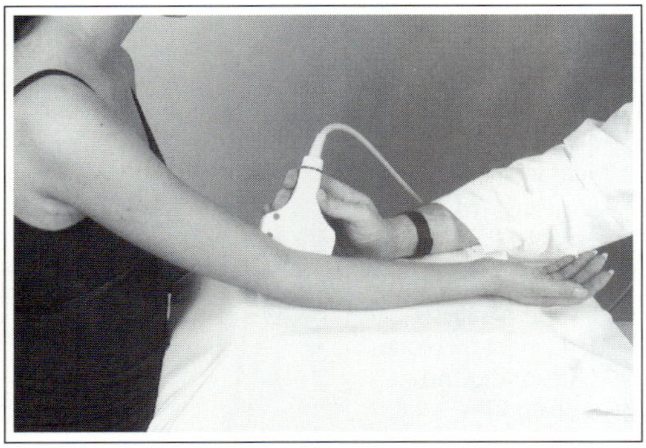

Abb. 7.**6** **Darstellung des ulnohumeralen Gelenks: Ventraler humeroulnarer Longitudinalschnitt.** Distaler Humerusschaft, Fossa coronoidea, Trochlea humeri, Processus coronoideus, proximale Ulna. Über diesen Strukturen liegen der M. brachialis (Mbr) und die Unterarmflexoren (Fl) sowie der M. pronator teres. Distaler Humerusschaft (Hu), Fossa coronoidea (Fo), Trochlea humeri (Trh), Processus coronoideus (Prc), proximale Ulna (Ul), Gelenkkapsel (Gk), echoarmer Gelenkknorpel (Kn). Fl ##.

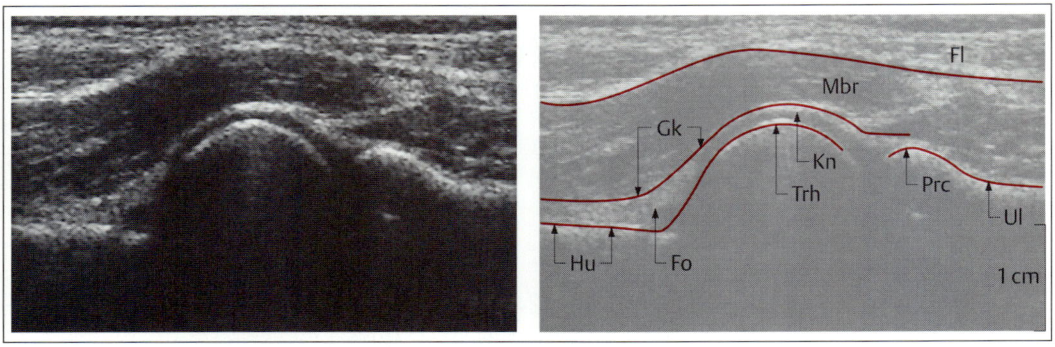

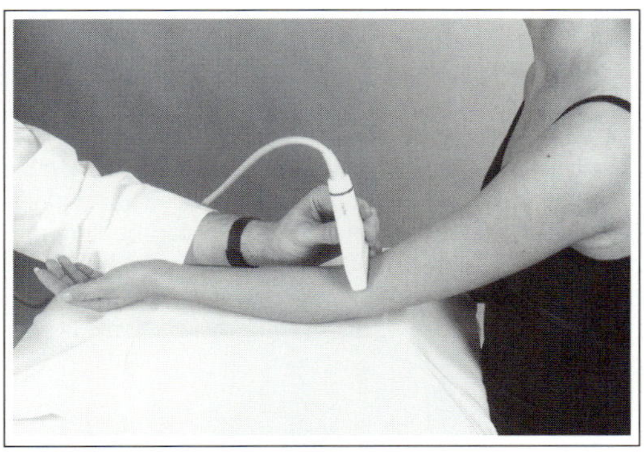

Abb. 7.**7** **Darstellung des distalen Humerus: Ventraler Transversalschnitt.** Zwischen der Kortikalis des Humerus und der echoreichen Gelenkkapsel (Gk) liegt der echofreie hyaline Gelenkknorpel (Kn). Über der Trochlea humeri (Trh) liegt der M. brachialis (Mbr) und über dem Capitulum humeri (Cah) der M. brachioradialis (Mbrr). Unterarmflexoren (Fl), A. brachialis (A).

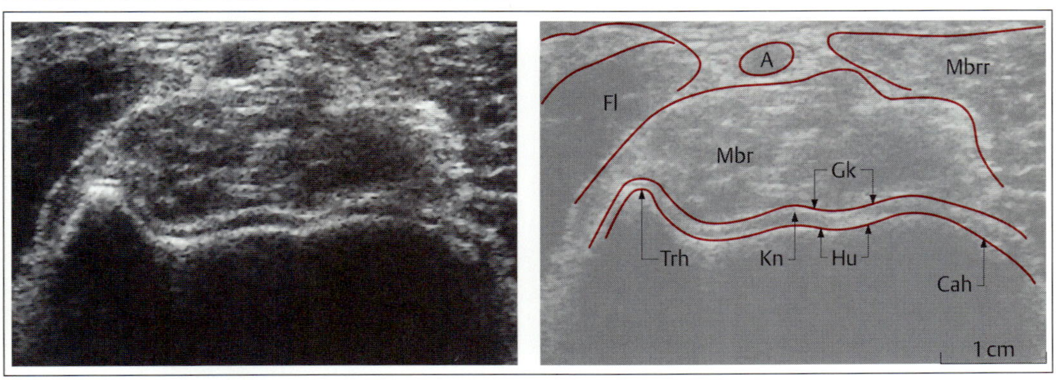

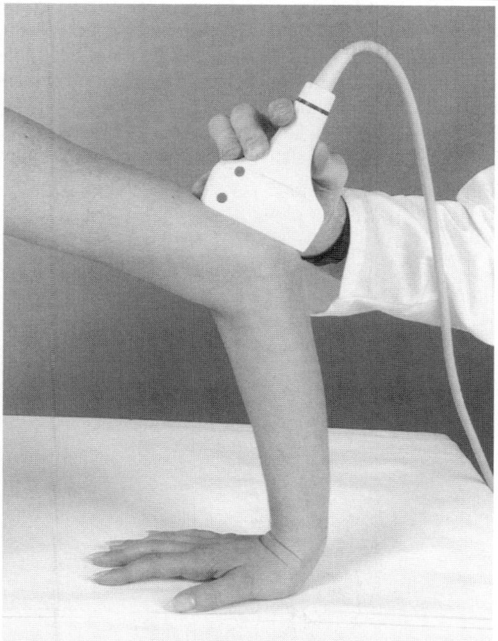

Abb. 7.8 **Darstellung der Fossa olecrani: Dorsaler Longitudinalschnitt.** Fossa olecrani (Fo) zwischen der Trochlea humeri (Trh) und dem Humerusschaft (Hu). M. triceps brachii (Mtr) mit seiner echoreichen Sehne (Se). In der Fossa olecrani stellt sich der Fettkörper inhomogen dar. Er ist echogener als der darüberliegende M. triceps brachii. Olekranon (Ol).

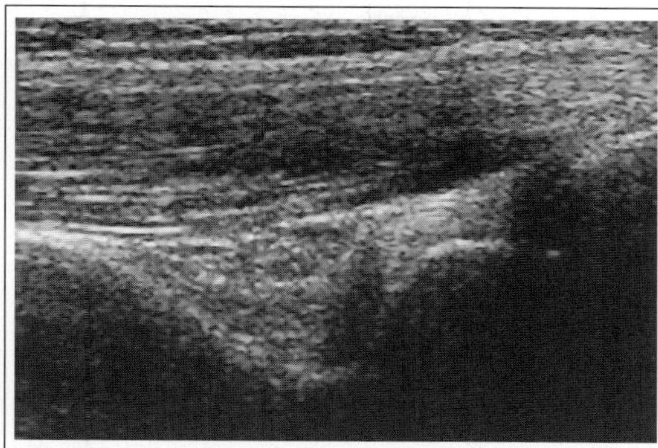

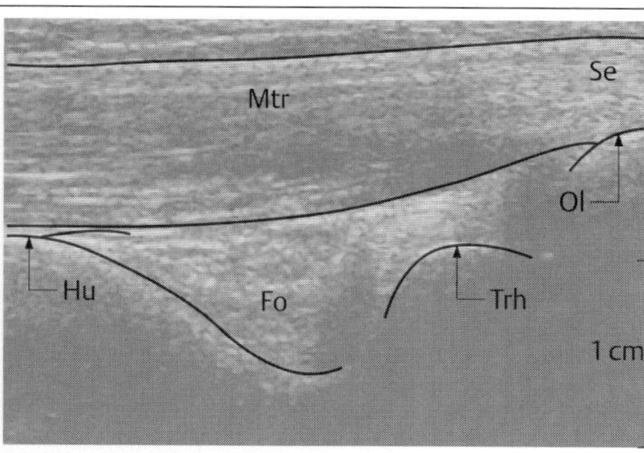

lenk und distal davon kann das radioulnare Gelenk dargestellt werden.

Dorsal: Zur Untersuchung der dorsalen Anteile des Ellbogens wird die Hand des Patienten auf einen Tisch, auf den Oberschenkel oder auf eine Stuhllehne bei 90° Flexion abgestützt. Bei Beschwerden im Schultergelenk kann der Patient auch in Bauchlage untersucht werden, sodass der Untersucher von der Seite leichten Zugang zu den hinteren Anteilen dieses Gelenks hat. Der Schallkopf wird parallel zur Humerusschaftlängsachse über dem Olekranon und dem distalen Humerus aufgesetzt.

Dorsaler Longitudinalschnitt (Abb. 7.**8**): Dieser Schnitt dient der Darstellung der Fossa olecrani, die nur bei Flexion des Ellbogens eingesehen werden kann.

Dorsaler Transversalschnitt (Abb. 7.**9**): Im Querschnitt lässt sich der hintere Anteil der Gelenkkapsel, die Synovialis und das hintere Fettpolster untersuchen.

N. ulnaris (Abb. 7.**10**): er wird dargestellt über seinem Längsverlauf bei gestrecktem Ellbogen (Hoogland 1991). Die erschwerte Ankoppelung bedingt durch die lose Haut über dieser Region kann durch einen Vorlauf verbessert werden.

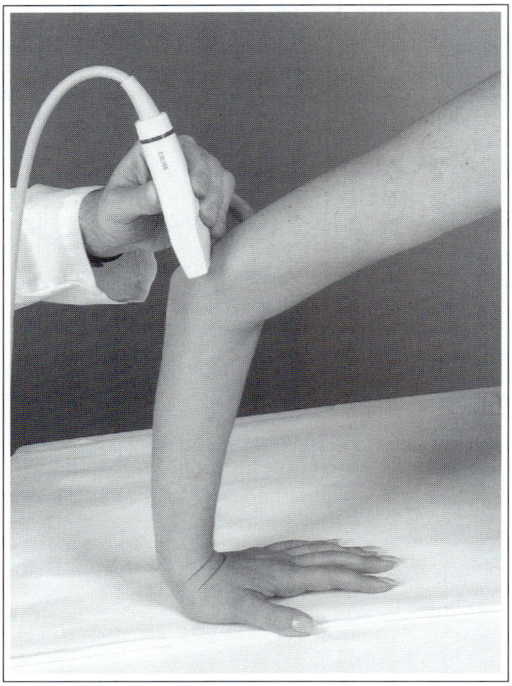

Abb. 7.9 **Darstellung der Fossa decrani: Dorsaler Transversalschnitt.** Die U-förmige Fossa olecrani (Fo) wird durch den radialen Epikondylus (Er) und den ulnaren Epikondylus (Eu) begrenzt. Die Fossa olcecrani wird von der echogenen hinteren Gelenkkapsel (Gk) überbrückt. Darüber liegt der M. triceps brachii (Mtr). Der Fettkörper lässt sich wiederum in der Fossa darstellen.

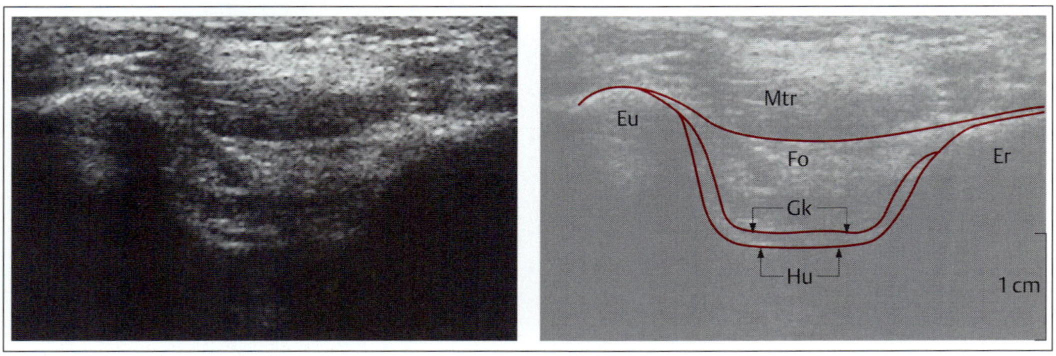

Standardschnittebenen: von der DEGUM (S. 10) empfohlen sind:

- ventral ein Transversalschnitt und 2 Longitudinalschnitte (radiohumeral und ulnohumeral),
- dorsal ein Transversal- und ein Longitudinalschnitt.

Um die Untersuchung abzuschließen, werden nun beide Seiten miteinander verglichen, wobei die Darstellung gleicher Strukturen beider Seiten auf einer Aufnahme den Seitenvergleich erleichtert.

Pathologische Veränderungen am Ellbogengelenk

Vor der sonographischen Untersuchung lohnt es sich, das Ellbogengelenk sorgfältig zu palpieren, um flüssige von soliden Raumforderungen unter gleichzeitiger sonographischer Darstellung besser unterscheiden zu können.

Erguss

Hauptindikationen für die Sonographie des Ellbogens sind:

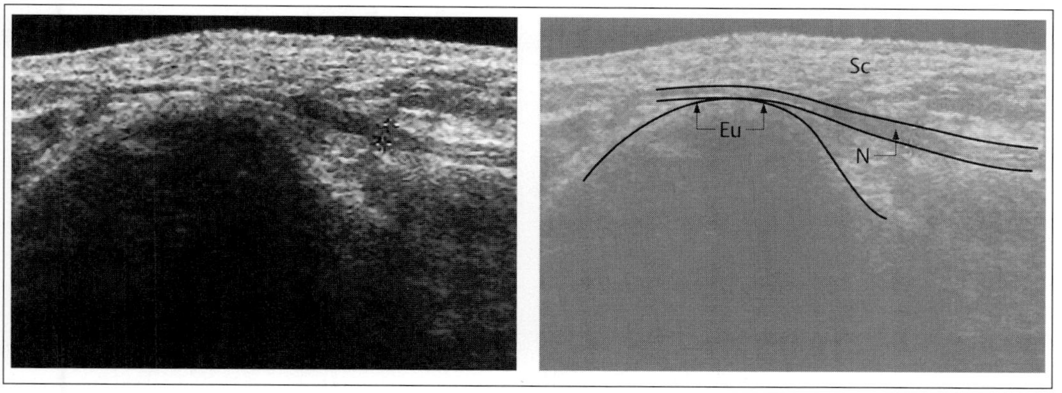

Abb. 7.10 **N. ulnaris.** Der Schallkopf wird wie in Abb. 7.8 aufgesetzt und nach ulnar über den Nerv verschoben. N. ulnaris verläuft im Sulcus n. ulnaris des ulnaren Epicondylus humeri (Eu). N. ulnaris erscheint vorwiegend echoarm, da die Schallwellen schräg auftreffen. Subkutis (Sc). ++ Distanz 0,5 cm.

- Gelenkergüsse, besonders bei rheumatoider Arthritis,
- Kristallarthropathien,
- Spondarthropathien (meist symptomarme Ellbogenbeteiligung).

Sie bestätigt das Vorliegen eines Ergusses und erleichtert dessen Punktion, da die Hauptansammlung der Flüssigkeit präzis lokalisiert werden kann; ferner erspart sie die unnötige Punktion eines Ellbogengelenks bei einer periartikulären Schwellung ohne Erguss (Lim-Dunham et al. 1995). Die **Laboranalyse** der **Synovialflüssigkeit** ist sowohl diagnostisch wie auch für die Beurteilung des Verlaufs wichtig.

Sonographisch erkennt man den Erguss an der deutlich vom darunter liegenden Knochen abgehobenen Gelenkkapsel. Der einfache Erguss ist echoarm und komprimierbar. Im dorsalen Longitudinalschnitt kommt der Erguss durch das Abheben des darüberliegenden Fettgewebes (fat pad: Fettpolster) gut zur Darstellung (Abb. 7.11).

Dies entspricht konventionell-radiologisch dem Fat-Pad-Sign. Bei der Suche nach Erguss-

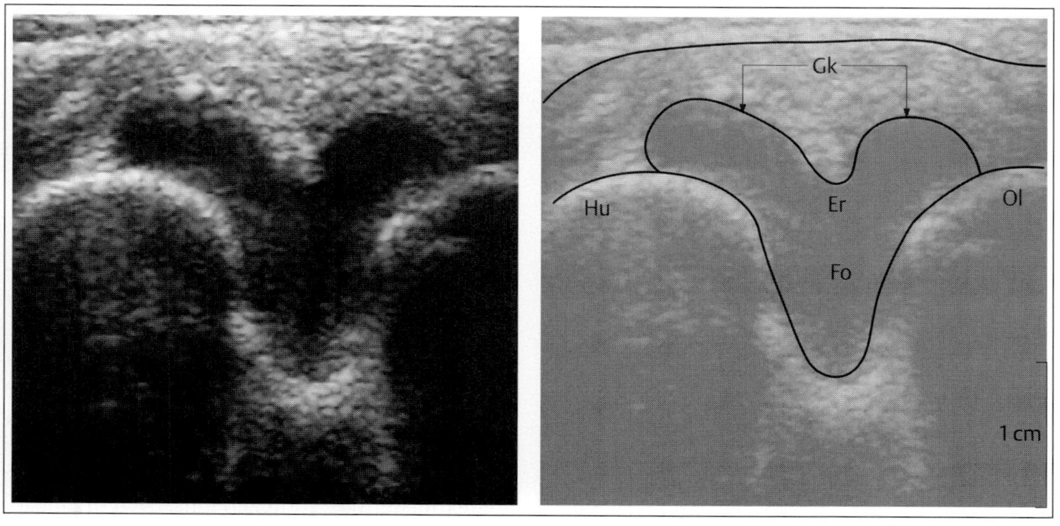

Abb. 7.11 **Kubitalarthritis.** 69-jährige Patientin mit akuter Ellbogenschwellung rechts bei bekannter Psoriasisarthritis. Dorsaler Longitudinalschnitt: Abheben der Gelenkkapsel (Gk) und des darüber liegenden Fettgewebes wegen echoarmen Ergusses (Er) in der Fossa olecrani (Fo). Humerus (Hu), Olekranon (Ol).

a

b

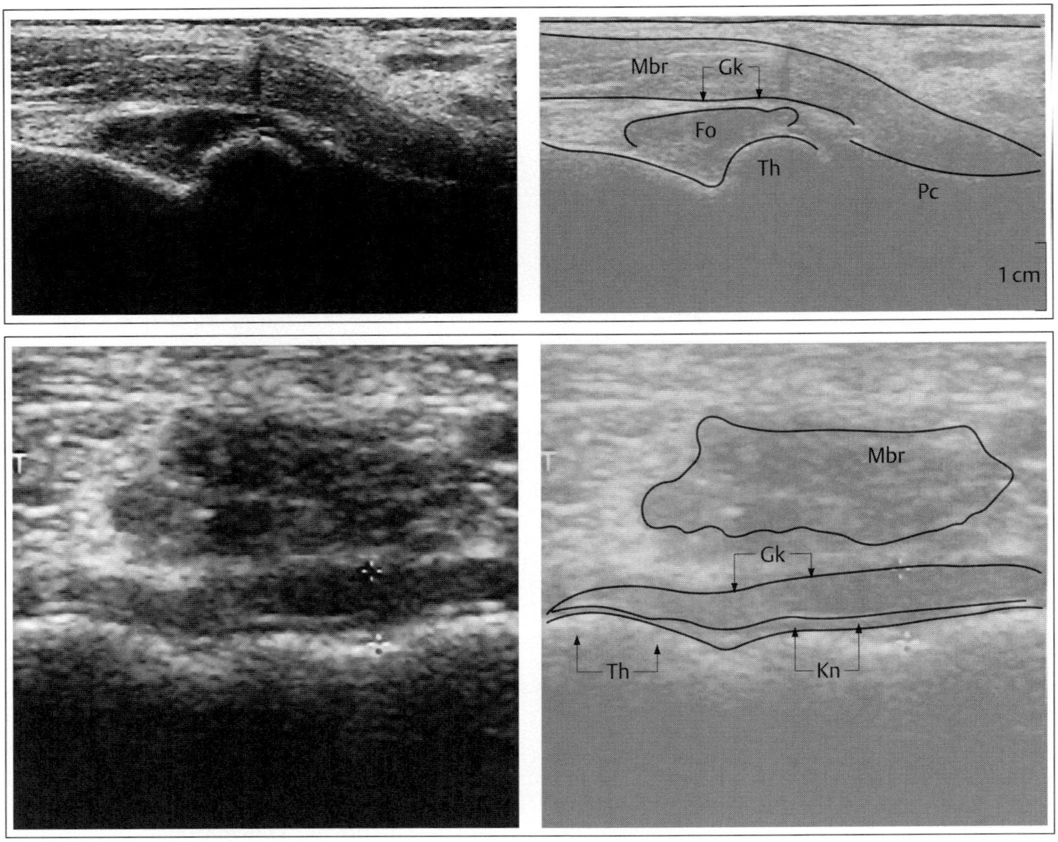

Abb. 7.**12 a, b** **Kubitalarthritis:**
a Patientin von Abb. 7.**11**. Ventraler Longitudinalschnitt humeroulnar: echoarmer Erguss in der Fossa coronoidea (Fo) mit Abheben der Gelenkkapsel (Gk). M. brachialis (Mbr), Trochlea humeri (Th), Processus coronoideus (Pc).
b Patientin von Abb. 7.**11**. Ventraler Transversalschnitt mit Abheben der Gelenkkapsel (Gk) bei echoarmem Erguss. Trochlea humeri (Th). Hyaliner Gelenkknorpel (Kn), M. brachialis (Mbr). ++ Distanz 5,2 mm.

flüssigkeit sollte das Gelenk in Flexion untersucht werden.

In einer Untersuchung an Leichengelenken wurde von De Maeseneer et al. (1998) die Sensitivität der konventionellen Röntgenuntersuchung, der Sonographie und der MRT zum Nachweis von intraartikulärer Flüssigkeit miteinander verglichen. Sonographisch gelang bei Flexion im Ellbogengelenk in der Fossa olecrani der Nachweis von 1–3 ml Flüssigkeit. Konventionell radiologisch war das Fat-Pad-Zeichen, ebenfalls bei Ellbogenflexion, erst bei 5–10 ml Flüssigkeit positiv. Mit der MRT gelang der Nachweis positionsunabhängig ab 1 ml.

Im ventralen Longitudinal- und Transversalschnitt (Abb. 7.**12**) zeigt sich ebenfalls eine Verbreiterung des Gelenkspalts und ein Abheben der Gelenkkapsel durch die echoarme Flüssigkeit.

Koski (1990) untersuchte 60 normale Ellbogengelenke und 35 Gelenke mit klinischen Zeichen einer Arthritis. Wenn der Abstand der Gelenkkapsel von der Kortikalis im ventralen Schnitt mehr als 2 mm betrug, so lag mit hoher Wahrscheinlichkeit ein Erguss vor. Der Erguss der septischen Arthritis kann anechoisch, oder beim Vorliegen von Eiter, echoreich sein. Bei entsprechender Klinik muss bei heterogenem Reflexmuster das Vorliegen eines sich organisierenden Hämatoms in Betracht gezogen werden. Eine weitere Ursache eines erweiterten Gelenkspalts kann echoreicher Pannus sein (Abb. 7.**13**).

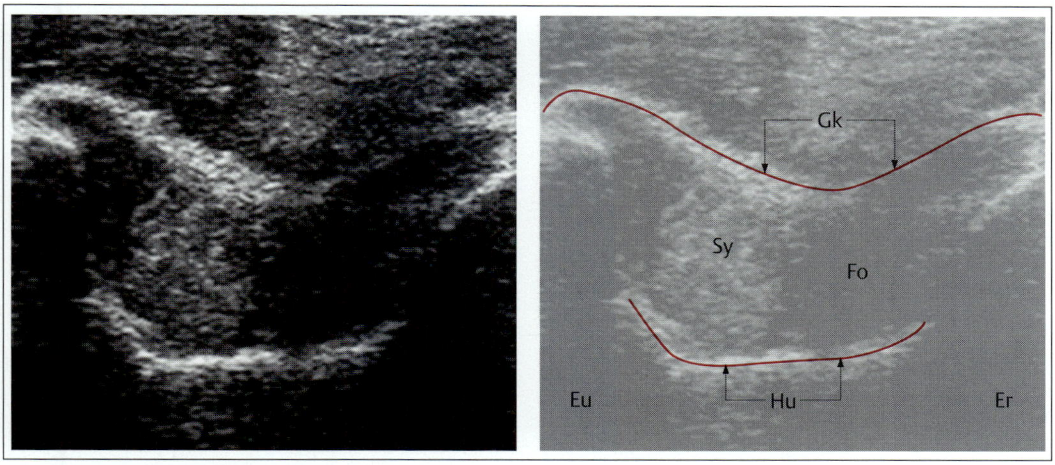

Abb. 7.**13** **Kubitalarthritis.** 25-jährige Patientin, Schub einer seropositiven rheumatoiden Arthritis mit Extensionsdefizit im rechten Ellbogen von 15°. Dorsaler Transversalschnitt: Abheben der Gelenkkapsel (Gk), Erguss in der Fossa olecrani (Fo) sowie echoreiche synoviale Proliferationen (Sy). Humerus (Hu), ulnarer Epikondylus (Eu), radialer Epikondylus (Er).

Im normalen Gelenk kann der Durchmesser der Synovialis (d.h. die Auskleidung der Gelenkkapsel) sonographisch nicht gemessen werden. Eine **verdickte Gelenkkapsel** kann jedoch auf eine Synovitis hinweisen.

Beim Kind können folgende Erkrankungen zur Synovitis im Ellbogengelenk führen:
- die septische Arthritis,
- die juvenile rheumatoide Arthritis,
- die Hämophilie.

Beim Erwachsenen handelt es sich meist um eine Polyarthritis, insbesondere eine rheumatoide Arthritis. Bei Gesunden über 15 Jahre betrug der mittlere Durchmesser der Gelenkkapsel 1,86 mm (Hogan et al. 1994). Bei entzündlichen rheumatologischen Erkrankungen ist diese meist verdickt.

Rheumatoide Arthritis

Bei rheumatoider Arthritis führt die Entzündung zu einer Verdickung der Synovialmembran, die erhebliche Ausmaße annehmen kann (Pannus). Dieser Entzündungsprozess kann dazu führen, dass die knöchernen Strukturen unterhalb dieser hypertrophierten Strukturen, die als Vorlaufstrecke wirken, besser sichtbar werden. So gelangen die Fossa olecrani, die Fossa coronoidea und die Fossa radii bei diesen Veränderungen gut zur Darstellung (Abb. 7.**13**).

Die **Muskulatur** wird bei der rheumatoiden Arthritis bereits früh verändert, indem sie reflexreicher und schwerer abgrenzbar wird. Sonographisch können bei der rheumatoiden Arthritis die entzündlichen Veränderungen im Ellbogengelenk erfasst werden, indem Synovitis, Ergüsse und ihre Verteilung im Gelenk festgehalten und quantifiziert werden können. Die klinische Beschreibung eines Ergusses oder einer Synovitis durch Begriffe wie ausgeprägt, mittel oder geringgradig ist oft unbefriedigend.

Sonographisch lassen sich gerade die dorsalen und ulnaren Anteile besser untersuchen und ausmessen, als dies klinisch möglich ist, was für die **Verlaufsbeobachtung** wichtig sein kann (Sell et al. 1993). Bei Persistenz der Entzündung kann der Pannus zu Erosionen im Knochen führen. Diese stellen sich als Oberflächendefekte mit Basisreflexion dar (Abb. 7.**14**).

! Eine Usur erfordert die Darstellung einer Unterbrechung der Kortikalis und eine Reflexion in 2 Ebenen. Nur so können sie von Pseudousuren, die durch tangentiale Knochenbeschallung entstehen, unterschieden werden.

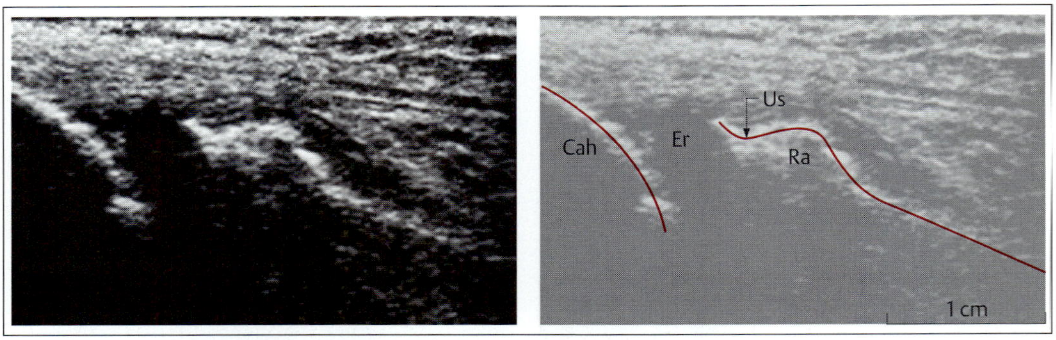

Abb. 7.**14** **Usur am Radiusköpfchen.** 54-jährige Patientin, seropositive chronische Polyarthritis, chronische Synovitis am Ellbogengelenk. Ventraler humeroradialer Longitudinalschnitt: wenig echoarme Ergussflüssigkeit (Er) im Gelenkspalt, Usur (Us) am Radiusköpfchen (Ra). Capitulum humeri (Cah).

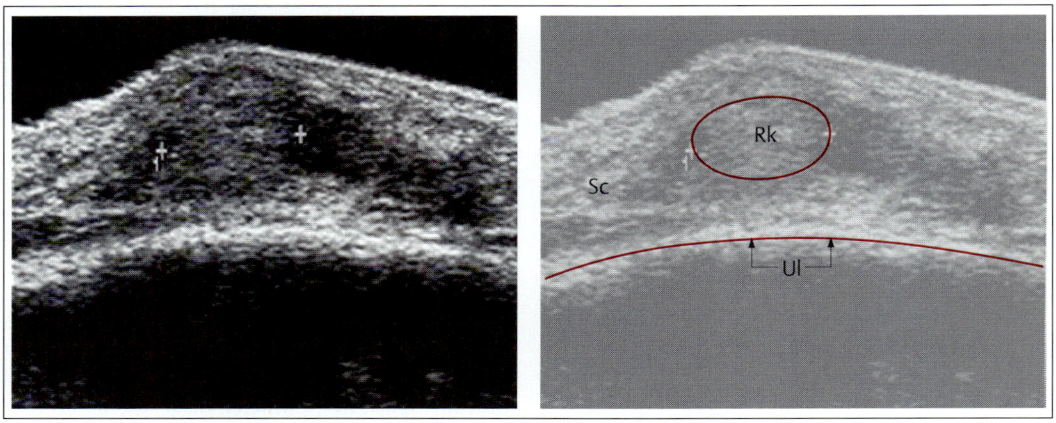

Abb. 7.**15** **Rheumaknoten.** 49-jährige Patientin, seit 26 Jahren seropositive, noduläre rheumatoide Arthritis. Longitudinalschnitt der proximalen Ulna (Ul) ca. 3 cm ab dem Olekranon: rundliche, im Vergleich zum umgebenden Gewebe relativ echoarme Raumforderung in der Subkutis (Sc): Rheumaknoten (Rk). ++ Distanz 9,6 mm.

Rheumaknoten: Sie finden sich an der dorsalen Ulnakante als homogene, echoarme, rundliche oder ovale Raumforderungen unter der Subkutis (Harland u. Sattler 1991, [Abb. 7.**15**]).

Sie liegen unmittelbar **vor** dem Kortikalisreflex. Bei der klinischen Untersuchung finden wir eine wenig druckdolente, kaum verschiebliche Resistenz.

Bursitis olecrani

Die normale Bursa olecrani ist nicht darstellbar. Eine Bursitis olecrani ist zwischen dem Olekranon und dem subkutanen Fettgewebe als flüssigkeitsgefüllte, echoarme bis echofreie, gut abgrenzbare Raumforderung zu erkennen (Abb. 7.**16**).

Chronische Bursitiden: Sie werden inhomogen abgebildet, wahrscheinlich bedingt durch Zelldetritus, Synovitis und echoreiches Fibrin. Diese inhomogenen Strukturen lassen sich bewegen, indem bei der dynamischen Untersuchung **axialer Druck** ausgeübt wird. Eine chronische Bursitis muss von Gichttophi abgegrenzt werden, was bereits klinisch meist ohne Schwierigkeiten gelingt.

Tophi: Sie sind sonographisch scharf begrenzt und enthalten Formationen von echoreichen Einzelreflexen mit unterschiedlich ausgeprägter Reflexion der Schallwellen (Harland u. Sattler 1991).

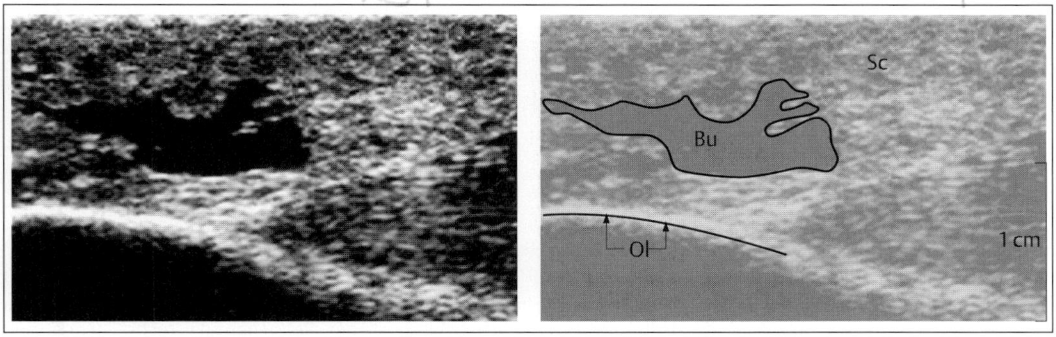

Abb. 7.16 **Bursitis olecrani.** 42-jähriger Patient mit weicher, geröteter, überwärmter Schwellung am Olekranon links, bekannte Hyperurikämie. Longitudinalschnitt über dem Olekranon (Ol): zwischen dem echoreichen Kortikalisreflex und der Subkutis (Sc) die unregelmäßig begrenzte, mit echoarmer Flüssigkeit gefüllte Bursa (Bu) olecrani bei einer Bursitis.

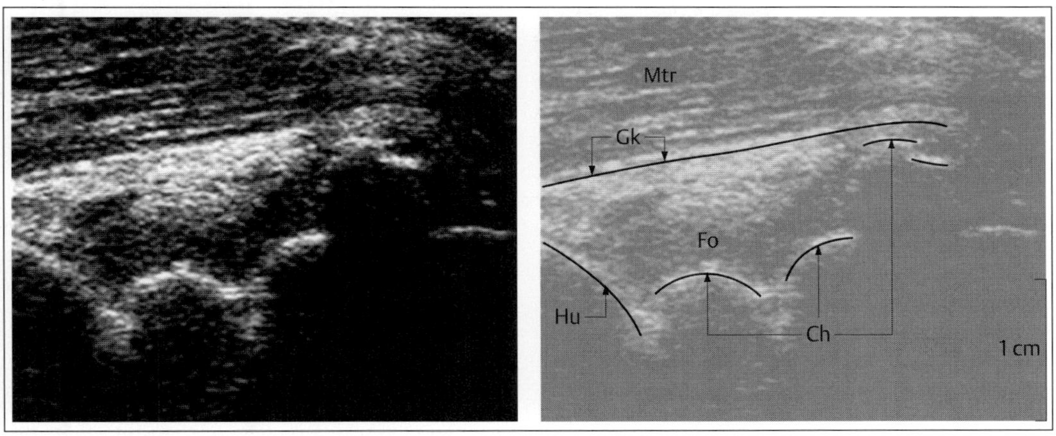

Abb. 7.17 **Chondromatose.** 58-jähriger Patient mit seit ca. 2 Jahren bestehender chronischer Schwellung über dem Olekranon rechts. Klinisch: weiche Schwellung der Bursa olecrani mit mehreren verschieblichen Resistenzen. Longitudinalschnitt der Fossa olecrani (Fo): schallreflektierende, echoreiche, rundlich begrenzte Strukturen mit Unterbrechung der darunter liegenden Kortikalis des Humerus (Hu). Die Gelenkkapsel (Gk) ist abgehoben. Chondrome (Ch), M. triceps brachii (Mtr).

Eitrige Bursitis: Bei Vorliegen einer eitrigen Bursitis ist die Bursa in der Regel unscharf begrenzt und enthält einen inhomogenen echoreichen Inhalt.

Bursitiden bei rheumatoider Arthritis: Sie erscheinen mit heterogener Echogenität teils echofrei, teils echoreich, bedingt durch Synovitis und Zelldetritus. Durch die Punktion einer Bursitis und laborchemische sowie zytologische Analyse kann oft deren Genese eruiert werden, insbesondere durch Nachweis von Kristallen oder Bakterien.

Selten können in einer Bursa olecrani verkalkte oder verknöcherte Strukturen nachgewiesen werden. Wie in anderen Gelenken haben diese ihren Ursprung teilweise intraartikulär und gelangen sekundär in eine kommunizierende Bursa.

Bei der idiopathischen synovialen Osteochondromatose besteht eine Metaplasie der Synovialis, was zur synovialen Proliferation und Formation von intrasynovialen knorpeligen Knötchen führen kann (Resnick 1995). Sonographisch lässt sich die **Chondromatose** durch die multifokalen, schallreflektierenden, bogenförmigen Strukturen erkennen (Abb. 7.**17**).

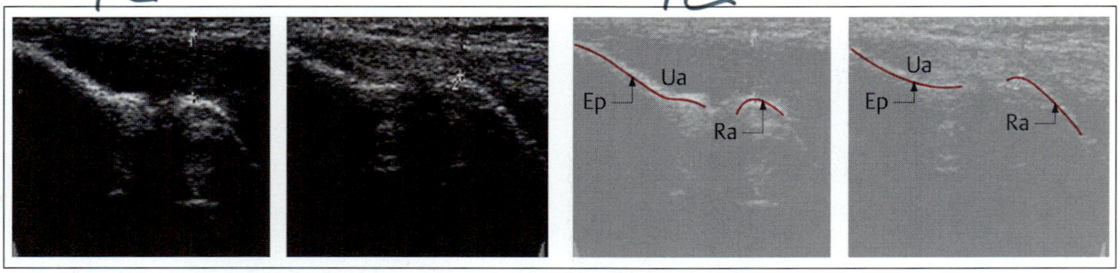

Abb. 7.**18** **Epicondylitis radii.** 42-jährige Patientin mit belastungsabhängigen Schmerzen am Epicondylus radii (Ep) rechts. Longitudinalschnitt der Unterarmstrecker am Humeroradialgelenk: Verdickung und unregelmäßige Begrenzung des Ansatzes der gemeinsamen Unterarmstrecker (Ua) im Seitenvergleich. Rechts (Bild links): 6,5 mm, links: 3,2 mm. Wegen der ödematösen Schwellung ist der Sehnenansatz rechts echoärmer. Radius (Ra).

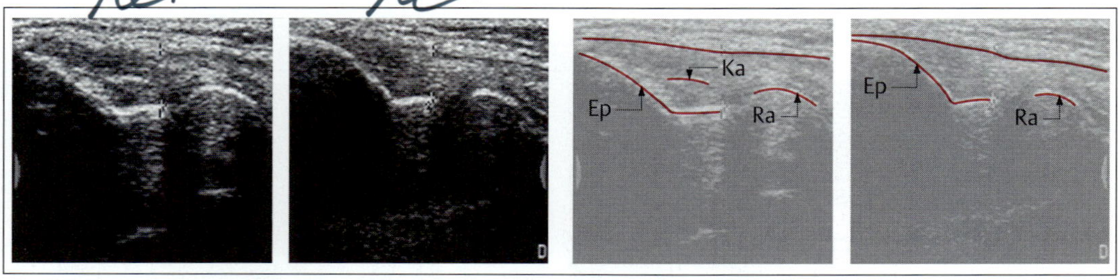

Abb. 7.**19** **Epicondylitis radii mit Verkalkungen.** 43-jährige Patientin mit chronischer Epicondylitis radii rechts nach mehreren vorangegangenen Steroidinfiltrationen. Longitudinalschnitt der Unterarmstrecker am Humeroradialgelenk: heterogene Echogenität der Sehnenansätze rechts mit beginnenden Verkalkungen (Ka). Die Kortikalis des Epicondylus radii (Ep) ist unregelmäßig begrenzt. Durchmesser rechts (Bild links) 5,6 mm, links 4,7 mm. Radius (Ra).

Weichteile

Epikondylitis

Lateral gelegene entzündliche Veränderungen wie die Epikondylitis können mit gegenüber der Längsachse schrägen Schnitten beurteilt werden. Die zu diesem Krankheitsbild gehörenden Veränderungen wie Sehnen- oder Bandverdickungen sind oft nur schwer zu erkennen.

Oft findet sich eine Verdickung sowie unregelmäßige Begrenzung des Ansatzes des gemeinsamen Vorderarmstreckers, wobei die Unterschiede meist nur im Vergleich mit der normalen Gegenseite feststellbar sind (Abb. 7.**18**).

Zusätzlich findet man Avulsionen, die von Flüssigkeitsansammlungen begleitet sind, sowie eine heterogene Echogenität der Sehnenansätze (Giannini et al. 1987).

Unregelmäßige Knochenkonturen und Verkalkungen in oder um dieses fibröse Gewebe der Sehnenansätze weisen auf **chronische** Schädigungen hin. Bei Verkalkungen im Bereich der Sehnenansätze muss an vorangegangene Steroidinfiltrationen gedacht werden (Abb. 7.**19**).

Sehnenrisse

Sehnenrisse (Trizeps, distale Bizepssehne) können an der Unterbrechung der echoreichen Sehnenfasern erkannt werden.

Bei der dynamischen Untersuchung mit Gelenkbewegung oder Muskelkontraktion weichen die Enden der rupturierten Sehne auseinander.

> ! Die echoreiche Sehne weist dann eine echoarme Kontinuitätsunterbrechung auf.

Bei frischen Rupturen kann auch das begleitende Hämatom nachgewiesen werden (Abb. 7.**20**).

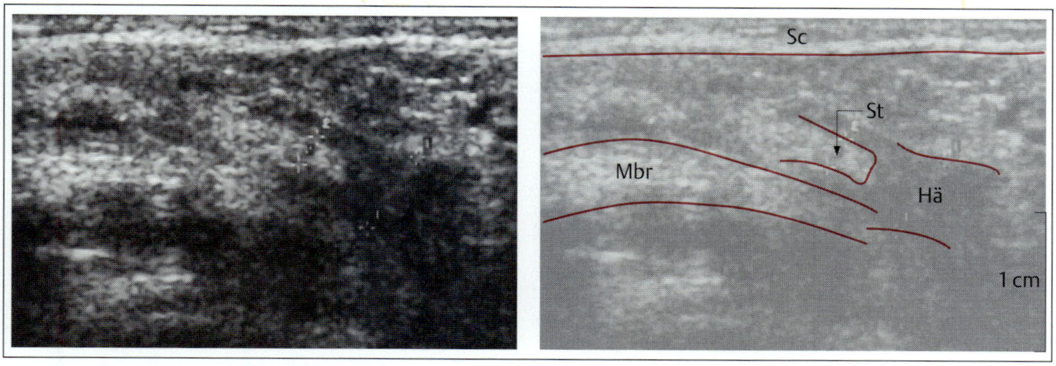

Abb. 7.20 **Bizepssehnenriss distal.** 31-jähriger Patient mit plötzlichem „Peitschenschlag“ im rechten Ellbogen ventral während Klimmzügen an der Stange. Longitudinalschnitt der distalen Bizepssehne: vollständige Ruptur der Sehne ca. 2 cm distal des Muskelsehnenübergangs. Der distale Stumpf (St) ist von einem echoarmen Hämatom (Hä) umgeben. Der M. brachialis (Mbr) ist schräg angeschnitten. Subkutis (Sc).

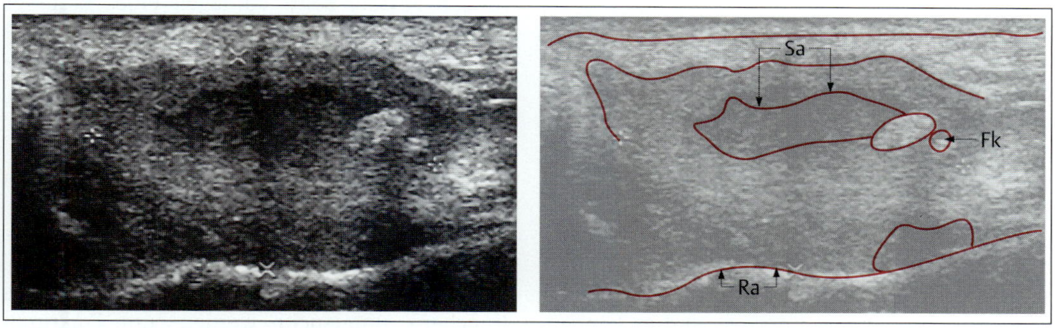

Abb. 7.21 **Abszess nach Sehnennaht.** 33-jähriger Patient 4 Monate nach Naht einer Bizepssehnenruptur mit Wundinfekt und Débridement. Erneute Schwellung im Narbenbereich über der Insertionsstelle. Longitudinalschnitt des ventralen Radius (Ra) über der distalen Bizepssehne: Eine ca. 5 cm lange (++) und 3 cm tiefe Höhlenbildung mit mäßig echodichtem Saum (Sa) peripher. Knochennah echodichtes, knochenfern weniger echodichtes flüssiges Material. Ein echoreicher rundlicher Fremdkörper (Fk) entspricht wahrscheinlich einem Fadengranulom. Punktion: 4 ml trübes, leicht blutiges Material. Bakteriologie: Staphylococcus aureus.

Nach chirurgischer Revision mit Sehnennaht kann der postoperative Verlauf verfolgt werden (Abb. 7.21).

Weichteilschwellungen

Periostale Ödeme treten bei Knochentrauma oder Osteomyelitis auf. Sonographisch lassen sich sowohl knochennahe Flüssigkeitsansammlungen wie periostale Abszessbildungen erfassen (Wright et al. 1995).

Die Lymphdrainage des Vorderarms ist auf 2 epitrochleale Lymphknoten begrenzt. Bei der epitrochlealen Lymphadenitis wird eine echoarme ovale Struktur nachgewiesen (Barr u. Kirks 1993).

Kubitaltunnelsyndrom

Beim Kubitaltunnelsyndrom, einer Kompressionsneuropathie, können morphologische Veränderungen am N. ulnaris dargestellt werden. Der Längs- und Querdurchmesser wird auf Höhe des Arms, des Epikondylus und des Vorderarms gemessen und mit der asymptomatischen Seite und einer Kontrollgruppe verglichen. In einer Studie von Chiou et al. (1998) war der mittlere Querschnitt des N. ulnaris auf Höhe des Epikondylus signifikant ($p < 0{,}001$) größer als auf der normalen Seite oder bei der Kontrollgruppe.

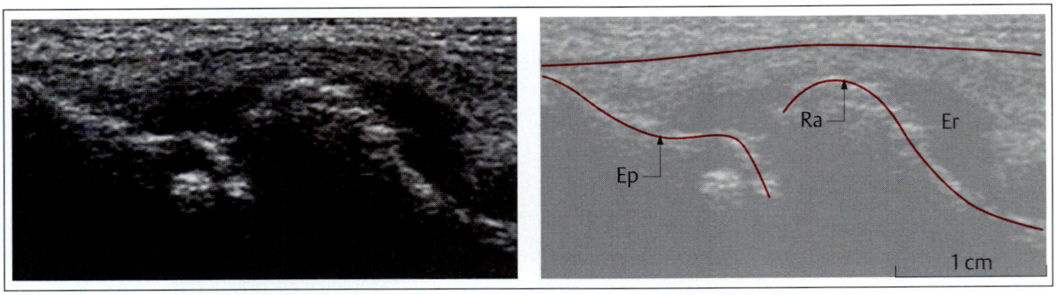

Abb. 7.22 **Erguss bei Kubitalarthrose.** 72-jährige Patientin, 35 Jahre nach einer komplexen Ellbogenfraktur. Ventraler humeroradialer Longitudinalschnitt: Erguss (Er) distal des Radiusköpfchens (Ra). Als Hinweis auf degenerative Veränderungen sind die Oberflächenkonturen der ossären Strukturen unregelmäßig begrenzt. Epicondylus radii (Ep).

Kubitalarthrose

Die Kubitalarthrose kann in der Frühphase mit einem Erguss einhergehen. Dieser lässt sich in den Umschlagfalten der Gelenkkapsel nachweisen. Besonders bevorzugte Stellen sind die Umschlagfalten der Gelenkkapsel in der Fossa olecrani, radii und coronoidea sowie unterhalb des Radiusköpfchens (Abb. 7.22).

Über die Ursache des Ergusses ist jedoch in diesem frühen Stadium der Arthrose keine Aussage möglich. Später verschmälert sich der echoarme Streifen des Knorpels und es können Osteophyten und freie Gelenkkörper dazukommen. Die freien Gelenkkörper erkennt man an ihrer hohen Echogenität, was zur fast vollständigen Reflexion der Schallwellen mit entsprechender Schallschattenbildung führt. In den Spätstadien der Kubitalarthrose können osteophytäre Stufen und Kanten an den Gelenkrändern nachgewiesen werden. Bei der aktivierten Arthrose findet man oft ausgedehntere begleitende Ergüsse.

Osteochondrosis dissecans

! Am Ellenbogengelenk können freie Gelenkkörper als **echodichte** Knochenfragmente, die zwischen der Gelenkkapsel und der Kortikaliskontur liegen, nachgewiesen werden.

Die Knochenoberfläche ist wegen des darüber liegenden reflektierenden Fragments teilweise unterbrochen, besonders wenn das Fragment auch knöcherne Anteile enthält. Sie liegen meist in den Fossae. Beim Vorliegen eines Ergusses kann in der dynamischen Untersuchung die freie Beweglichkeit der Gelenkkörper beobachtet werden.

Traumatische Läsionen

Auch bei Frakturen hat sich die Ultraschalluntersuchung als hilfreich und schonend erwiesen. Besonders bei Kindern muss die Kontur des Knochens untersucht werden, um Frakturen nicht zu übersehen. Dort, wo eine Druckdolenz oder Weichteilschwellung besteht, muss die Knochenoberfläche besonders sorgfältig abgesucht werden. Die Frakturen können von einem subperiostalen Hämatom oder einer Weichteilschwellung begleitet werden. In einer späteren Phase ist die konturorientierte Untersuchung des neugebildeten Kallus möglich (S. 36).

Okkulte Frakturen: Manchmal gelingt ihr Nachweis durch die Stufenbildung in der Kortikalis, wenn die Gelenkbeweglichkeit nicht eingeschränkt ist. Minimale Veränderungen sind oft nur durch Seitenvergleich zu erkennen.

Ältere Frakturen und chirurgische Eingriffe führen oft zu Störungen der Knochenarchitektur, sodass erst die Anamnese und der Vergleich mit der Gegenseite eine korrekte Diagnose erlauben. Der besonders bei Frakturen gefährdete N. ulnaris kann bei extendiertem Ellbogengelenk von dorsal dargestellt werden (Abb. 7.10, [Hoogland 1991]).

Die Anamnese muss bei der sonographischen Untersuchung stets berücksichtigt werden. Gerade die Unterscheidung einer Fraktur von einer

Osteomyelitis, wo ebenfalls Unterbrechungen der Kortikalis und periostale Flüssigkeitsansammlungen (Abiri MM et al. 1989) vorkommen, gelingt nur bei sorgfältiger Überprüfung der anamnestischen Angaben (S. 37).

Literatur

Abiri MM, Kirpekar M Ablow RC. Osteomyelitis: detection with US. Radiology. 1989; 172: 509–11.

Barr LL. Elbow. Clin Diagn Ultrasound. 1995; 30: 135–49.

Barr LL, Kirks DR. Ultrasonography of acute epitrochlear lymphadenitis. Pediat Radiol. 1993; 23: 72–3.

Chiou HJ, Chou YH, Cheng SP, et al. Cubital tunnel syndrome: diagnosis by high-resolution ultrasonography. J Ultrasound Med. 1998; 17: 643–8.

De Maeseneer M, Jacobson JA, Jaovisidha S, et al. Elbow effusions: distribution of joint fluid with flexion and extension and imaging implications. Invest Radiol. 1998; 33: 117–25.

Giannini S, Lipparini M, Della Villa S, Sartoni Galloni S, Calzolari F. Ultrasonography in pathological conditions of muscles, tendons and joints. Ital J Orthop Traumatol. 1987; 13: 253–9.

Harland U; Sattler H. Ellenbogen. In: Harland U, Sattler H, eds. Ultraschallfibel: Orthopädie, Traumatologie, Rheumatologie. Berlin: Springer; 1991: 75–85.

Hogan MJ, Rupich RC, Bruder JB, Barr LL. Age-related variability in elbow joint capsule thickness in asymptomatic children and adults. J Ultrasound Med. 1994; 13: 211–3.

Hoogland PH. Ultrasonography of entrapment neuropathy of the median and ulnar nerves (abstract). Proc 29th Ann Meeting of the ASNR. Washington, DC; 1991.

Koski JM. Ultrasonography of the elbow joint. Rheumatol Int. 1990; 10: 91–4.

Lim-Dunham JE, Ben-Ami TE, Yousefzadeh DK. Septic arthritis of the elbow in children: the role of sonography. Pediat Radiol. 1995; 25: 556–9.

Markowitz RI, Davidson RS, Harty MP, Bellah RD, Hubbard AM, Rosenberg HK. Sonography of the elbow in infants and children. AJR. 1992; 159: 829–33.

Miles KA, Lamont AC. Ultrasonic demonstration of the elbow fat pads. Clin Radiol. 1989; 40: 602–4.

Resnick D. Internal derangements of joints. In: Resnick D. Diagnosis of Bone and Joint Disorders. 3rd ed. Philadelphia: Saunders; 1995: 2948–50.

Sell S, König S, Zacher J. Die sonographische Untersuchung des Ellenbogengelenkes bei Patienten mit chronisch-entzündlichen Gelenkerkrankungen – eine Bereicherung der Diagnostik? Z Rheumatol. 1993; 52: 156–60.

Wright NB, Abbott GT, Carty HM. Ultrasound in children with osteomyelitis. Clin Radiol. 1995; 50: 623–7.

8 Hand und Handgelenk

Einführung

Die radiologische Untersuchung der Hand hat dank technischer Entwicklungen Fortschritte gemacht. Neben Zielaufnahmen zur Untersuchung der Karpalknochen und der Gelenke haben die Arthrographie, die Xeroradiographie, die CT und die MRT die diagnostischen Möglichkeiten von Knochen- und Weichteilveränderungen an der Hand verbessert.

Mit der raschen Entwicklung der muskuloskelettalen Sonographie und der Einführung der hochfrequenten Schallsonden eröffneten sich neue, einfache Möglichkeiten, um die Weichteile der Hand zu untersuchen (Levine et al. 1979). Die ersten Untersuchungen an der Hand wurden mit 7,5-MHz-Schallköpfen durchgeführt. Neue Schallköpfe mit Frequenzen zwischen 10 und 15 MHz ergeben eine noch bessere Auflösung. So können Sehnen, Nerven und Gefäße dargestellt, insbesondere Ergüsse, Zysten und Veränderungen der Synovialmembran bei der rheumatoiden Arthritis und anderen entzündlichen rheumatologischen Krankheiten erfasst werden.

! Die dynamische Untersuchung erleichtert nicht nur die Identifizierung der einzelnen anatomischen Strukturen, sondern ermöglicht auch, das Gleiten der Sehnen zu beurteilen.

Die Ultraschalluntersuchung der Hand ist für den Rheumatologen, Handchirurgen und Traumatologen zu einem wertvollen, nicht-invasiven diagnostischen Hilfsmittel geworden und findet für ausgewählte Fragestellungen zunehmende Anwendung (Braunstein et al. 1981).

Anatomische Besonderheiten

Die komplexe Anatomie der Hand erschwert die sonographische Untersuchung. Ossär wird das Handgelenk durch den distalen Radius, die Ulna, die proximalen und distalen Reihen der Karpalknochen und die Metakarpalia gebildet. Die Muskulatur der Hand wird eingeteilt in die intrinsischen Muskelgruppen, welche ihre Ursprünge und Ansätze innerhalb der Hand haben und in die extrinsische Muskulatur. Die extrinsischen Muskeln nehmen ihren Ursprung am distalen Oberarm und am Vorderarm und entfalten ihre Kraft über Sehnen, die in der Hand inserieren.

Sehnen an der Hand: Die Sehnen der oberflächlichen und tiefen Fingerbeuger verlaufen durch den Karpaltunnel. Dorsal über dem Handgelenk verlaufen die Strecksehnen in 6 Fächern, die durch das Retinakulum gebildet werden (Tab. 8.**1** u. Abb. 8.**1**).

Karpaltunnel: Der Karpaltunnel wird durch die Handwurzelknochen und das Retinaculum flexorum begrenzt. Im Karpaltunnel verlaufen 9 Sehnen und der N. medianus, welcher mit Hilfe von Leitsehnen identifiziert werden kann: Am distalen Vorderarm verläuft er zwischen den Sehnen des M. flexor carpi radialis und des M. palmaris longus, im Karpaltunnel ulnar über der Sehne des M. flexor pollicis longus (Tab. 8.**2** u. Abb. 8.**2**).

Die 4 M.-flexor-digitorum-superficialis- und 4 M.-flexor-digitorum-profundus-Sehnen werden von der ulnaren Sehnenscheide umhüllt. Darüber spannt sich das Retinaculum flexorum, welches den Karpaltunnel nach palmar begrenzt. Distal des Karpaltunnels trennen sich die Sehnen der oberflächlichen und tiefen Fingerbeuger des 2.–5. Fingers und verlaufen unterhalb der Palmarfaszie. Auf Höhe der Metakarpalköpfchen verlaufen sie im osteofibrösen Beugesehnenkanal, welcher aus mehreren Kreuz- und Ringbändern besteht. Diese haben die Funktion, die Sehnen exakt an den Fingerknochen entlang zu führen, bzw. zu verhindern, dass diese sich davon entfernen (sog. bow-stringing, Abb. 8.**31**). Auf Höhe der Grundphalanx teilt sich die M.-flexor-digitorum-superficialis-Sehne in einen radialen und ulnaren Zügel und die M.-flexor-digitorum-profundus-Sehne tritt durch sie hindurch.

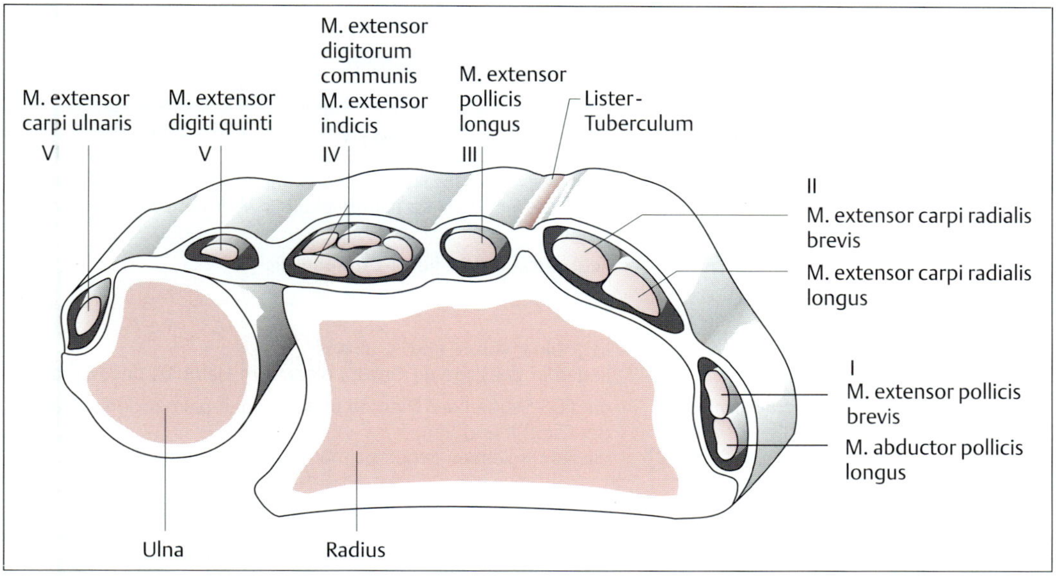

Abb 8.**1** **Handrücken.**

Tabelle 8.**1** Handrücken von radial nach ulnar (Abb. 8.**1**)

Lokalisation	Struktur
1. Fach (radial) entspricht der radialen Grenze der Tabatiere	M. abductor pollicis longus M. extensor pollicis brevis
2. Fach	M. extensor carpi radialis longus und brevis
3. Fach (ulnar) entspricht der ulnaren Grenze der Tabatiere	M. extensor pollicis longus
4. Fach	M. extensor digitorum communis (4 Sehnen) und M. extensor indicis
5. Fach	M. extensor digiti quinti
6. Fach	M. extensor carpi ulnaris

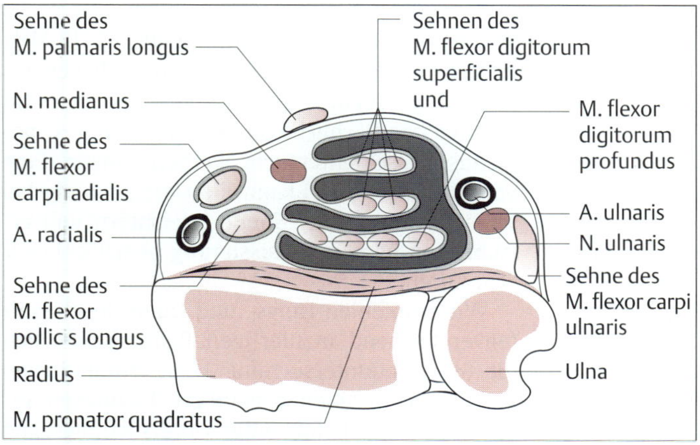

Abb 8.**2** **Sehnen, Gefäße und Nerven proximal des Karpaltunnels.**

Tabelle 8.2 Karpaltunnel (Abb. 8.2)

Anatomie	Sonographische Identifikation
• M. palmaris longus	• tritt durch Opposition von Daumen und kleinem Finger bei Palmarflexion des Handgelenks gegen Widerstand hervor (fehlt bei ca. 7% der Bevölkerung)
• N. medianus	• liegt zwischen M. palmaris longus und Flexor carpi radialis am Vorderarm und im Karpaltunnel ulnar über dem M. flexor pollicis longus
• A. radialis • M. flexor carpi radialis • M. flexor pollicis longus	• liegt radial des M. flexor carpi radialis
• M. flexor carpi ulnaris • A. ulnaris und N. ulnaris	• liegt ulnar von N. und A. ulnaris • liegen in der Loge de Guyon, ulnar vom Hamulus des Hamatum
• M. flexor digitorum superficialis (FDS)	• die FDS-Sehnen der Digiti III und IV liegen palmar denjenigen der Digiti II und V
• M. flexor digitorum profundus (FDP)	• die 4 FDS-Sehnen liegen palmar der FDP-Sehnen

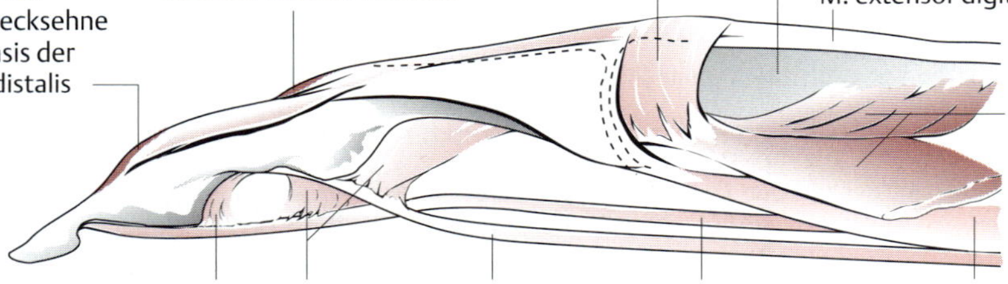

Abb. 8.3 **Sehnen der Finger.**

Distal der proximalen Interphalangeal-Beugefalte kommt die Profundussehne palmar der Superfizialissehne zu liegen (Abb. 8.3).

Position des Patienten

Der Patient sitzt vor oder seitlich neben dem Untersucher. Die Hand des Patienten kann auf einer festen Unterlage wie einer höhenverstellbaren Untersuchungsliege oder einem Tisch gelagert werden, sodass auch die dynamische Untersuchung mit still stehendem Schallkopf erfolgen kann. Die Hand, die den Schallkopf führt, sollte auf der Hand des Patienten oder der Unterlage abstützen, um den Schallkopf besser stabilisieren zu können.

Untersuchungstechnik und Sonoanatomie

Wir verwenden eine hochauflösende 7,5–15 MHz lineare Sonde. Optimal sind kurze, höchstens 4 cm lange Sonden, da diese gut aufliegen und dadurch oberflächliche Strukturen wie der N. medianus, besser untersucht werden können. Eine Vorlaufstrecke (S. 9) kann die Untersuchung bei schlecht anliegender Sonde erleichtern und erlaubt eine bessere Fokussierung oberflächlicher Strukturen.

Wir empfehlen Längs- und Querschnitte seitenvergleichend anzufertigen. Bisher haben sich für die Handuntersuchung keine einheitlichen Standardschnittebenen etabliert. In unserer Erfahrung hat sich folgender Untersuchungsgang

Abb. 8.4 **a–e Transversalschnitt über dem Handrücken und über dem Handgelenk:**

a Schallkopfposition.

b Verschieben der Sonde nach radial. Sehnenfach: M. abductor pollicis longus (Mapl), M. extensor pollicis brevis (Mepb). Radius (Ra).

c Dorsaler Transversalschnitt über das II. und III. Sehnenfach. II. Sehnenfach: M. extensor carpi radialis longus (Mecrl), M. extensor carpi radialis brevis (Mecb). III. Sehnenfach: M. extensor pollicis longus (Mepl). Radius (Ra). Lister Tuberkel (LT).

d Dorsaler Transversalschnitt über das III., IV. und V. Sehnenfach. III. Sehnenfach: M. extensor pollicis longus (Mepl). IV. Sehnenfach: M. extensor digitorum communis und M. extensor indicis (Medc). V. Sehnenfach: M. extensor digiti quinti (Medq). Lister Tuberkel (LT), Radius (Ra), Ulna (Ul), distales Radioulnargelenk (DRUG).

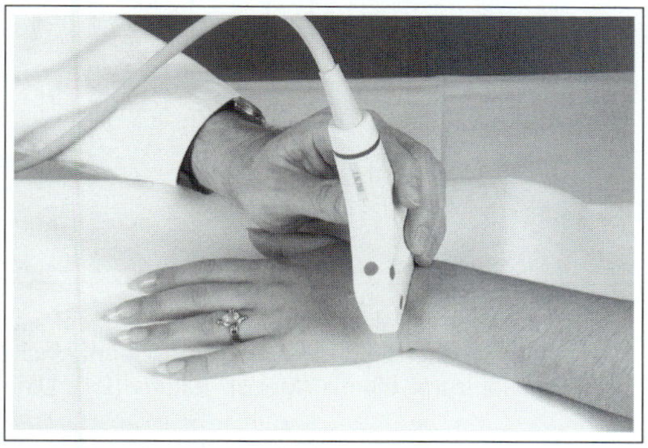

a

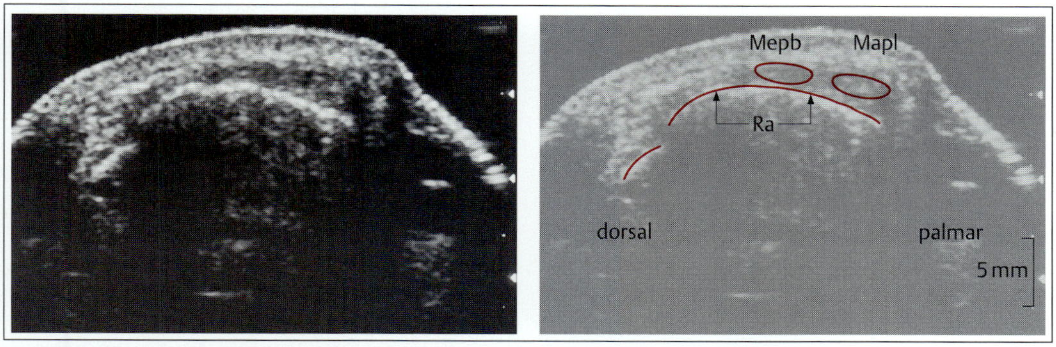

b

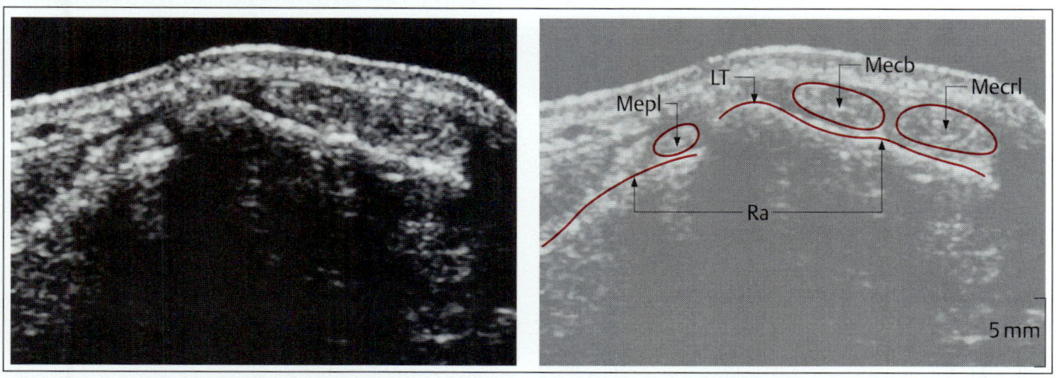

c

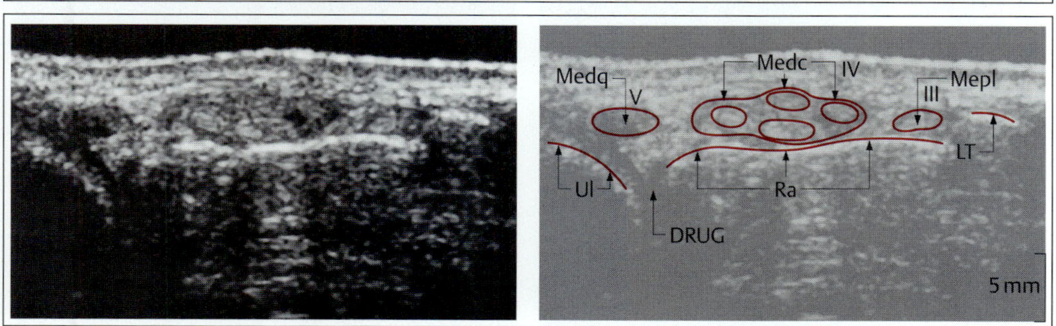

d

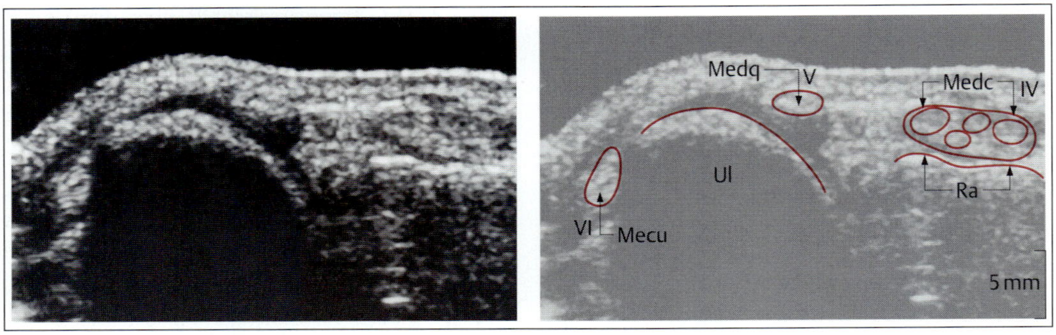

e

Abb. 8.**4 a–e** **Transversalschnitt über dem Handrücken und über dem Handgelenk:**
e Dorsaler Transversalschnitt (ulnar) über IV., V. und VI. Sehnenfach. IV. Sehnenfach: M. extensor digitorum communis und indicis (Medc). V. Sehnenfach: M. extensor digiti quinti (Medq). VI. Sehnenfach: M. extensor carpi ulnaris (Mecu). Radius (Ra), Ulna (Ul).

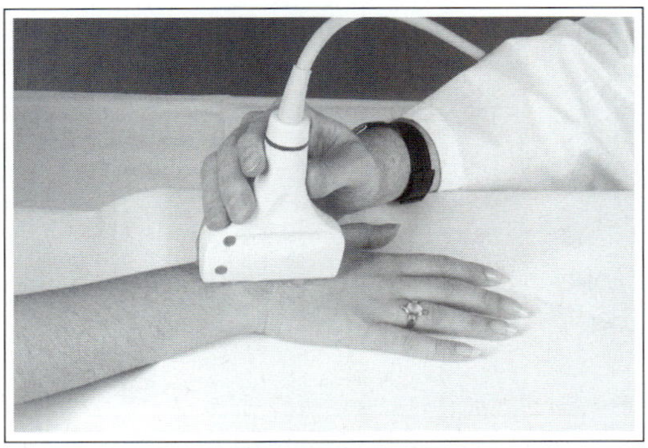

a

Abb 8.**5 a–c** **Longitudinalschnitt des Handrückens:**
a Schallkopfposition.
b Sehne des M. extensor digitorum (Medc), Os capitatum (Cap), Os lunatum (Lun), Radius (Ra).
c Dorsaler Longitudinalschnitt (durch paralleles Verschieben der Sonde nach ulnar). Sehne des M. extensor carpi ulnaris (Mecu), Os triquetrum (Triq), Ulna (Ul), Discus triangularis (DT).

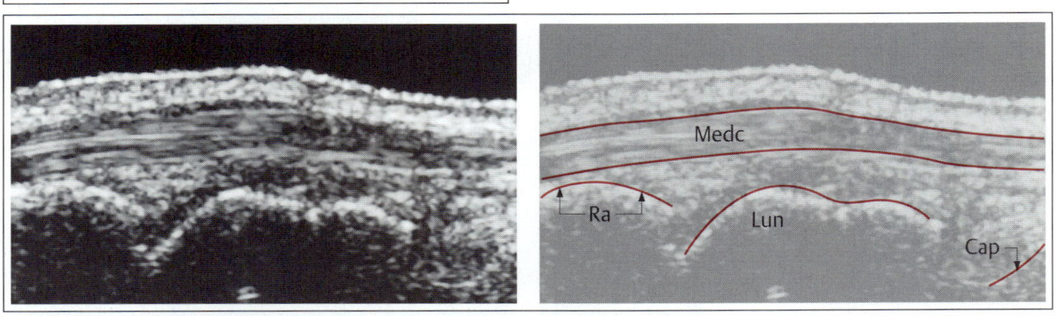

b

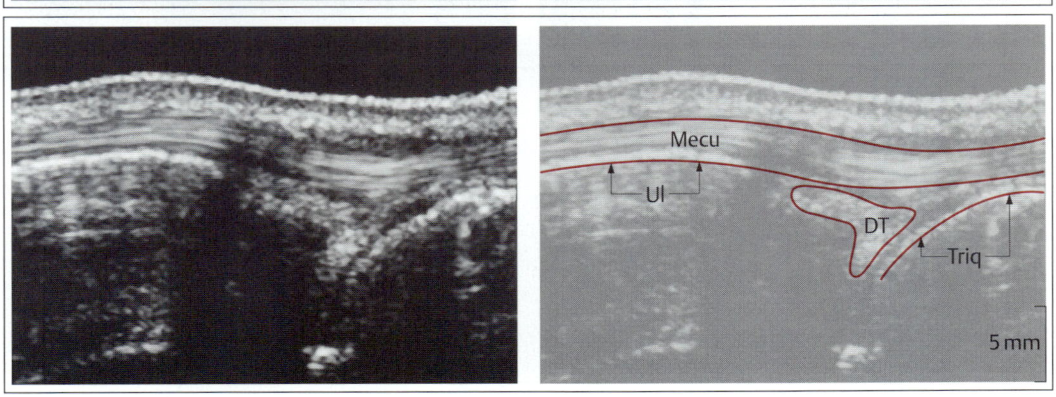

c

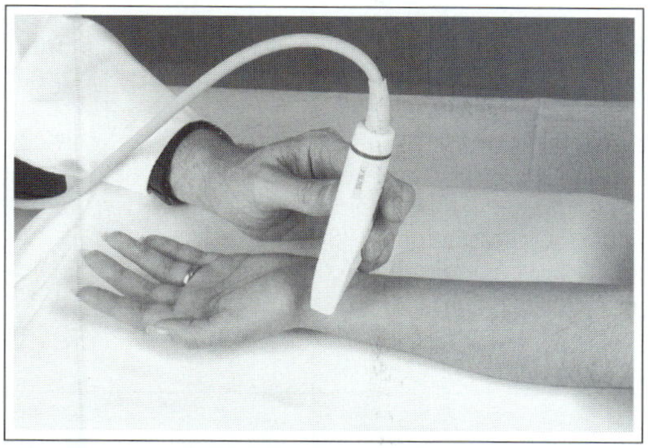

a

Abb. 8.**6 a–c** **Transversalschnitt über dem Karpaltunnel:**

a, b Schallkopfposition. N. medianus (N), Sehnen des M. flexor digitorum superficialis (Mfds) und M. flexor digitorum profundus (Mfdp), Retinaculum flexorum (RET), Sehne des M. flexor carpi radialis (Mfcr), diese Sehne ist wegen tangentialen Strahlengangs echoarm dargestellt; Fettgewebe (F), distaler Pol des Os scaphoideum (SC).

c Palmarer Transversalschnitt des Karpaltunnels ulnar (Loge de Guyon). N. ulnaris (Nu), A. ulnaris (A). Die Sehnen des M. flexor digitorum superficialis und profundus (Mfd) erscheinen echoarm und sind nicht voneinander differenzierbar, da sie in diesem Schnitt nicht senkrecht zu den Schallwellen liegen. N. medianus (Nm) Orientierungshilfe: Os pisiforme (Pi).

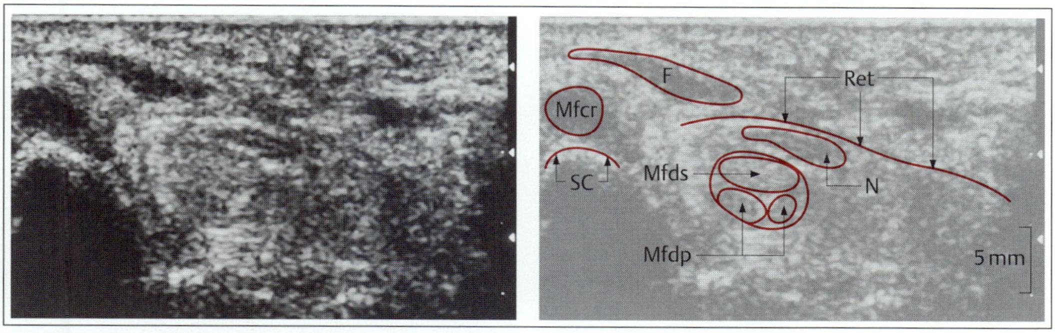

b

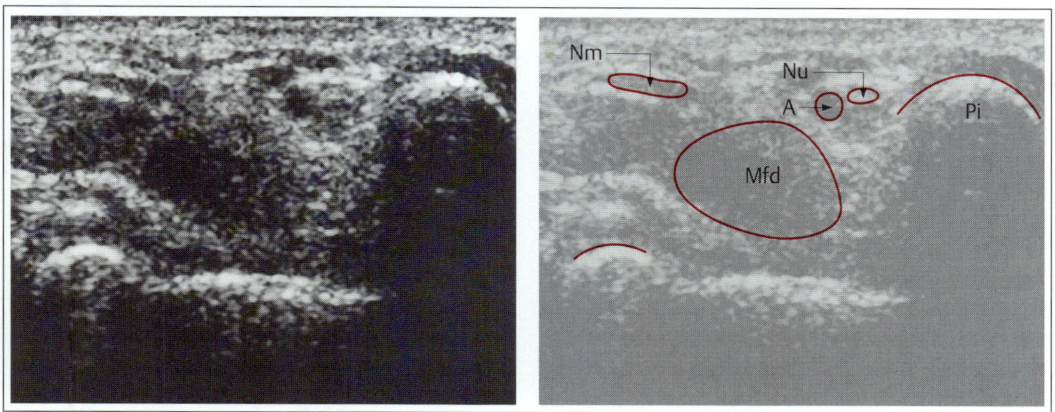

c

der Hand und des Handgelenks als nützlich erwiesen:

Handgelenk dorsal: Transversalschnitt über dem Handgelenk und dem Handrücken (Abb. 8.4): Der Schallkopf wird vom Radius bzw. von der Ulna her nach distal bis zu den Metakarpalknochen geführt.

! Diese Schnittebene ist besonders wertvoll für die Suche nach Ganglien und die Beurteilung von Tenosynovitiden.

Longitudinalschnitt über dem Handrücken (Abb. 8.5): Der Schallkopf wird über dem Handgelenk parallel zu Radius und Ulna aufgesetzt.

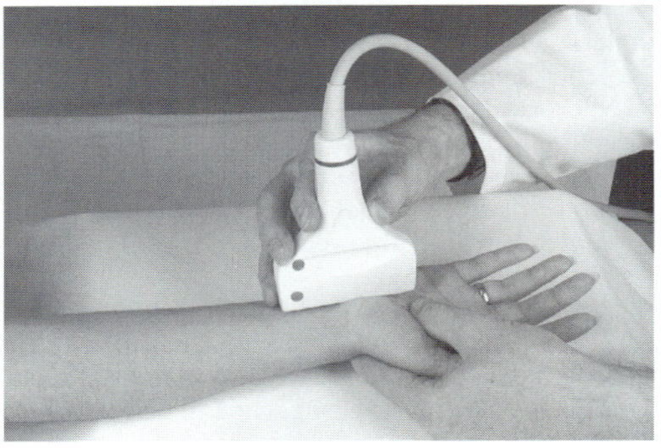

a

Abb. 8.**7 a–d** **Palmarer Longitudinalschnitt des Karpaltunnels:**
a Schallkopfposition.
b N. medianus (Nm), Sehnen des M. flexor digitorum (Mfd), Os capitatum (Cap), Os lunatum (LUN), Radius (Ra).
c Palmarer Longitudinalschnitt radial. Die Sehnen des M. flexor carpi radialis (Mfcr) und des M. flexor pollicis longus (Mfpl) liegen nahe beieinander. Radius (Ra), Os scaphoideum (SC).
d Palmarer Longitudinalschnitt ulnar. Die Sehne des M. flexor carpi ulnaris (Mfcu) setzt am Os pisiforme (Pi) an. Os hamatum (Ha), Os triquetrum (Triq).

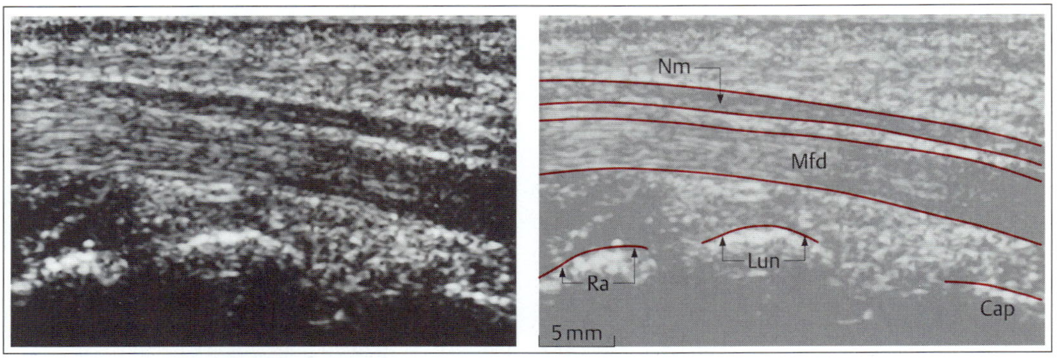

b

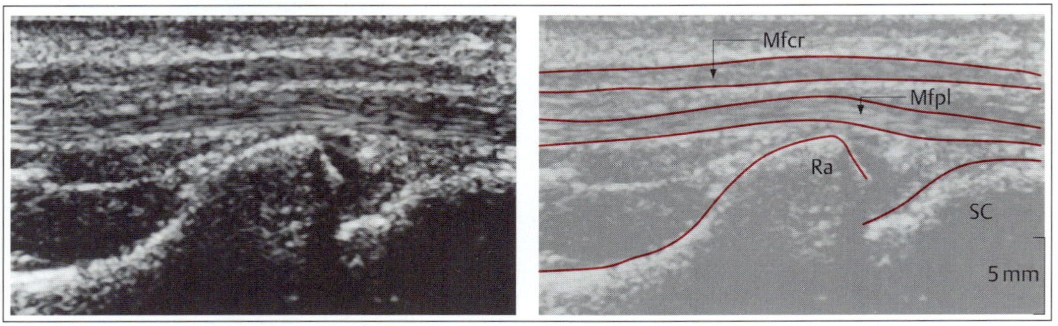

c

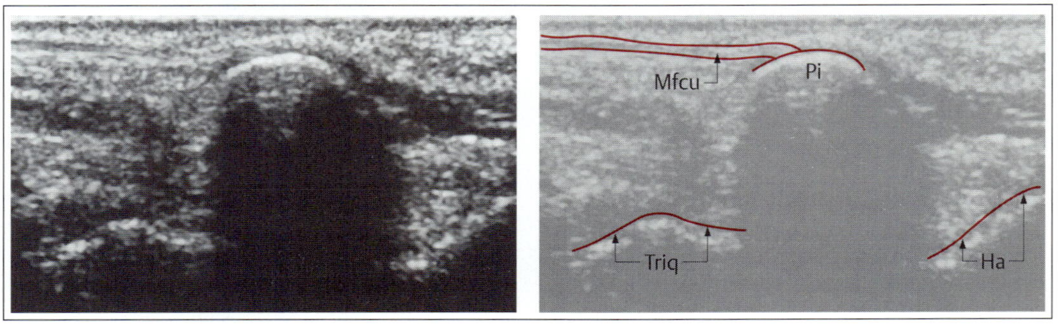

d

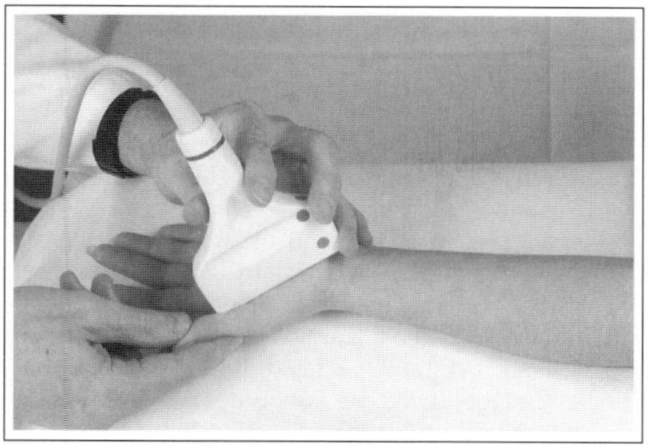

a

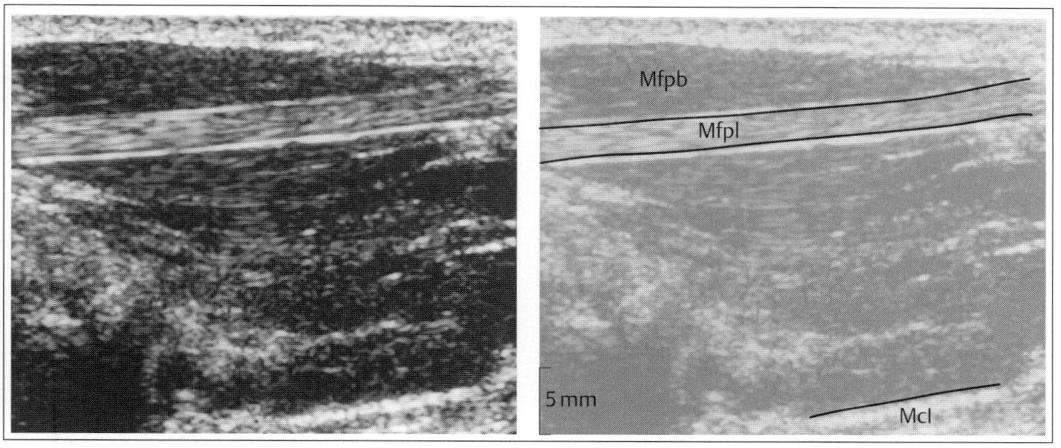

b

Abb. 8.**8 a, b Palmarer Longitudinalschnitt des Thenars:**
a Schallkopfposition.
b Die Sehne des M. flexor pollicis longus (Mfpl) verläuft zwischen den beiden Köpfen des M. flexor pollicis brevis (Mfpb). Metakarpale I (Mcl).

Durch paralleles Verschieben von radial nach ulnar gelingt es, die einzelnen Sehnen, wie in Tab. 8.1 aufgeführt, einzustellen.

Handgelenk palmar: Transversalschnitt über dem Karpaltunnel (Abb. 8.6): Der Schallkopf wird vom distalen Unterarm bis zum Os pisiforme und scaphoideum geführt.

Ganglien und entzündliche Veränderungen an den Sehnen lassen sich in dieser Schnittebene gut darstellen. Der Karpaltunnel wird vom 2–3 cm breiten Retinaculum flexorum überdeckt. Die Gefäße lassen sich als feine, tubuläre, pulsierende Strukturen erkennen. Die Darstellung des N. medianus gelingt besser im Längsschnitt; Kaliberschwankungen werden auch im Transversalschnitt erfasst und gemessen.

Longitudinalschnitt über dem Karpaltunnel (Abb. 8.7): Die Knochen der Handwurzel lassen sich durch Bewegung des Handgelenks zuordnen.

In der Verlängerung des Radius befinden sich radial das Os scaphoideum und das Os trapezium, ulnar das Os lunatum und das Os capitatum. Ulnar liegt distal des Caput ulnae das Os triquetrum und das Os hamatum. Die Sehnen lassen sich an ihrer typischen Echostruktur erkennen und können am besten in der dynamischen Untersuchung von den umliegenden Strukturen abgegrenzt werden.

N. medianus: Um den N. medianus aufzusuchen, wird der Schallkopf parallel zum Os metacarpale III aufgesetzt. Als Landmarke kann auch zuerst der M. palmaris longus aufgesucht werden. Den N. medianus erkennen wir am Fehlen von Mitbewegungen bei der dynamischen Untersuchung. Er ist homogen, echoarm mit feinen, internen, parallelen Reflexen. Proximal verläuft er unterhalb der Sehne des M. palmaris longus und geht in seinem distalen Verlauf in die Tiefe.

Die knöchernen Strukturen der **Handwurzeln** stellen sich als bogenförmige oder lineare Oberflächenreflexe dar. Ihre Identifizierung gelingt am besten in der Längsachse unter Bewegung des Handgelenks. Die **Sehnen** sind im Längsver-

Abb. 8.**9 a–c Palmarer Longitudinalschnitt über den kleinen Fingergelenken:**
a Schallkopfposition.
b Palmarer Longitudinalschnitt des Metakarpophalangealgelenks. Die Sehnen des M. flexor digitorum superficialis (Mfds) und profundus (Mfdp) sind knapp voneinander abgrenzbar. Die volare Platte (VP): typische Stelle des ossären Ausrisses der Sehne. Metakarpalköpfchen (MC), Basis der Grundphalanx (GP).
c Palmarer Longitudinalschnitt über dem distalen Interphalangealgelenk (DIP). Durch Verschieben der Sonde nach distal wird das distale Interphalangealgelenk eingesehen. Die Sehne des M. flexor digitorum profundus (Mfdp) ist nur echoreich, wo sie senkrecht zu den Schallwellen liegt. Mittelphalanx (MP), Endphalanx (EP).

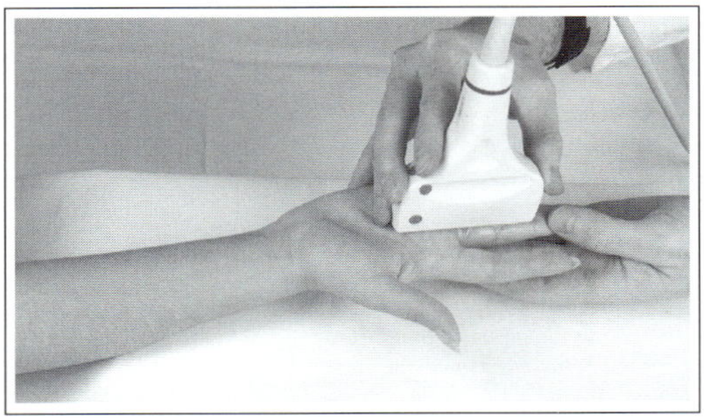
a

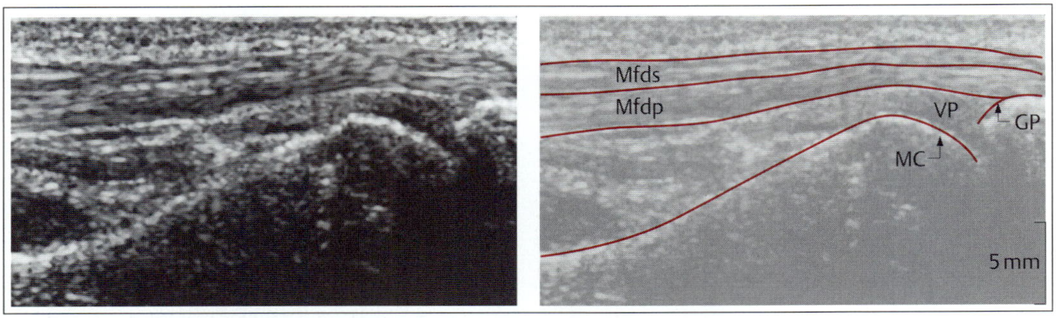

b

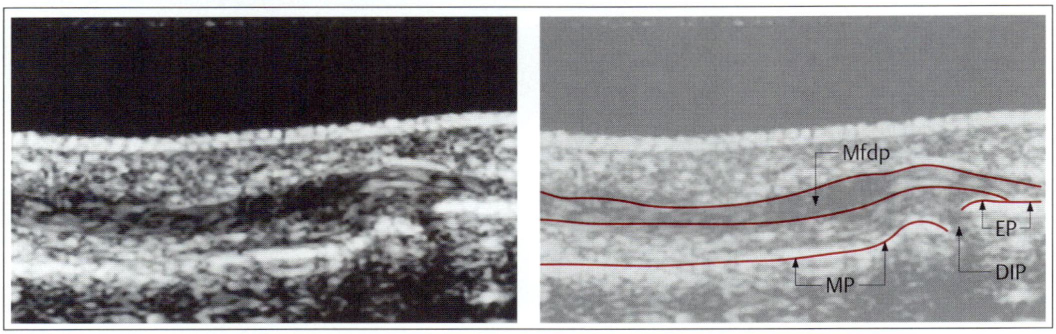

c

lauf durch die typische Struktur mit Sehnenfibrillen, die parallel verlaufende Reflexionen ergeben, erkennbar. Die **Gelenkkapsel** ist nur im Falle entzündlicher Veränderungen sichtbar, hier wird die Membrana synovialis als innere Kapsel erfasst, die Veränderung ihres Durchmessers kann zur Verlaufskontrolle gemessen werden.

Hand: Palmare Longitudinalschnitte über dem Thenar (Abb. 8.**8**): Die Schnittführung beginnt entlang dem Verlauf des M. abductor pollicis brevis.

Der Schallkopf wird sektorförmig nach distal und ulnar geführt. Die Flexor pollicis longus Sehne dient als Leitstruktur. Die intrinsischen Handmuskeln sind im Vergleich zu den benachbarten Sehnen hypoechogen. Im Längsschnitt ist das typische fächerförmige Muster der Skelettmuskulatur sichtbar. Die Flexor pollicis longus Sehne trennt die oberflächlichen von den tiefen Thenarmuskeln. Oberflächliche Thenarmuskeln: M. abductor pollicis brevis und M. flexor pollicis brevis. Tiefe Thenarmuskeln: M. adductor pollicis und M. opponens pollicis.

Palmare Longitudinalschnitte über dem Hypothenar: Analog zum Thenar wird der Hypothenar untersucht. Muskeln des Hypothenars:

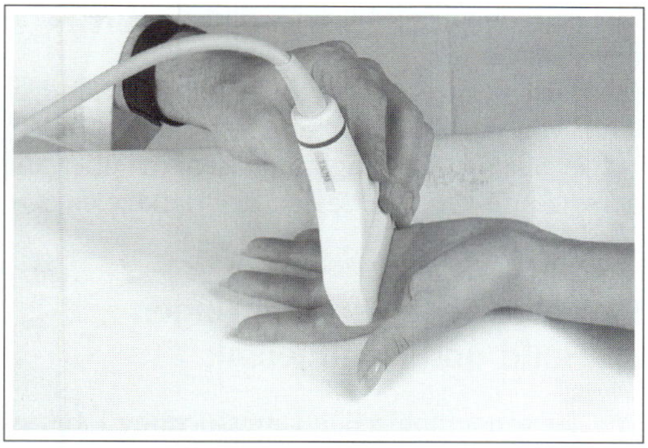

a

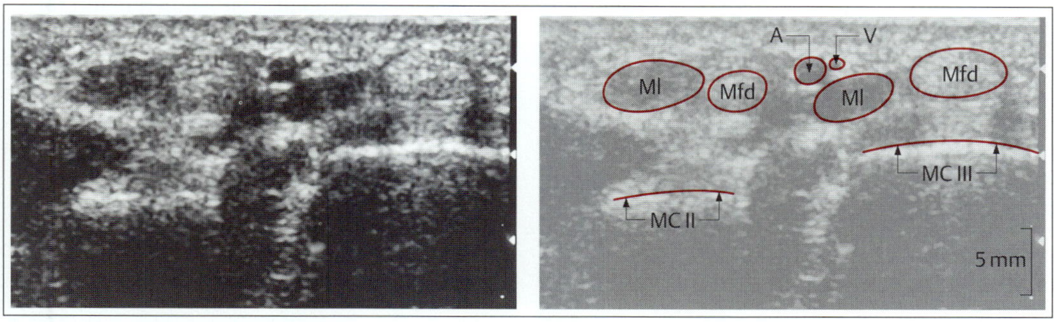

b

Abb. 8.**10 a, b Palmarer Transversalschnitt des Metakarpophalangealköpfchens (MCP II und III):**
a Schallkopfposition.
b Die Sehnen des M. flexor digitorum (Mfd), Mm. lumbricales (Ml). A. (A), V. (V) digitalis palmaris propria.

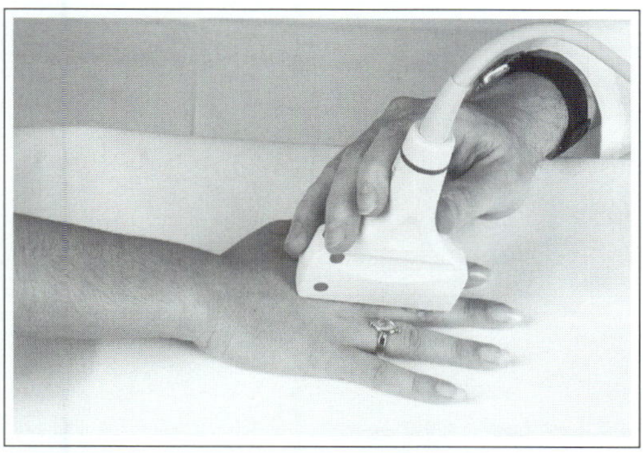

a

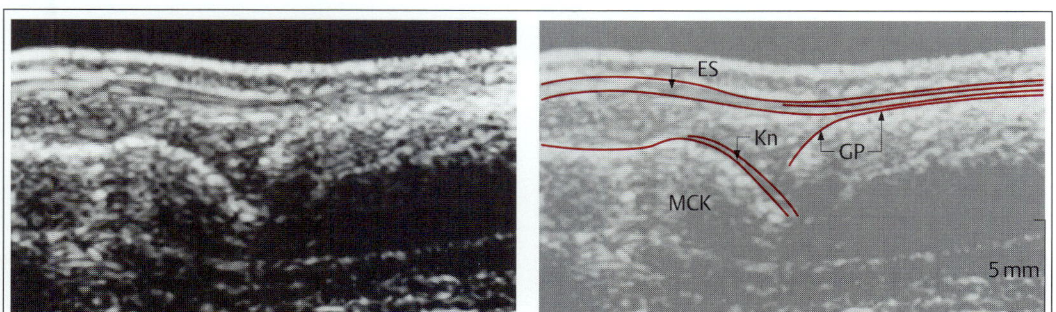

b

Abb. 8.**11 a, b Dorsaler Longitudinalschnitt der kleinen Fingergelenke:**
a Schallkopfposition.
b Typische fibrilläre Struktur der Extensorsehne (ES). Nur erkennbar wo sie von den Schallwellen senkrecht getroffen wurde. Basisgrundphalanx (GP), Metakarpalkopf (MCK). Echoarmer Knorpel (Kn).

M. abductor digiti quinti, M. flexor digiti quinti, M. opponens digiti quinti.

Mittelhand und Finger: palmarer Longitudinalschnitt über den kleinen Fingergelenken (Abb. 8.**9**).

Die dynamische Untersuchung erlaubt die Darstellung der Sehnen und der Gelenke. Besonders gut lässt sich der Knorpel an den Metakarpalköpfchen erkennen, wo er als feiner, echoarmer Saum um die Kortikalis zur Darstellung kommt. Die Mm. lumbricales sind als echoarme Strukturen seitlich entlang der Sehnen darstellbar. Bei entzündlichen Veränderungen sind die Sehnen auch im Transversalschnitt gut sichtbar.

Palmarer Transversalschnitt über den Metakarpophalangealköpfchen (Abb. 8.**10**): Die Sehnen sind als echoreiche ovale Strukturen zwischen den echoarmen Mm. lumbricales erkennbar.

Dorsaler Longitudinalschnitt über den kleinen Fingergelenken (Abb. 8.**11**): Hier lassen sich das Metakarpophalangealgelenk und die Strecksehnen darstellen.

Standardschnittebenen von Hand und Handgelenk: von der DEGUM (S. 10) empfohlen: je ein Transversal- und Longitudinalschnitt über die dorsale und ventrale Region des Handgelenks.

Pathologische Veränderungen an Hand und Handgelenk

Vor der sonographischen Untersuchung lohnt es sich, die Hand sorgfältig zu palpieren, um flüssige von soliden Raumforderungen unter gleichzeitiger sonographischer Darstellung besser unterscheiden zu können. Am Handgelenk suchen wir in erster Linie nach Ganglien oder Arthritiden und an der Hand nach Veränderungen an den Sehnen und am Peritendineum.

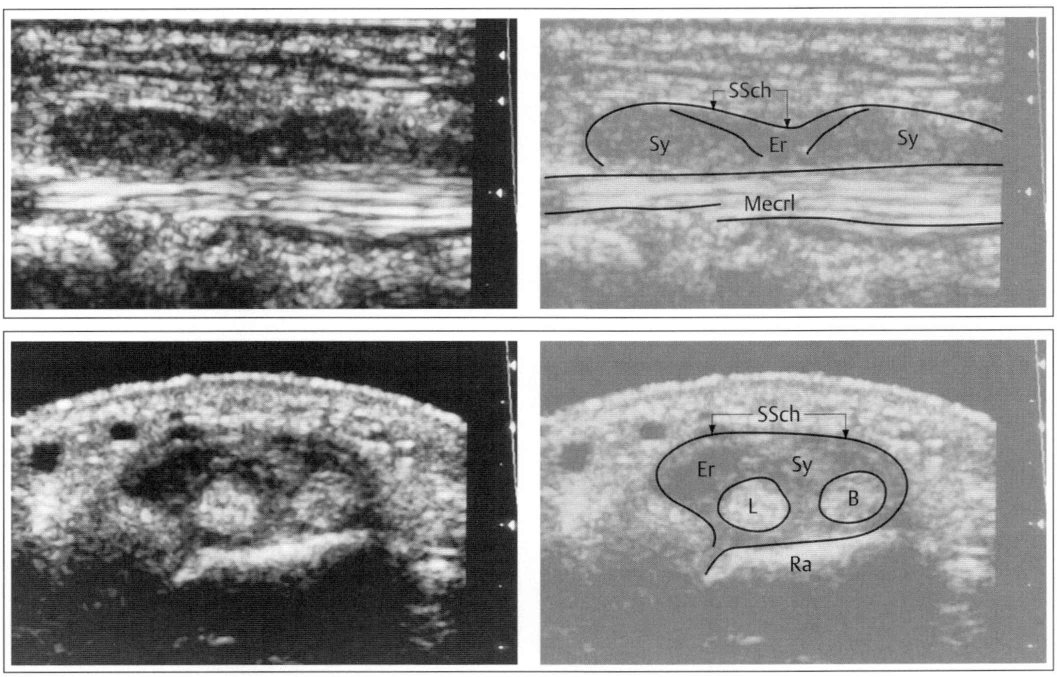

a
b

Abb. 8.**12 a, b Handgelenk bei rheumatoider Arthritis.** 41-jährige Patientin mit seropositiver rheumatoider Arthritis, Schwellung über Handrücken radial:

a Longitudinalschnitt der Sehne des M. extensor carpi radialis longus (Mecrl). Die Sehnenscheide ist wegen Erguss (Er) und Synovitis (Sy) von der Sehne abgehoben.

b Transversalschnitt der Sehnen der Mm. extensor carpi radialis longus (L) und brevis (B) mit echoarmem Erguss (Er) und echoreichem synovitischem Gewebe (Sy) in der Sehnenscheide (Ssch). Radius (Ra).

Rheumatoide Arthritis

Zur Beurteilung der knöchernen Strukturen der Hände ist die Bedeutung der konventionellen Röntgenuntersuchung unbestritten (Larsen et al. 1977). Die **dorsopalmare** Aufnahme der Hände erlaubt eine gute Beurteilung der pathologischen Veränderungen und des Gelenkbefallmusters der Hände und bleibt ein Hauptbestandteil der Krankheitsdiagnostik und der Verlaufsbeurteilung.

Mit den Fortschritten in der Sonographie steht nun ein neues diagnostisches Instrument zur Erfassung von Weichteilveränderungen bei der rheumatoiden Arthritis zur Verfügung (Harcke et al. 1988). Backhaus et al. (1999) fanden, dass die MRT, der Ultraschall und die Skelettszintigraphie bei der Suche nach entzündlichen Gelenksveränderungen **sensitiver** sind als konventionelle Röntgenuntersuchungen.

! Die Sonographie erlaubt besonders gut, die Weichteilveränderungen im Sinne einer Synovitis und Tenosynovitis zu diagnostizieren, eignet sich aber weniger gut zum Nachweis von Knochenerosionen.

Bisher wurde die Untersuchung an den Händen meistens mit 5- und 7,5-MHz-Schallköpfen durchgeführt (Fornage 1986, Fornage u. Rifkin 1988). Die hochfrequenten Schallköpfe von 10–15 MHz haben die Genauigkeit und Qualität der Untersuchung verbessert.

Bei Gelenkschwellung der rheumatoiden Arthritis können sonographisch verschiedene Merkmale beobachtet werden (Grassi et al. 1993):

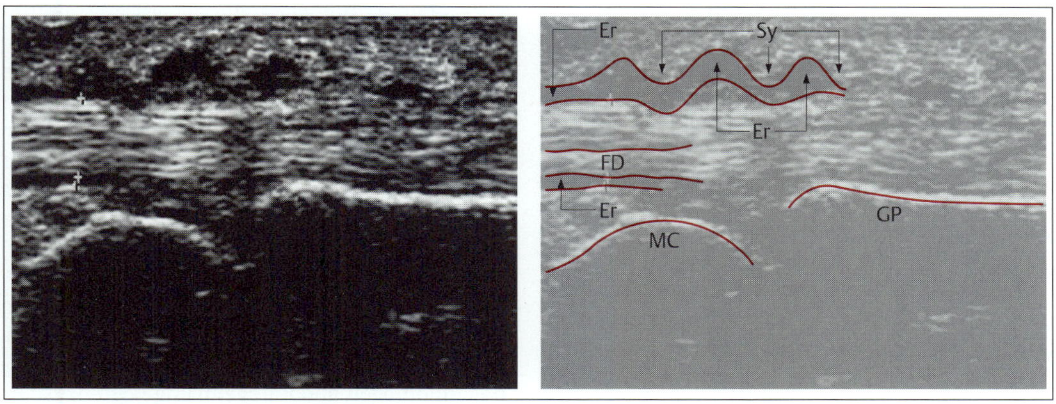

Abb 8.13 **Fingerbeugesehnen bei rheumatoider Arthritis.** 74-jährige Patientin mit seropositiver rheumatoider Arthritis. Longitudinalschnitt MCP III palmar: Die Sehne des M. flexor digitorum (FD) ist unregelmäßig begrenzt, die Sehnenscheide ist durch hypertrophe Synovialzotten (Sy) und Erguss (Er) von der Sehne abgehoben. Metacarpale III (MC), Grundphalanx (GP). ++ Distanz 4,5 mm.

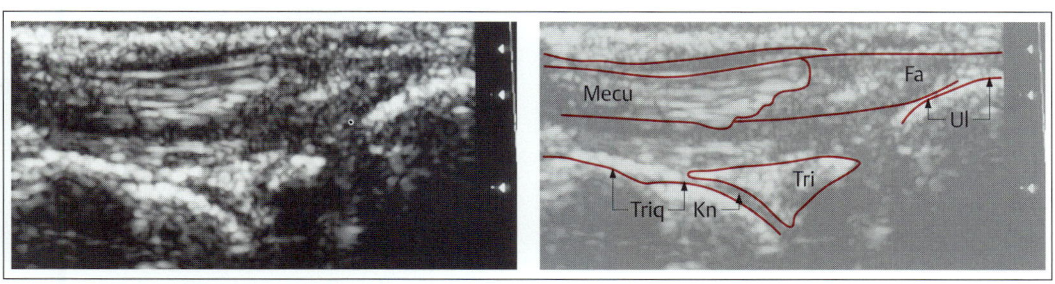

Abb. 8.14 **Sehnenruptur bei rheumatoider Arthritis.** 54-jährige Patientin, seropositive rheumatoide Arthritis, wiederholte Corticosteroidinjektionen ins Handgelenk. Seit wenigen Tagen akute Schmerzen und Bewegungseinschränkung. Longitudinalschnitt über dem distalen Stumpf der Sehne des M. extensor carpi ulnaris (Mecu) und dem leeren Sehnenfach (Fa). Ulna (Ul), Os triquetrum (Triq), Fibrocartilago triangularis (Tri). Beachte: Entgegen der Konvention ist der distale Stumpf links abgebildet.

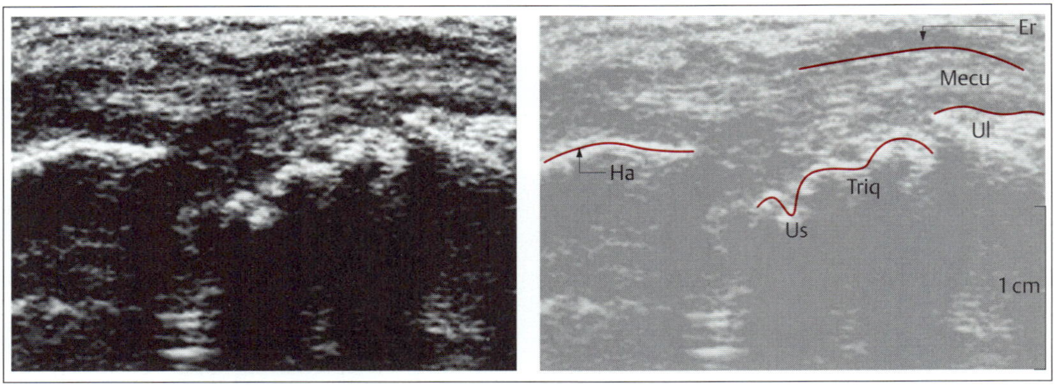

Abb. 8.**15** **Caput-ulnae-Syndrom bei rheumatoider Arthritis.** 68-jährige Patientin mit Schwellung um den Processus styloideus. Longitudinalschnitt über der Sehne des M. extensor carpi ulnaris (Mecu) mit echoarmem Erguss (Er). Die Distanz zwischen der Ulna (Ul) und dem Os triquetrum (Triq) ist fast aufgehoben. Usuren (Us) mit Basisreflex im Os triquetrum. Os hamatum (Ha).

- Verbreiterung des Gelenkraums,
- Gelenkerguss,
- Verdickung der Synovialis (Abb. 8.**12**),
- Verlust der normalen Konturen des Gelenkknorpels,
- Verbreiterung (Querdurchmesser oder Wandverdickung) der Sehnenscheide der Beugesehnen,
- unregelmäßige Begrenzung der Sehnen (Abb. 8.**13**),
- Sehnenrupturen (Abb. 8.**14**),
- synoviale Zysten (DD: Ganglien),
- Rheumaknoten,
- Knochenerosionen.

Die Synovitis der Gelenke wird dorsal an den Metakarpophalangeal- (und proximalen und distalen Interphalangeal-) Gelenken gefunden. Der Erguss ist echoarm bis anechoisch und kann daher von der homogenen oder unregelmäßigen Anordnung der Reflexe bei Synovitis meist leicht unterschieden werden.

Am Handgelenk tritt bei rheumatoider Arthritis oft das Caput-ulnae-Syndrom auf. Dabei zeigt sich sonographisch um den Processus styloideus eine echoarme Raumforderung als Ausdruck des Ergusses und der Synovitis (Abb. 8.**15**).

Rheumaknoten sind als echoarme, gut abgrenzbare, ovale Strukturen in den periartikulären Weichteilen erkennbar (Fornage 1989).

Tenosynovitis: Die Tenosynovitis der Beuge- und Strecksehnen ist eines der **wichtigsten** Merkmale dieser Erkrankung. Sonographisch können hier auch kleinste synoviale Flüssigkeitsansammlungen festgestellt werden (Abb. 8.**13**). Vor allem die Sehnen am Handgelenk sind von entzündlichen Veränderungen betroffen. Auf dem Längsschnitt sind die verdickten Sehnenscheiden dank einem echoarmen Saum um die Sehne gut abgrenzbar (Abb. 8.**12**). Die ödematöse Sehne erscheint echoreich mit dem typischen Muster der parallelen Fibrillen.

Die dynamische Untersuchung kann Verklebungen der Sehne und synoviale Verdickungen innerhalb der Sehnenscheide besser aufzeigen. Bei chronischen Veränderungen können die Sehnen inhomogen und unregelmäßig begrenzt sein.

! Bei der rheumatoiden Arthritis kommt es durch den infiltrativ entzündlichen Prozess zur Sehnendestruktion.

Bei mechanischen Verletzungen an vorstehenden oder rauen knöchernen Vorsprüngen können diese veränderten Sehnen rupturieren (Abb. 8.**14**). In diesem Fall wird das normale Gleiten der Sehne innerhalb der Sehnenscheide bei der dynamischen Untersuchung vermisst (De Flaviis et al. 1988).

Schnellender Finger oder Daumen (Tenosynovitis stenosans)

Das Bild des schnellenden Fingers, auch Tenosynovitis stenosans genannt, ist das **häufigste**

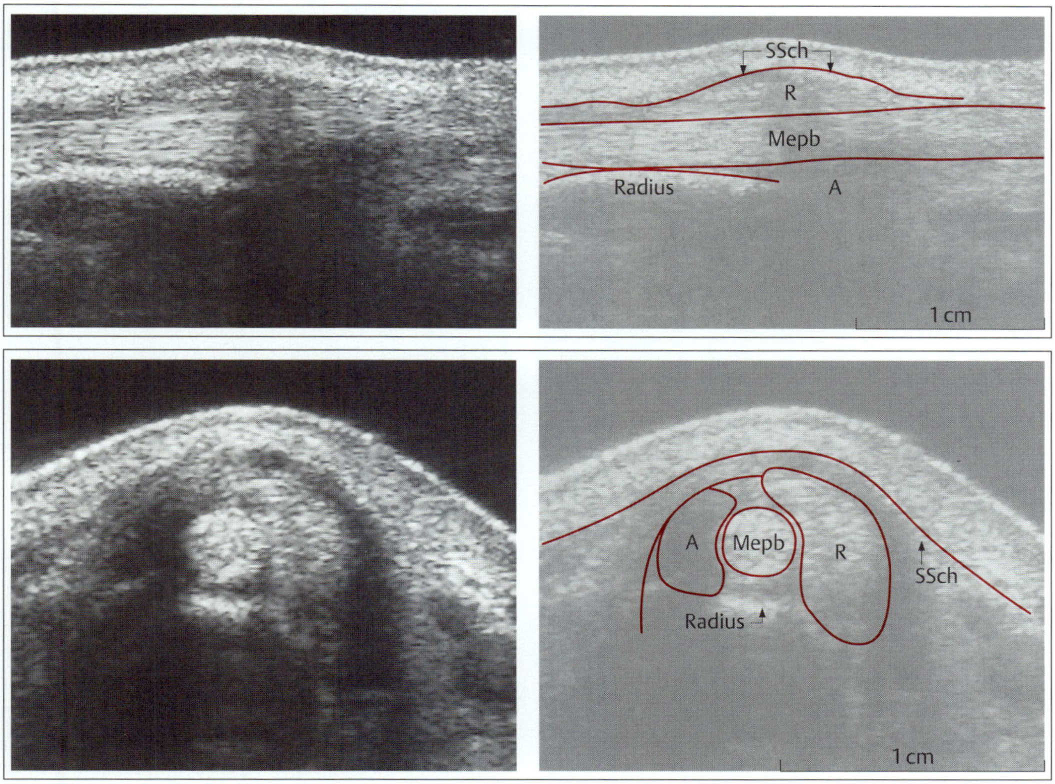

Abb. 8.**16 a, b** **Tendovaginitis stenosans de Quervain.** 60-jährige Patientin mit schmerzhafter Schwellung am Handgelenk über Sehne des M. extensor pollicis brevis:

a Longitudinalschnitt der Sehne. Intakte Sehne (Mepb), Tendovaginitis der Sehnenscheide mit echoarmem (A) und echoreichem (R) Inhalt. Sehnenscheide (SSch).

b Querschnitt derselben Sehne.

überlastungsbedingte Syndrom der Hand. Anatomisch pathologisch liegt ihm eine Tenosynovitis der Beugesehnen der Langfinger oder des Daumens zu Grunde (Lapidus u. Guidotti 1972). Sind die Abductor-pollicis-longus- oder Extensor-pollicis-brevis-Sehnen auf Höhe des Handgelenks betroffen, wird von der Tendovaginitis stenosans de Quervain gesprochen (Abb. 8.**16**).

Sonographisch zeigt sich um die betroffene Sehne ein echoarmes Exsudat. Es handelt sich um eine knotige und/oder synovitische Verdickung der Beugesehne in Grundgelenkhöhe oder proximal davon, was zur Einengung im Bereich des 1. Ringbands führt. Oft entwickelt sich ein Sehnenknötchen am Ort der Stenose, was dann zum typischen Bild des schnellenden Fingers (auch **Schnapp-** oder **Triggerfinger** genannt) führt.

Sonographisch lässt sich ein Sehnenknötchen als eine echoarme, gut umschriebene, ovale Struktur palmar der Sehne über dem Ringband darstellen. Serafini et al. (1996) konnten bei 66 Untersuchten mit symptomatischen Fingern mit Trigger-Symptomatik eine signifikante Verbreiterung der betroffenen Flexorsehnen feststellen ($p < 0{,}001$). Normale Sehnen waren durchschnittlich 3,7 mm und betroffene Sehnen 5,4 mm breit. In 15 Fällen konnten sie zudem eine Zyste an der palmaren Fläche der Sehne nachweisen. Bei 20 Sehnen fiel eine diffuse Schwellung und bei 17 eine unregelmäßige Begrenzung der Sehnen auf.

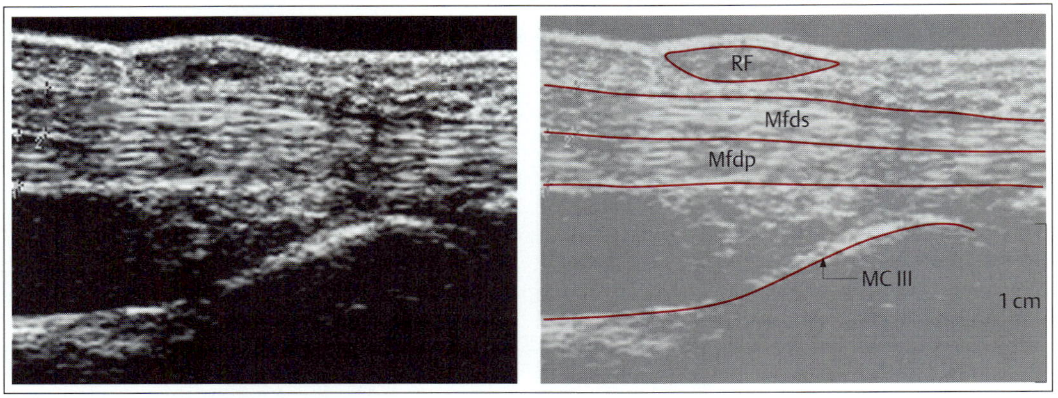

Abb 8.**17** **Dupuytren-Kontraktur.** 56-jährige Patientin mit schmerzlosem Knötchen palmar über dem proximalen Metacarpale III. Longitudinalschnitt über den Sehnen der Mm. flexor digitorum superficialis (Mfds) und profundus (Mfdp): Spindelförmige, gut abgegrenzte, echoarme Raumforderung (Rf) außerhalb der Sehnenscheiden im subkutanen Gewebe.

Dupuytren-Kontraktur

Diese recht häufige, benigne Erkrankung ist charakterisiert durch eine noduläre und strangförmige Verdickung und Kontraktur der Palmaraponeurose, was zu Flexionskontrakturen eines oder mehrerer Langfinger führen kann, vor allem auf der ulnaren Seite (McFarlane 1990). Die Erkrankung beginnt meist mit der Ausbildung von einem oder mehreren palmaren Knoten. Später können sich fibröse Stränge bilden, die sich von der Handinnenfläche über den proximalen Interphalangealgelenken bis zu den Mittelphalangen erstrecken.

Sonographisch stellen sich die fibromatösen Knötchen als gut abgegrenzte echoarme, spindelförmige Raumforderungen im subkutanen Gewebe dar (Abb. 8.**17**).

Bei weiterem Fortschreiten der Krankheit kommt es durch Infiltration der Haut zu Einziehungen der oberflächlichen Hautschichten (Nessi et al. 1990).

Ganglien

Ein Ganglion ist eine zystische Schwellung, die ihren Ursprung in einer Gelenkkapsel oder einer Sehnenscheide nimmt. Das Ganglion ist mit einer Synovialmembran ausgekleidet und enthält eine klare, dickflüssige, gallertige Flüssigkeit. Ob es sich um Retentionszysten, Gelenkkapselhernien oder Sehnenscheidenhernien (Abb. 8.**18 b**), Schleimbeutelumformungen oder eine schleimige Degeneration von bindegewebigem Gewebe handelt, bleibt unklar. Das Handgelenk ist der häufigste Entstehungsort solcher Zysten (Nelson et al. 1972). Die häufigste Lokalisation am Handgelenk ist dorsal, mit Ursprung zwischen dem Os scaphoideum und Os lunatum oder interkarpal (Abb. 8.**18 a**).

Palmar gehen die Ganglien vom radiokarpalen oder radioulnaren Gelenk aus und befinden sich zwischen M. flexor carpi ulnaris und A. radialis. Selten finden wir Ganglien, die vom distalen Interphalangealgelenk ausgehen und über diesem Gelenk oder dem Nagelbett liegen. Die direkte Kontrastmitteldarstellung des Ganglions zeigt im Gegensatz zur Kontrastmittelinjektion in das Handgelenk gemäß Andren u. Eike (1971) keine Verbindung, was für das Vorliegen eines Klappenmechanismus spricht.

Sonographisch findet man ovale oder rundliche anechoische, dünnwandige, regelmäßig begrenzte Raumforderungen (Abb. 8.**18 b**). Sie können auch z. T. lobuliert sein (Bianchi et al. 1994).

> **!** Wie De Flaviis et al. (1987) zeigten, kann bei etwa 70% der Ganglien in der Tiefe eine **echoarme** Verbindung zum Gelenk dargestellt werden. Die erfolgreiche chirurgische Sanierung gelingt besser, wenn dieser Gang sonographisch aufgefunden wird.

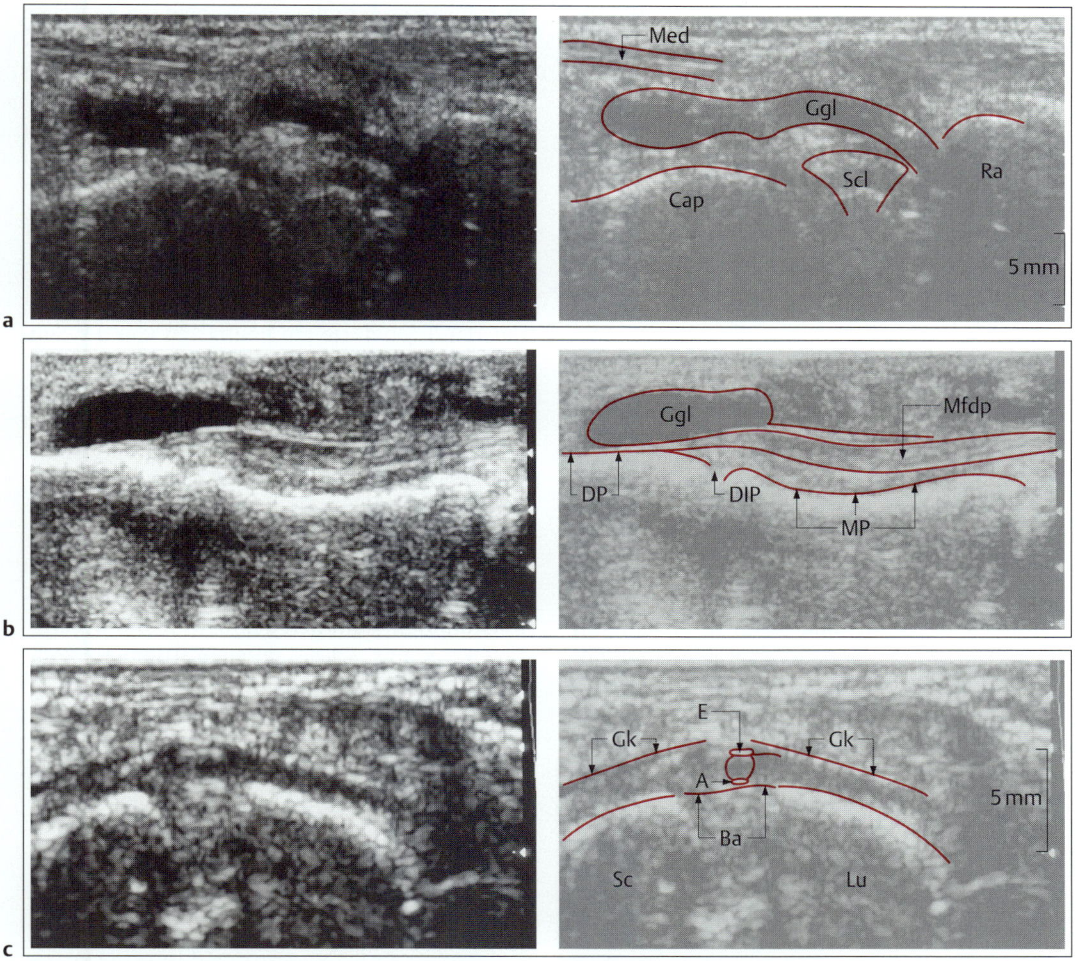

Abb. 8.**18 a–c Ganglien:**

a Ganglion vom skapholunären Band ausgehend. 31-jährige Patientin mit schmerzhaft eingeschränkter Beweglichkeit des Handgelenks, klinisch unauffällig. Longitudinalschnitt dorsal über das skapholunäre Ligament (Scl) zwischen dem Radius (Ra) und Os capitatum (Cap): gestieltes Ganglion (Ggl). Angeschnittene Sehne des M. extensor digitorum II (Med). Beachte: Entgegen der Konvention sind die distalen Anteile links abgebildet.

b Sehnenscheidenganglion. 45-jähriger Patient mit rezidivierender Schwellung, eingeschränkter Beweglichkeit nach Überlastung bei der Arbeit am Dig. V rechts palmar. Longitudinalschnitt über dem distalen Interphalangealgelenk (DIP): echoarmes Ganglion (Ggl) ausgehend von der Scheide der Sehne des M. flexor digitorum profundus (Mfdp). Dig. V. Mittelphalanx (MP), distale Phalanx (DP).

c Okkultes Ganglion. 43-jährige Patientin mit Handgelenkschmerzen seit 4 Monaten. Dorsaler Transversalschnitt über der proximalen Karpalreihe mit skapholunärem Band (Ba). Darstellung eines Ein- (E) und Austrittechos (A) eines Mikroganglions. Diese Ein- und Austrittechos sind für das Mikroganglion kennzeichnend. Befund operativ verifiziert. Gelenkkapsel (Gk), Os scaphoideum (Sc), Os lunatum (Lu).

Falls die Darstellung des Gangs nicht gelingt, liegt meist eine Fibrose des umliegenden Gewebes vor, was vor allem bei chronischem Verlauf der Fall ist. Hoglund et al. (1994) klärten 68 Patienten mit klinischen Verdacht auf Handgelenksganglien sonographisch weiter ab. Bei 53 Patienten zeigte sich im Ultraschall das Bild eines Handgelenkganglions. Bei den 34 Patienten, die später zur Operation gelangten, konnte die sonographisch gestellte Diagnose in jedem Fall bestätigt werden.

Bei 83 Patienten mit klinisch okkulten Handgelenkganglien (Abb. 8.**18 c**), die operiert wurden und bei denen man das gewonnene Material histologisch untersuchte, konnten Osterwalder et al. (1997) für die sonographische Untersuchung folgende statistische Werte erheben: Sensitivität 88%, Spezifität 85% und Treffsicherheit 87%. In der Subgruppe der dorsalen Handgelenkganglien (75% der Fälle) waren diese Werte noch besser: Sensitivität 93%, Spezifität 86% und Treffsicherheit 91%. Blam et al. (1998) fanden keinen Vorteil der MRT gegenüber der Sonographie.

! Die Ultraschalluntersuchung erleichtert zudem die Punktion des Ganglions (Bianchi et al. 1994).

Weichteiltumoren

Nach Ausschluss einer ossären Läsion im konventionellen Röntgenbild können Weichteiltumoren sonographisch näher charakterisiert werden. Insbesondere die Unterscheidung zwischen soliden und flüssigkeitsgefüllten Raumforderungen gelingt mühelos, aber man muss sich immer bewusst sein, dass die sonographische Untersuchung keine sicheren Aussagen über die Art oder Dignität des Tumors erlaubt.

Riesenzelltumoren: Diese aggressiven Tumoren sind charakterisiert durch reichlich vaskularisiertes Gewebe mit plumpen spindelförmigen oder ovoiden Zellen und mehreren Riesenzellen vom osteoklastischen Typ (Bloodgood 1923). An der Hand gehen sie am häufigsten von der Synovialis der Beugesehnen oder der Interphalangealgelenke aus (Averill et al. 1980). Sonographisch imponieren echoarme Raumforderungen, schlecht abgrenzbar von der Umgebung, ohne spezifische sonographische Merkmale (Fornage u. Rifkin 1988).

Glomustumoren: sind benigne Läsionen, die aus uniformen runden Zellen bestehen und die mit vaskulären Strukturen assoziiert sind. Die Glomustumoren stammen aus dem neuromyoarteriellen Glomus. Diese seltenen Tumoren kom-

a

b

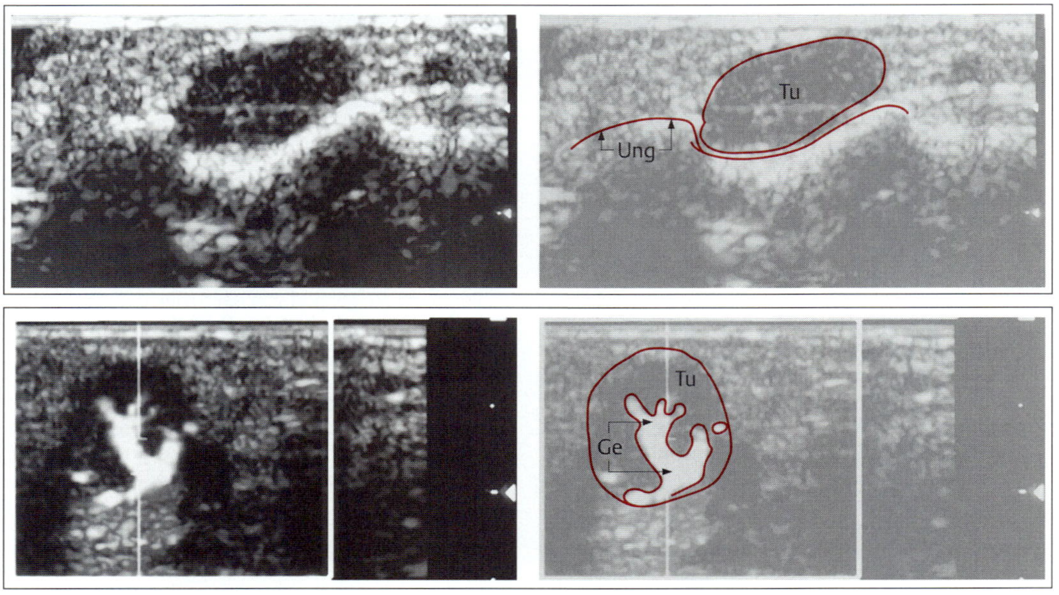

Abb. 8.**19 a, b** **Glomustumor:**

a 72-jährige Patientin mit pulsierenden Schmerzen und palpabler kleiner Raumforderung am Endglied des IV. Fingers rechts. Longitudinalschnitt über dem Endglied palmar radial (A): echoarme Raumforderung dem Knochen des Endglieds aufliegend. Im Doppler-Ultraschall zeigen sich arterielle Flusssignale von 53,1 cm/s (entsprechend der Flusssignale in der A. carotis interna). Glomustumor (Tu), Processus unguicularis (Ung).

b Im Farb-Doppler zeigt sich der Gefäßbaum (Ge). Der Verdacht auf den Glomustumor wurde histologisch bestätigt.

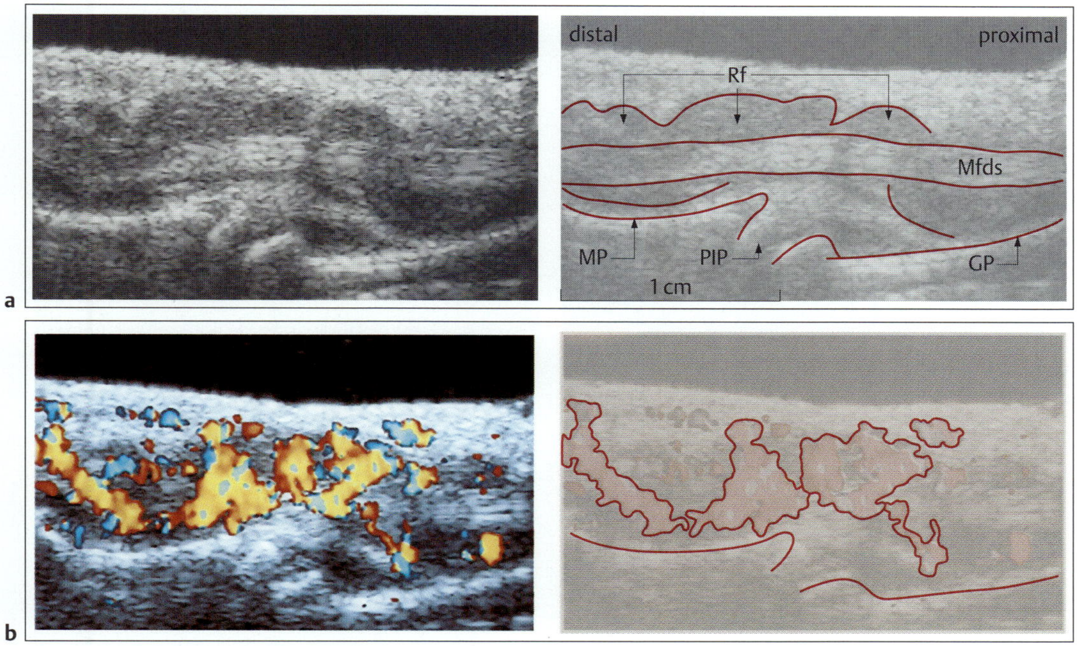

Abb. 8.**20 a, b** **Hämangiom.** 8-jähriges Mädchen mit Schwellung des V. Fingers volar mit Umfangdifferenz von 8 mm im Seitenvergleich:
a Longitudinalschnitt der Flexorsehne des V. Fingers über dem Mittelphalanx (MP). Mäßig echoarme, knotige, längliche Raumforderung (Rf). Grundphalanx (GP), proximales Interphalangealgelenk (PIP), Sehne des M. flexor digitorum superficialis (Mfds).
b Farb-Doppler mit vermehrter Duchblutung der knotigen Strukturen. Beachte: Entgegen der Konvention sind die distalen Anteile links abgebildet.

men vorwiegend in den Weichteilen der Endphalanx vor (Riveros u. Pack 1951). Sonographisch zeigt sich eine gut abgegrenzte, hypoechogene, bis wenige Millimeter große Raumforderung (Abb. 8.**19**, [Fornage 1988]). Bei subungualer Lokalisation ist ihre sonographische Darstellung schwierig.

Hämangiome: sind benigne Neubildungen von kapillären oder kavernösen Blutgefäßen. Sie können intraossär oder in den Weichteilen liegen (Kutis, Subkutis, Muskeln, Synovialis, [McNeill u. Ray 1974]). Obwohl man sie am häufigsten in den Wirbelkörpern findet, werden sie auch in Röhrenknochen beobachtet (Bate 1954). In den Weichteilen kommen Hämangiome und Angiome vor.

Oberflächliche Angiome zeigen sich meist als rotbraune, gut abgrenzbare, gummiartige, weiche Schwellungen. Im Röntgenbild sieht man Weichteilmassen mit zirkulären Kalzifikationen, **Phlebolithen** genannt. Bei synovialer Mitbeteiligung sind die Gelenke betroffen. Die Methode der Wahl zur Abklärung von Hämangiomen der Weichteile, Muskeln, Synovialis und Knochen ist die MRT (Greenspan et al. 1992). Sonographisch können Hämangiome echoarm oder echoreich sein und sind oft schlecht abgrenzbar (Abb. 8.**20**).

Häufiger sind Hämangiome echoreich mit stark reflektierenden Kalkherden (Derchi et al. 1989). Wegen des unterschiedlichen Erscheinungsbilds ist die Aussagekraft der sonographischen Untersuchung begrenzt. Die Farb-Doppler-Untersuchung ist trotz der sehr geringen Blutflussgeschwindigkeit oft verwertbar (Abb. 8.**20 b**).

Lipome: Lipome der Hand sind selten (Booher 1965). Sie sind vorwiegend palmar lokalisiert. Lipome können entweder echoarm, echoreich oder isoechogen sein (s. Kap. 5). Sie sind meist von ovaler Form und ihre Längsorientierung richtet sich parallel zu den Muskelfasern (Fornage u. Tassin 1991). Tiefe inter- oder intramuskuläre Lipome werden meist bereits konventionell radiologisch vermutet. Die dynamische

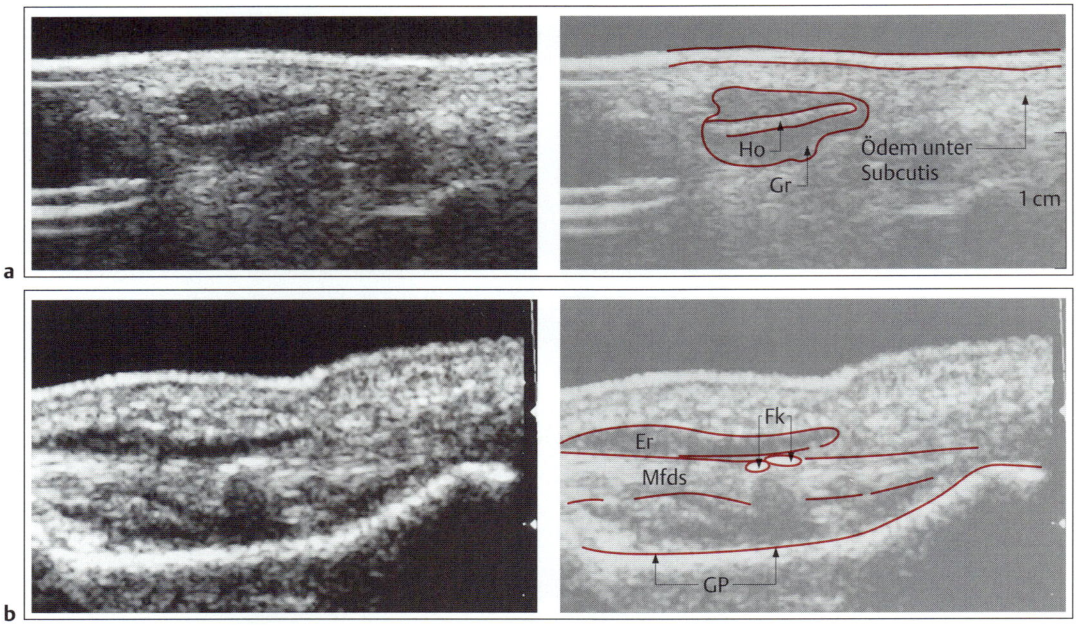

Abb. 8.**21 a, b** **Fremdkörper:**

a Holzfremdkörper. 58-jährige Patientin mit kleinem Knoten basal interdigital zwischen Digiti III/IV links. Longitudinalschnitt interdigital III/IV links: 9 mm echoreicher Holzsplitter (Ho) mit perifokal hypodensem Areal, wahrscheinlich einem Fremdkörpergranulom (Gr) entsprechend.

b Schwarzdornfremdkörper. 49-jährige Patientin mit schmerzhafter Schwellung am rechten Zeigefinger nach Stichverletzung am Schwarzdornbusch. Palmarer Longitudinalschnitt über der Grundphalanx Digitus II: echoreiche Fremdkörper (Fk) neben der schräg angeschnittenen Sehne des M. flexor digitorum superficialis (Mfds) und der Grundphalanx (GP). Reaktiver, echoarmer Erguss (Er). NB: Der Schwarzdorn enthält ein Alkaloid, das typischerweise zu einer entzündlichen Reaktion führt.

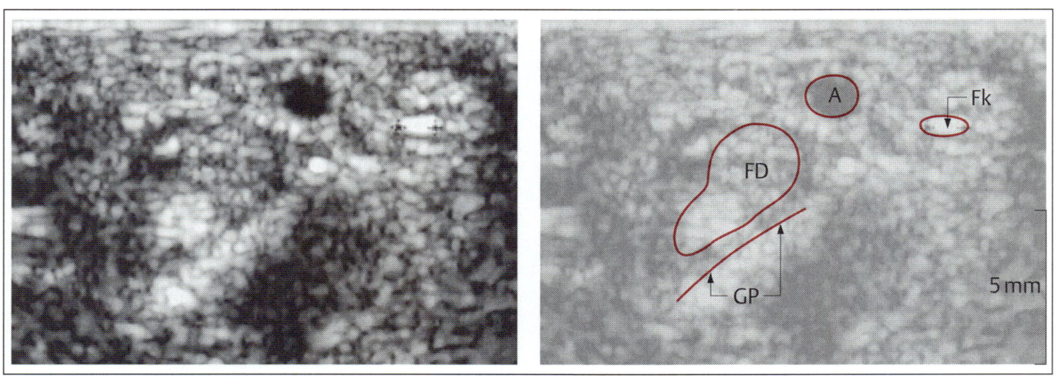

Abb 8.**22** **Metallfremdkörper.** 29-jähriger Patient nach Stichverletzung mit Metallsplitter an der Grundphalanx des rechten Zeigefingers. Transversalschnitt des Grundphalanx: echoreicher 0,12 cm langer Metallfremdkörper (Fk) in den Weichteilen. Sehne des M. flexor digitorum (FD). Grundphalanx (GP), A. digitalis propria (A).

sonographische Untersuchung lässt ihre Formänderung bei Muskelkontraktion dokumentieren.

Fremdkörper

An der Hand treten Fremdkörper gehäuft auf. Im Gegensatz zur konventionellen radiologischen Untersuchung lassen sich Glasssplitter, Plastikstücke und Holzteile (Abb. 8.**21**) sonographisch leicht auffinden (S. 45).

Die Entfernung von Metallfremdkörpern wird durch die sonographische Lokalisierung vereinfacht (Abb. 8.**22**).

Bray et al. (1995) brachten an 15 gefrorenen Kadaverhänden insgesamt 166 Fremdkörper aus Holz, Glas und Metall ein, um den Wert der sonographischen Untersuchung zu eruieren. 156 Fremdkörper konnten dank dem Ultraschall gefunden werden. Bei einem falsch positiven und 10 falsch negativen Resultaten wurden eine Sensitivität von 94% und eine Spezifität von 99% errechnet.

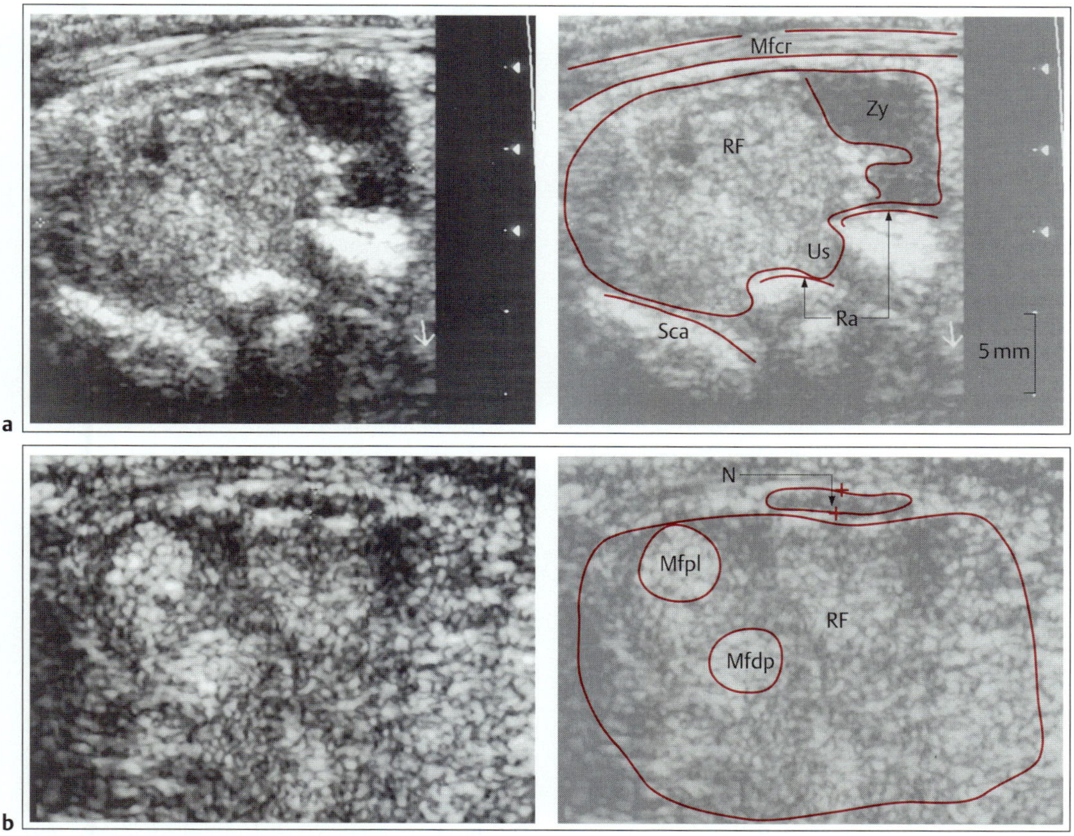

Abb. 8.**23** **Karpaltunnelsyndrom bei Amyloidose.** 55-jähriger Patient mit dialysepflichtiger Niereninsuffizienz und Karpaltunnel-Kompressionssymptomatik:

a Longitudinalschnitt über dem Processus styloideus radii palmar links. Unter der Sehne des M. flexor carpi radialis (Mfcr) liegt eine echoreiche Raumforderung (RF) mit zystischen (Zy) Anteilen. Usur (Us) am Processus styloideus radii (Ra). Usuren sind typisch für Amyloidose. Os scaphoideum (Sca).

b Transversalschnitt über dem komprimierten N. medianus (N). Distanz zwischen ++ beträgt 0,11 cm. Weiter proximal ohne Kompression (hier nicht abgebildet) 0,19 cm. Die Sehnen des M. flexor pollicis longus (Mfpl) und M. flexor digitorum profundus (Mfdp) sind knapp sichtbar.

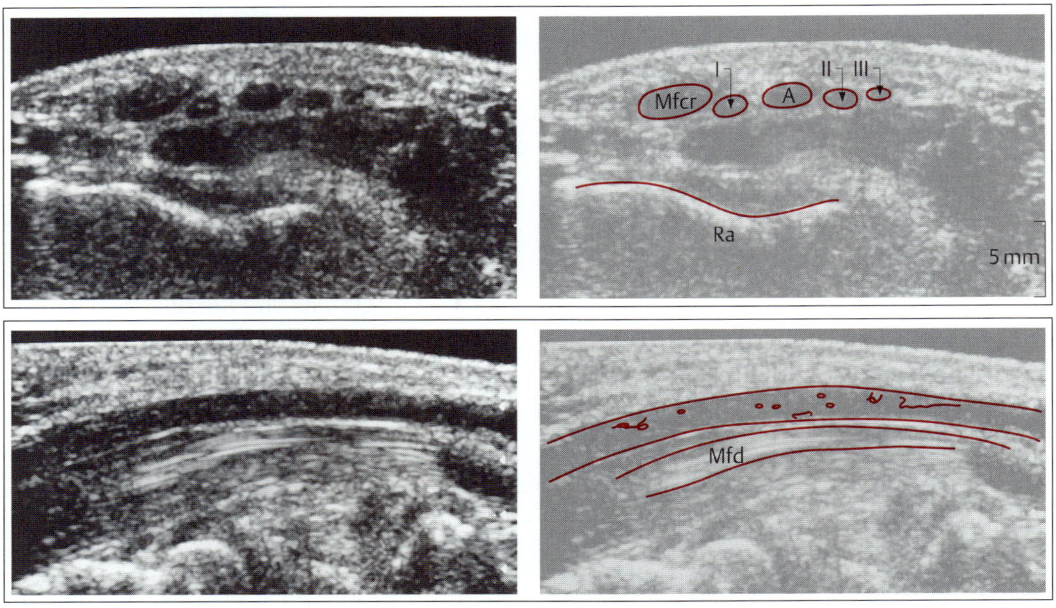

Abb. 8.**24** **Akute Karpaltunnelsymptomatik rechts bei thrombotischem Verschluss der A. mediana im Karpalkanal.** 19-jährige Patientin mit akuter Karpaltunnel-Kompressionssymptomatik nach Möbeltransport mit repetitiven Handgelenkbewegungen. Zunahme der Schmerzen bei Flexion:

a Transversalschnitt über dem Karpaltunnel. 3 Faszikel des N. medianus (I, II, III) und eine persistierende A. mediana, die thrombosiert ist. (Die A. n. mediana bildet sich üblicherweise im Embrionalstadium zurück. Sie verläuft mit dem N. medianus in dessen gemeinsamen Hüllen, dem Perineurium).

b Longitudinalschnitt der thrombosierten Arteria (A) mediana. Er zeigt das gemischt echoreiche und echoarme Material. Sehne des M. flexor carpi radialis (Mfcr). Radius (Ra). Sehne des M. flexor digitorum (Mfd). Nach Dekompression des Karpalkanals und Resektion der A. mediana im Karpalkanal war die Patientin beschwerdefrei.

Karpaltunnelsyndrom

Bis heute sind die Erfahrungen in der sonographischen Darstellung einer Kompression des N. medianus limitiert. Dieser Nerv verläuft zwischen der Sehne des M. palmaris longus und der Sehne des M. flexor carpi radialis und zieht unter dem Lig. carpi transversum durch. Die Sehnen sind von Sehnenscheiden umgeben. Eine Volumenzunahme derselben kann zur Kompression des Nervs führen (Phalen 1966).

Weitere Ursachen einer Kompression sind:

- Ganglien,
- Weichteiltumoren,
- Amyloidose (Abb. 8.**23**),
- Kristallarthropathien mit Synovitis,
- traumatische und posttraumatische Zustände (Abb. 8.**24**),
- Schwangerschaften und Hyperthyreoidose.

Durch elektrophysiologische Untersuchungen lässt sich die Höhe der Kompression lokalisieren und von anderen, durch proximalere Ursachen bedingten Kompressionsneuropathien abgrenzen. Sonographisch kann der Nerv direkt visualisiert werden. Wenn der Nerv längere Zeit komprimiert wird, kann es zu Kaliberschwankungen kommen, was sich sonographisch darstellen lässt (Abb. 8.**25**).

Buchberger et al. (1992) versuchten an 18 Handgelenken von Patienten mit klinischen Symptomen eines Karpaltunnelsyndroms und elektrophysiologischem Nachweis einer veränderten Reizleitungsgeschwindigkeit sonographische Diagnosekriterien aufzustellen.

Gefunden wurden:

- an 16 Handgelenken eine Volumenzunahme am N. medianus,
- an 13 Handgelenken eine Abflachung dieses Nervs im distalen Verlauf im Karpaltunnel,
- an 9 Patienten ein palmares Abheben des Retinaculum flexorum.

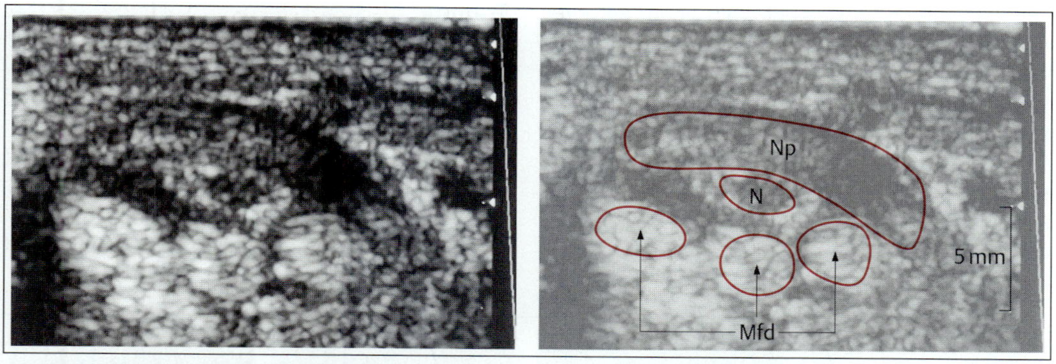

a

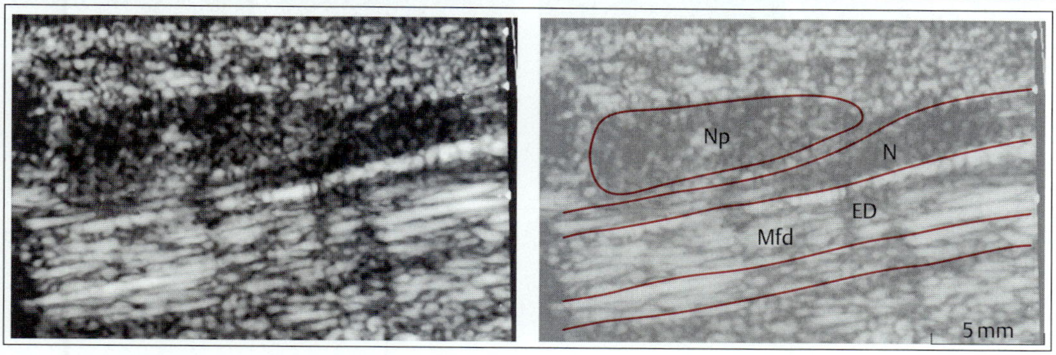

b

Abb. 8.25 **Kompression des N. medianus durch Narbenplatte.** 47-jährige Patientin mit persistierender Karpaltunnel-Kompressionssymptomatik 4 Monate nach Dekompression rechts:

a Transversalschnitt des Karpaltunnels rechts mit Narbenplatte (Np). Sie führt zur Kompression des N. medianus (N) und verursacht die Symptomatik. Sehnen des M. flexor digitorum (Mfd).

b Longitudinalschnitt des Karpaltunnels rechts. Kompression durch Narbenplatte (Np) sichtbar.

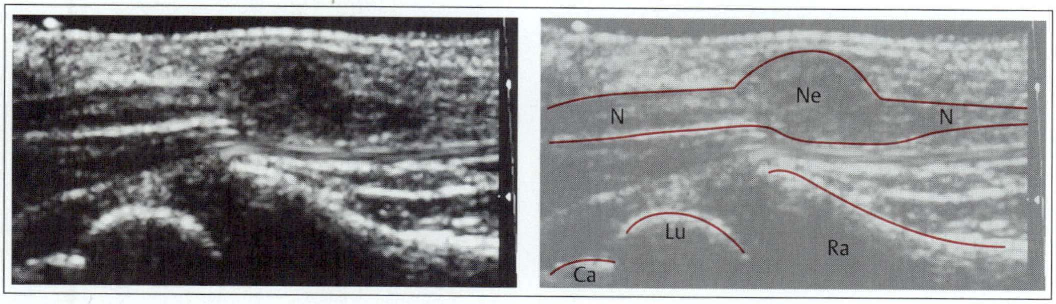

Abb. 8.26 **Neurom des N. medianus.** 44-jährige Patientin 10 Monate nach Naht des N. medianus wegen traumatischer Schnittverletzung am Handgelenk palmar mit druckdolenter Raumforderung im Narbenbereich. Longitudinalschnitt über dem N. medianus: 1,03 cm messende ovale, echoarme Raumforderung im Verlauf des N. medianus (N). Neurom (Ne), Os capitatum (Ca), Os lunatum (Lu), Radius (Ra). Beachte: Das distale Ende des Nervs wurde entgegen der Konvention links abgebildet.

Zur Korrelation der sonographischen Befunde mit der elektrophysiologischen Untersuchung sind weitere Studien notwendig, bevor sich die Sonographie bei dieser Fragestellung etablieren kann. Hingegen kann die Sonographie hilfreich sein bei Zuständen nach operativer Dekompression und persistierender Symptomatik bei Frage nach Vernarbungen (Abb. 8.25) oder Neurombildung (Abb. 8.26).

Trauma

Die Sonographie eignet sich gut zur Diagnostik der häufigen Sehnenverletzungen an der Hand (McGeorge u. McGeorge 1990).

Ruptur des ulnaren Kollateralbands: Sie lässt sich sonographisch gut darstellen (Noszian et al. 1994) und ist auch als **Skidaumen** bekannt.

Bei der nach Stener benannten Läsion kommt

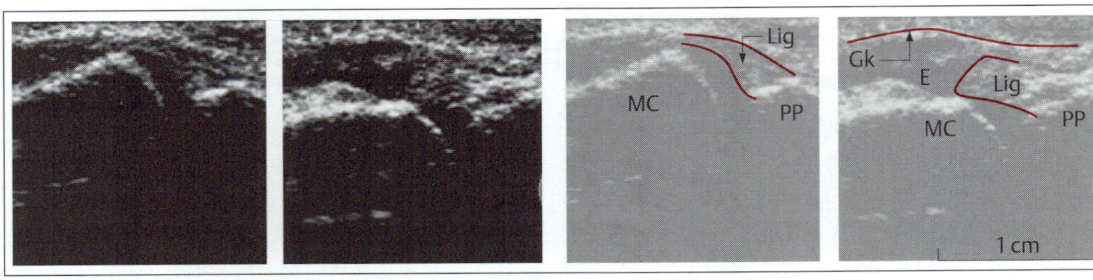

Abb. 8.**27** **Läsion des ulnaren Kollateralbands.** 21-jähriger Patient nach Sturz auf die linke Hand mit forcierter Abduktion des Daumens. Longitudinalschnitt des ulnaren Kollateralbands über dem Metakarpophalangealgelenk I (MC). In der linken Bildhälfte die normalen Verhältnisse auf der linken Seite, rechts im Bild distaler Stumpf des rupturierten Ligaments (Lig), wegen Einblutung (E) ist die Gelenkkapsel (Gk) abgehoben. Metakarpale I (MC), proximale Phalanx (PP).

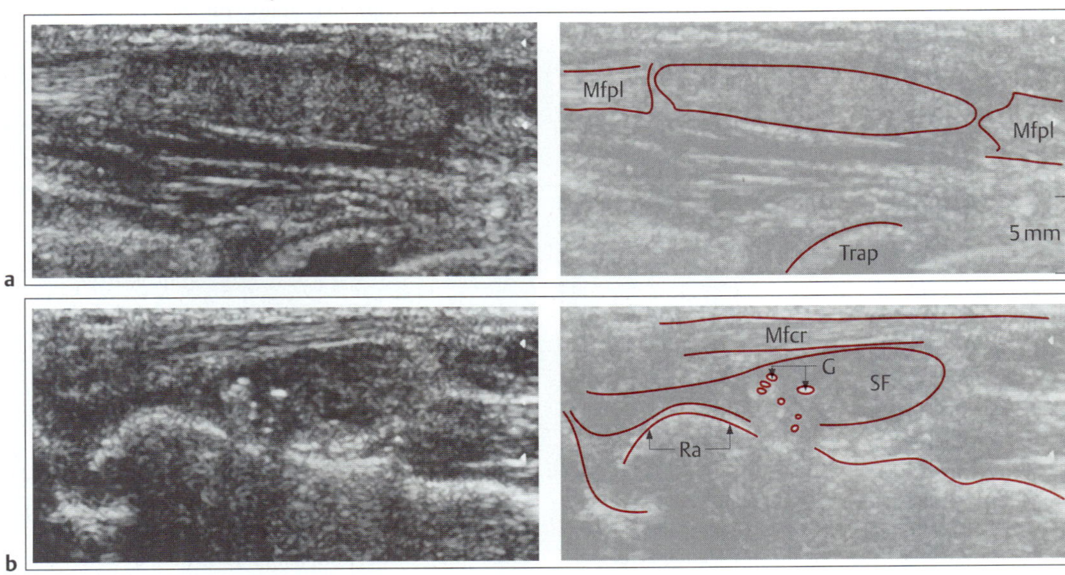

Abb. 8.**28** **a, b** **Sehnenruptur.** 51-jährige Patientin 8 Wochen nach Verschraubung einer Radiusfraktur mit Schmerzen und eingeschränkter Flexion des Endglieds des Daumens:

a Longitudinalschnitt des Thenars: retrahierte Stümpfe der rupturierten Sehne des M. flexor pollicis longus (Mfpl). Os trapezium (Trap).

b Längsschnitt über Radius (Ra) palmar. Unter der Sehne des M. flexor carpi radialis (Mfcr), die tangential angeschnitten wurde, befindet sich das leere Fach (SF) der Sehne des M. flexor pollicis longus. Die Ursache der Ruptur, die hervorstehenden Schraubengewinde (G) stellen sich als echoreiche Reflexe dar.

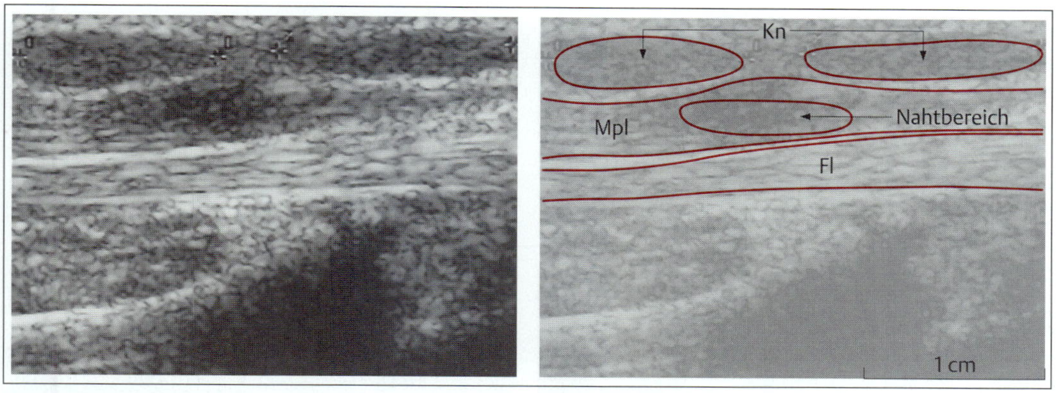

Abb. 8.29 **Postoperativ veränderte Palmaris-longus-Sehne.** 23-jährige Patientin 4 Wochen nach Naht einer Partialdurchtrennung der Sehne des M. palmaris longus (Mpl) rechts, Schwellung im Narbenbereich. Longitudinalschnitt über der Sehne des M. palmaris longus: Die Sehne des M. palmaris longus ist zwischen den kleinen oberflächlich gelegenen echoarmen, sich resorbierenden Hämatomen verdickt und echoarm im Sinne von knotigen postoperativen Veränderungen (Kn), M. flexor digitorum superficialis (Fl).

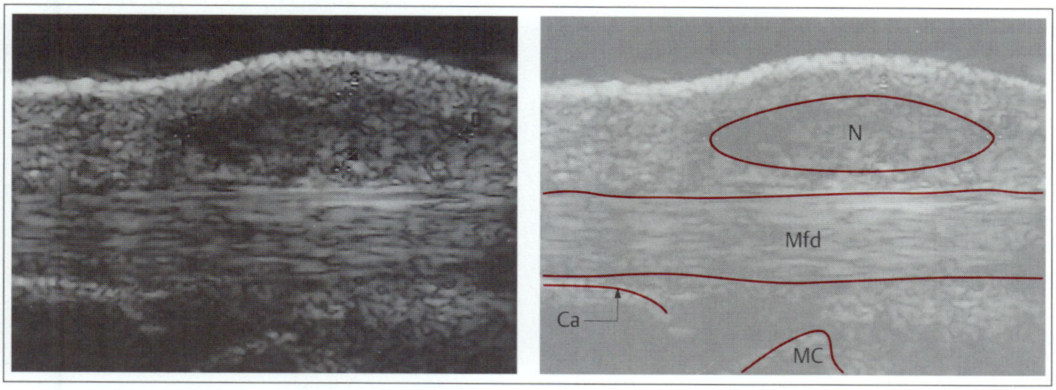

Abb. 8.30 **Narbengranulom.** 55-jähriger Patient nach Stichverletzung mit Schraubenzieher in die Hohlhand links vor 2 Monaten, nun palpable Schwellung in der Subkutis. Longitudinalschnitt der Sehne des M. flexor digitorum III (Mfd): gut abgrenzbarer Knoten ohne echoreiche Reflexe im Sinne von Fremdkörpern. Das Narbengranulom (N) misst 1,3 x 0,4 cm. Os capitatum (Ca), Metacarpale III (MC).

der distale Teil des rupturierten Ligaments des Metakarpophalangealgelenks des Daumens oberhalb der Aponeurose des M. adductor pollicis in der Subkutis zu liegen (Stener 1962). In diesen Fällen kann keine Spontanheilung erfolgen.

Wenn sich ein Knochenfragment mit dem rupturierten Ligament ablöst, so lässt sich die Läsion konventionell radiologisch indirekt nachweisen. Gleichzeitig kann im Röntgenbild eine zusätzlich vorliegende Fraktur ausgeschlossen werden. Gehaltene Röntgenaufnahmen sind nicht unbedingt schlüssig und zudem manchmal schmerzhaft. Hier ist die Sonographie hilfreich. Das Metakarpophalangealgelenk mit seiner Kapsel lässt sich mit dem Ultraschall gut darstellen. Anhand der im Vergleich zur Gegenseite vermehrten Aufklappbarkeit des Gelenks kann die Ruptur des Ligaments bereits vermutet werden.

> **!** Der Gelenkspalt stellt sich als echoarme Lücke zwischen den ossären Grenzen dar.

Auch eine traumatisch bedingte Einblutung in das Gelenk lässt sich feststellen. In chronischen Fällen oder nach schwerwiegender Verletzung lässt sich in der dynamischen Untersuchung die Aufklappbarkeit des Gelenks ausmessen. Eine

a

b

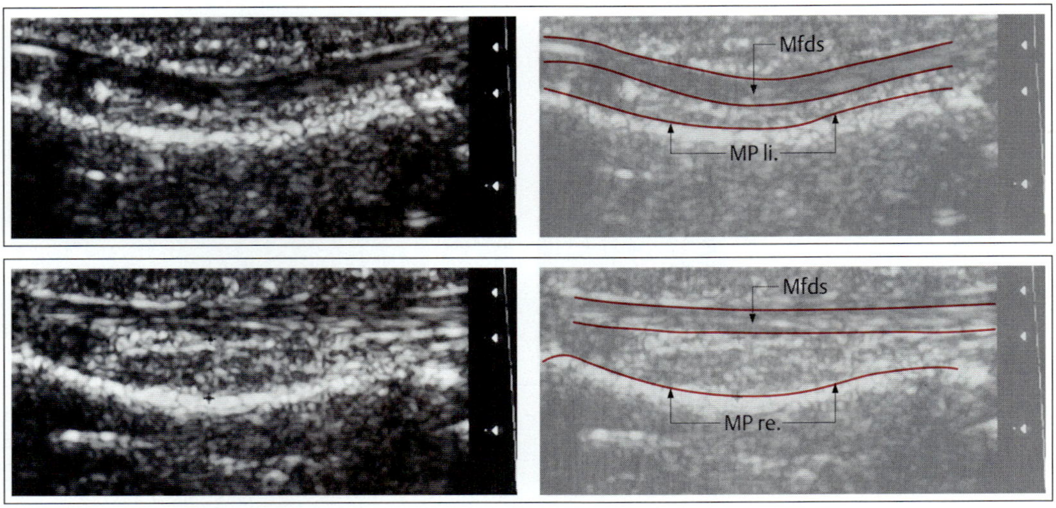

Abb. 8.**31 a, b** **Bow-Stringing.** 12-jähriges Mädchen nach Fingerverletzung beim Ballspiel. Longitudinalschnitt über der Sehne des M. flexor digitorum superficialis (Mfds) auf Niveau der Mittelphalanx (MP):
a Links intakte Verhältnisse.
b Rechts mit Abhebung der Sehne von der Mittelphalanx (Distanz zwischen ++ 0,32 cm). Dieses Phänomen wird Bow-Stringing genannt, da sich die Beugesehne nach Verletzung der fibrösen Scheide der Fingerbeugersehnen von den ossären Strukturen abhebt wie bei einem gespannten Pfeilbogen.

vollständige Ruptur kann direkt nachgewiesen werden: Die kapsuloligamentären Strukturen sind dann durch eine unregelmäßig begrenzte **echoarme** Risszone unterbrochen (Hergan et al. 1995). Die dehiszenten Stümpfe sind im Vergleich zur Risszone **echoreich** (Abb. 8.**27**).

Ruptur der Strecksehne der Langfinger: An der Endphalanx nennt man diesen Zustand **Mallet-Finger.** Diese Läsion tritt auf durch gewaltsame Flexion des gestreckten Fingers. Sonographisch lassen sich die echoreichen freien Enden des Sehnenapparats und die echoarme Rupturstelle nachweisen. An der Rupturstelle erkennt man in den ersten Tagen nach dem Trauma Flüssigkeit, z.B. bei Vorliegen eines Hämatoms. Wenn die Flüssigkeit resorbiert ist und die Sehne durch Granulationsgewebe ersetzt wird, lässt sich die Läsion sonographisch nur noch mit Mühe darstellen.

Sehnenrupturen: Die Sonographie eignet sich zur Darstellung vollständiger (Abb. 8.**28**) und auch partieller Sehnenrupturen.

Mit Hilfe der dynamischen Untersuchungstechnik kann auch bei Sehnenadhäsionen deren Kontinuität beurteilt werden (Wang et al. 1999).

Größtes Problem bei einer Studie war eine Anzahl von **falsch negativen** Fällen, was Read et al. (1996) auf verschiedene Faktoren zurückführten:

- Unerfahrenheit des Untersuchers,
- ungenügende Auflösung für die Darstellung von Veränderungen, die nur wenige Millimeter groß sind,
- Beeinträchtigung der Bildqualität durch postoperatives Ödem,
- wegen der begrenzten Auflagefläche der Sonde eingeengtes Blickfeld.

Trotzdem gewinnt die Sonographie bei der Diagnostik von Traumen am Sehnen- und Bandapparat der Hände sowie in der postoperativen Verlaufsbeurteilung an Bedeutung (Abb. 8.**29**, 8.**30** u. 8.**31**).

Literatur

Andren L, Eiken O. Arthrographic studies of wrist ganglions. J Bone Joint Surg [Am]. 1971; 53: 299–302.

Averill RM, Smith RJ, Campbell CJ. Giant-cell tumors of the bones of the hand. J Hand Surg [Am]. 1980; 5: 39–50.

Backhaus M, Kamradt T, Sandrock D, Loreck D, Fritz J, Wolf KJ. Arthritis of the finger joints. A comprehensive approach comparing conventional radiography, scintigraphy, ultrasound, and contrast-enhanced magnetic resonance imaging. Arth Rheum. 1999; 42: 1232–45.

Bate TH. Hemangioma of the tendon sheath. J Bone Joint Surg [Am]. 1954; 36: 104–8.

Bianchi S, Abdelwahab IF, Zwass A, Giacomello P. Ultrasonographic evaluation of wrist ganglia. Skeletal Radiol. 1994; 23: 201–3.

Blam O, Bindra R, Middleton W, Gelberman R. The occult dorsal carpal ganglion: usefulness of magnetic resonance imaging and ultrasound in diagnosis. Am J Orthop. 1998; 27: 107–10.

Bloodgood JC. Benign giant cell tumor of bone. The diagnosis and conservative treatment. Am J Surg. 1923; 7: 105–16.

Booher RJ. Lipoblastic tumors of the hands and feet. Review of the literature and report of thirty-three cases. J Bone Joint Surg [Am]. 1965; 47: 727–40.

Braunstein EM, Silver TM, Martel W, Jaffe M. Ultrasonographic diagnosis of extremity masses. Skeletal Radiol. 1981; 6: 157–63.

Bray PW, Mahoney JL, Campell JP. Sensitivity and specificity of ultrasound in the diagnosis of foreign bodies in the hand. J Hand Surg [Am]. 1995; 20: 661–6.

Buchberger W, Judmaier W, Birbamer G, Lener M, Schmidauer C. Carpal tunnel syndrom: diagnosis with high-resolution sonography. AJR. 1992; 159: 793–8.

De Flaviis L, Nessi R, Del Bo P, Calori G, Balconi G. High resolution ultrasonography of wrist ganglia. J Clin Ultrasound. 1987; 15: 17–22.

De Flaviis L, Scaglione P, Nessi R, Ventura R, Calori G. Ultrasonography of the hand in rheumatoid arthritis. Acta Radiol. 1988; 29: 457–60.

Derchi LE, Balconi G, De Flaviis L, Oliva A, Rosso F. Sonographic appearances of hemangiomas of skeletal muscle. J Ultrasound Med. 1989; 8: 263–7.

Fornage BD. L'échographie de la main: technique et anatomie ultrasonore normale. JEMU. 1986; 7: 193–203.

Fornage BD. Glomus tumors in the fingers: diagnosis with US. Radiology. 1988; 167: 183–5.

Fornage BD. Soft-tissue changes in the hand in rheumatoid arthritis: evaluation with US. Radiology. 1989; 173: 735–7.

Fornage BD, Rifkin MD. Ultrasound examination of the hand and foot. Radiol Clin North Am. 1988; 26: 109–29.

Fornage BD, Tassin GB. Sonographic appearances of superficial soft-tissue lipomas. J Clin Ultrasound. 1991; 19: 215–20.

Grassi W, Tittarelli E, Pirani O, Avaltroni D, Cervini C. Ultrasound examination of metacarpophalangeal joints in rheumatoid arthritis. Scand J Rheumatol. 1993; 22: 243–7.

Greenspan A, McGahan JP, Vogelsang P, Szabo RM. Imaging strategies in the evaluation of soft-tissue hemangiomas of the extremities: correlation of the findings on plain films, angiography, CT, MRI, and ultrasonography in 12 histologically proven cases. Skeletal Radiol. 1992; 21: 11–18.

Harcke HT, Grissom LE, Finkelstein MS. Evaluation of the musculoskeletal system with sonography. AJR. 1988; 150: 1253–61.

Hergan K, Mittler C, Oser W. Ulnar collateral ligament: differentiation of displaced and nondisplaced tears with US and MR imaging. Radiology 1995; 194: 65–71.

Hoglund M, Tordai P, Muren C. Diagnosis of ganglions in the hand and wrist by sonography. Acta Radiol. 1994; 35 :35–9.

Lapidus PW, Guidotti FP. Stenosing tenovaginitis of the wrist and fingers. Clin Orthop. 1972; 83: 87–90.

Larsen A, Dale K, Eek M. Radiographic evaluation of rheumatoid arthritis and related conditions by standard reference films. Acta Radiol [Diagn]. 1977; 18: 481–91.

Levine E, Lee KR, Neff JR, Maklad NF, Robinson RG, Preston DF. Comparison of computed tomography and other imaging modalities in the evaluation of musculoskeletal tumors. Radiology. 1979; 131: 431–7.

McGeorge DD, McGeorge S. Diagnostic medical ultrasound in the management of hand injuries. J Hand Surg [Br]. 1990; 15: 256–61.

McFarlane RM. Dupuytren's disease. In: McCarthy JG, May JW jr, Littler JW, eds. Plastic surgery, 2nd ed. Philadelphia: Saunders; 1990: 5053–86.

McNeill TW, Ray RD. Hemangioma of the extremities. Review of 35 cases. Clin Orthop. 1974; 101: 154–66.

Nelson CL, Sawmiller S, Phalen GS. Ganglions of the wrist and hand. J Bone Joint Surg [Am]. 1972; 54: 1459–64.

Nessi R, Betti R, Bencini PL, Crosti C, Blanc M, Uslenghi C. Ultrasonography of nodular and infiltrative lesions of the skin and subcutaneous tissues. J Clin Ultrasound. 1990; 18: 103–9.

Noszian I, Dinkhauser L, Csanady M. Der Skidaumen. Sonographische Abklärung retrahierter Rupturen. Rofo Fortschr Geb Rontgenstr Neuen Bildgeb Verfahr. 1994; 160: 340–3.

Osterwalder JJ, Widrig R, Stober R, Gachter A. Diagnostic validity of ultrasound in patients with persistent wrist pain and suspected occult gangion. J Hand Surg [Am]. 1997; 22: 1034–40.

Phalen GS. The carpal tunnel syndrome. J Bone Joint Surg [Am]. 1966; 48: 211–28.

Read JW, Conolly WB, Lanzetta M, Spielman S, Snodgrass D, Korber JS. Diagnostic ultrasound of the hand and wrist. J Hand Surg [Am]. 1996; 21: 1004–10.

Riveros M, Pack GT. The glomus tumor. Report of twenty cases. Ann Surg. 1951; 133: 394–400.

Serafini G, Derchi LE, Quadri P, et al. High resolution sonography of the flexor tendons in trigger fingers. J Ultrasound Med. 1996; 15: 213–9.

Stener B. Displacement of the ruptured ulnar collateral ligament of the metacarpophalangeal joint of the thumb: a clinical and anatomical study. J Bone Joint Surg [Br]. 1962; 44: 869–79.

Wang PT, Bonavita JA, DeLone FX jr, McClellan RM, Witham RS. Ultrasonic assistance in the diagnosis of hand flexor tendon injuries. Ann Plast Surg. 1999; 42: 403–7.

9 Hüftgelenk

Einführung

Das schmerzhafte Hüftgelenk ist im klinischen Alltag eine diagnostische Herausforderung. Die Schmerzen können ihren Ursprung sowohl im wie auch außerhalb des Hüftgelenks haben.

! Periarthropathien und Enthesopathien in der Hüftregion können klinisch einen entzündlichen Gelenkprozess vortäuschen.

Durch die konventionelle radiologische Untersuchung lassen sich frühe entzündliche Veränderungen wie ein kleiner Gelenkerguss nicht darstellen. Dagegen gelingt sonographisch schon der Nachweis von **1 ml** Flüssigkeit (Marchal et al. 1987) und die Gelenkpunktion zur weiteren Diagnostik und Therapie wird erleichtert.

Anatomische Besonderheiten

Das Hüftgelenk ist ein Nussgelenk, bei dem die Pfanne über den Äquator des Gelenkkopfs hinausreicht. Es besteht aus dem Azetabulum mit der Facies lunata acetabuli als Pfanne und dem Femurkopf als Gelenkkopf. Die Facies lunata wird durch das Labrum acetabulare über den Äquator hinaus fortgesetzt. Diese bedecken zusammen $^{2}/_{3}$ des Femurkopfs. Die Gelenkkapsel ist außerhalb des Labrum acetabulare am Os coxae befestigt, sodass das Labrum frei in den Kapselraum hinein ragt. Die Gelenkkapsel zieht von dort bis zu ihrem Ansatz an der Mitte des Schenkelhalses (Abb. 9.**1**).

Am Hüftgelenk befinden sich 4 extrakapsuläre Bänder und 1 intrakapsuläres Band, die jedoch sonographisch nicht voneinander abgrenzbar sind. Extrakapsulär verstärken das Lig. iliofemorale, das Lig. ischiofemorale und das Lig. pubofemorale die Kapsel (Abb. 9.**2** und 9.**3**).

Das extrakapsuläre Ringband (Zona orbicularis) liegt um die engste Stelle des Schenkelhalses. Es ist an der Innenfläche der Kapsel als Ringwulst zu erkennen, wird aber außen durch die anderen Bänder verdeckt, sodass es sonographisch nicht erkennbar ist. Intrakapsulär läuft das Lig. capitis femoris, das aus der Fossa acetabuli zum Caput femoris zieht und von der Membrana synovialis überkleidet ist. Im Ultraschall sind nur die anterioren und lateralen Kapselanteile der Untersuchung zugänglich.

Folgende Muskeln am Hüftgelenk sind sonographisch bedeutungsvoll:

M. psoas major: Er entspringt an der Brust- und Lendenwirbelsäule und vereinigt sich mit dem M. iliacus. Umhüllt von der Fascia iliaca gelangt er als M. iliopsoas durch die Lacuna musculorum zum Ansatz am Trochanter minor. Zwischen Muskel und Knochen liegt die Bursa iliopectinea, die bis auf die Vorderfläche der Hüftgelenkskapsel reicht und mit dem Hüftgelenk kommunizieren kann (Abb. 9.**2**).

M. sartorius: Er entspringt an der Spina iliaca anterior superior und verläuft schräg über den Oberschenkel zum Pes anserinus.

M. rectus femoris: Er entspringt mit einem Teil (Caput rectum) an der Spina iliaca anterior inferior und mit dem anderen Teil (Caput reflexum) im Sulcus supraacetabularis am oberen Rand der Pfanne des Hüftgelenks und vereinigt sich mit den Mm. vastus intermedius, medialis und lateralis zu einer gemeinsamen Sehne, die an der Patella ansetzt.

Position des Patienten

Der anteriore Anteil des Hüftgelenks lässt sich sonographisch gut darstellen. Der Patient wird in Rückenlage mit leicht flektiertem und leicht innenrotiertem Hüftgelenk untersucht. Vermieden werden muss die Extension und Außenrotation, denn dabei wird die Gelenkkapsel gestrafft, sodass kleine Ergüsse sich leicht nach dorsal verlagern und übersehen werden können (Berman et al. 1995).

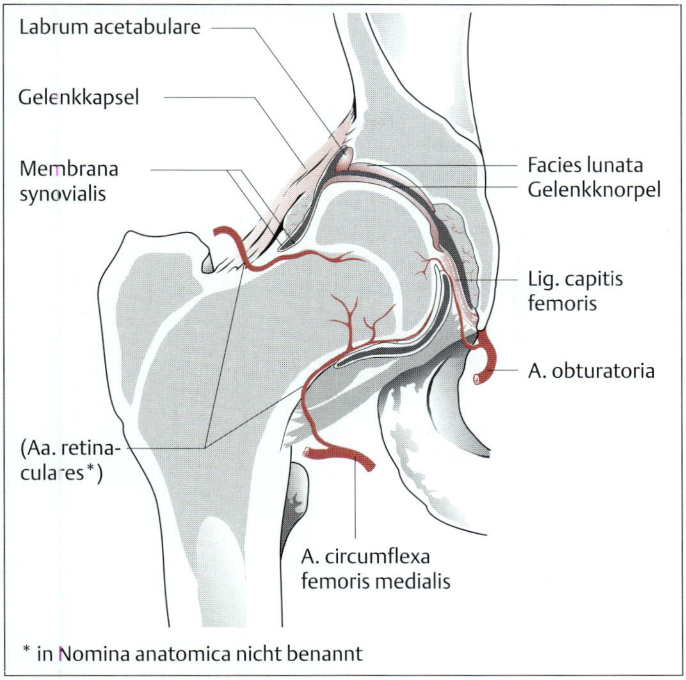

Abb. 9.**1** **Frontalschnitt des Hüftgelenks.**

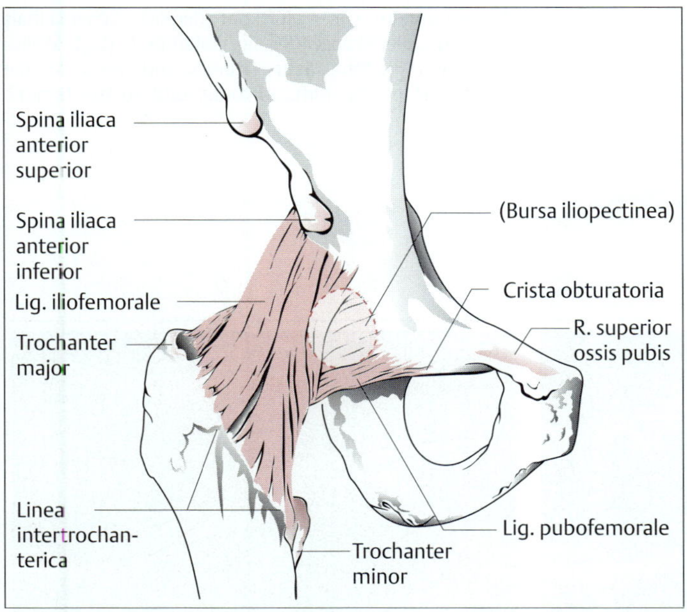

Abb. 9.**2** **Hüftgelenk ventral.**

Untersuchungstechnik und Sonoanatomie

Wenn möglich untersuchen wir beide Hüftgelenke, um die symptomatische mit der asymptomatischen Seite vergleichen zu können. Wir verwenden einen hochauflösenden linearen Schallkopf mit 7,5 MHz; bei adipösen Patienten kann ein 5-MHz-Schallkopf von Vorteil sein. Einige Untersucher verwenden auch einen Cur-

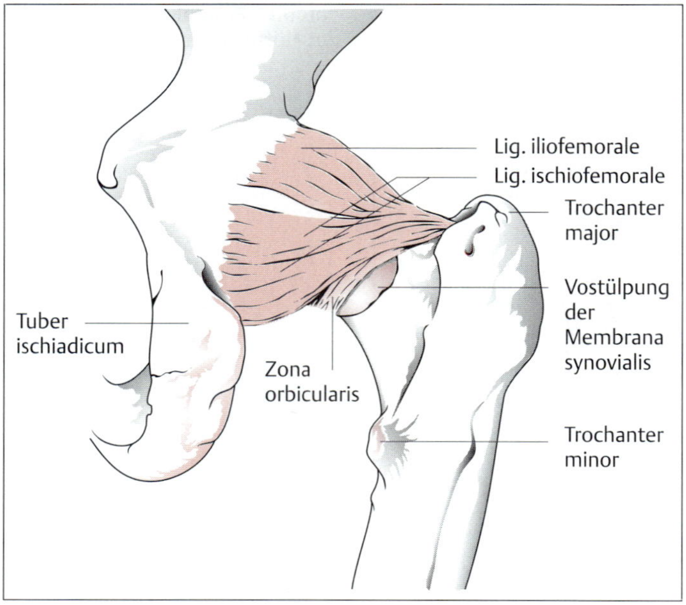

Abb. 9.**3** **Hüftgelenk dorsal.**

a

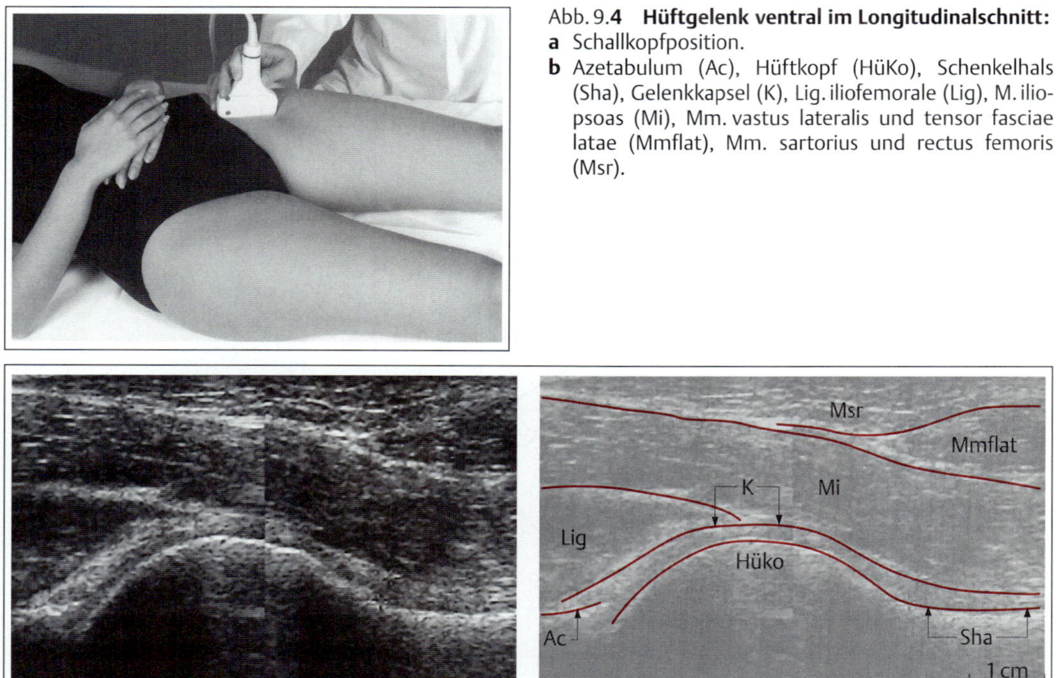

b

Abb. 9.**4** **Hüftgelenk ventral im Longitudinalschnitt:**
a Schallkopfposition.
b Azetabulum (Ac), Hüftkopf (HüKo), Schenkelhals (Sha), Gelenkkapsel (K), Lig. iliofemorale (Lig), M. iliopsoas (Mi), Mm. vastus lateralis und tensor fasciae latae (Mmflat), Mm. sartorius und rectus femoris (Msr).

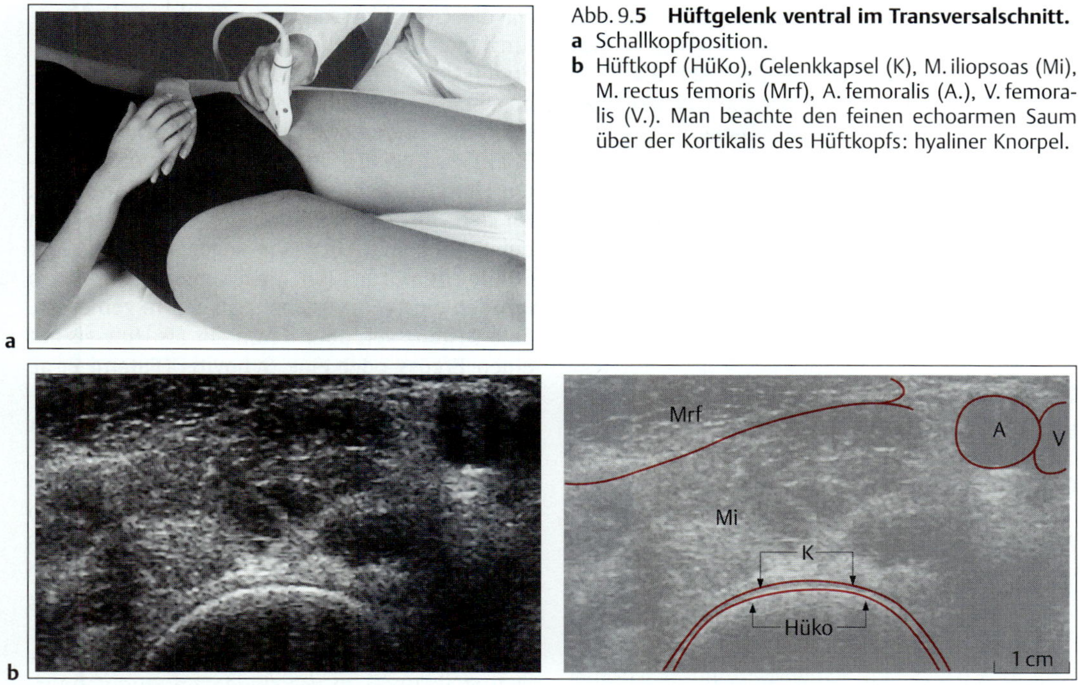

Abb. 9.**5** **Hüftgelenk ventral im Transversalschnitt.**
a Schallkopfposition.
b Hüftkopf (HüKo), Gelenkkapsel (K), M. iliopsoas (Mi), M. rectus femoris (Mrf), A. femoralis (A.), V. femoralis (V.). Man beachte den feinen echoarmen Saum über der Kortikalis des Hüftkopfs: hyaliner Knorpel.

ved-Array-Schallkopf von 3–5 MHz, wie sie für die Abdomensonographie verwendet werden. Hier muss man berücksichtigen, dass es an der Peripherie zu einer leichten Verzerrung des Bilds kommt, dafür ist das Gelenk über eine größere Strecke beurteilbar und die Ankoppelung gelingt beim adipösen Patienten leichter als mit dem linearen Schallkopf.

Hüftgelenk ventral im Longitudinalschnitt (Abb. 9.**4**): Das Hüftgelenk wird im Longitudinalschnitt, d. h. in ventrodorsaler sagittaler Richtung untersucht.

Wir halten den Schallkopf zuerst ventral und parallel zur Längsachse des Schenkelhalses über den Hüftkopf, um einen sagittalen Schnitt zu bekommen. Der Schenkelhals wird ausgehend vom proximalen Femur aufgesucht.

Hüftgelenk ventral im Transversalschnitt (Abb. 9.**5**): Die Untersuchung im Transversalschnitt, d. h. in der Frontalebene ist hilfreich, um einen pathologischen Befund in einer 2. Ebene zu bestätigen. Außerdem kommt er bei der Gelenkspunktion zur Anwendung (S. 147).

Beim transversalen Schnitt wird der Schallkopf quer über den Femurkopf und Schenkelhals gehalten.

Standardschnittebenen: Von der DEGUM (S. 10) werden empfohlen:

- der longitudinale und transversale Schnitt über der ventralen Hüfte (Abb. 9.**4** u. 9.**5**),
- der longitudinale Schnitt über der lateralen Region, um die Region des Trochanter major beurteilen zu können.

Die Konturen des Schenkelhalses und Hüftkopfs sind von ventral gut sichtbar. Helle Echos entstehen an der Kortikalis des Femurkopfs und -halses. Bei Kindern zeigt sich die **Wachstumsfuge** als Konturunterbrechung im distalen Hüftkopfbereich. Somit wird die halbrunde Femurkopfkontur etwa in der Mitte durch die Epiphysenfuge unterbrochen (Abb. 9.**7**).

Auch beim Erwachsenen ist der Gelenkknorpel echoarm. Kranial des Hüftkopfs sieht man den anterioren Anteil des Azetabulums. Die Gelenkkapsel verläuft parallel zum Femurkopf und -hals. Bedingt durch die Kapselverstärkung durch das Lig. iliofemorale entsteht am äußersten Bereich der Gelenkkapsel über dem Femurkopf ein echoreicher Reflex. Zwischen der Gelenkkapsel und der Kortikalis des Schenkelhalses ist eine echoarme Zone, die Membrana synovialis, sichtbar. Die umgebende Muskulatur (M. sartorius, M. rectus femoris, M. iliopsoas) kommt ventral der Gelenkkapsel zur Darstellung (Abb. 9.**4**).

In der normalen Hüfte hat die Gelenkkapsel eine konkave Kontur und die Dicke der Kapsel, gemessen vom äußeren Rand bis zur Kortikalis des Schenkelhalses, beträgt 2–5 mm. Die Gelenkkapseln der Hüften sollten **höchstens** um 2 mm divergieren (Kallio et al. 1985), ansonsten kann von einer pathologischen Veränderung ausgegangen werden.

Pathologische Veränderungen am Hüftgelenk

Gelenkerguss

> **!** Entscheidend für die Ergussdiagnostik ist die Messung der Kortikalis-Kapsel-Distanz. Gemessen wird von der Schenkelhalskortikalis bis zur echoreichen fibrösen Gelenkkapsel an der Stelle des Übergangs von Femurkopf zum Schenkelhals (Abb. 9.**4**).

Da die Gelenkkapselweite von der Gelenkstellung und Lagerung des Patienten abhängig ist, ergibt sich eine hohe Messfehlerspanne. Messangaben dienen daher vorwiegend zur Verlaufskontrolle. In einer Studie von Harland et al. (1990) wurde bei Untersuchungen von normalen Hüftgelenken ein mittlerer Wert von 6 mm für den Abstand der fibrösen Gelenkkapsel von der Schenkelhalskortikalis angegeben. In dieser Studie wurde an 364 Einzelmessungen nur in 6 Fällen ein Wert von mehr als 8 mm gemessen. Eine Distanz von **über 6 mm** gilt als Hinweis auf einen Erguss oder eine Synovitis (Futami et al. 1991).

Eine zusätzliche Beurteilungsmöglichkeit gibt der Vergleich mit der klinisch gesunden Gegenseite. In größeren Serien wird ein Unterschied von 2 mm als wahrscheinlicher Hinweis (Kallio et al. 1985) und von 3 mm als sicherer Hinweis auf einen Gelenkserguss angegeben (Wilson et al. 1984). Die Sensitivität dieser Untersuchung ist sehr hoch. Bei Kindern lässt sich sogar ein Erguss von **1 ml** sonographisch nachweisen (Marchal et al. 1987). In verschiedenen Studien wurde nur vereinzelt über falsch positive Befunde

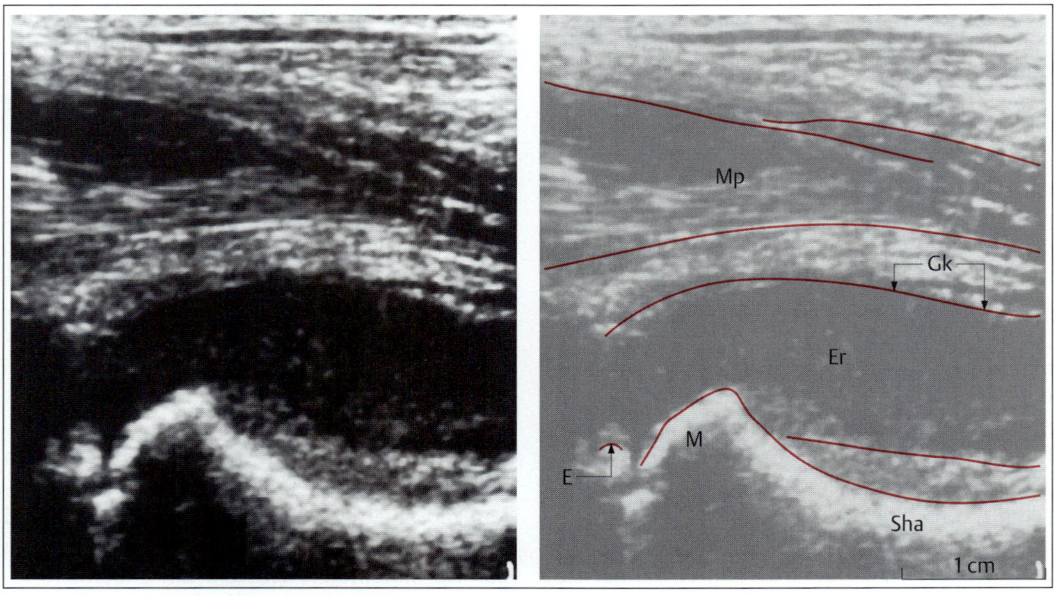

Abb. 9.**6** **Hüftgelenk mit transientem Erguss.** 8-jähriger Junge mit Schmerzen im rechten Hüftgelenk, Schonhinken und eingeschränkter Innenrotation. Longitudinalschnitt des rechten Hüftgelenks. Abgehobene Gelenkkapsel (Gk) wegen echoarmen Ergusses (Er) über Schenkelhals (Sha). Epiphyse (E), Metaphyse (M), M. psoas (Mp).

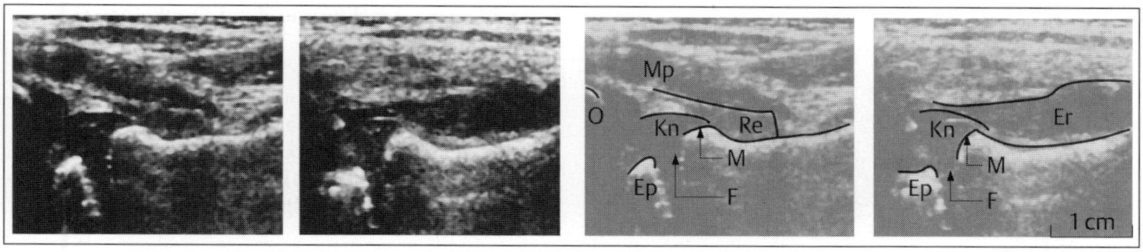

Abb. 9.7 **Hüftgelenk links mit septischer Arthritis.** 7 Monate alter Säugling, Schonung der linken unteren Extremität bei Zustand nach retropharyngealem Abszess mit Staphylococcus-aureus-Sepsis. Longitudinalschnitt beider Hüften: die normale rechte Hüfte in der linken Bildhälfte; man beachte den knorpelig präformierten Hüftkopf (Kn) der nicht mit einem Erguss zu verwechseln ist. Sichtbar ist auch der normale Recessus lateralis (Re) der Gelenkkapsel. Epiphyse (Ep) mit Epiphysenfuge (F), Metaphyse (M), M. psoas (Mp). In der rechten Bildhälfte Erguss (Er) mit einigen Binnenechos. Eitrige Flüssigkeit wurde abpunktiert.

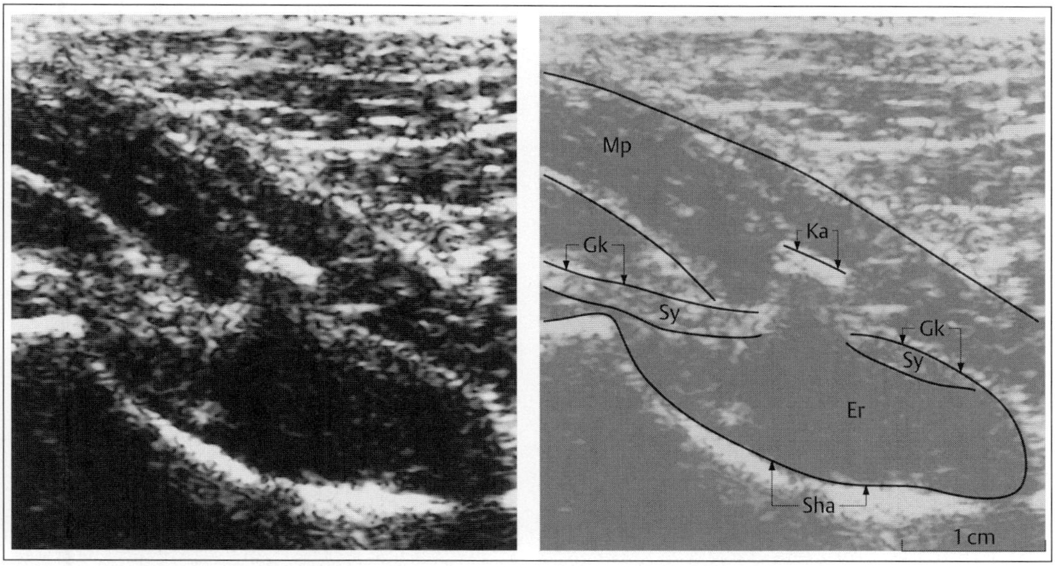

Abb. 9.8 **Juvenile rheumatoide Arthritis.** 10-jähriger Junge mit schmerzhafter Beweglichkeitseinschränkung am rechten Hüftgelenk. Longitudinalschnitt über dem Schenkelhals (Sha): Abhebung der Gelenkkapsel (Gk) bei Synovitis (Sy) und Erguss (Er). Im M. psoas (Mp) sichtbare Verkalkung (Ka), wahrscheinlich aufgetreten nach mehreren Corticosteroidinjektionen.

(Adam et al. 1986) und kaum falsch negative Befunde (Bernd et al. 1992) berichtet.

! Es muss jedoch stets beachtet werden, dass sich der Hauptanteil des Ergusses im anterioren Anteil des Gelenks im Bereich des Übergangs vom Femurkopf zum Schenkelhals und nicht um den Hüftgelenkskopf befindet.

Dieser Bereich muss mit besonderer Sorgfalt untersucht werden (S. 143).

Um eine Verdickung der Gelenkkapsel ohne Erguss oder eine Iliopsoasbursa nicht mit einem Erguss zu verwechseln, müssen die anatomischen Leitstrukturen berücksichtigt werden. Oft ist hier der Seitenvergleich hilfreich.

Charakteristisch für das Vorhandensein eines Ergusses ist die Vergrößerung der Schenkelhals-Kortikalis-Kapsel-Distanz mit Abdrängen der Gelenkkapsel nach ventral. Die vorher konkave Kapsel ist nun abgeflacht oder konvex (Abb. 9.6).

Der Erguss selber stellt sich meist echoarm

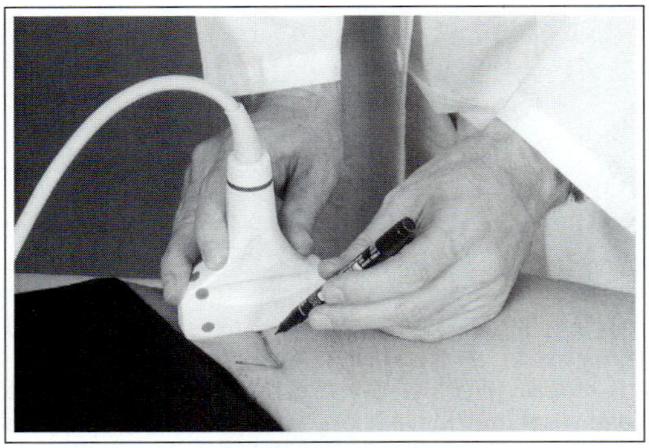

a

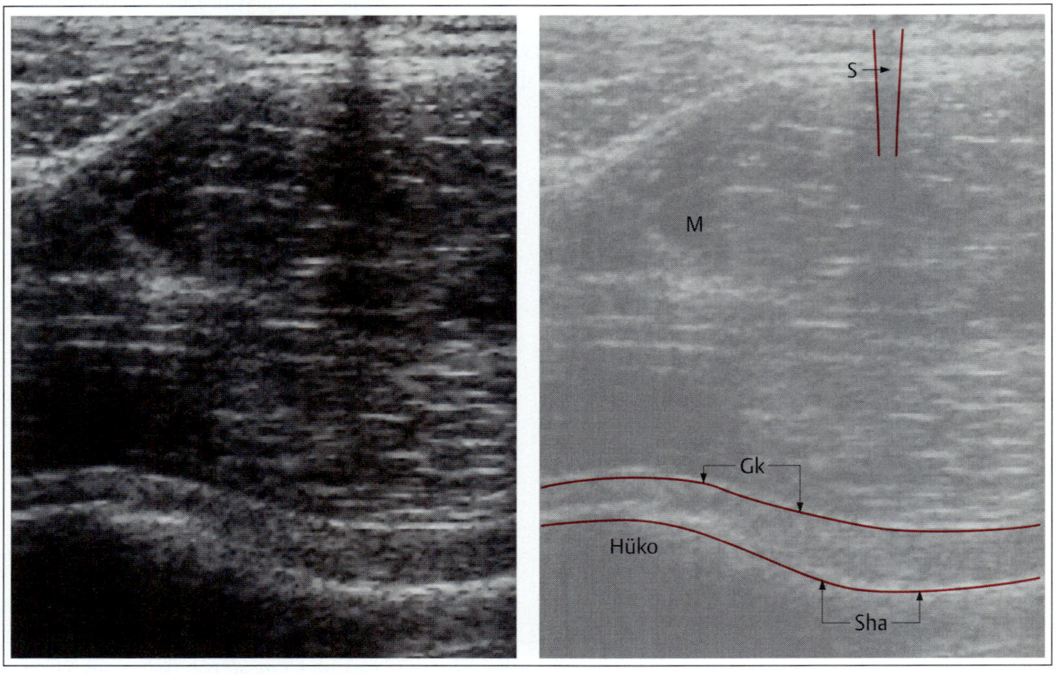

b

Abb. 9.**9 a–d** **Markierung des Schenkelhalses mit Büroklammer:**
a Schallkopfposition.
b Rechtes Hüftgelenk im ventralen Longitudinalschnitt. Durch den Schallschatten (S) der Büroklammer gelingt die Markierung des Schenkelhalses (Sha). Hüftkopf (HüKo), Gelenkkapsel (Gk), Oberschenkelmuskulatur (M).

bis echofrei dar. Im Vergleich dazu ist meist eine verdickte Kapsel oder eine Bursa echoreicher.

Ergüsse stellen sich unterschiedlich dar:

- bei Infekt oder Hämorrhagie:
  - Erguss mit echoreicheren, flockigen Anteilen (Alexander et al. 1989),
- bei der transienten Synovitis:
  - Erguss anechoisch bis echoarm (Abb. 9.**6**),
- bei der septischen Arthritis:
  - Erguss echoreich (Abb. 9.7).

Daraus leiteten Zieger et al. (1987) ab, dass eine septische Arthritis bei einem echofreien Erguss eher **unwahrscheinlich** ist. Die Echogenität eines Ergusses ist ein **unspezifisches** Zeichen.

So wurden in einer Studie von Miralles et al. (1989) septische Arthritiden beschrieben, deren Echostruktur nicht aufschlussreich war. Die Kombination der Ultraschalluntersuchung mit dem konventionellen Röntgenbild ergab in dieser Studie eine Sensitivität von 78% für die Diagnose eines septischen Hüftergusses bei der Untersuchung von 500 Kindern mit schmerzhaften Hüften.

Oft kommt es bei folgenden entzündlichen rheumatologischen Erkrankungen zu einer Hüftbeteiligung:

- rheumatoide Arthritis,
- Spondylitis ankylosans,
- Psoriasisarthritis,
- Kollagenosen.

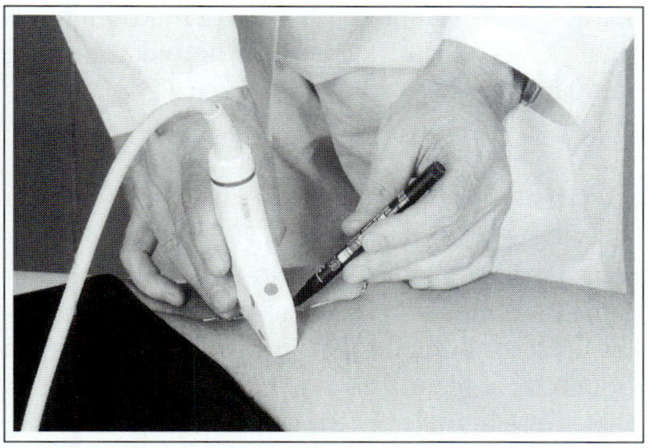

c

Abb. 9.**9 a–d** **Markierung des Schenkelhalses mit Büroklammer:**
c Schallkopfposition.
d Im Transversalschnitt. Der Schallschatten (S) der Büroklammer, hier mit typischem Wiederholungsphänomen, erlaubt die präzise Markierung des Schenkelhalses (Sha) im Transversalschnitt. Gelenkkapsel (Gk), Oberschenkelmuskulatur (M).

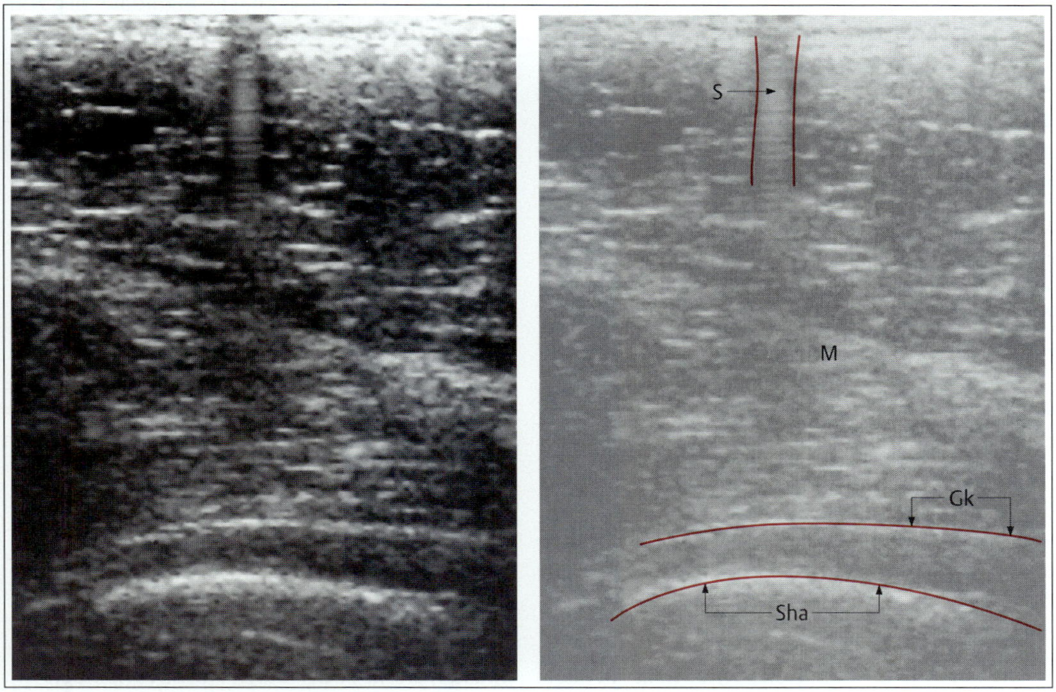

d

Man findet dann eine Vorwölbung der Gelenkkapsel bedingt durch Erguss und synoviale Hypertrophie. Je nach Ergussmenge sieht man mehr oder weniger homogenen, echoarmen Gelenkinhalt neben echoreichen, meist randständigen Strukturen, welche der hypertrophierten Synovialis entsprechen (Abb. 9.**8** [Futami et al. 1991]).

! Bei entzündlichen rheumatologischen Erkrankungen können auch Usuren nachgewiesen werden. Usuren imponieren als scharf begrenzte Defekte in der Kortikalis mit einem Basisreflex.

Auch wenn bei einem Patienten mit einer entzündlichen rheumatologischen Erkrankung die Klinik und der sonographische Befund konkordant sind, muss immer an andere Ursachen für einen Gelenkserguss gedacht werden:

- Traumen,
- degenerative Veränderungen,
- Infekte,
- Stressfrakturen,
- Tumoren.

Deswegen muss zur Beurteilung der ossären Strukturen immer eine ergänzende, konventionelle radiologische Untersuchung durchgeführt werden.

Alexander et al. (1988) empfehlen bei der schmerzhaften Hüfte folgenden Abklärungsgang:

- wenn die konventionelle Radiologie unauffällig ist, wird eine Ultraschalluntersuchung durchgeführt,
- wird dabei ein Erguss gefunden, wird dieser punktiert,
- bei fehlendem Nachweis eines Ergusses wird ein Szintigramm veranlasst.

Diese Empfehlung sollte jedoch an die Anamnese und Klinik angepasst werden. So muss z.B. beim septischen Patienten trotz sonographischen Nachweises eines Ergusses eine Osteomyelitis mittels Szintigraphie bzw. MRT ausgeschlossen werden.

Ergusspunktion: Wenn ein Erguss festgestellt wird, kann dieser sowohl zur Entlastung als auch zur weiteren Diagnostik punktiert werden.

> ! Die sonographische Lokalisierung der Punktionsstelle erleichtert diese Maßnahme und macht die aufwendigere und strahlenbelastende Punktion unter dem Bildverstärker überflüssig.

Folgende Methode hat sich im Alltag bewährt:

- ein Metalldraht (z.B. eine gestreckte Büroklammer) wird unter den Schallkopf gehalten und so verschoben, dass sein Schallschatten in die größte Flüssigkeitsansammlung fällt,
- diese Stelle wird mit einem wasserdichten Stift nachgezogen,
- in einer 2. Ebene, die senkrecht zur 1. steht, wird dieses Verfahren wiederholt,
- die geeignete Punktionsstelle liegt in der Schnittstelle dieser beiden Verbindungslinien,
- diese wird nun markiert und nach geeigneter Desinfektion kann die Punktion erfolgen (Abb. 9.**9** [Bermann et al. 1995]).

Eine andere Möglichkeit ist die gleichzeitige Gelenkpunktion während der sonographischen Untersuchung, indem der steril verpackte Schallkopf über die schräg in das Gelenk eingeführte Nadel gehalten wird. Auch ein direkt an der Sonde angekoppeltes Zielgerät oder ein Puktionsschallkopf können verwendet werden. Wegen Sterilitätsproblemen und Materialkosten wenden wir nur die zuerst beschriebene Methode an.

Die sonographische Punktion ist ein **risikoarmes Verfahren**. Weiss et al. (1988) geben bei 6500 erfassten sonographischen Punktionen aus einer DEGUM-Umfrage eine Komplikationsrate von 0,5% an.

Bursitis

Beim Vorliegen einer Synovitis im Rahmen einer Arthritis findet sich oft gleichzeitig eine Flüssigkeitsansammlung in der Bursa iliopsoas, auch iliopectinea genannt (Abb. 9.**2**), welche sonographisch einfach zu erkennen ist (Helfgott 1988). Diese Bursa reicht vom Lig. inguinale bis zum Trochanter minor, ist in 98% der Erwachsenen vorhanden und kommuniziert mit dem Hüftgelenk.

Intraartikuläre Druckerhöhung: Sie kann bei folgenden Erkrankungen zu einer Vergrößerung der Bursa führen (Abb. 9.**10**):

- Koxarthrose,
- rheumatoide Arthritis,
- pigmentierte villonoduläre Synovitis,
- Infekt,
- Chondrokalzinose.

Wenn der Druck auf das benachbarte Gewebe symptomatisch wird, ist die Ultraschalluntersuchung hilfreich (Janus u. Hermann 1982). Auch eine **Bursitis trochanterica** kann dargestellt werden. Die Bursa trochanterica liegt zwischen dem Trochanter major und den Mm. glutaeus minimus und medius. Die Bursa trochanterica subfascialis liegt am M. glutaeus maximus. Man findet echoarme Flüssigkeit im Bereich des Trochanter, gelegentlich auch echoreiche Binnenmuster, wenn in der Bursa Fibrin vorhanden ist.

Koxarthrose

Die degenerativen Veränderungen am Hüftgelenk werden durch die Anamnese, klinische Untersuchung und konventionelle radiologische Abklärung erfasst. Sonographisch können Osteophyten und Konturveränderungen an den zugänglichen Anteilen des Femurkopfs dargestellt werden.

Am **Kopf-Hals-Übergang** lassen sich Osteophyten mit Stufenbildungen gut darstellen. Bei der **aktivierten** Koxarthrose stellt man oft Ergüsse und eine leichte Synovitis fest (Abb. 9.**11**).

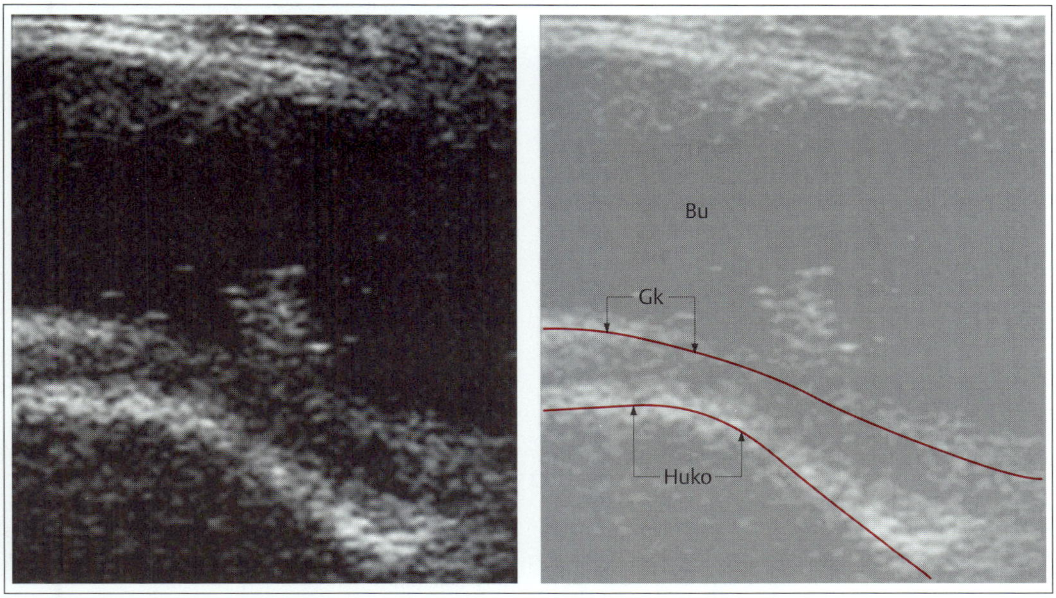

Abb. 9.**10** **Bursitis iliopectinea.** 58-jähriger Patient mit schmerzhaft eingeschränkter Flexion und Innenrotation des rechten Hüftgelenks, Schonhinken. Transversalschnitt des Humeruskopfs (Huko): normale Gelenkkapsel (Gk), echoarme Flüssigkeit in der Bursa iliopectinea.

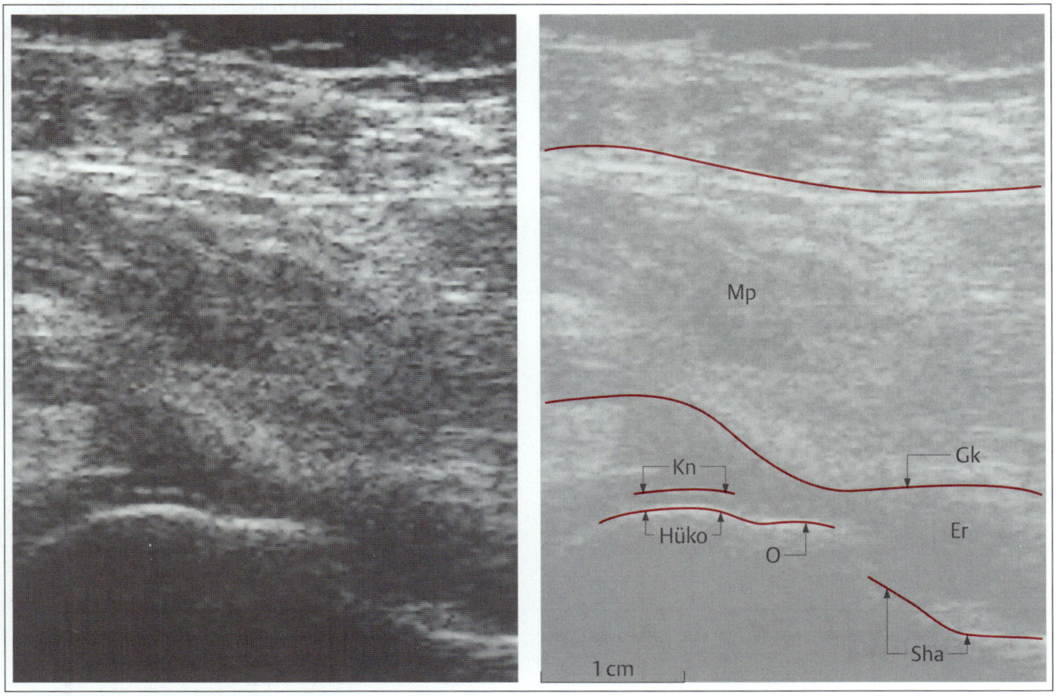

Abb. 9.**11** **Aktivierte Koxarthrose.** 53-jährige Patientin mit sekundärer Koxarthrose bei Hüftgelenkdysplasie, zunehmendes Schonhinken, Nachtschmerzen. Longitudinalschnitt der rechten Hüfte: Osteophyten (O) am Übergang vom Hüftkopf (Hüko) zum Schenkelhals (Sha). Die Gelenkkapsel (Gk) über dem Schenkelhals ist bei einem mäßigen Erguss (Er) abgehoben. Echoarmer hyaliner Gelenkknorpel (Kn), M. psoas (Mp).

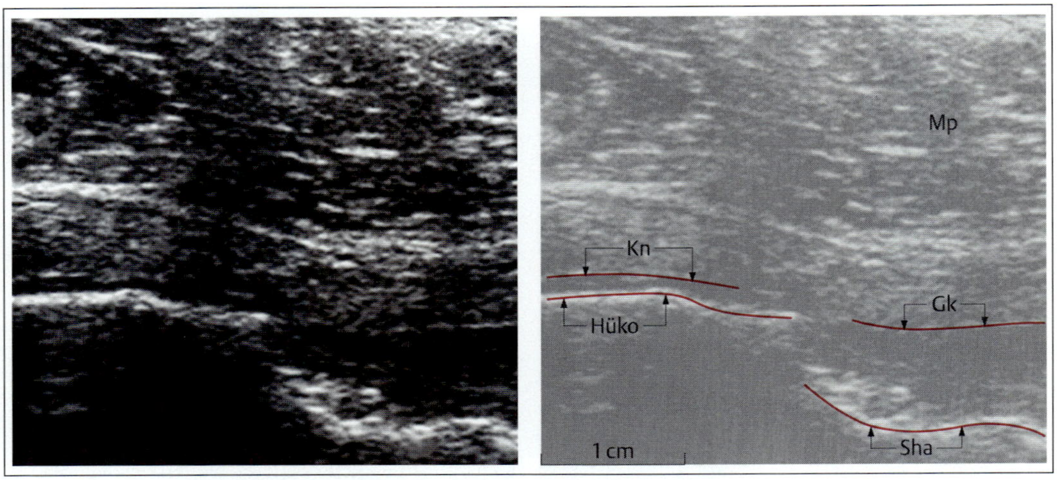

Abb. 9.**12** **Femurkopfnekrose.** 28-jähriger Patient mit Flexionseinschränkung und Schonhinken nach mehrmonatiger Verabreichung von Corticosteroiden wegen eines systemischen Lupus erythematodes. Longitudinalschnitt der linken Hüfte: Abflachung des Hüftkopfs (Hüko), abgehobene Gelenkkapsel (Gk) bei echoarmem Erguss. Unregelmäßige Begrenzung des Übergangs vom Hüftkopf zum Schenkelhals (Sha). M. psoas (Mp).

Femurkopfnekrose

Die Femurkopfnekrose ist eine Osteonekrose. Dies bedeutet, dass es zum Zelltod in mehreren Komponenten des Knochens gekommen ist. Am Femurkopf und anderen Lokalisationen, handelt es sich bei der Osteonekrose um das Endresultat von verschiedenen Erkrankungen, die zu einer **arteriellen Minderperfusion** des Femurkopfs geführt haben. Mehrere Stadieneinteilungen wurden vorgeschlagen (Resnick 1995).

! Für die Früherfassung ist die MRT die zuverlässigste bildgebende Methode.

Sonographisch lassen sich initial begleitende Gelenkergüsse nachweisen. Erst in späteren Stadien kann die unregelmäßige Begrenzung des Hüftkopfs nach Einbruch der Kortikalis dargestellt werden (Abb. 9.**12**).

Hüftarthroplastik

Nach Implantation einer Hüftgelenkprothese finden sich zwischen Azetabulum und Femurschaft, die kräftigen Reflexe der Metalloberfläche der Prothese (Abb. 9.**13**).

Diese stellen sich als gerade und kräftige Reflexe dar, verbunden mit einem Wiederholungsphänomen, das sich in die Tiefe hinter diesen Reflexen fortpflanzt (s. Kap. 3, S. 14).

Auch zur Beurteilung einer symptomatischen Hüftgelenkarthroplastik kann der Ultraschall herangezogen werden. Ein Gelenkerguss kann auf einen Infekt im Bereich der Totalprothese hinweisen (Abb. 9.**13** [van Holsbeeck et al. 1994]). Flüssigkeitsansammlungen neben der Prothese können nachgewiesen und unter sonographischer Führung punktiert werden.

! Bei sehr straffer Gelenkkapsel ist ein Erguss oft nicht nachweisbar und somit ein falsch negativer Befund auch bei einem tatsächlich vorhandenen Infekt möglich.

Unmittelbar nach Implantation nachgewiesene Flüssigkeitsansammlungen entsprechen häufig einem Hämatom.

Vaskuläre Pathologien

Im Bereich des Hüftgelenks können sonographisch dargestellt werden:

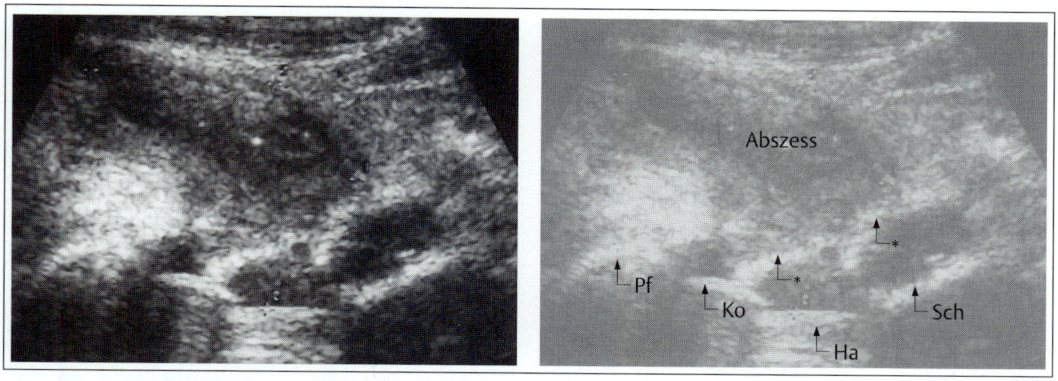

Abb. 9.**13** **Hüfttotalprothese mit Infekt:** 81-jähriger Patient mit Gehunfähigkeit und Hüftschmerzen links seit 1 Woche nach Weichteilinfekt am Fuß. Hüfttotalprothese vor 6 Jahren: Longitudinalschnitt mit der Sektorsonde (zur besseren Übersicht) der linken Hüfte: Ventral der Prothese, vom Femurschaft (Sch) bis zur Prothesenpfanne (Pf) besteht eine inhomogene liquide, recht gut abgrenzbare Raumforderung mit echoarmen und echoreicheren Anteilen. Bei Kompression Flottieren dieses Abszessinhalts (*). Gezielte Punktion: 30 ml eitrige Flüssigkeit. Prothesenkopf (Ko), Prothesenhals (Ha) mit Wiederholungsphänomen. ++ Distanz 4,7 cm.

- tiefe Venenthrombosen (Raghavendra et al. 1984),
- Gefäßaneurysmen,
- Lymphadenopathien.

Vaskuläre Veränderungen müssen rasch diagnostiziert werden, um die erforderlichen therapeutischen Schritte in die Wege zu leiten.

Das gilt besonders für:
- arterielle Verschlüsse,
- tiefe Venenthrombosen.

Die diagnostischen Möglichkeiten der Sonographie bei Gefäßpathologien werden im Kap. 5 (S. 39) erläutert.

Hüfte beim Kind

Gelenkerguss

Bei unklaren Hüftschmerzen des Kindes wird die Sonographie, zusammen mit der konventionellen Radiologie, oft als Erstuntersuchung eingesetzt (De Pellegrin et al. 1997). Wie beim Erwachsenen kommt dem Erkennen eines Gelenkergusses eine große Bedeutung zu.

Ursächliche Erkrankungen für die Entstehung eines Ergusses:
- transiente Synovitis,
- septische Arthritis,
- Osteomyelitis,
- Epiphysiolysis capitis femoris,
- Legg-Calvé-Perthes-Syndrom,
- juvenile rheumatoide Arthritis,
- Osteoidosteom.

! Beim Kind mit Hüftgelenkschmerzen muss vor allem eine **septische** Arthritis rasch ausgeschlossen werden, um eine Gelenksdestruktion abzuwenden.

Die in diesem Fall diagnostische Gelenkspunktion wird durch sonographische Führung der Nadel erleichtert (Durchführung: Abb. 9.**9**).

Folgende Krankheitsbilder können nicht durch unterschiedliche Echogenität oder Ausmaß der Kapseldistension gegeneinander abgegrenzt werden:
- bakterielle Koxitis,
- Coxitis fugax,
- Morbus Perthes,
- Osteomyelitis,
- ankylosierende Spondylitis,
- juvenile rheumatoide Arthritis.

Wilson et al. (1984) berichten, dass sonographisch die septische Koxitis nicht von einem aseptischen Erguss abgegrenzt werden kann. Auch mit dem Power-Doppler gelingt die Abgrenzung eines septischen von einem nicht sep-

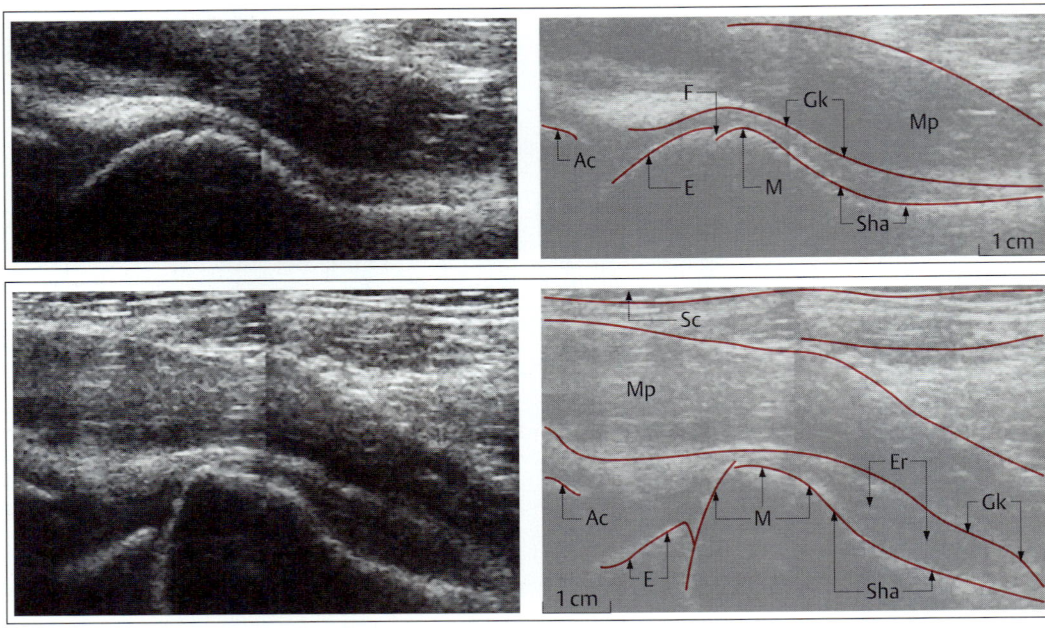

a

b

Abb. 9.**14 a, b** **Epiphysiolysis capitis femoris.** 12-jähriger Junge mit Schmerzen im linken Hüftgelenk:
a Longitudinalschnitt der rechten normalen Hüfte. Azetabulum (Ac), Epiphyse (E), Epiphysenfuge (F), Metaphyse (M), Schenkelhals (Sha), Gelenkkapsel (Gk), M. psoas (Mp).
b Longitudinalschnitt der betroffenen linken Hüfte: entrundetes Hüftkopfprofil wegen Stufenbildung am Übergang von der Metaphyse (M) zur Epiphyse (E). Die Epiphyse ist um 1 cm nach dorsal verlagert. Abheben der Gelenkkapsel (Gk) wegen echoarmem Erguss (Er). Azetabulum (Ac), M. psoas (Mp), Subkutis (Sc).

tischen Erguss nicht, da auch bei septischer Arthritis normale Flussgeschwindigkeiten gefunden werden können (Strouse et al. 1998).

Beim kleinen Kind besteht zwischen dem knöchernen Anteil der Hüfte und der Gelenkkapsel eine große echoarme Zone, die dem nicht verknöcherten hyalinen Knorpel des Femurkopfs entspricht (Abb. 9.7). Die **Geräteeinstellung** ist in diesen Fällen besonders **wichtig**, um diese Zone nicht mit einem Hüftgelenkerguss zu verwechseln (Berman et al. 1995).

Coxitis fugax: Die benigne und selbstlimitierende Coxitis fugax (auch transiente Synovitis oder „Hüftschnuppen" genannt), deren Ätiologie kontrovers beurteilt wird, klingt meist nach wenigen Tagen spontan ab. Es handelt sich um die **häufigste** Ursache von Hüftschmerzen beim Kind zwischen 3 und 10 Jahren. Hier gilt es in erster Linie eine ernste Erkrankung, insbesondere eine bakterielle Gelenkinfektion oder einen Tumor, auszuschließen. Der Erguss ist typischerweise echoarm und nimmt nach 2 Wochen ab (Abb. 9.**6**). Eine leichte Vorwölbung der Kapsel kann 2–3 Monate persistieren.

! Bei persistierendem Erguss über 2 Wochen muss an die Entwicklung eines Morbus Perthes gedacht werden (Futami et al. 1991).

Eitrige Koxitis: Bei einer eitrigen Koxitis kann das Hüftgelenk oft wegen der schmerzbedingten Beugekontraktur besser mit dem Sektorschallkopf untersucht werden.

Juvenile rheumatoide Arthritis: Hier hat sich die Ultraschalluntersuchung ebenfalls als wertvoll erwiesen. Fedrizzi et al. (1997) fanden, dass diese Methode sensitiver ist als konventionelle radiologische Untersuchungen in der Diagnostik von Hüftgelenkveränderungen in den frühen Stadien dieser Krankheit. So waren bei 52 Patienten mit einer pauziartikulären juvenilen Polyarthritis die Hüften konventionell radiologisch normal. Bei 11 dieser Patienten wurde sonographisch eine Erweiterung der Distanz zwischen Femurkopf und Gelenkkapsel gefunden. Die sonographische Untersuchung eignet sich bei der juvenilen rheumatoiden Arthritis insbesondere, um Ergüsse und Pannusbildung nachzuweisen und um den Verlauf unter Therapie zu beobachten (Abb. 9.8 [Eich et al. 1994]).

Wachstumsstörungen

Epiphysiolysis capitis femoris: Sie ist eine Störung im Bereich der proximalen Femurepiphysenfuge, die zu einer Verschiebung der Femurepiphyse führt. Die epiphysären Anteile rutschen in der Regel posteromedioinferior ab (Howorth 1966). Die Sonographie wird zur Diagnostik eingesetzt (Castriota-Scanderberg u. Orsi 1993). Bei der Untersuchung von ventral ist die Hüftkopfkontur in Höhe der Fuge unterbrochen und die Epiphyse ist stufenförmig nach unten versetzt (Abb. 9.**14**).

Meist kann bei der sonographischen Darstellung eine Stufe dargestellt werden, die in der Regel auch ausgemessen werden kann. Die Sonographie dient jedoch besonders dem Nachweis des begleitenden Ergusses, da dieser als Hinweis auf die **Akutheit** des Prozesses gilt (Egund et al. 1986). Die konventionelle radiologische Untersuchung bleibt jedoch die diagnostische Methode der Wahl (Bloomberg et al. 1978), die auch für die Abklärung der therapeutischen Optionen ausschlaggebend ist.

Legg-Calvé-Perthes-Syndrom (Osteochondrosis deformans juvenilis capitis femoris): Sie ist eine aseptische Knochennekrose an der proximalen Femurepiphyse bei Kindern, meist zwischen 4 und 8 Jahren. Im Rahmen dieser Erkrankung kann es zu einer transienten Synovitis (Kallio et al. 1986) und zu einem Gelenkerguss kommen.

Die Unterscheidung zur transienten Synovitis der Hüfte beim Kind, die **ohne** Abflachung des Hüftkopfs einhergeht, wo aber ebenfalls eine entzündliche Synovitis und ein Gelenkerguss vorkommen, gelingt radiologisch und sonographisch nicht immer, zumal die transiente Synovitis eine leichte Form des Legg-Calvé-Perthes-Syndrom sein kann.

Eine **zuverlässige** Methode zur Unterscheidung dieser beiden Syndrome ist die Szintigraphie (Carty et al. 1984). Alle 4 Krankheitsstadien, welche radiologisch unterschieden werden, können jedoch sonographisch erfasst werden (Tab. 9.**1**).

Die wichtigen Stadien der Kondensation (Abb. 9.**15**) mit Verkleinerung des Knochenkerns und Gelenkerguss sowie der Fragmentation (Abb. 9.**16**) mit Zerstückelung der Kopfepiphyse sind sonographisch besonders gut nachvollziehbar.

Der Nutzen der sonographischen Untersuchung beschränkt sich im klinischen Alltag weitgehend auf die Feststellung eines Gelenkergusses und eine Verbreiterung des Gelenkspalts (Egund et al. 1986). Zudem kann das Ausmaß

Tabelle 9.**1** Legg-Calvé-Perthes-Syndrom

Stadium	Röntgenbefund	Ultraschallbefund
Frühstadium	Verbreiterung des Gelenkspalts, Rarifizierung und Verdichtung der Knochensubstanz	echoarme Gelenkergüsse möglich, Verbreiterung des Gelenkspalts kann nicht immer eindeutig nachgewiesen werden
Kondensation (Abb. 9.**15**)	Verkleinerung des Knochenkerns und Verdichtung bedingt durch Knochennekrose mit vollständiger Dissolution des Knochens	Abflachung der Epiphyse mit Unterbrechung der Kortikalis; scheinbare Verbreiterung der Epiphysenfuge, Gelenkergüsse
Fragmentation (Abb. 9.**16**)	Kopfepiphyse erscheint zerstückelt, Knochenkern befindet sich in einem Ab- und, gegen Ende des Verlaufs, v. a. in einem Aufbauprozess	weitere Abnahme der Epiphyse, Zunahme der Unterbrechungen der Epiphysenkortikalis bis zum fast vollständigen Fehlen der Kortikalis
Regeneration	struktureller Wiederaufbau des Knochenkerns ist vollzogen mit, je nach Verlauf, unterschiedlich ausgeprägter Kopfdeformierung	intakte Epiphysenkortikalis ohne Unterbrechungen, diese ist jedoch abgeflacht

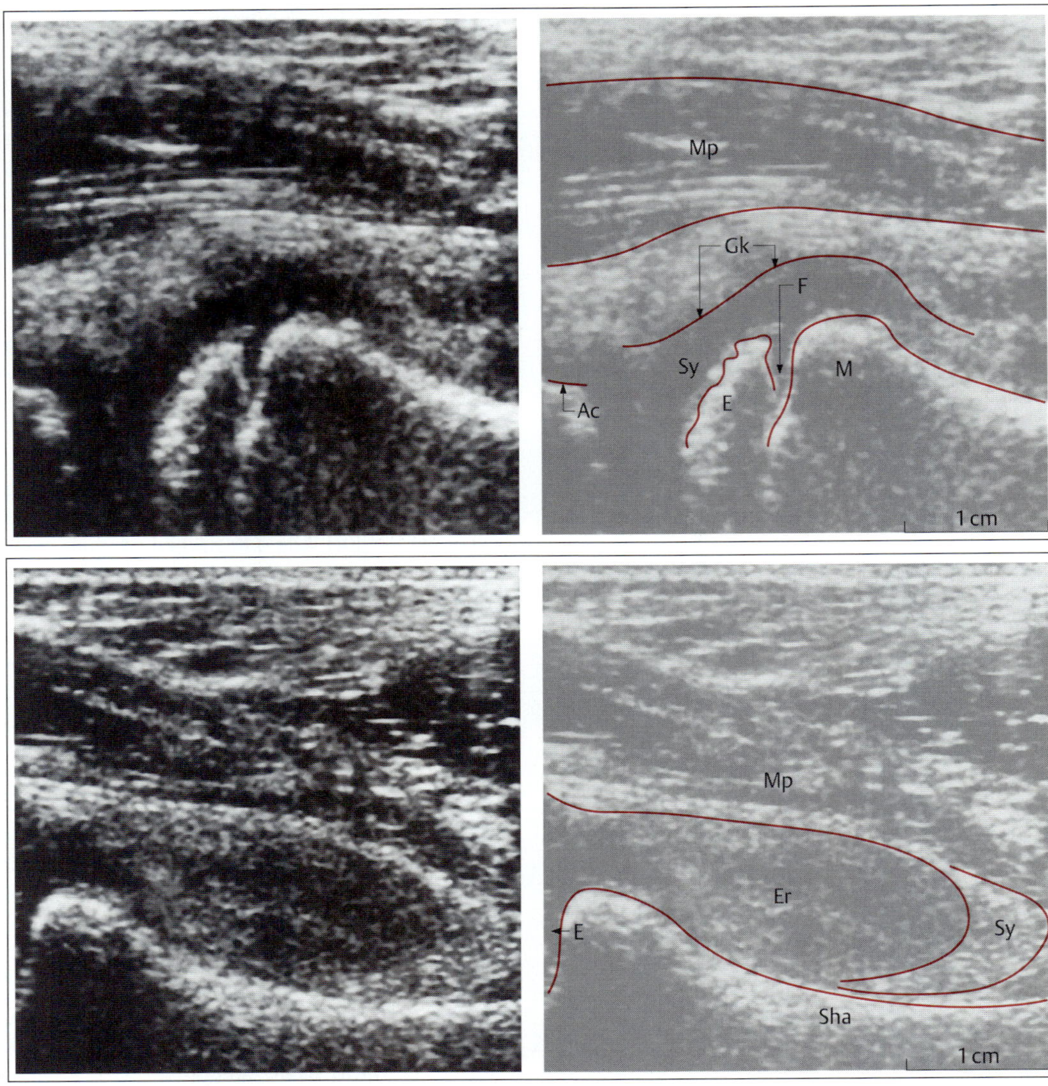

Abb 9.**15 a–d Morbus Perthes: Kondensation.** 8-jähriger Junge mit Schonhinken, Schmerzen in der Hüfte und im Oberschenkel links:

a Longitudinalschnitt des linken Femurkopfs. Abflachung und unregelmäßige Begrenzung der Epiphyse (E), Schwellung der Synovialis (Sy). Epiphysenfuge (F), Metaphyse (M), Gelenkkapsel (Gk), Azetabulum (Ac), M. psoas (Mp).

b Longitudinalschnitt des Femurhalses. Erguss (Er), Synovitis (Sy), Schenkelhals (Sha), Epiphyse (E), M. psoas (Mp).

der Hüftkopfdeformation beurteilt werden (Suzuki et al. 1987).

Für die Kombination von mehreren Ultraschallkriterien einschließlich der signifikanten Verbreiterung des Gelenkknorpels sowie der Atrophie der ipsilateralen Quadrizepsmuskulatur ergeben sich bei der Diagnostik der Perthes-Erkrankung folgende Werte:

- positiver Voraussagewert 95%,
- negativer Voraussagewert 95%,
- Sensitivität 71%,
- Spezifität 99% (Robben et al. 1998).

Klassifikationen, um den Schweregrad der Erkrankung zu erfassen, stützen sich auf radiologische Untersuchungen, wobei die MRT zur Beur-

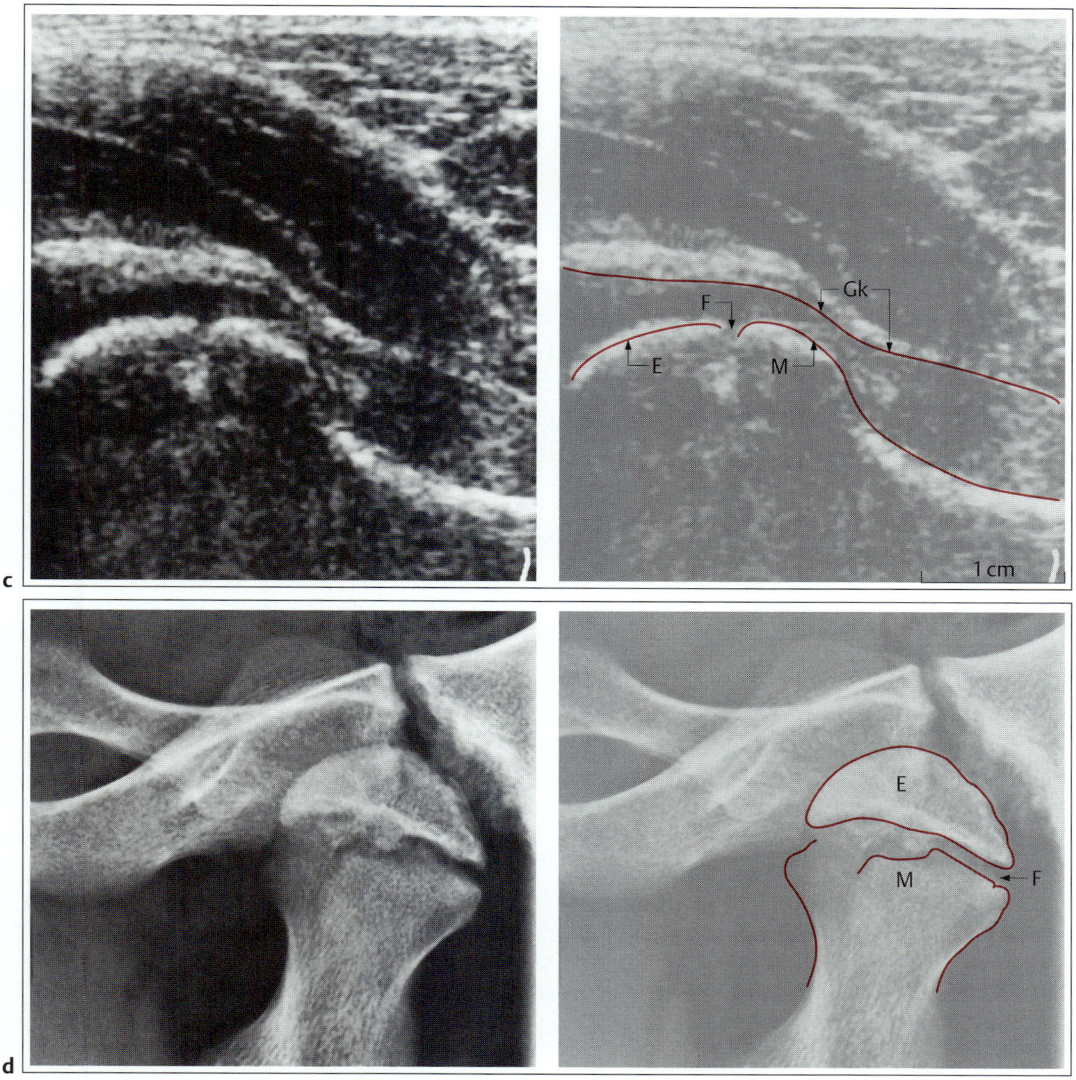

Abb 9.15 a–d **Morbus Perthes: Kondensation.** 8-jähriger Junge mit Schonhinken, Schmerzen in der Hüfte und im Oberschenkel links:

c Longitudinalschnitt der normalen Gegenseite. Epiphyse (E), Epiphysenfuge (F), Metaphyse (M), Gelenkkapsel (Gk).

d Korrespondierendes Röntgenbild. Abflachung und unregelmäßige Begrenzung der Epiphyse.

teilung der Prognose wichtig ist (Catterall 1989). Ein wichtiges Kriterium für die spätere Entwicklung einer Koxarthrose ist die Kongruenz zwischen Hüftkopf und Pfanne (Stulberg et al. 1981), was mit der MRT gelingt aber sonographisch nicht beurteilbar ist.

Antetorsionswinkel

Die Drehung des tubulären Knochens in seiner Längsachse wird Torsion genannt. Bei der femoralen Torsion rotiert der proximale Abschnitt in seiner Längsachse auf dem distalen oder kondylären Abschnitt. Die radiologische Dokumentation des Antetorsionwinkels ist aufwendig. Kon-

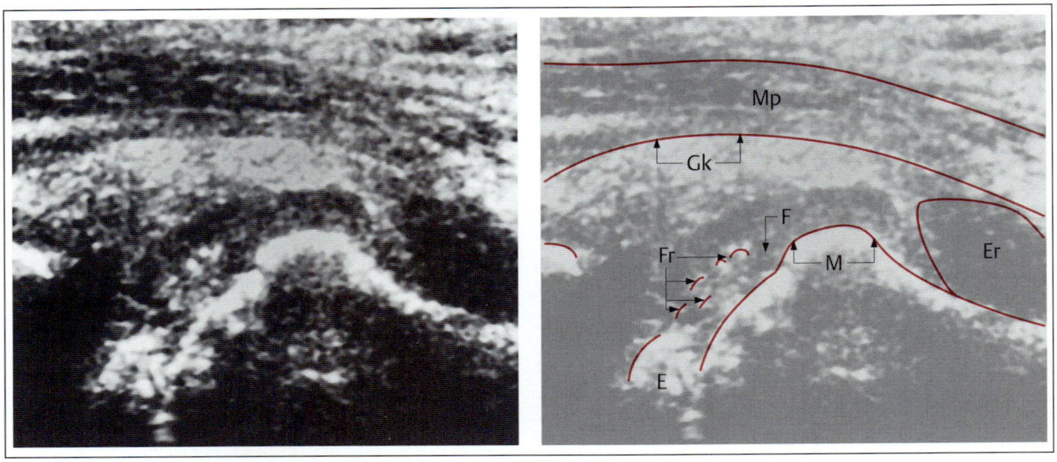

Abb. 9.**16** **Morbus Perthes: Fragmentation.** 7-jähriger Junge mit schmerzhafter Einschränkung der Abduktion, Adduktion und Innenrotation. Longitudinalschnitt der linken Hüfte: Zerstückelung der Epiphyse (E) mit Fragmenten (Fr). Epiphysenfuge (F), Metaphyse (M), M. psoas (Mp), Gelenkkapsel (Gk), Gelenkerguss (Er).

ventionell radiologisch müssen mehrere Bilder angefertigt werden, was mit einer **hohen Strahlenbelastung** verbunden ist. Die Anwendung der Sonographie für diese Indikation wurde mehrmals beschrieben, u.a. von Terjesen et al. (1993). Sie eignet sich wegen der fehlenden Strahlenbelastung besonders für die Verlaufsbeurteilung. Die CT-Untersuchung ist jedoch für die Analyse von **Torsionsfehlstellungen** präziser.

Hüftgelenkdysplasie beim Säugling

Durch die klinische Untersuchung können zwischen 10 und 20 Hüftgelenkdislokationen pro 1000 Neugeborene nachgewiesen werden (Dunn et al. 1985). In einer Serie von 9199 Neugeborenen, die klinisch und sonographisch evaluiert wurden, fanden Rosenberg et al. (1998) bei 0,8% eine Instabilität. Nur 47% der instabilen Hüften von Neugeborenen wurden bei der initialen klinischen Untersuchung nachgewiesen, bei den übrigen Kindern wurde die Dysplasie nur sonographisch gefunden.

Durch die konservative Frühbehandlung kann eine spätere operative Sanierung vermieden werden. Mittels sonographischer Untersuchung können Hüftdysplasien identifiziert und damit konventionelle radiologische Untersuchungen entfallen. So hat sich die Hüftsonographie in vielen Ländern als Säuglingsscreening zur Erkennung einer Hüftdysplasie etabliert. Wir verweisen auf die Standardliteratur von Graf (1984) und Harcke et al. (1984).

Literatur

Adam R, Hendry GMA, Moss J, Wild SR, Gillespie I: Arthrosonography of the irritable hip in childhood: a review of 1 year's experience. Br J Radiol. 1986; 59: 205–08.

Alexander JE, Seibert JJ, Aronson J et al: A protocol of plain radiographs, hip ultrasound, and triple phase bone scans in the evaluation of the painful pediatric hip. Clin Pediat. 1988; 27: 175–81.

Alexander JE, Seibert JJ, Glasier CM et al: High-resolution hip ultra-sound in the limping child. J Clin Ultrasound. 1989; 17: 19–24.

Berman L, Fink AM, Wilson D, McNally E: Technical note: Identifying and aspirating hip effusions. Br J Radiol. 1995; 68: 306–10.

Bernd L, Niethard FU, Graf J, Kaps HP: Die flüchtige Hüftgelenksentzündung (Coxitis fugax). Z Orthop. 1992; 130: 529–35.

Bloomberg TJ, Nuttall J, Stoker DJ: Radiology in early slipped femoral capital epiphysis. Clin Radiol. 1978; 29: 657–67.

Carty H, Maxted M, Fielding JA, Gulliford P, Owen R: Isotope scanning in the „irritable hip syndrome". Skeletal Radiol. 1984; 11: 32–7.

Castriota-Scanderberg A, Orsi E: Slipped capital femoral epiphysis: Ultrasonographic findings. Skeletal Radiol. 1993; 22: 191–3.

Catterall A: Legg-Calvé-Perthes Disease. Inst Course Lect. 1989; 38: 297–303.
De Pellegrin M, Fracassetti D, Ciampi P: Coxitis fugax. Die Rolle der bildgebenden Verfahren. Orthopäde. 1997; 26: 858–67.
Dunn PM, Evans RE, Thearle MJ, Griffiths HE, Witherow PJ: Congenital dislocation of the hip: early and late diagnosis and management compared. Arch Dis Child. 1985; 60: 407–14.
Eich GF, Halle F, Hodler J, Seger R, Willi UV: Juvenile chronic arthritis: Imaging of the knees and hips before and after intraarticular steroid injection. Pediat Radiol. 1994; 24: 558–63.
Egund N, Wingstrand H, Forsberg L, Pettersson H, Sunden G: Computed tomography and ultrasonography for diagnosis of hip effusion in children. Acta Orthop Scand. 1986; 57: 211–15.
Fedrizzi MS, Ronchezel MV, Hilario MO, Lederman HM, Sawaya S, Goldenberg J et al: Ultrasonography in the early diagnosis of hip joint involvement in juvenile rheumatoid arthritis. J Rheumatol. 1997; 24: 1820–5.
Futami T, Kasahara Y, Suzuki S, Ushikubo S, Tsuchiya T: Ultrasonography in transient synovitis and early Perthes' disease. J Bone Joint Surg [Br]. 1991; 73: 635–9.
Graf R: Classification of hip joint dysplasia by means of sonography. Arch. Orthop.Traum Surg. 1984; 102: 248–55.
Harcke HT, Clarke NM, Lee MS, Borns PF, MacEwen GD: Examination of the hip with real-time ultrasonography. J Ultrasound Med. 1984; 3: 131–7.
Harland U, Knöss HP, Larem K: Normale Sonoanatomie des Hüftgelenks. Ultraschall Klin. Prax. 1990; 5: 85–8.
Harland U, Sattler H: Ultraschallfibel Orthopädie, Traumatologie, Rheumatologie. 2. Aufl. Berlin: Springer; 1998: 149–50.
Helfgott SM: Unusual features of iliopsoas bursitis. Arthritis Rheum. 1988; 31: 1331–3.
Howorth B: History of slipping of the capital femoral epiphysis. Clin Orthop. 1966; 48: 11–32.
Van Holsbeeck MT, Eyler WR, Sherman LS, Lombardi TJ, Mezger E, Verner JJ et al: Detection of infection in loosened hip prostheses: efficacy of sonography. Am J Roentgenol. 1994; 163: 381–4.
Janus C, Hermann G: Enlargement of the iliopsoas bursa: Unusual cause of cystic mass on pelvic sonogram. J Clin Ultrasound. 1982; 10: 133–5.
Kallio P, Ryöppy S, Jäppinen S, Siponmaa AK, Jääskeläinen J, Kunnamo I: Ultrasonography in hip disease in children. Acta Orthop Scand. 1985; 56: 367–71.
Kallio P, Ryöppy S, Kunnamo I. Transient synovitis and Perthes' disease. Is there an aetiological connection. J Bone Joint Surg [B]. 1986; 68: 808–11.
Marchal GJ, van Holsbeeck MT, Raes M, Favril AA, Verbeken EE, Casteels-Vandaele M et al: Transient synovitis of the hip in children: role of US. Radiology. 1987; 162: 825–8.
Miralles M, Gonzalez G, Pulpeiro JR, Millan JM, Gordillo I, Serrano C et al.: Sonography of the painful hip in children: 500 consecutive cases. AJR. 1989; 152: 579–82.
Raghavendra BN, Rosen RJ, Lam S, Riles T, Horii SC: Deep venous thrombosis: Detection by high-resolution real-time ultrasonography. Radiology. 1984; 152: 789–93.
Resnick D: Diagnosis of Bone and Joint Disorders. 3rd ed. Philadelphia: Saunders; 1995: p 3497.
Robben SG, Meradji M, Diepstraten AF, Hop WC: US of the painful hip in childhood: diagnostic value of cartilage thickening and muscle atrophy in the detection of Perthes disease. Radiology. 1998; 208: 35–42.
Rosenberg N, Bialik V, Norman D, Blazer S: The importance of combined clinical and sonographic examination of instability of the neonatal hip. Int Orthop. 1998; 22: 185–8.
Strouse PJ, Dipietro MA, Adler RS: Pediatric hip effusions: evaluation with power Doppler sonography. Radiology. 1998; 206: 731–5.
Stulberg SD, Cooperman DR, Wallensten R: The natural history of Legg-Calvé-Perthes disease. J Bone Joint Surg [Am]. 1981; 63: 1095–108.
Suzuki S, Awaya G, Okada Y, Ikeda T, Tada H: Examination by ultrasound of Legg-Calvé-Perthes disease. Clin Orthop. 1987; 220: 130–6.
Terjesen T, Anda S, Ronningen H: Ultrasound examination for measurement of femoral anteversion in children. Skeletal Radiol. 1993; 22: 33–6.
Weiss H, Düntsch U, Weiss A: Risiken der Feinnadelpunktion – Ergebnisse einer Umfrage in der BRD (DEGUM-Umfrage). Ultraschall Med 1988; 3: 121–7.
Wilson DJ, Green DJ, McLarnon JC: Arthrosonography of the painful hip. Clin Radiol. 1984; 35: 17–9.
Zieger MM, Dorr U, Schulz RD: Ultrasonography of hip joint effusions. Skeletal Radiol. 1987; 16: 607–11.

10 Knie

Einführung

Die Diagnostik von pathologischen Veränderungen im Kniegelenk ist der klinischen Untersuchung wie auch den folgenden Zusatzuntersuchungen zugänglich:

- konventionelle Radiologie,
- MRT,
- Sonographie,
- Arthroskopie.

Üblicherweise wird bei der Evaluation des Kniegelenks zuerst eine konventionelle radiologische Untersuchung veranlasst. Diese lässt degenerative, entzündliche und traumatische ossäre Läsionen erkennen. Die Menisken, das Knochenmark und Tumoren der Weichteile und des Knochens werden durch die MRT gut erfasst. Die Sonographie eignet sich besonders zur Darstellung von:

- muskulotendinösen und ligamentären Läsionen,
- poplitealen Raumforderungen,
- Schwellungen durch Erguss,
- synovialen Veränderungen,
- Veränderungen der Bursen (van Holsbeeck u. Introcaso 1992).

Eine Kniebinnenläsion wird durch die Arthroskopie meist rasch erkannt, aber die periartikulären Weichteile können mit dieser Methode nicht erfasst werden. Die Arthroskopie birgt auch immer die Gefahr einer möglichen Komplikation.

Anatomische Besonderheiten

Das Kniegelenk wird von den Kondylen des Femurs und der Tibia gebildet. Die Inkongruenz dieser Gelenkflächen wird durch die Menisken und den dicken Knorpelüberzug ausgeglichen. Für die Sonographie relevante Anteile sind anterior der M. quadriceps mit seiner Insertion an der Patella, die Gelenkkapsel und die kollateralen Ligamente (Abb. 10.1).

Das Lig. patellae ist die Fortsetzung der Quadrizepssehne und gelangt von der Patella zur Tuberositas tibiae. Das breite, bandförmige mediale Seitenband zieht vom Epicondylus medialis bis zur Tibia. Es geht posterior in die Gelenkkapsel über und ist mit dem medialen Meniskus verwachsen. Das laterale Seitenband ist weder mit der Kapsel noch mit dem Meniskus lateralis verwachsen. Es zieht vom Epicondylus lateralis zum Fibulaköpfchen. Das vordere Kreuzband zieht von der Area intercondylaris anterior der Tibia nach oben hinten zur Innenfläche des lateralen Femurkondylus. Das hintere Kreuzband zieht von der lateralen Fläche des medialen Femurkondylus zur Area intercondylaris posterior der Tibia. Die synoviale und die fibröse Membran der Gelenkkapsel (Abb. 10.2) sind von Fetteinlagerungen getrennt.

Beim Kniegelenk befinden sich zahlreiche Bursen, die mit dem Gelenkraum kommunizieren. Die Umschlagstelle der synovialen Membran befindet sich am Femur proximal der Knorpelgrenze und bildet den kranialsten Teil der Bursa suprapatellaris. Wesentlich kleiner sind die Bursa m. semimembranosi, die Bursa anserina und die Bursen am Ursprung des M. gastrocnemius, am lateralen Seitenband und am Ansatz des M. biceps femoris. Sonographisch sind die Bursa praepatellaris, subcutanea infrapatellaris und infrapatellaris profunda (Abb. 10.2) in flüssigkeitsgefülltem Zustand sichtbar.

Ventral: folgende Muskeln am Kniegelenk sind relevant:

- Die 4 Anteile des **M. quadriceps femoris** (M. rectus femoris, vastus intermedius, medialis und lateralis) vereinigen sich zur gemeinsamen Sehne, die an der Patella ansetzt,
- an der medialen Tibiafläche befindet sich im **Pes anserinus** der Ansatz der Mm. gracilis, semitendinosus und sartorius (Abb. 10.1),
- der **M. tensor fasciae latae** geht unterhalb des Trochanter major in den Tractus iliotibialis über, der am lateralen Femurkondylus ansetzt.

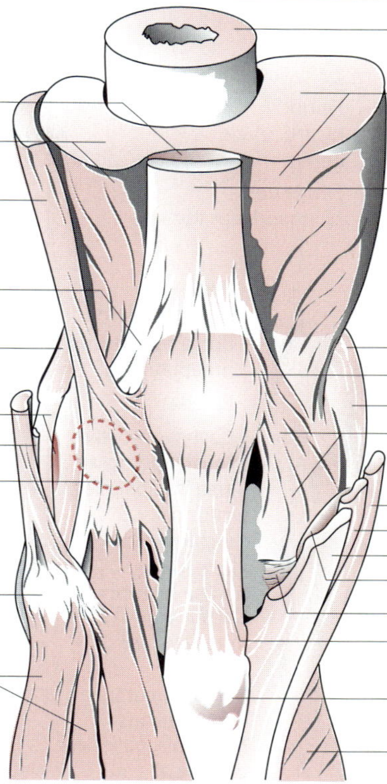

Abb. 10.1 **Knie von ventral.**

Dorsal: folgende Muskeln am Kniegelenk sind relevant:

- der **M. biceps femoris** setzt an der Fibula an,
- der **M. semimembranosus** zieht zum medialen Kondylus der Tibia,
- der **M. gastrocnemius** entspringt mit dem Caput mediale proximal von der medialen Femurkondyle, mit dem Caput laterale proximal von der lateralen Femurkondyle, und zieht über die Achillessehne nach distal zum Kalkaneus (Abb. 11.4, S. 187).

Position des Patienten

Der Patient wird in Rückenlage auf einer Untersuchungsliege gelagert mit dem Knie in Neutralnullstellung. Nach der Untersuchung der ventralen und lateralen Anteile des Kniegelenks wird die Untersuchung in Seiten- oder Bauchlage fortgesetzt. Bei der Untersuchung der dorsalen Regionen empfiehlt es sich, ein Kissen unter die Füße zu legen, damit das Knie nicht völlig durchgestreckt ist. So wird verhindert, dass die Poplitealvenen vollständig kollabieren und nicht zur Darstellung kommen.

Untersuchungstechnik und Sonoanatomie

Bei der sonographischen Untersuchung des Kniegelenks empfiehlt sich wiederum ein systematisches Vorgehen, das möglichst alle zugänglichen Kompartimente erfasst.

Ventrale Schnitte: suprapatellärer Longitudinalschnitt (Abb. 10.3): Man beginnt mit einem ventralen Längsschnitt.

Die Sonde wird im Längsverlauf der Quadrizepssehne geführt. Die echoreiche Kortikalis der Patella und des ventralen distalen Femurs werden dargestellt. Zwischen der echoreichen Quadrizepssehne und dem echoarmen Vastus intermedius der Quadrizepsmuskulatur liegt ein

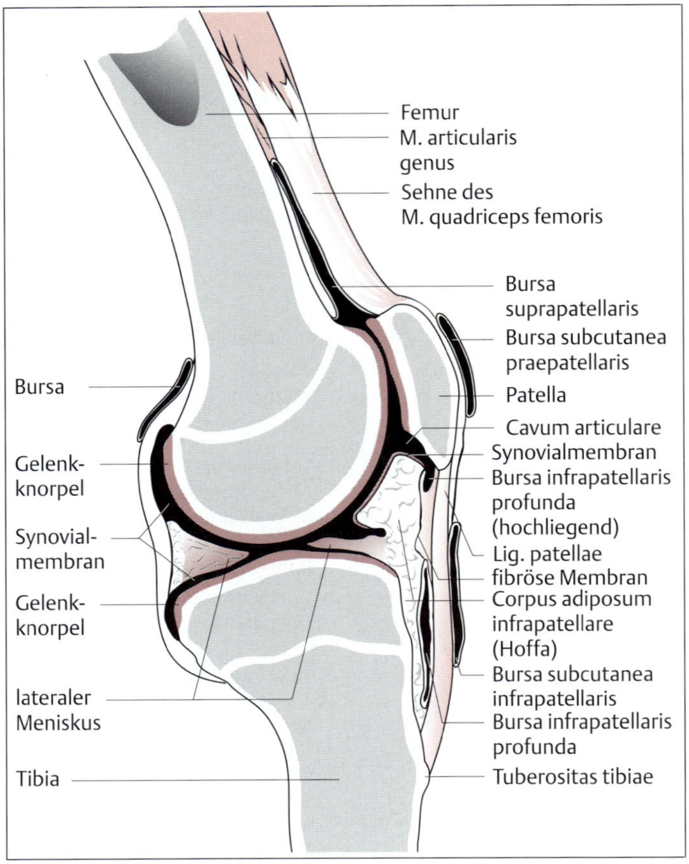

Abb. 10.**2** **Sagittalschnitt durch das Kniegelenk.**

dreieckförmiges Areal, das sich gegen die Patella hin verbreitert. Dieser Raum besteht aus inhomogenem, echoreichem Fett- und Bindegewebe und entspricht dem Inhalt des Recessus suprapatellaris. Durch seitliche Kompression des Recessus suprapatellaris kann auch ein kleiner Gelenkerguss erkannt werden.

> **!** Der Druck mit dem Schallkopf auf die zu untersuchenden Strukturen muss variiert werden, um zu verhindern, dass durch zu starke Kompression allenfalls vorhandene Gelenkflüssigkeit weggedrückt und damit übersehen wird.

Tipp: Ein sehr kleiner Erguss im Recessus suprapatellaris lässt sich auch folgendermaßen darstellen: Der Untersucher legt eine Hand unter die Kniekehle des Patienten, hebt das Knie langsam von der Unterlage ab in eine leichte Flexionsstellung und hält die Sonde im Längsschnitt über der Quadrizepssehne, sodass er den Recessus suprapatellaris während dieses dynamischen Vorgangs beobachten kann.

Bei vollständig gebeugtem Gelenk lassen sich die Quadrizeps- und Patellarsehnen, die dann in angespanntem Zustand sind, leichter darstellen als in Extension.

Suprapatellärer Transversalschnitt (Abb. 10.**4**): Dieser Schnitt wird am Patellaoberpol quer zum Femur durchgeführt, wobei das Kniegelenk sowohl in Extension, in 40° Flexion und in voller Flexion untersucht werden kann.

Das femorale Gleitlager wird in den Flexionsstellungen als echoreiche, bogenförmig geschweifte Kontur dargestellt. In deren Mittel liegt die quer getroffene ovale Quadrizepssehne. Bei maximaler Beugung wird die knorplige Oberfläche des medialen Kondylus beurteilt (Abb. 10.**5**).

Infrapatellärer Longitudinalschnitt (Abb. 10.**6**): Die Sonde wird im Verlauf des Lig. patellae aufgesetzt. Der proximale Patellarand und die pro-

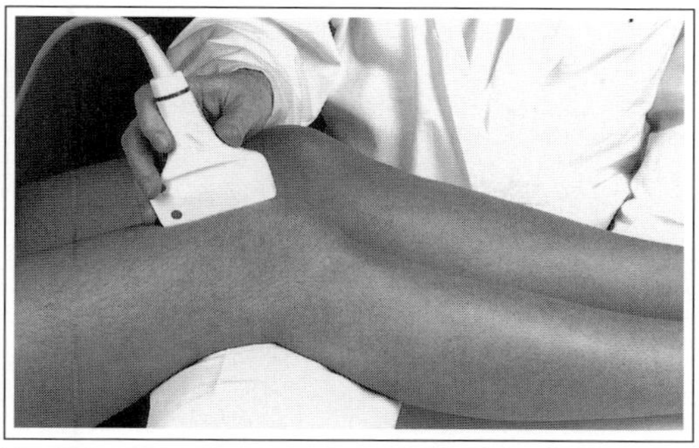

Abb. 10.**3** **Suprapatellarer Longitudinalschnitt:** Die echoreiche Quadrizepssehne (QS) inseriert an der Patella (Pa). Unter der Sehne echoärmeres und inhomogenes Binde- und Fettgewebe (BF). Beim Verschieben der Sonde nach proximal folgt der echoarme M. vastus intermedius (Mvi). Der Recessus suprapatellaris (R) ist nur bei intraartikulärer Volumenzunahme gut sichtbar. Femur (Fe), Subkutis (Sc).

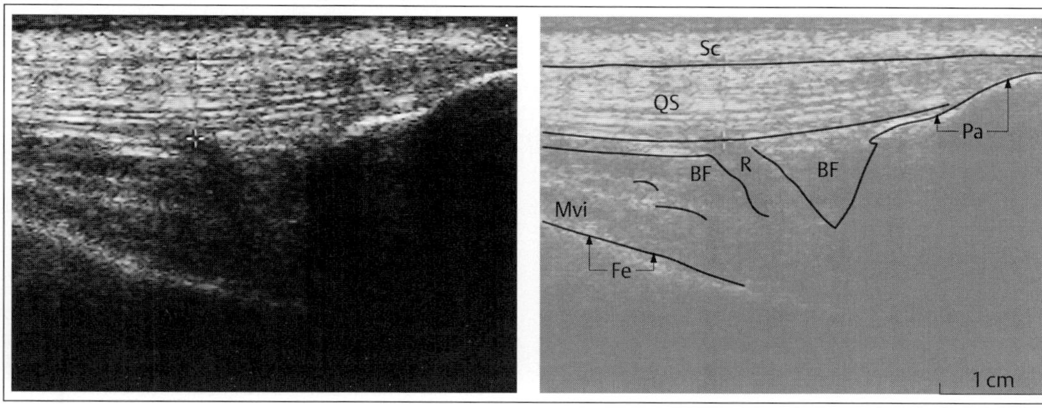

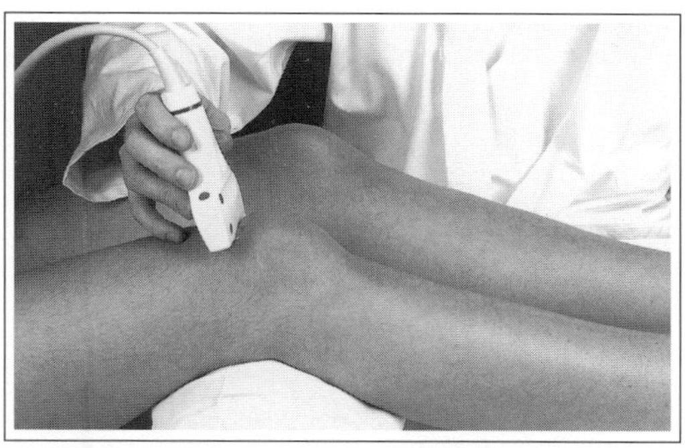

Abb 10.**4** **Suprapatellarer Transversalschnitt in Extension:** Unter der Subkutis (Sc) liegt die echoreiche Quadrizepssehne (QS). Daneben der echoarme M. vastus lateralis. Unter der Sehne zwischen dem kaum sichtbaren Recessus suprapatellaris (R) und dem Femurschaft (Fe) die Fett- und Bindegewebschicht (BF).

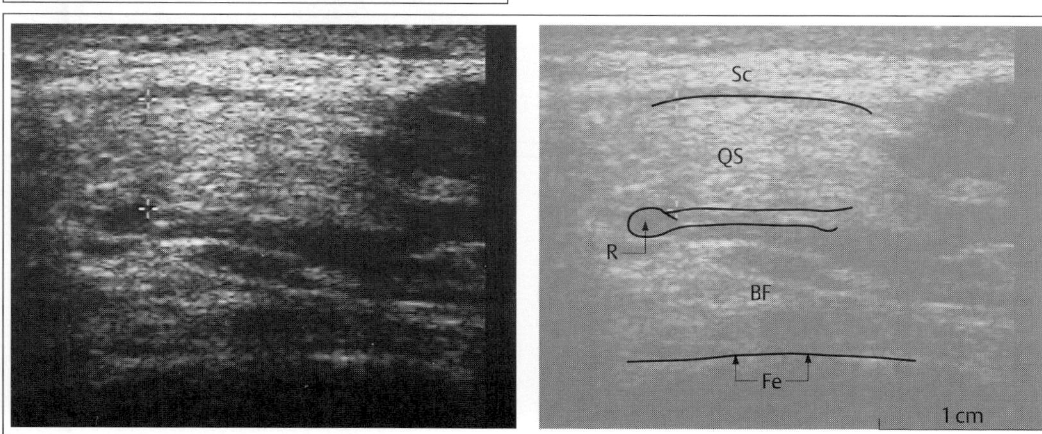

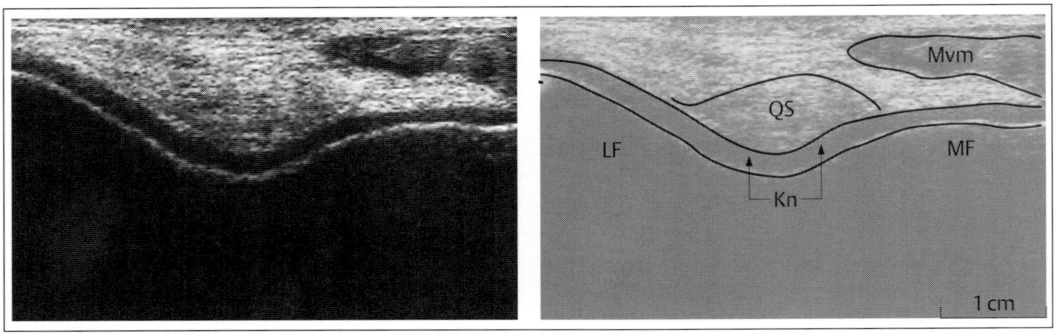

Abb. 10.**5** **Suprapatellarer Transversalschnitt in maximaler Flexion.** Die Sonde wird wie in Abb. 10.**4** unmittelbar oberhalb des Patellaoberpols aufgesetzt, das Knie jedoch maximal flektiert. Über dem lateralen Femurkondylus (LF) und dem medialen Femurkondylus (MF) liegt der echoarme hyaline Gelenkknorpel (Kn). Quadrizepssehne (QS), M. vastus medialis (Mvm).

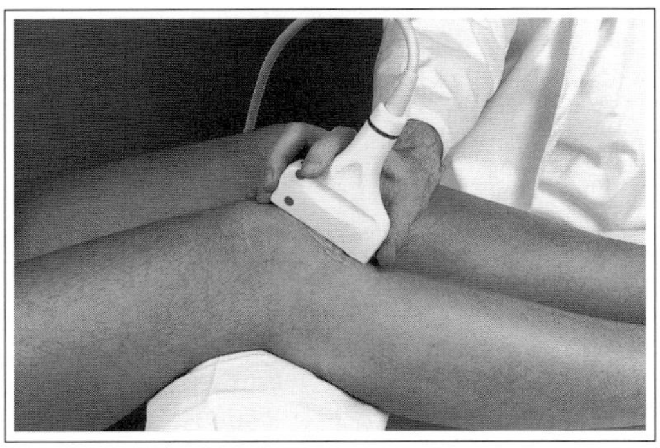

a

Abb. 10.**6 a–c** **Infrapatellarer Longitudinalschnitt:**
a Schallkopfposition.
b Bei leichter Knieflexion erscheint die Patellarsehne (S) gebogen und ist nur im zentralen Abschnitt echoreich, da die Schallwellen nur dort senkrecht auf die Sehnenfasern auftreffen. Patellaunterpol (P), Tuberositas tibiae (Tt), Hoffa-Fettkörper (H).
c Bei maximaler Knieflexion ist die Patellarsehne gespannt und erscheint in ihrem ganzen Verlauf echoreich.

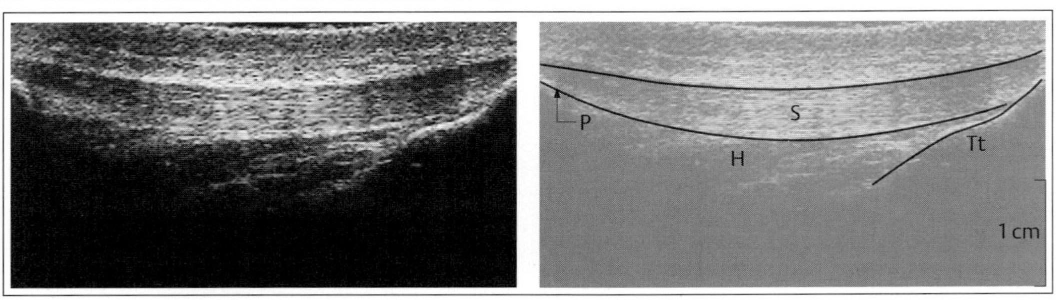

b

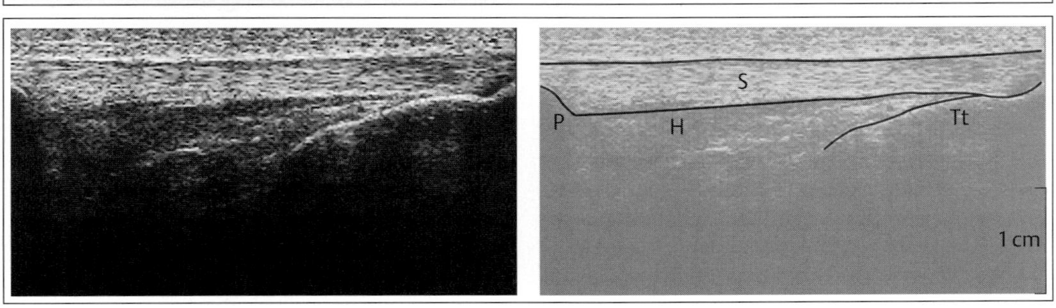

c

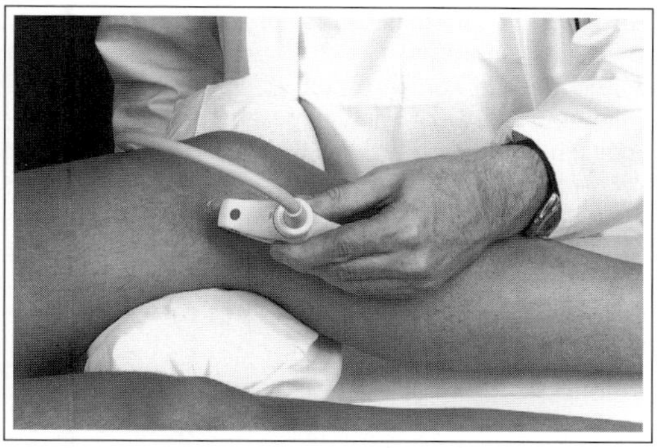

Abb 10.**7** **Medialer Longitudinalschnitt:** Das mediale Kollateralband (Ba), eine breite flache Struktur, reicht vom medialen Femurkondylus (MF) bis zur medialen proximalen Tibia (Ti). Die 3-Schichtung ist angedeutet, 2 echogene äußere Schichten werden durch 1 echoarme Zone getrennt. Die innere Schicht liegt dem medialen Meniskus (M) unmittelbar auf.

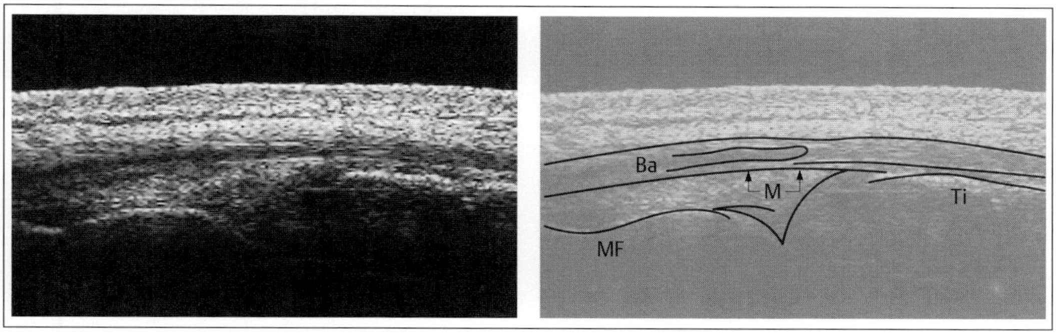

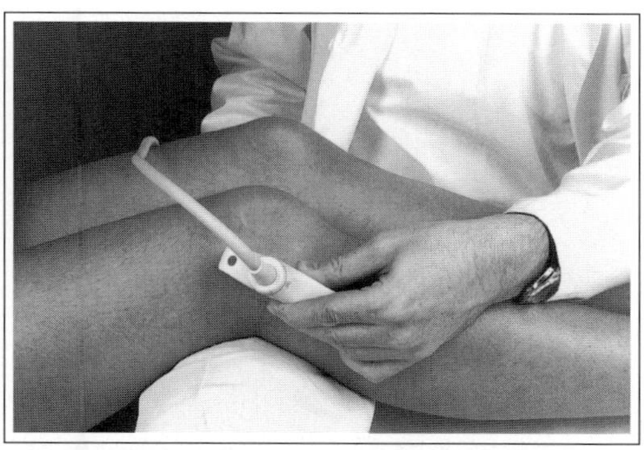

Abb. 10.**8** **Lateraler Longitudinalschnitt:** Das laterale Kollateralband (Ba) erscheint im Längsschnitt wegen seines schrägen Verlaufs echoarm. Lateraler Femurkondylus (Fe), Fibula (Fi).

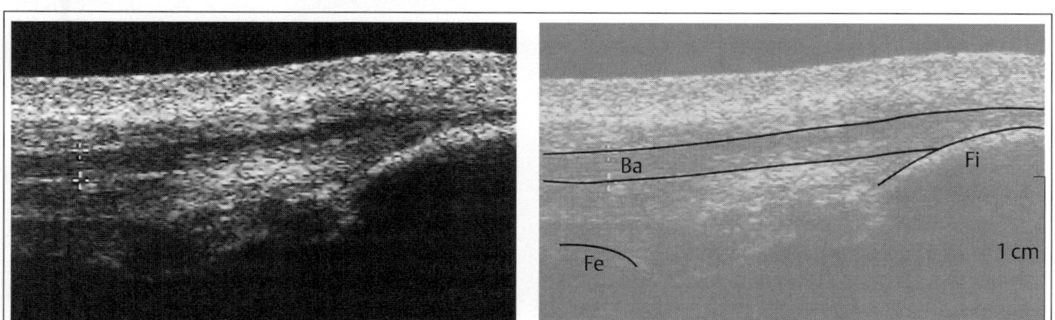

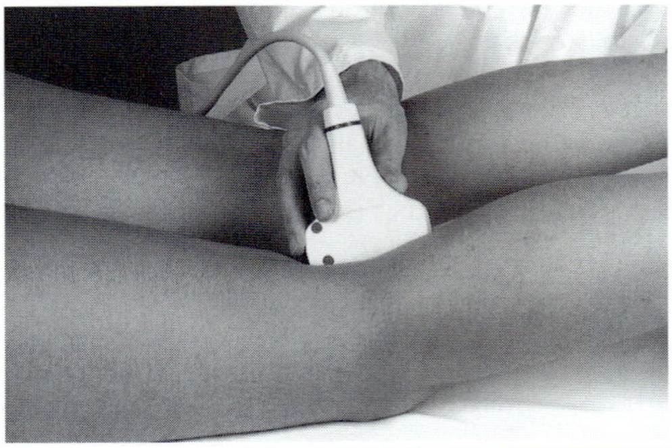

a

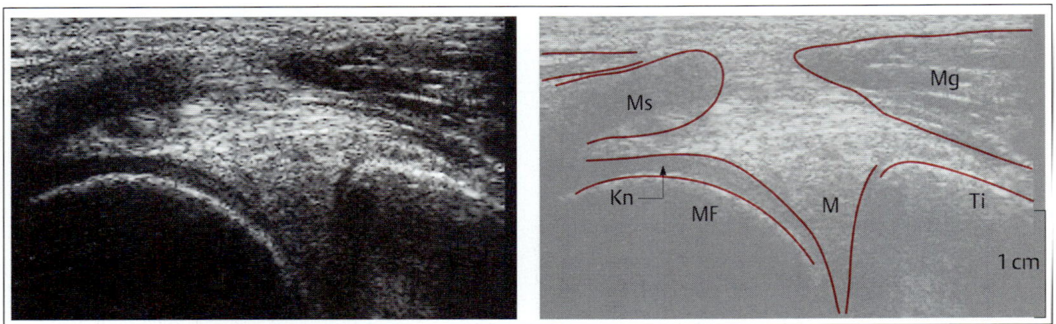

b

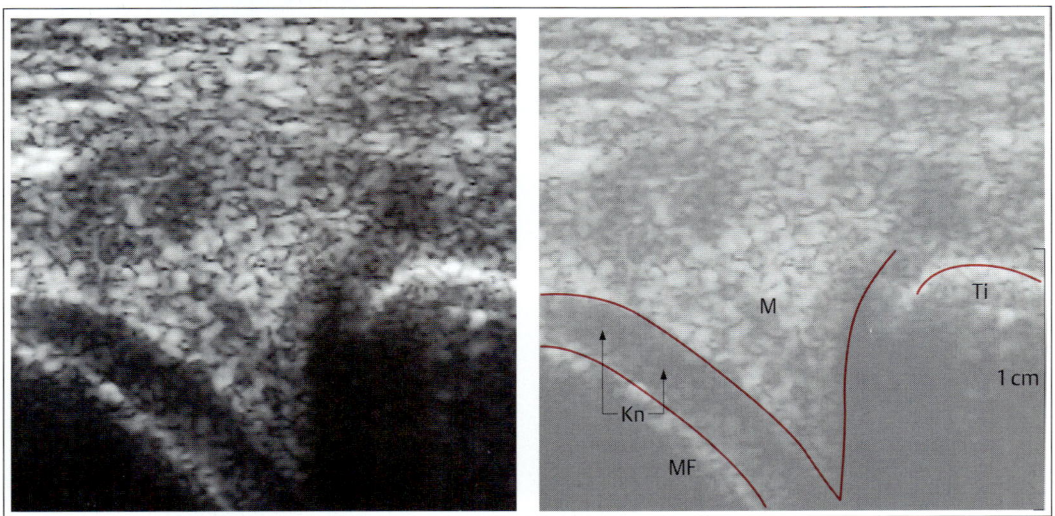

c

Abb. 10.**9 a–c** **Medialer dorsaler Longitudinalschnitt:**
a Schallkopfposition.
b Das mediale Kompartiment über dem Femurkondylus und Tibiakopf wird eingesehen. Über dem medialen Femurkondylus (MF) mit dem echofreien Knorpel (Kn) liegt das echoreiche Hinterhorn des medialen Meniskus (M). Tibia (Ti), M. semimembranosus (Ms), Caput mediale des M. gastrocnemius (Mg).
c Vergrößerung des Hinterhorns des medialen Meniskus.

ximale Tibia mit der Tuberositas bilden den oberen und unteren Rand dieses Schnitts. Die echoreiche Sehne wird bei leichter und bei maximaler Knieflexion dargestellt. Zwischen Femurkondylus, Tibia und dem Lig. patellae wird der homogene, echoreiche Hoffa-Fettkörper, dargestellt. Wenn die Bursae infra- und praepatellaris mit Flüssigkeit gefüllt sind, werden sie als **echoarme** Strukturen unter- bzw. oberhalb des Lig. patellae sichtbar.

Laterale Schnitte: medialer Longitudinalschnitt (Abb. 10.7): Die Sonde wird im Verlauf des medialen Seitenbands aufgesetzt.

Dieses flächige Band kann nicht als isolierte Struktur dargestellt werden, da die Fasern der benachbarten fibrösen Gelenkkapsel und des

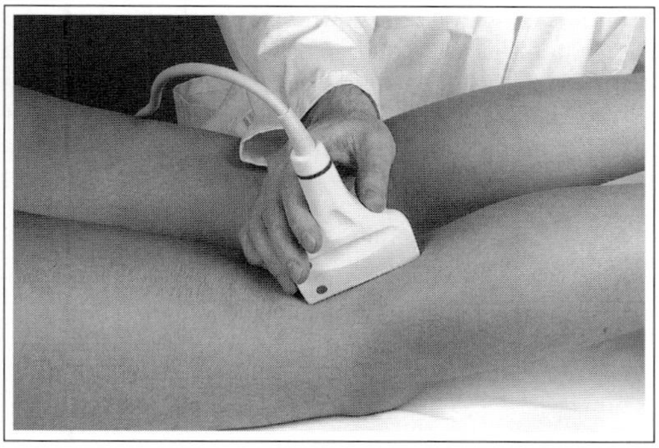

a

Abb. 10.**10 a–c Longitudinalschnitt über der A. poplitea:**

a Schallkopfposition.
Im Verlauf der poplitealen Gefäße erscheinen die echoarmen A. poplitea (A) und V. poplitea (V) als echofreie Bänder.

b Ohne Kompression.

c Mit Kompression. In diesem Schnittbild wird der Abgang der V. saphena parva (P) dargestellt. Caput mediale des M. gastrocnemius (Mg), Femur (Fe), Tibia (Ti).

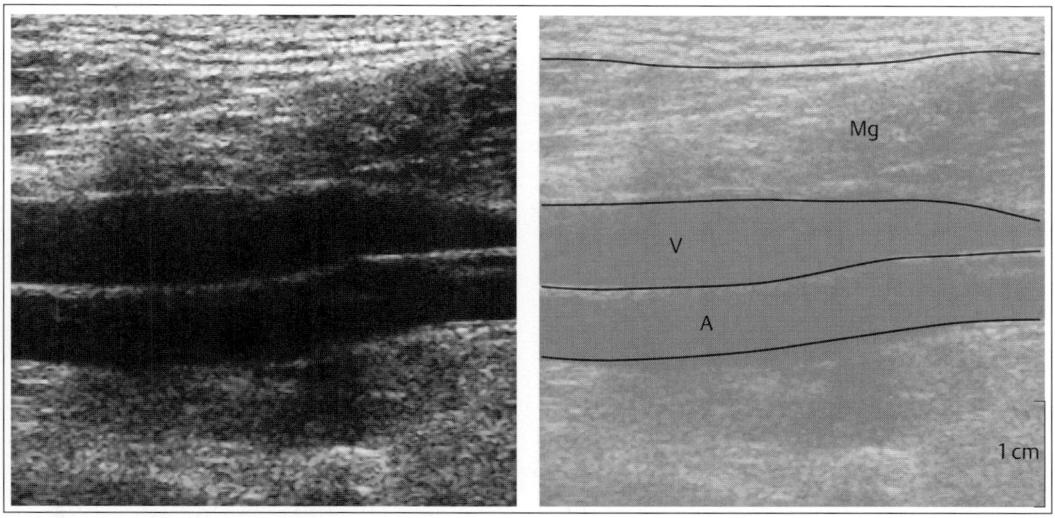

b

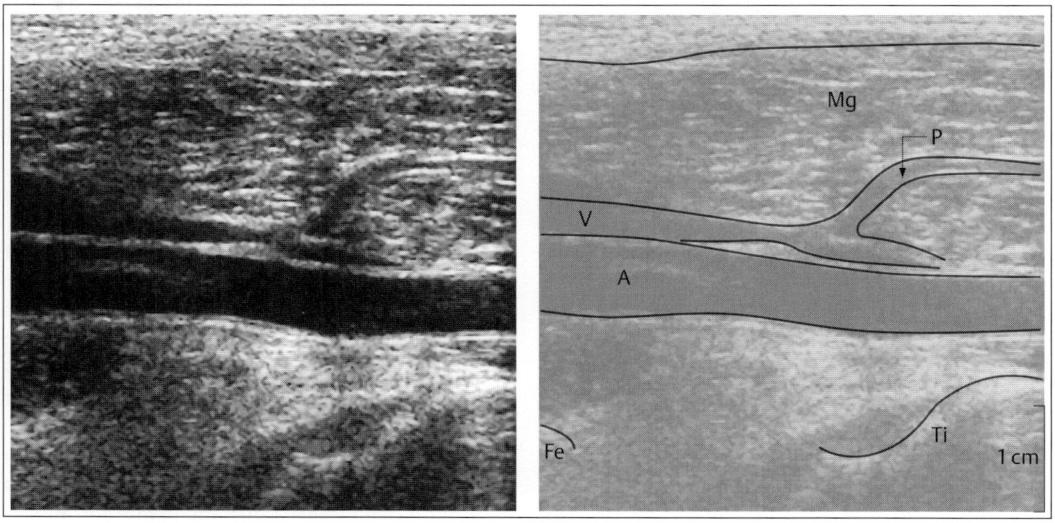

c

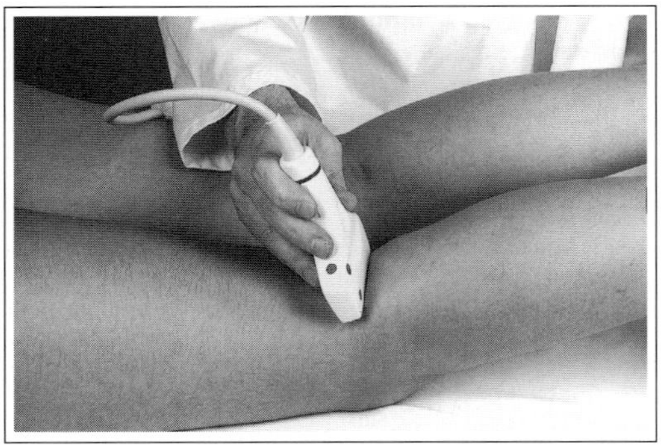

Abb. 10.**11** **Kondylärer dorsaler Transversalschnitt:** Die A. poplitea (A) und V. poplitea (V) erscheinen im Transversalschnitt als runde bis ovale echoarme Strukturen. Darüber liegt das ebenfalls muskelarme Caput laterale des M. gastrocnemius (Mg). Über dem lateralen Femurkondylus (Fe) liegt der echoarme Knorpel (Kn).

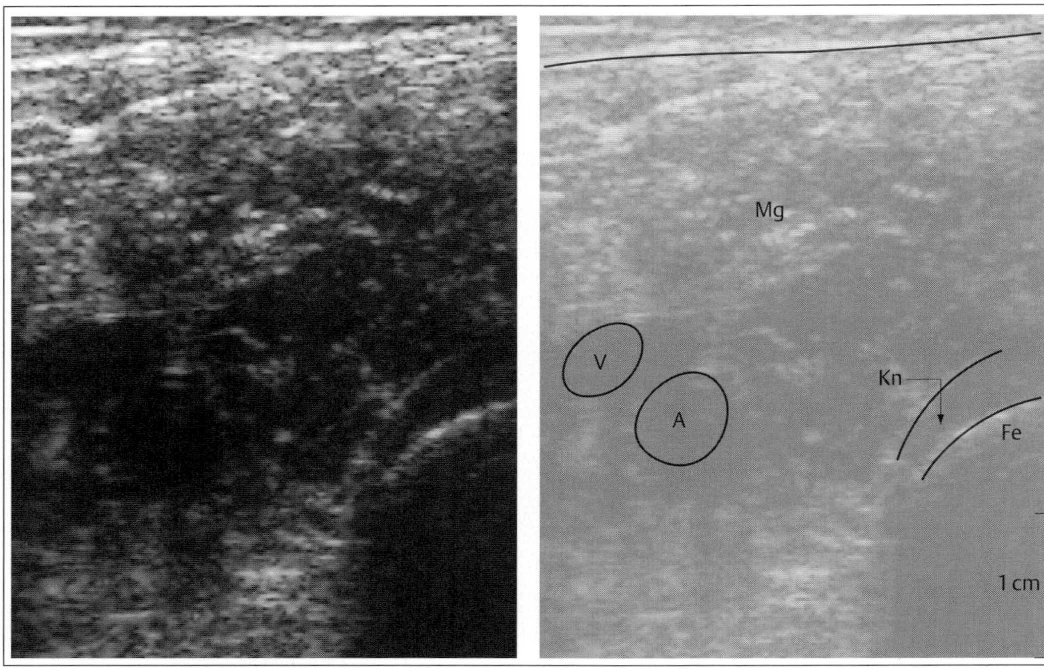

Pes anserinus von gleicher Echogenität sind. Die Kortikalis des medialen Femurepikondylus und der proximalen Tibia stellen sich als echoreiche Reflexe dar.

Lateraler Longitudinalschnitt (Abb. 10.**8**): Die Sonde wird im Verlauf des lateralen Kollateralbands aufgelegt, das häufig vom Ansatz am Fibulaköpfchen nach kranial zum Epikondylus verfolgt werden kann, wobei wiederum eine Differenzierung zwischen Kniegelenkkapsel und Bandapparat nicht möglich ist.

Dorsale Schnitte: medialer dorsaler Longitudinalschnitt (Abb. 10.**9**): Von proximal nach distal wird der mediale Femurkondylus mit dem echofreien Knorpel und die echoreiche Kortikalis der Tibia gesehen.

Dazwischen liegt das echoreiche Hinterhorn des medialen Meniskus. Oberhalb der fibrösen Gelenkkapsel sind der echoreiche M. semitendinosus und M. semimembranosus sichtbar. Über der Tibia befindet sich der M. gastrocnemius.

Longitudinalschnitt über der A. poplitea (Abb. 10.**10**): Wird die Sonde im Verlauf der A. poplitea gehalten, kann das echofreie pulsierende Band dieser Arterie leicht identifiziert werden.

Zwischen dem Gefäß und den ossären Strukturen sehen wir die echoreiche Gelenkkapsel.

Aus dieser Position kann der Schallkopf weiter nach lateral verschoben werden, wo der laterale Femurkondylus, die Tibia und das Caput laterale des M. gastrocnemius eingesehen werden. Zwischen Femurkondylus und Tibia liegt das echoreiche Hinterhorn des lateralen Meniskus.

Kondylärer dorsaler Transversalschnitt (Abb. 10.**11**): Die Sonde wird quer über den Kondylen aufgesetzt.

Die echoreiche Kortikalis der Kondylen erscheint bogenförmig. Darüber liegt der echofreie Saum des hyalinen Knorpels. Die pulsierende echofreie ovale A. poplitea sowie das Fettgewebe sind in der Interkondylärregion darstellbar. Durch Druck auf die Wadenmuskulatur lässt sich die V. poplitea besser darstellen. Darüber liegen die echoarmen Muskelstrukturen, die nicht voneinander abgrenzbar sind: M. gastrocnemius, ischiokrurale Muskeln. (Wird der Schallkopf nach distal verschoben, können die Tibia und das hintere Kreuzband eingesehen werden).

Standardschnittebenen: Von der DEGUM (S. 10) werden empfohlen:

- **ventral:**
  - der suprapatellare Longitudinal- und Transversalschnitt,
  - der infrapatellare Longitudinalschnitt,
- **seitlich:**
  - der mediale und laterale Longitudinalschnitt,
- **dorsal:**
  - der mediale, interkondyläre, und laterale Longitudinalschnitt,
  - der kondyläre und tibiale Transversalschnitt.

Pathologische Veränderungen am Kniegelenk

Poplitealer Raum

Da Zysten und Aneurysmen der Arterie die **häufigsten** Ursachen einer poplitealen Schwellung sind und auch durch Ultraschallgeräte der 1. Generation erfasst werden konnten, war die sonographische Evaluation in dieser Region sehr früh als anerkannte Untersuchung etabliert.

! Synoviale Zysten gehen von Gelenken aus und sind am Knie besonders häufig (Baker 1885). Sie sind sonographisch scharf begrenzt, können mehrere Zentimeter groß werden und sind we-

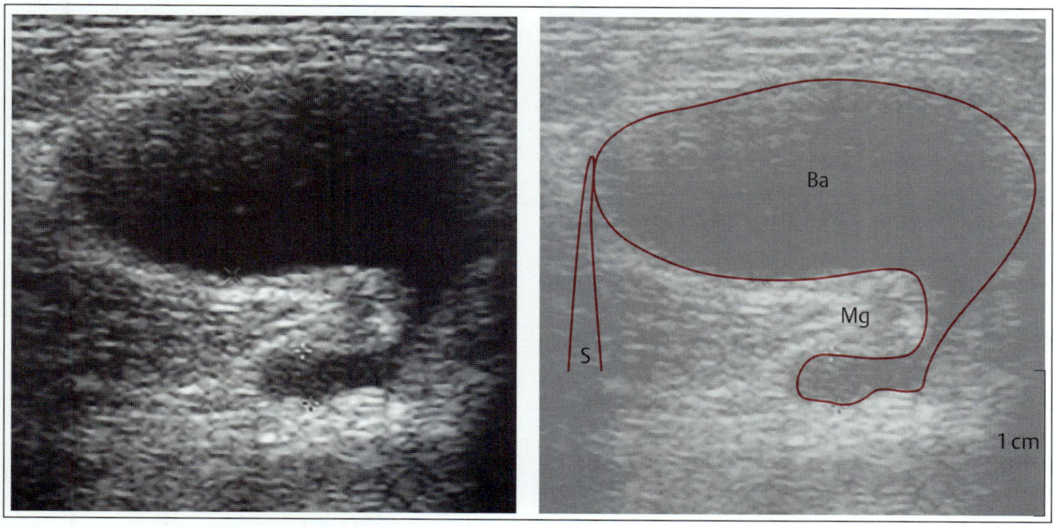

a

Abb. 10.**12 a–c** **Baker-Zyste halbmondförmig.** 63-jährige Patientin mit poplitealer Schwellung seit 5 Jahren, in den letzten Tagen zunehmende belastungsabhängige Schmerzen:

a Transversalschnitt popliteal: typische prall gefüllte Baker-Zyste (Ba) um den medialen Anteil des M. gastrocnemius (Mg). Beachte die Schallauslöschung (S) am Rand der Zyste wegen des lateralen Schallschattenartefakts (Abb. 3.**9**).

b

c

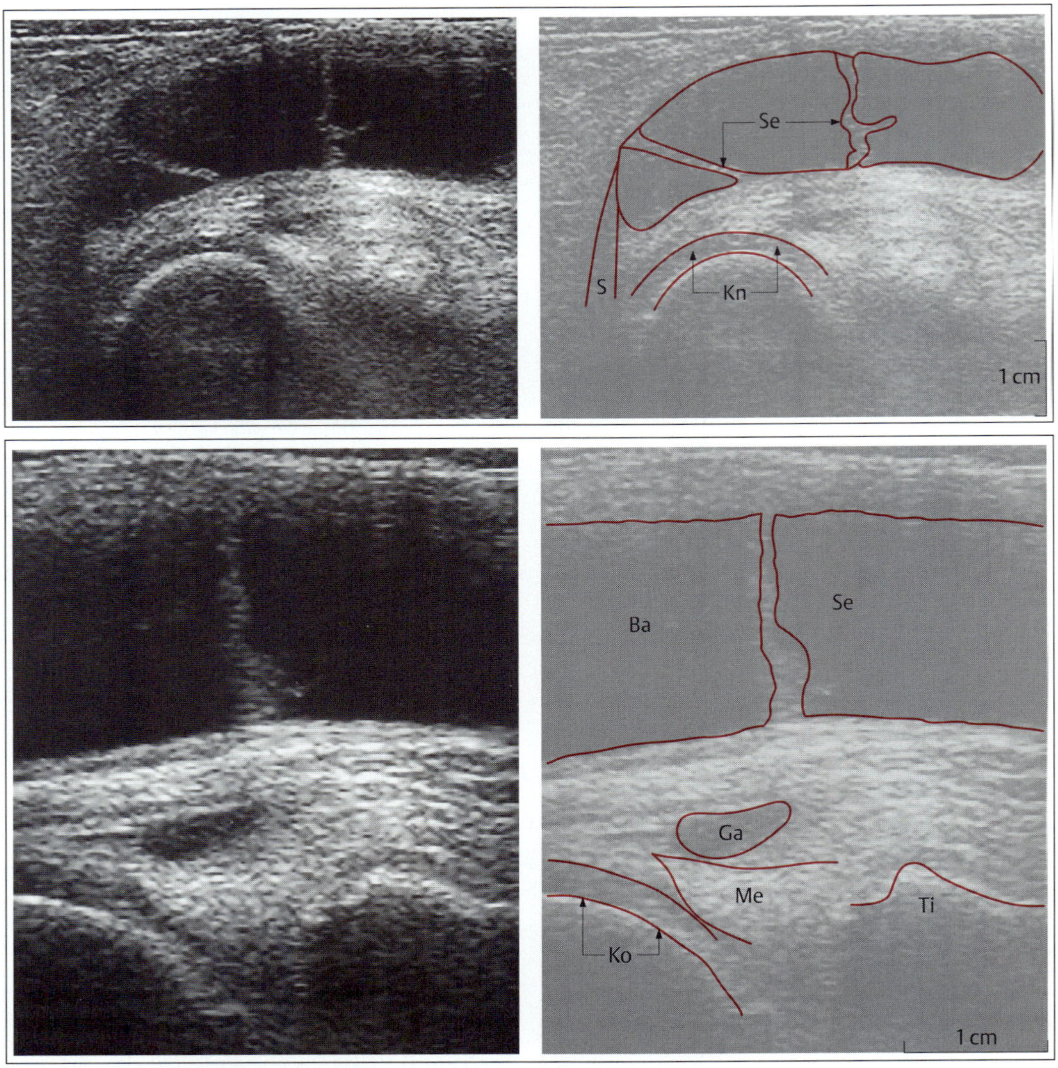

Abb. 10.**12 a–c** **Baker-Zyste halbmondförmig.** 63-jährige Patientin mit poplitealer Schwellung seit 5 Jahren, in den letzten Tagen zunehmende belastungsabhängige Schmerzen:

b Longitudinaler Medialschnitt popliteal: Die Baker-Zyste weist Septen (Se) auf. Echoarmer Knorpel (Kn) des medialen Kondylus.

c Gleicher Schnitt wie **b** mit Fokussierung auf den medialen Meniskus (Me): echoarme zystische Struktur: Meniskusganglion (Ga). Der echoarme Inhalt in der Baker-Zyste (Ba) wirkt als Schallfenster. Medialer Kondylus (Ko), Tibia (Ti).

gen der enthaltenen synovialen Flüssigkeit echofrei.

Popliteale Zysten, auch Baker-Zysten genannt, treten nur auf, wenn eine Verbindung vom Kniegelenk zur Bursa zwischen dem M. gastrocnemius und M. semimembranosus vorliegt (Wolfe u. Colloff 1972). Dazu muss ein ergussverursachender Gelenkprozess vorhanden sein, damit Flüssigkeit in diese Bursa übertritt.

Auch bei fehlender Kommunikation zwischen dem Gelenkraum und dieser Bursa kann sich in der Poplitea eine Zyste ausbilden, indem die geschwächte hintere Kniegelenkkapsel eine größere Hernie der synovialen Membran zulässt. Die

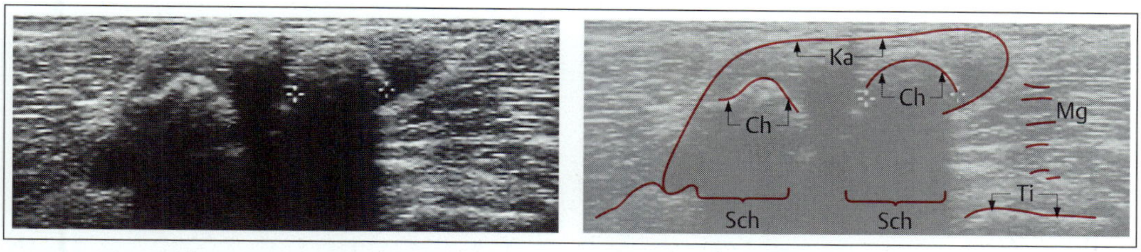

Abb. 10.**13** **Chondrome in einer Baker-Zyste.** 42-jähriger, ehemaliger Leichtathlet mit belastungsabhängigen, femoropopliteal betonten Schmerzen im linken Knie. Longitudinalschnitt popliteal links: kalkdichte rundliche Raumforderungen in einer Baker-Zyste mit verdickter Kapsel (Ka): Chondromatose mit verkalkten Chondromen (Ch). (Die Knieschmerzen sind durch eine radiologisch nachweisbare Gonarthrose bedingt.) Tibia (Ti), M. gastrocnemius (Mg), Schallschatten (Sch) der Chondrome. ++ Distanz 12 mm.

schmale Öffnung zwischen dem Gelenk und der Bursa ist in Extension geschlossen und in Flexion geöffnet, sodass Flüssigkeit durch einen Ventilmechanismus vom Gelenk in die Bursa gelangt.

Eine Baker-Zyste ist ein unspezifischer Befund und kann auftreten, wenn es zu vermehrter Flüssigkeitsbildung im Gelenk kommt. So wird dieser Befund u.a. bei Zuständen mit vermehrter intraartikulärer Flüssigkeitsbildung gefunden wie bei:

- osteochondralen Frakturen,
- Arthrosen,
- Osteonekrosen,
- Knorpel- und Meniskusläsionen,
- Gelenkkörpern.

Bei entzündlichen Krankheiten wie bei der rheumatoiden Arthritis, bei einer Kristallarthropathie, einer seronegativen Spondylarthropathie oder bei der pigmentierten villonodulären Synovitis kommt es sowohl im Gelenk als auch in der Bursa zu vermehrter Flüssigkeitsproduktion und Proliferation der Synovialis (McDonald u. Leopold 1972). Sonographisch imponiert meist eine typische halbmondförmige Struktur, die den medialen Rand des M. semimembranosus bedeckt (Abb. 10.**12**).

Der Hauptanteil der Flüssigkeit kann sowohl oberflächlich d.h. oberhalb des Kopfs des M. semimembranosus, als auch in der Tiefe zwischen diesem Muskel und der posterioren Gelenkkapsel liegen. In der Ausdehnung, der Lokalisation sowie der Struktur sind sehr viele Variationen möglich. Nicht selten findet man septierte Zysten. Bei der rheumatoiden Arthritis sind die **Baker-Zysten** meist sehr groß, enthalten ausgedehnte synoviale Proliferationen, die als Wandunregelmäßigkeiten und echoreiche Strukturen innerhalb der Flüssigkeit auffallen (van Holsbeeck et al. 1988).

! Baker-Zysten können sich vom Knie bis zum oberen Sprunggelenk ausdehnen. Bei entzündlichen Veränderungen liegen verdickte Wände vor. Kalk- oder Kristalleinlagerung in die Zystenwand stellen echogenes Material dar, welches zu Schallschattenbildung führt.

Abgeriebene Knorpelfragmente und andere echogene Strukturen wie z.B. **Chondrome** (Abb. 10.**13**) können innerhalb der Zysten gefunden werden.

Der Zysteninhalt wird inhomogen bei:

- Einblutung in die Zyste,
- Kristallarthropathie,
- Infektion.

Größere Zysten können rupturieren. Eine rupturierte Zyste hat meist einen zugespitzten Aspekt im Gegensatz zur typischen abgerundeten Form der Baker-Zyste (Abb. 10.**14**).

Klinisch kann eine Phlebothrombose vorgetäuscht werden durch (Good 1964):

- die Ruptur einer Zyste,
- eine Blutung in die Zyste,
- die Kompression der Poplitealvene durch die Zyste.

Eine **Phlebothrombose** kann mit Hilfe der Ultraschalluntersuchung mit hoher Sicherheit **ausgeschlossen** werden, was aus therapeutischer Sicht von großer Bedeutung ist (Lawson u. Mittler 1978). Wichtig ist ferner die Unterscheidung zwischen Baker-Zyste und anderen Ursachen einer Weichteilschwellung, wie Aneurysmen der A. poplitea, Neoplasie oder Abszess. Die A. popli-

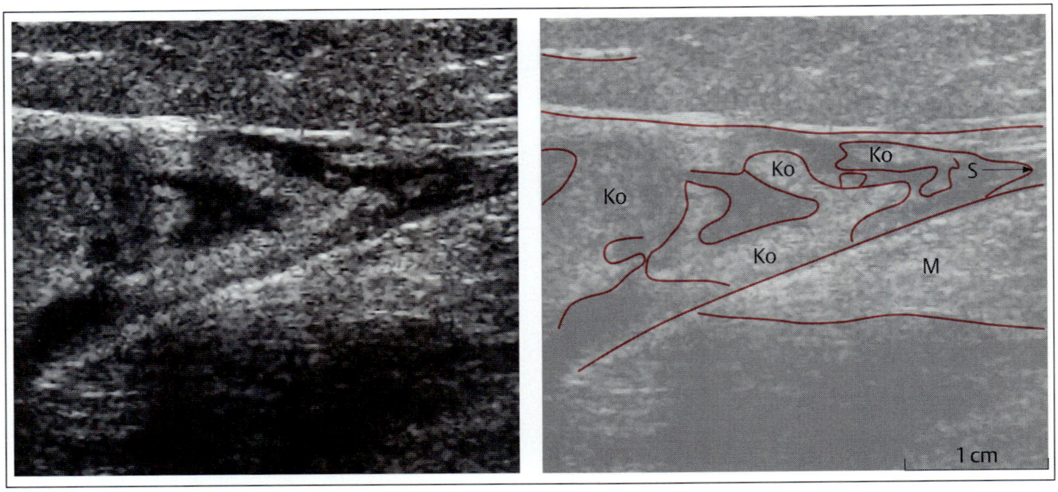

Abb. 10.**14** **Rupturierte Baker-Zyste.** 83-jährige Patientin, seit 4 Jahren popliteale Schwellung rechts. Akute Schmerzen in der rechten Wade seit 2 Tagen. Longitudinalschnitt dorsomedial: spitz (S) zulaufende Baker-Zyste, gefüllt mit echoreichem Material bei Zustand nach Ruptur. Blutkoagula (Ko) nach Einblutung. Unterschenkelmuskulatur (M).

tea ist der häufigste Entstehungsort von peripheren Aneurysmen (Wychulis et al. 1970).

! In der Hälfte der Fälle ist der Befund bilateral, was die Untersuchung der Gegenseite unabdinglich macht.

Meist ist die klinische Diagnose beim Vorliegen einer typischerweise nichtpulsierenden asymptomatischen Masse erschwert. Die sonographische Diagnose ist einfach, wenn die Verbindung mit dem distalen und proximalen Anteil der Arterie dargestellt werden kann (Scott et al. 1977). Für das Beispiel eines Aneurysmas s. Abb. 5.**17**, S. 41. Oft enthalten Aneurysmen einen Thrombus, was zur distalen Embolisation führen kann. Bei geschlängeltem Verlauf kann die Beziehung zum distalen und proximalen Teil des Gefäßes erschwert sein. Hier hat die Farb-Doppler-Untersuchung die Diagnostik stark erleichtert, sodass sich die Angiographie heute erübrigt (Mack u. Scheible 1995).

Ergüsse

Mit wenig Aufwand gelingt auch dem ungeübten Untersucher der Nachweis eines Kniegelenkergusses. Mittels Ultraschalluntersuchung können bereits kleinste Ergussmengen dargestellt werden. Im Kniegelenk sehen wir Flüssigkeit meist in der Bursa suprapatellaris. Der Erguss stellt sich als echoarme bis echofreie Flüssigkeitsansammlung dar (Abb. 10.**15**).

Im Liegen ist er vorwiegend im seitlichen Rezessus lokalisiert, wo er sich leicht ausstreichen lässt. Sein Nachweis gelingt bei nur geringer Flüssigkeitsmenge durch leichte Flexion im Kniegelenk und genauer Beobachtung des Raums zwischen Ansatz der Quadrizepssehne und M. vastus medialis des M. quadriceps femoris (Kap. 10, S. 160).

Beim Vorliegen eines Ergusses entsteht ein **akustisches Fenster**, was uns zudem erlaubt, die synovitische Gelenkauskleidung darzustellen. Synovialzotten imponieren als echoreiche Herde innerhalb des Gelenkergusses (Abb. 10.**15**). Wie bei der Baker-Zyste können auch hier freie Körper und Debris im Gelenkerguss nachgewiesen werden, wo sie sich als hyperechogene flottierende Strukturen darstellen lassen (Abb. 10.**16**).

Bei diesen Strukturen handelt es sich entweder um Knorpelfragmente, Fibrin, Blut- oder Fettbestandteile oder purulentes Material. Diese Unterscheidung gelingt nur durch die mikroskopische Untersuchung des Aspirats.

Die sonographisch gesteuerte **Gelenkpunktion** erhöht die Treffsicherheit, sodass auch sehr kleine Flüssigkeitsmengen sicher aspiriert wer-

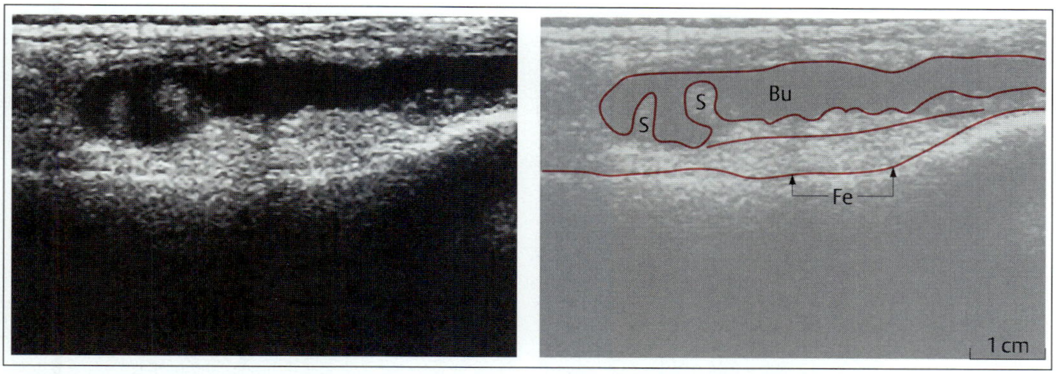

Abb. 10.**15** **Erguss im Recessus suprapatellaris.** 66-jähriger Patient mit rheumatoider Arthritis, seit 1 Woche zunehmende Knieschwellung links. Suprapatellarer Longitudinalschnitt über der Bursa suprapatellaris (Bu): echoarmer Erguss, flottierende Synovialzotten (S). Femur (Fe).

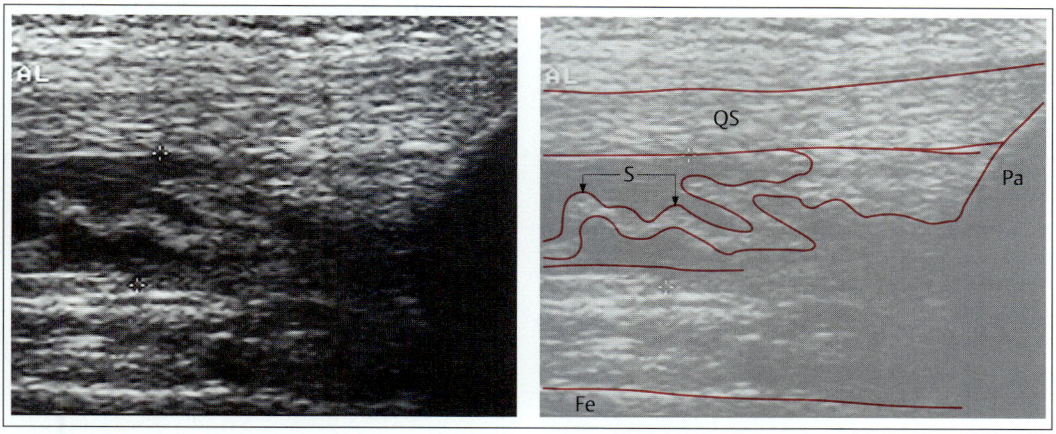

Abb 10.**16** **Erguss im Recessus suprapatellaris.** 39-jähriger Patient mit Knieschwellung links seit 2 Tagen bei bekannter Kristallarthropathie (Ca-Pyrophosphat-Kristalle). Im Longitudinalschnitt über der Quadrizepssehne (QS) sind schlangenähnliche, flottierende Synovialzotten (S) oder Fibrinfäden innerhalb der echoarmen Ergussflüssigkeit in der Bursa suprapatellaris sichtbar. Patella (Pa), Femur (Fe). ++ Distanz 9,7 mm.

den können (Peck 1986). Nach wiederholten Gelenkinfiltrationen mit Corticosteroiden beobachtet man echoreiche, punktförmige Reflexe als Folge von Verkalkungen (Gilsanz u. Bernstein 1984).

Synovialmembran

Viele entzündliche rheumatologische Erkrankungen gehen mit einer **Synovitis** (entzündliche Veränderung der Synovialmembran) einher. Diese lässt sich sonographisch besonders gut im Recessus suprapatellaris darstellen. Die synoviale Hypertrophie bei der rheumatoiden Arthritis kann stark ausgeprägt sein. Sonographisch zeigen sich verdickte, homogen-echoarme Formationen, die den Knorpel und die synoviale Auskleidung der Bursen überziehen können (Abb. 10.**17**).

Wegen der geringeren Abschwächung der Schallwellen im entzündlichen, echoarmen Gewebe erscheinen die darunter liegenden ossären Strukturen reflexreicher. Sekundäre Folgen der entzündlichen Veränderungen, wie Usuren oder Muskelatrophie lassen sich ebenfalls sonographisch erfassen. So erscheint die Muskulatur echoreicher und schlechter abgrenzbar als beim Gesunden. Sie kann auch einen milchglasartigen Aspekt aufweisen. Diese Veränderungen sind je-

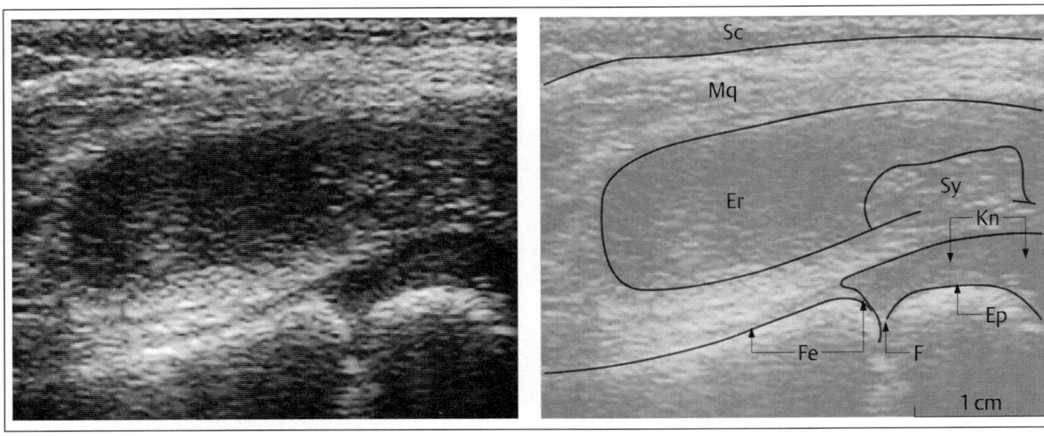

Abb. 10.**17** **Synovitis bei juveniler rheumatoider Arthritis.** 5-jähriges Mädchen, Schonhinken und teigige Schwellung am rechten Knie seit ca. 2 Wochen bei bekannter juveniler rheumatoider Arthritis. Longitudinalschnitt über dem Recessus suprapatellaris: ausgedehnter echogener Kniegelenkerguss (Er), teilweise mit echoreicheren Anteilen, vereinbar mit Synovitis (Sy). Beachte: dicke, echoarme Knorpelschicht (Kn) über der Epiphyse (Ep) und die noch offene Epiphysenfuge (F). M. quadriceps (Mq), Femurmetaphyse (Fe), Subkutis (Sc).

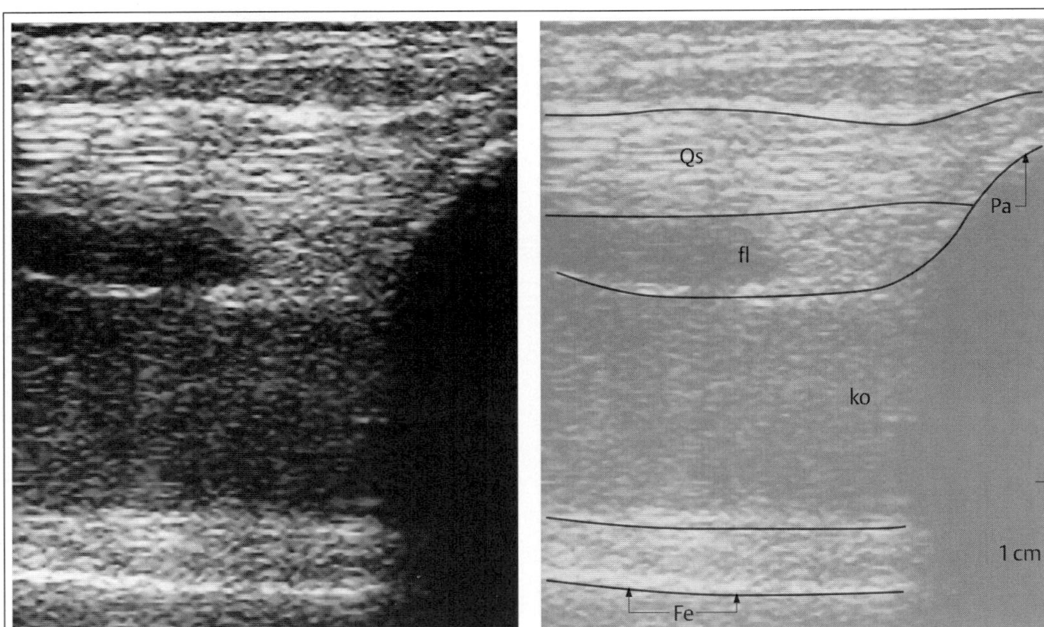

Abb. 10.**18** **Blutung im Recessus suprapatellaris.** 30-jähriger Patient, 1 Woche nach Sturz auf das rechte Knie beim Fußballspielen mit persistierenden Schmerzen und Schwellung. Suprapatellarer Longitudinalschnitt rechts: Bluterguss mit Spiegel bedingt durch echoreicheres koaguliertes (ko) und flüssiges (fl) Blut im Recessus suprapatellaris. Patella (Pa), Quadrizepssehne (Qs), Femur (Fe).

doch unspezifisch. Von der entzündlichen Veränderung der Bursa suprapatellaris müssen Blutungen abgegrenzt werden, was oft erst mit der Punktion gelingt (Abb. 10.**18**).

Des Weiteren lässt sich eine Synovitis bei der rheumatoiden Arthritis sonographisch nicht mit Sicherheit von der Synovitis bei Hämophiliearthropathie oder Gelenkamyloidose abgrenzen. Die pigmentierte villonoduläre Synovitis und synoviale Chondromatose sind charakterisiert durch unregelmäßige Verdickungen der Synovialis (Gagnerie et al. 1986). Bei chronischen Infekten mit Pilzen oder Tuberkulose kommt es zu fibrösen Adhäsionen und Verklebungen.

Der Ultraschall erwies sich in der Verlaufsuntersuchung bzw. Monitorisierung der Wirksamkeit von Medikamenten als sehr nützlich (van Holsbeeck et al. 1988). Bei der rheumatoiden Arthritis werden die Dicke des synovitischen Gewebes oder das Ausmaß des Gelenkergusses bestimmt. Die Abnahme eines Gelenkergusses ist oft der erste sichtbare Therapieeffekt und kann bereits nach 48 Stunden beobachtet werden.

Bursitis

Flüssigkeitsgefüllte Bursen lassen sich sonographisch einfach darstellen. Die Ultraschalluntersuchung ist zur genauen Lokalisation von Bursitiden in der Knieregion besonders gut geeignet.

Dies gilt sowohl für:

- die **häufigen** Formen wie:
  - Bursitis praepatellaris,
- die **selteneren** Formen wie:
  - oberflächliche und tiefe infrapatellare Formen.

Letztere findet man besonders bei Sportlern als Folge einer wiederholten Traumatisierung (Anatomie: Abb. 10.**2**). Die Bursitis imponiert sonographisch als **echoarme** Raumforderung an den typischen Lokalisationen (Abb. 10.**19**).

Sie führt zu einer Schallverstärkung in der Tiefe. Im Gegensatz zu den traumatischen Bursitiden ist bei der entzündlichen Bursitis oft eine synoviale Proliferation nachweisbar, was zur differentialdiagnostischen Abgrenzung beiträgt (Abb. 10.**20**).

Entzündliche Bursitiden kommen vor bei:

- rheumatoider Arthritis,
- seronegativen Spondarthropathien,
- Kristallarthropathien,
- Blutungen,
- Infektionen,
- Sarkoidose,
- Tuberkulose.

Bei Schmerzen am unteren Patellapol muss an die Möglichkeit einer Tendinitis gedacht werden (sog. jumper's knee). Diese kann sonographisch einfach von einer Bursitis unterschieden werden (S. 75), was entscheidende therapeutische Konsequenzen haben kann:

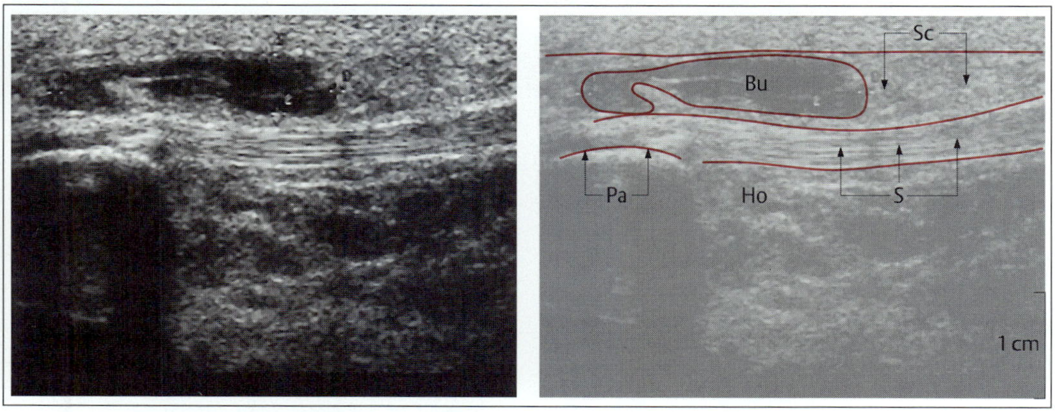

Abb. 10.**19** **Bursitis praepatellaris.** 48-jährige Patientin 2 Tage nach Sturz auf das linke Knie beim Skilaufen. Longitudinalschnitt der Patellarsehne (S): echoarme Flüssigkeit in der Bursa praepatellaris (Bu). Die Punktion ergibt leicht blutig tingierte Ergussflüssigkeit. Die Subkutis (Sc) über der ganzen Patellarsehne ist ödematös verdickt. Hoffa-Fettkörper (Ho), Patella (Pa).

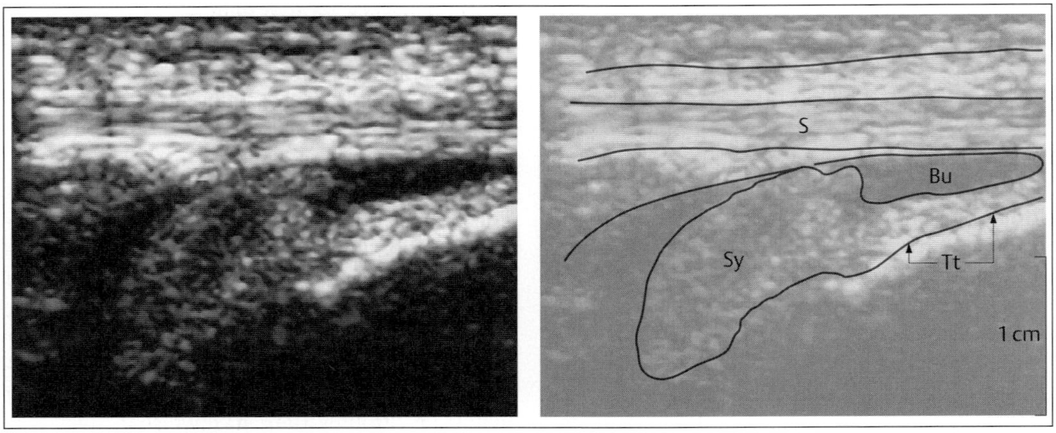

Abb. 10.**20** **Bursitis infrapatellaris.** 59-jähriger Patient mit Kristallarthropathie, Schmerzen und Druckdolenz am Ansatz der Patellarsehne (S) an der Tuberositas tibiae (Tt). Longitudinalschnitt der Patellarsehne: echoarme Flüssigkeit in der Bursa (Bu) infrapatellaris profunda mit einer verdickten Bursenwand und breite synoviale Proliferation (Sy).

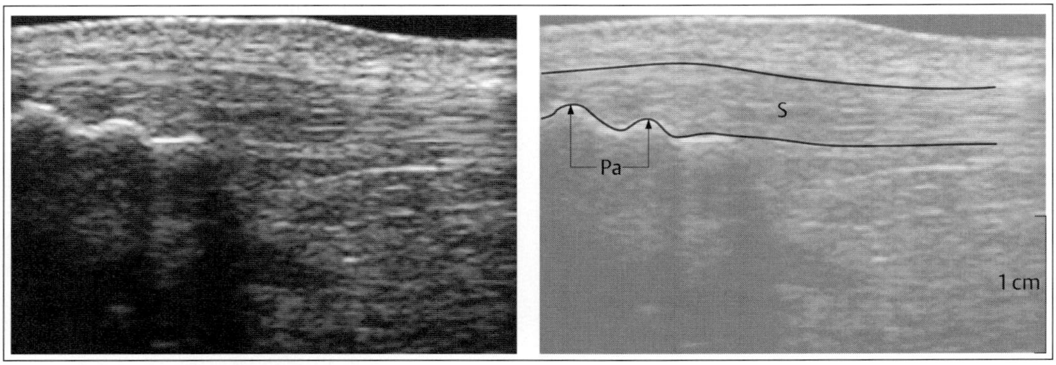

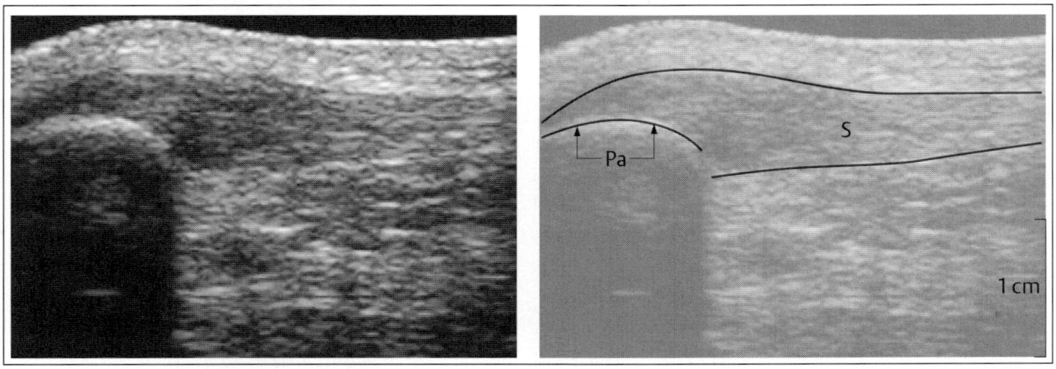

Abb. 10.**21** **a, b** **Jumper's Knee.** 27-jähriger Patient, chronische Schmerzen an der Insertion der Patellarsehne rechts, leichte Schwellung und knirschendes Geräusch beim Gehen. Vor 8 Jahren Revision der Patellarsehne links wegen Patellaspitzensyndrom (Jumper's Knee), aktuell beschwerdefrei. Longitudinalschnitt der proximalen Insertion der Patellarsehne:

a Linke Seite mit unregelmäßiger Oberfläche der Patella (Pa) nach Revision der Patellarsehne (S), das Ligament ist auf dieser Seite normal.
b Verbreiterung der echoarmen Patellarsehne am Ansatz bei Patellaspitzensyndrom = Jumper's Knee.

! Bei falscher Annahme einer Bursitis könnte eine Steroidinjektion in die Sehne zu deren Ruptur führen.

Sehnen

Die Tendinitis der Patellarsehne (jumper's knee), ist typischerweise am inferioren Pol der Patella in der Mitte des unteren Rands der Sehne lokalisiert. Sie tritt bei Sportarten mit repetitiven Extensionen im Knie auf. Die normale Patellarsehne ist echoreich und weist eine typische fibrilläre Echostruktur auf (Fornage et al. 1984). Wie bei der allgemeinen Tendinitis wird auch hier die Echogenität vermindert und heterogen (Abb. 10.**21**).

Die betroffene Sehne erscheint unmittelbar unterhalb des Apex der Patella fokal verdickt. Bei geringen Veränderungen kann der Vergleich mit der Gegenseite hilfreich sein. Die Sehne kann als Zeichen der mukoiden Degeneration echoarme Bezirke aufweisen. In einer Serie von 24 Sportlern mit Tendinitis der Patellarsehne, bei denen eine offene Tenotomie vorgesehen war, fanden Khan et al. (1996) sowohl in der MRT wie sonographisch eine abnorme Zone am proximalen Ansatz der Patellarsehne.

Histologisch zeigte sich in all diesen Fällen eine mukoide Degeneration der Sehne, verglichen mit nur 8% bei Kadavern (P < 0,01). Es ist denkbar, dass gerade bei Sportlern zahlreiche abnorme Befunde, wie Verkalkungen der Sehne, Folge von früheren Corticosteroidinjektionen sind (Abb. 10.**22**).

Eine Bursitis infrapatellaris profunda kann ebenfalls zu einem Druckschmerz über der Patellarsehne führen, ohne dass die Sehne selbst verändert ist (Strome et al. 1995). Sonographisch zeigt sich die gut abgegrenzte Bursa mit echoarmem Inhalt (Abb. 10.**23**).

Beim älteren Patienten sowie bei Sportlern lassen sich auch am Pes anserinus unter den Sehnenansätzen der Mm. semitendinosus, semimembranosus und sartorius Bursitiden nachweisen (Abb. 10.**24**).

Auch Rupturen der Patellar- und Quadrizepssehne lassen sich darstellen. Eine Ruptur der Patellarsehne kommt vorwiegend beim Patienten mit einer totalen Knieendoprothese sowie bei Sportlern nach Corticosteroidinjektionen vor. Bei vollständigen Rupturen der Quadrizepssehne fanden Bianchi et al. (1994) sonographisch eine Sensitivität und Spezifität von 100%, wobei die Rupturen chirurgisch bestätigt wurden. Bei einer vollständigen Ruptur zeigt sich der Riss als hypoechogener Spalt im Verlauf der Sehne (Abb. 10.**25** [Fornage u. Rifkin 1988]).

Die normale Quadrizepssehne stellt sich echoreich dar. Bei Trägern einer totalen Knieendoprothese sowie beim älteren Patienten mit aus-

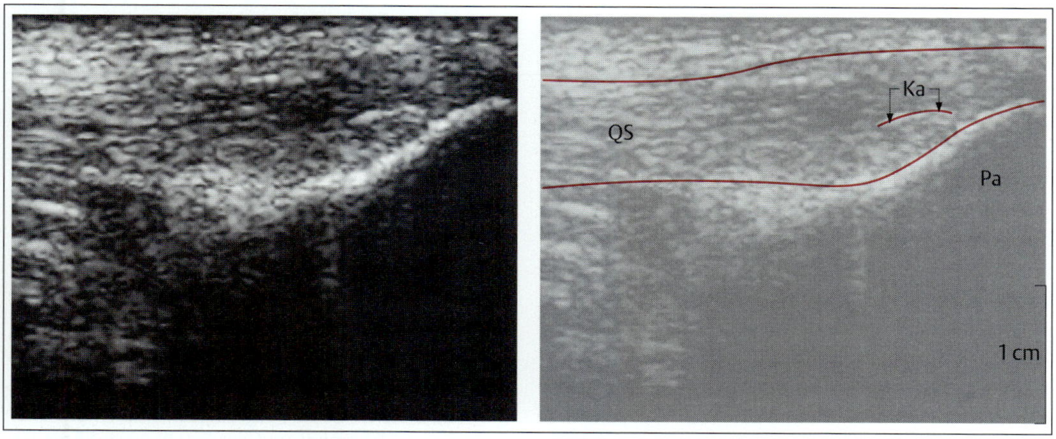

Abb. 10.**22** **Quadrizepssehnentendinopathie.** 20-jähriger Tennisspieler mit Schmerzen am Ansatz der Quadrizepssehne (QS) an der Patella (Pa). Suprapatellarer Longitudinalschnitt: leichte Auftreibung und unregelmäßige streifige Verdichtungen mit einem echoreichen Kalkherd (Ka), vereinbar mit einer Insertionsperitendinose und Veränderungen nach Corticosteroidinjektionen.

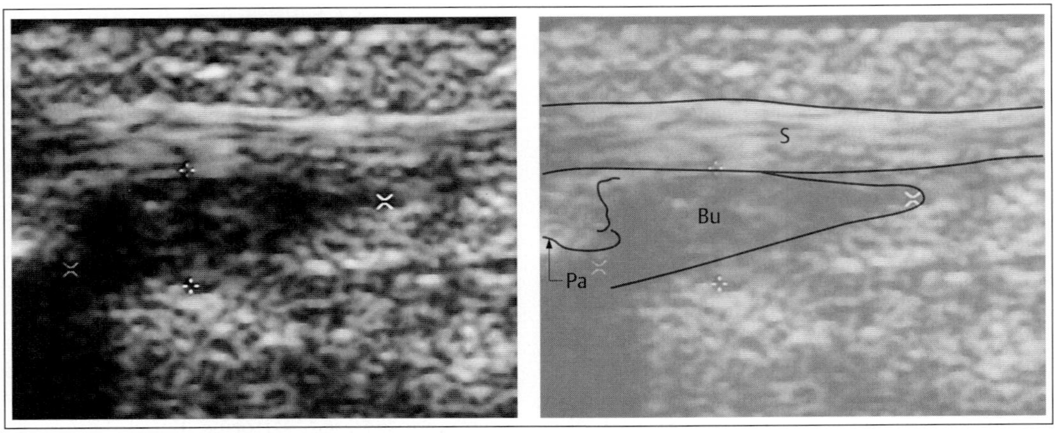

Abb. 10.**23** **Bursitis infrapatellaris profunda.** 25-jähriger Patient mit Druckdolenz am Ansatz der Patellarsehne am inferioren Pol der Patella mit Verdacht auf Patellaspitzensyndrom. Infrapatellarer Longitudinalschnitt über der Patellarsehne (S): intakte Patellarsehne mit echoarmer zystischer Struktur (Bu) zwischen dem Ansatz der Sehne und der Patella (Pa). Diese peritendinöse Bursitis besserte sich rasch nach Infiltration mit Steroid. Distanz: ++ = 5,1 mm, ×× = 14,5 mm.

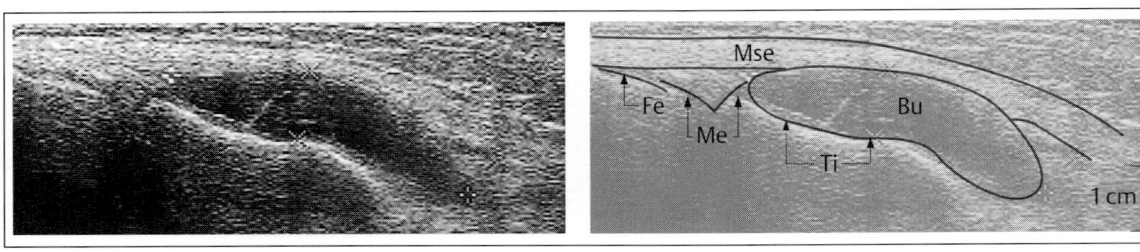

Abb. 10.**24** **Bursitis Pes anserinus.** 40-jährige Sportlerin mit chronischen belastungsabhängigen Schmerzen und rezidivierender Schwellung am Pes anserinus links. Longitudinalschnitt über dem Pes anserinus: prall gefüllte echoarme Bursa (Bu) unterhalb der Sehne des M. semitendinosus (Mse). Meniskus (Me), Femur (Fe), Tibia (Ti).

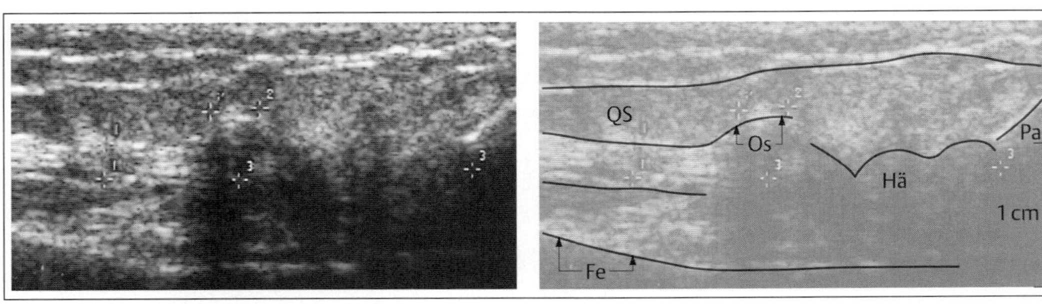

Abb. 10.**25** **Ruptur der Quadrizepssehne mit ossärem Ausriss.** 54-jährige Patientin nach Treppensturz mit Kniekontusion, aktive Knieextension nicht möglich, Druckdolenz und Schwellung am Knieoberpol rechts. Suprapatellarer Longitudinalschnitt über der Quadrizepssehne (QS): ossäres Fragment (Os) aus der Patella (Pa) am distalen Ende des Sehnenstumpfs. Zwischen dem ossären Fragment und der Patella besteht ein Hämatom (Hä) mit echoärmeren und echoreicheren Anteilen. Femur (Fe).

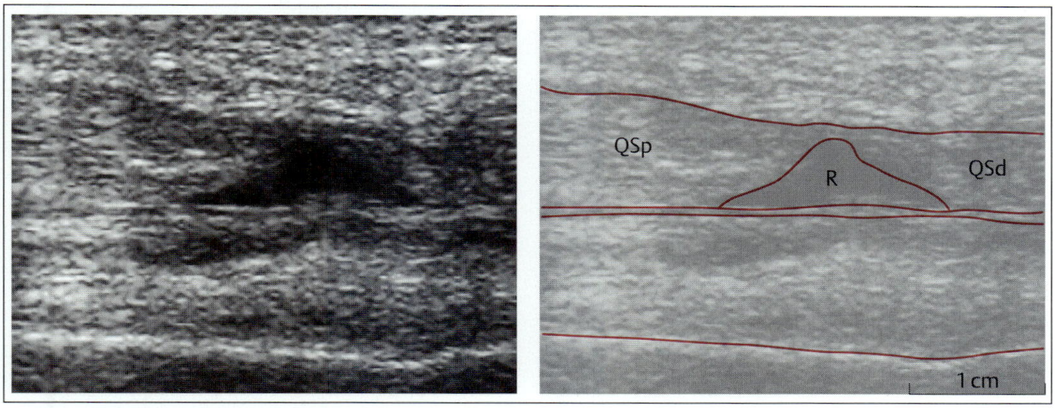

Abb. 10.**26** **Ruptur der Quadrizepssehne.** 72-jähriger Patient 3 Tage nach einem Schlag auf den Oberschenkel mit einer schweren Tasche. Klinisch: Delle in der Mitte der Quadrizepssehne 3 cm proximal des Patellaoberrands. Suprapatellarer Longitudinalschnitt: Flüssigkeit in der Rupturstelle (R) zwischen dem proximalen (QSp) und distalen (QSd) Stumpf der Quadrizepssehne.

geprägten dergenerativen Veränderungen der Sehnen kommt es nicht nur zur oben beschriebenen Patellarsehnenruptur, sondern auch zu Rupturen der Quadrizepssehne (Abb. 10.**26**).

Sonographisch kann beim Patienten mit einer totalen Knieendoprothese, der eine akute Schwellung am Knieoberpol aufweist, rasch und zuverlässig zwischen einer Ruptur der Sehne und einer infizierten Prothese unterschieden werden.

Ligamente

Sonographisch imponiert das mediale Kollateralligament als trilaminäre Struktur, bestehend aus echoreichen Schichten, die durch eine echoarme Schicht getrennt sind. Das Ligament erstreckt sich vom medialen Femurkondylus bis zum medialen, proximalen Ende der Tibia (Abb. 10.**7**). Nach einem typischen Trauma (Schlag an den lateralen Teil des Gelenks bei gleichzeitigem Valgusstress) lässt sich im ligamentären Anteil, der mit dem medialen Meniskus verwachsen ist, eine Unterbrechung des echoreichen Ligaments als Ausdruck einer Ruptur darstellen. Echoarme Flüssigkeit kann die entstehende Lücke auffüllen (Abb. 10.**27**).

Oft ist eine komplette Ruptur dieses Ligaments mit einer Läsion des medialen Meniskus und des vorderen Kreuzbands assoziiert (O'Donoghue 1950).

! Die Läsion entsteht typischerweise genau an der Stelle der Verbindung mit dem Meniskus.

Das laterale kollaterale Ligament nimmt seinen Ursprung am lateralen Femurkondylus und setzt am Fibulaköpfchen an. Nach dem Gesetz der Anisotropie erscheint dieses schräg verlaufende Ligament **hypoechogen**. Bei einer vollständigen Ruptur dieses Ligaments findet sich neben einer Unterbrechung der Fasern ein echoarmes Hämatom.

Das vordere Kreuzband wird untersucht, indem die Sonde bei voller Knieflexion im Verlauf des Ligaments aufgesetzt wird. Wegen Schmerzen bei akuten Verletzungen ist die volle Flexion oft unmöglich. Bei vorderen Kreuzbandrupturen wurde über ausgezeichnete Untersuchungsresultate mit einer Sensitivität von 91 % und einer Spezifität von 100 % berichtet (Ptasznik et al. 1995). Diese guten Ergebnisse sind allerdings nur schwierig zu reproduzieren. Deswegen bleibt vorläufig die MRT bei dieser Fragestellung die Methode der Wahl.

Knorpel

Der Knorpel lässt sich im suprapatellaren Transversalschnitt proximal der Patella bei maximaler Knieflexion messen (Abb. 10.**5**). Voraussetzung für die Untersuchung ist die Fähigkeit des Pa-

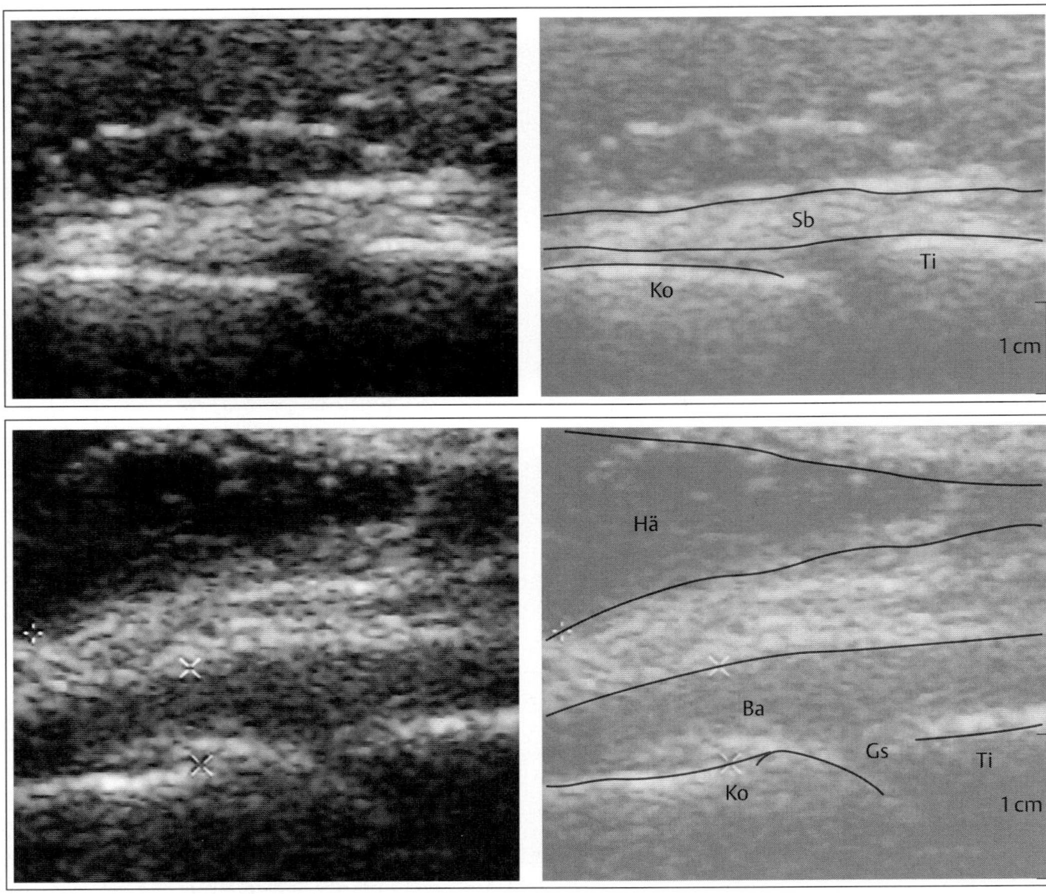

a

b

Abb. 10.**27 a, b** **Ruptur des Lig. collaterale mediale.** 63-jährige Patientin nach Kontusion und Distorsion des rechten Kniegelenks:

a Longitudinalschnitt über dem linken medialen Gelenkspalt: intaktes mediales Seitenband (Sb).

b Auf der Gegenseite findet sich ein echoarmes Band (Ba) über dem rechten medialen Gelenkspalt. Hier ist die typische Sehnenstruktur nicht mehr sichtbar. Subkutan vorwiegend echoarmes Hämatom (Hä). Kondylus (Ko), Tibia (Ti), Gelenkspalt (Gs).

tienten, das Knie flektieren zu können. Nur auf diese Weise entsteht ein **akustisches Fenster**, welches den Einblick auf die tragenden Gelenkflächen gewährt. Sonographisch erscheint der Gelenkknorpel als dünne, über der Kortikalis liegende, echoarme Schicht (Aisen et al. 1984). Gegenüber der Umgebung ist die Begrenzung sehr scharf, sodass die Messung der Knorpeldicke gut gelingt. Auch die Beschaffenheit der Knorpeloberfläche lässt sich beurteilen. Verschiedene Stadien der Degeneration lassen sich gut darstellen. Initial ist, als Folge eines Ödems, die Begrenzung weniger scharf und der Knorpel nicht mehr homogen (Richardson et al. 1988). Später wird die Oberfläche unregelmäßig und es lässt sich ein Verlust an Knorpeldicke messen (Abb. 10.**28** [Aisen et al. 1984]).

Mit Fortschreiten der Erkrankung werden jedoch die Knorpel-Kortikalis-Grenzen verschwommen, sodass Messungen schwierig durchzuführen sind (Abb. 10.**29**).

In einer Studie von McCune et al. (1990) wurde berichtet, dass die Abnahme der Hypoechogenität des Knorpels und die Abnahme der Schärfe der vorderen Knorpelgrenze die zuverlässigsten Unterscheidungsmerkmale von normalem zu beschädigtem Knorpel waren. Die Veränderungen sind jedoch nicht spezifisch, da sie sowohl bei der rheumatoiden Arthritis, als auch bei der Arthrose vorkommen.

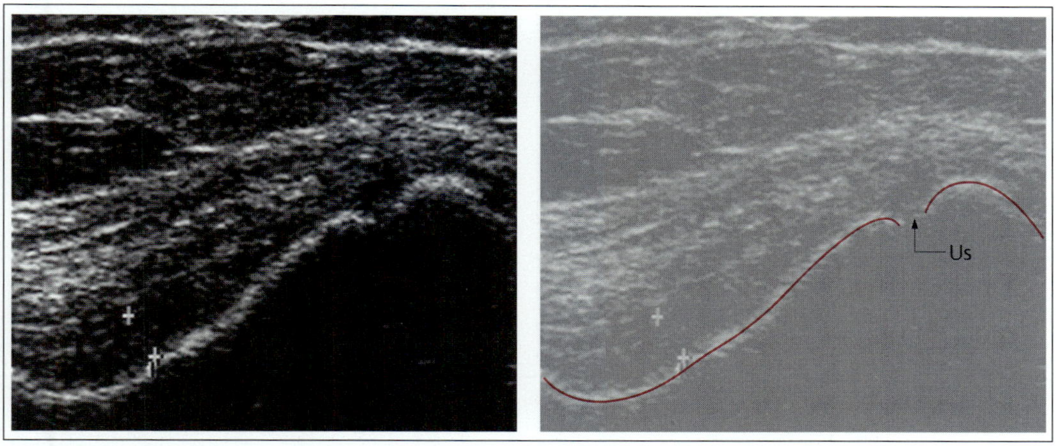

Abb. 10.**28** **Gonarthrose.** 55-jährige Patientin mit belastungsabhängigen Schmerzen. Suprapatellarer Transversalschnitt in maximaler Beugung: ++ Knorpeldicke beträgt 3 mm, daneben eine Usur (Us) mit einer leichten Ausdünnung der Knorpelschicht: Gonarthrose.

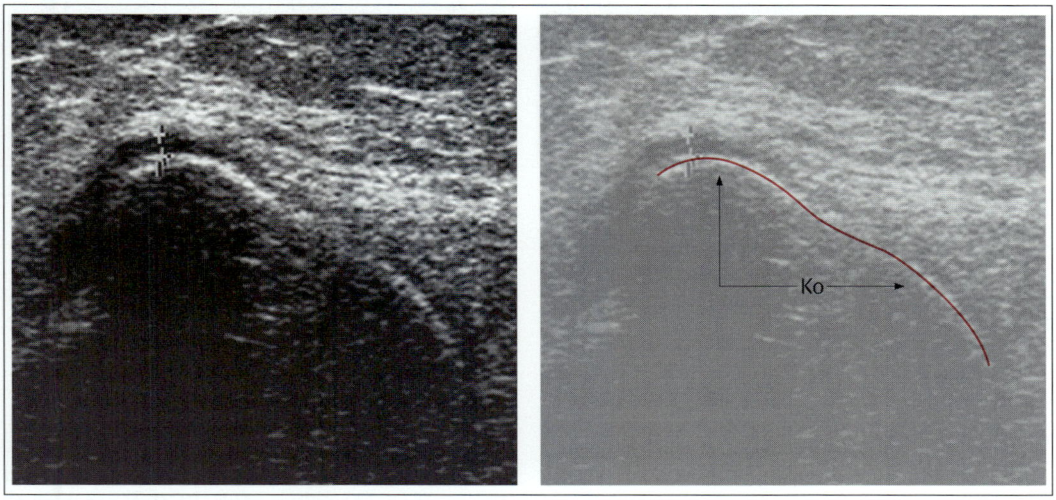

Abb. 10.**29** **Schwere Gonarthrose.** 69-jährige Patientin mit belastungsabhängigen Anlauf- und Gehschmerzen im rechten Kniegelenk. Suprapatellarer Querschnitt in maximaler Beugung über dem medialen Kondylus (Ko): ++ Knorpeldicke von 1,3 mm im lateralen Anteil. Medial kaum Knorpel auf der Kortikalis sichtbar sowie verschwommene Knorpel-Kortikalis-Grenze, sodass hier die Knorpeldicke nicht zuverlässig gemessen werden kann.

Bei der Osteochondritis dissecans lassen sich kleinflächige Konturveränderungen in der Knorpelknochengrenze des Femurkondylus feststellen (Gregerson u. Rasmussen 1989). Die Echogenität solcher Defekte variiert je nach Ausmaß der Verkalkung des betroffenen Knorpelfragments.

Beim Morbus Osgood-Schlatter finden sich eine Schwellung des Gelenkknorpels an der tibialen Tuberositas und Flüssigkeitsansammlungen in den prä- und infrapatellaren Bursen (Abb. 10.**30**).

Menisken

Die Menisken sind der Sonographie nur teilweise zugänglich. Die MRT-Untersuchung bleibt der

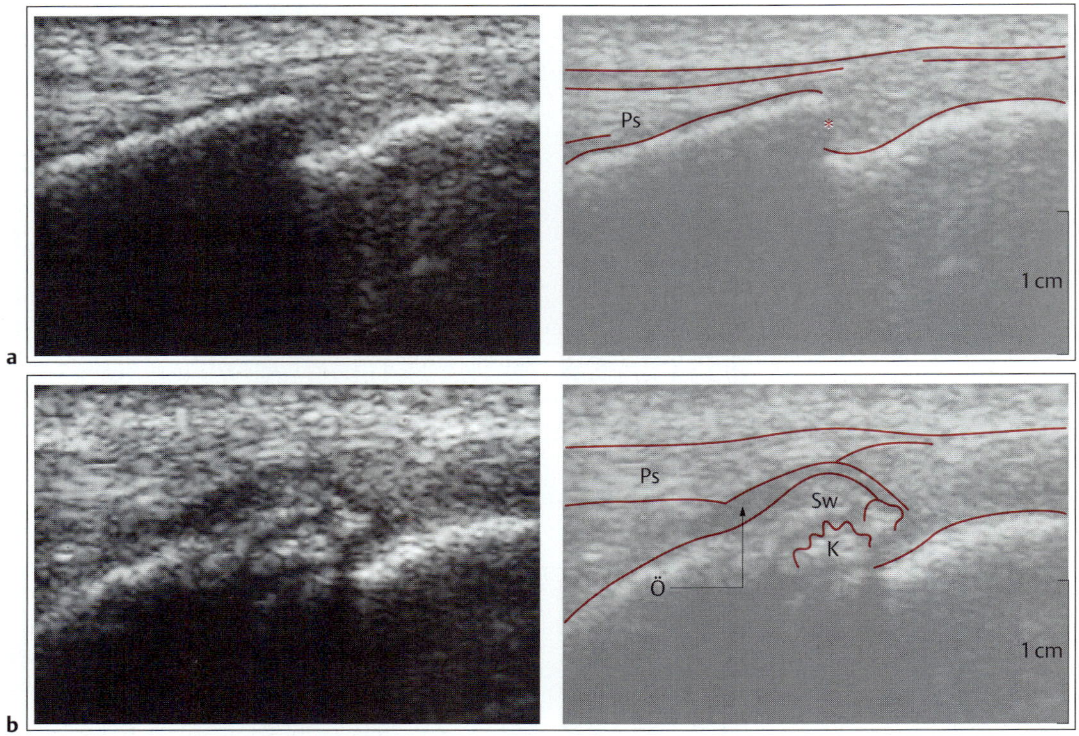

Abb. 10.**30** **Morbus Osgood-Schlatter.** 14-jähriger Patient mit plötzlichen Schmerzen im rechten Kniegelenk nach Sprung von einer 1 m hohen Mauer. Longitudinalschnitt der Tuberositas tibiae: links normale Verhältnisse ohne Verbreiterung des Knorpels am Ansatz der Patellarsehne (Ps). Es findet sich eine für dieses Alter typische ossäre Stufe (*) am Ansatz der Patellarsehne. Um die Tuberositas tibiae rechts inhomogene, echoarme, bogige Schwellung (Sw); die ossäre Kontur ist unscharf und weist kleine unregelmäßige Vorwölbungen auf. Leicht verdickte Patellarsehne mit normaler Struktur. Das echoarme Ödem (Ö) zwischen der Patellarsehne und der unscharfen ossären Kontur (K) ist typisch für den Morbus Osgood-Schlatter.

Goldstandard für Meniskusrisse. Kleine Risse am inneren Rand der Menisken lassen sich wegen Überlagerung durch Knochen sonographisch nicht darstellen. Sichtbar ist die Peripherie des Hinterhorns des medialen und lateralen Meniskus.

! Diese Bereiche werden am häufigsten verletzt und sind mit der Arthroskopie am schlechtesten erreichbar (Selby et al. 1987).

Untersucht wird in Seitenlage, indem der Schallkopf längs und quer über den Gelenkspalt geführt wird. Die Untersuchung wird in Ruhe, in Valgus- und Varusstress durchgeführt. Der normale Meniskus erscheint als homogenes echoreiches Dreieck zwischen den echoarmen Knorpelschichten des Gelenks (Abb. 10.**9 b**). Risse erscheinen als hypoechogene Spalten im sonst homogenen Meniskus (Abb. 10.**31** [Casser et al. 1990]).

Die Darstellung eines **Meniskusrisses** gelingt bei gleichzeitigem Vorliegen einer Baker-Zyste besonders gut. Diese Zysten bilden ein akustisches Fenster, welches eine optimale Darstellung des Meniskushinterhorns erlaubt.

Zysten am Meniskus lassen sich sowohl sonographisch wie auch in der MRT gut darstellen. Meniskuszysten sind eine häufige Ursache von Raumforderungen im Kniegelenk an Lokalisationen, die für eine Poplitealzyste atypisch sind. Solche Zysten finden sich gehäuft bei Männern in der 3. Dekade, rechtsseitig und am lateralen Meniskus (Peetrons et al. 1990). Beim Großteil dieser Zysten findet sich ein gleichzeitig vorlie-

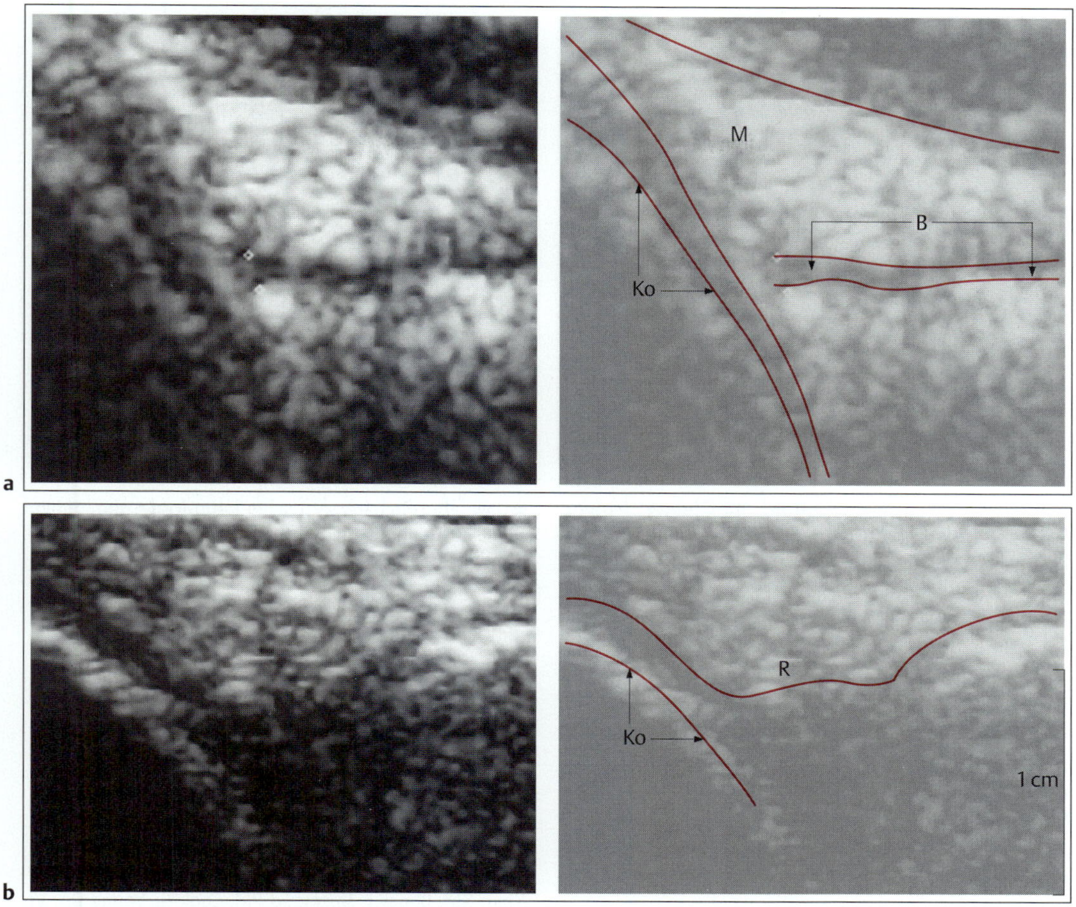

Abb. 10.**31 a, b** **Meniskusläsion.** 33-jährige Patientin mit Hyperextensionsschmerz, Einknicken und Schmerzen am medialen Gelenkspalt rechts:
a Longitudinalschnitt des medialen Meniskushinterhorns (M): echoarmes Band (B) längs durch das Meniskushinterhorn medial verlaufend, einem Riss entsprechend. Kondylus (Ko). ++ Distanz 1,2 mm.
b Teilresektion des medialen Meniskushinterhorns. Medialer dorsaler Longitudinalschnitt bei einer 59-jährigen Patientin mit Zustand nach Teilresektion des medialen Meniskushinterhorns. Restmeniskus (R), Kondylus (Ko).

gender Meniskusriss (Barrie 1979), meist in horizontalem Verlauf.

Wegen des enganliegenden medialen Seitenbands sind mediale Zysten oft etwas vom Meniskus entfernt. Die medialen Zysten stehen kaum mit einem Meniskusriss in Zusammenhang und entstehen wahrscheinlich als Folge von mukoider Degeneration. Sonographisch stellen sich Meniskuszysten als echoarme oder echofreie zystische Strukturen neben dem Meniskus dar (Abb. 10.32). Durch Druck auf die Zyste kann die Flüssigkeit weggedrückt werden. Oft steht der Meniskus etwas hervor und erscheint echoärmer als normal.

! Wichtig ist die Darstellung der Verbindung mit dem Meniskus, da bei alleiniger Beachtung der Echostruktur fälschlicherweise Weichteiltumoren, Ganglien oder andere Läsionen vermutet werden, was zur inadäquaten Operationsempfehlung führen kann (Seymour u. Lloyd 1998).

Rutten et al. (1998) untersuchten 52 Patienten mit palpablen Raumforderungen am Knie. Chi-

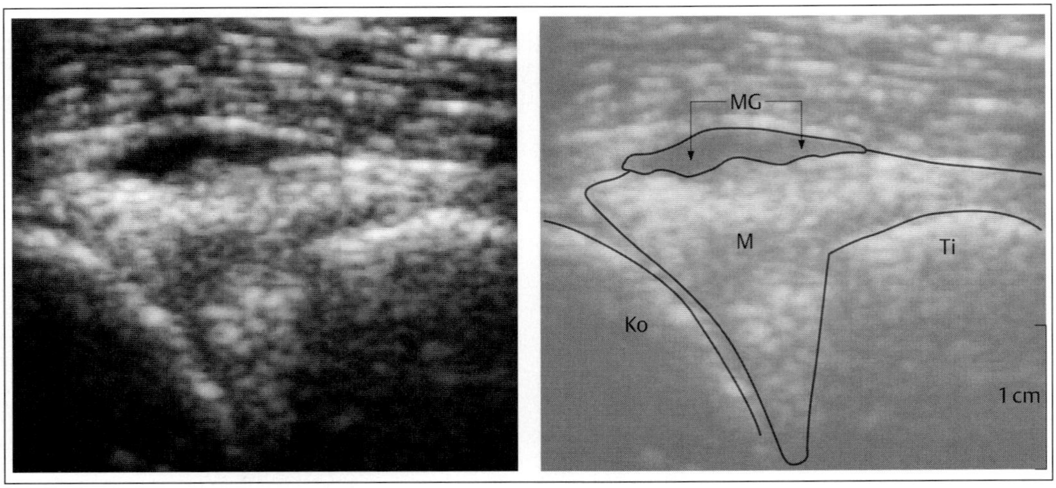

Abb. 10.**32** **Meniskusganglion.** 44-jähriger Patient mit unterschiedlich ausgeprägter Vorwölbung am medialen Meniskushinterhorn rechts. Longitudinalschnitt über dem medialen Meniskushinterhorn: echoarme, scharf abgrenzbare zystische Raumforderung, einem Meniskusganglion (MG) entsprechend. Meniskus (M), Kondylus (Ko), Tibia (Ti).

rurgisch konnte in 32 Fällen eine Meniskuszyste diagnostiziert werden. 31 dieser Zysten wurden auch sonographisch als solche erkannt, was einer Sensitivität und Spezifität von 97% bzw. 86% entspricht.

Literatur

Aisen AM, McCune WJ, MacGuire A, Carson PL, Silver TM, Jafri SZ, Martel W. Sonographic evaluation of the cartilage of the knee. Radiology. 1984; 153: 781–4.

Baker WM. The formation of abnormal synovial cysts in connection with the joints. St Bartholomew's Hosp Rep. 1885; 21; 177–90.

Barrie HJ. The pathogenesis and significance of menisceal cysts. J Bone Joint Surg [Br]. 1979; 61: 184–9.

Bianchi S, Zwass A, Abdelwahab IF, Banderali A. Diagnosis of tears of the quadriceps tendon of the knee: value of sonography. AJR. 1994; 162: 1137–40.

Casser HR, Sohn C, Kiekenback A. Current evaluation of sonography of the meniscus. Results of a comparative study of sonographic and arthroscopic findings. Arch Orthop Trauma Surg. 1990; 109: 150–4.

Fornage BD, Rifkin MD. Ultrasound examination of tendons. Radiol Clin North Am. 1988; 26: 87–107.

Fornage BD, Rifkin MD, Touche DH, Segal PM. Sonography of the patellar tendon: preliminary observations. AJR. 1984; 143: 179–82.

Gagnerie F, Taillan B, Bruneton JN, Bounard JM, Denis F, Commandre F et al. Three cases of pigmented villonodular synovitis of the knee. Ultrasound and computed tomographic findings. ROFO. 1986; 145: 227–8.

Gilsanz V, Bernstein BH. Joint calcification following intra-articular corticosteroid therapy. Radiology. 1984; 151: 647–9.

Good AE. Rheumatoid Arthritis, Baker's cyst, and thrombophlebitis. Arthritis and Rheum. 1964; 7: 56–64.

Gregersen HE, Rasmussen OS. Ultrasonography of osteochondritis dissecans of the knee. Acta Radiol. 1989; 30: 552–4.

Khan KM, Bonar F, Desmond PM, Cook JL, Young DA, Visentini PJ et al. Patellar tendinosis (jumper's knee): findings at histopathologic examination, US, and MR imaging. Victorian Institute of Sport Tendon Study Group. Radiology. 1996; 200: 821–7.

Van Holsbeeck M, van Holsbeeck K, Gevers G, Marchal G, van Steen A, Favril A et al. Staging and follow-up of rheumatoid arthritis of the knee. Comparison of sonography, thermography, and clinical assessment. J Ultrasound Med. 1988; 7: 561–6.

Van Holsbeeck M, Introcaso JH. Musculoskeletal ultrasonography. Radiol Clin North Am. 1992; 30: 907–25.

Lawson TL, Mittler S. Ultrasonic evaluation of extremity soft-tissue lesions with arthrographic correlation. J Can Assoc Radiol. 1978; 29: 58–61.

Mack LA, Scheible W. Diagnostic ultrasonography. In: Resnick D. Diagnosis of Bone and Joint Disorders. 3rd ed. Philadelphia: Saunders; 1995: p 221.

McCune WJ, Dedrick DK, Aisen AM, MacGuire A. Sonographic evaluation of osteoarthritic femoral condylar cartilage. Correlation with operative findings. Clin Orthop. 1990; 254: 230–5.

McDonald DG, Leopold GR. Ultrasound B-scanning in the differentiation of Baker's cyst and thrombophlebitis. Br J Radiol. 1972; 45: 729–32.

O'Donoghue DH. Surgical treatment of fresh injuries to major ligaments of the knee. J Bone Joint Surg [Am]. 1950; 32: 721–38.

Peck RJ. Ultrasound of the painful hip in children. Br J Radiol. 1986; 59: 293–4.

Peetrons P, Allaer D, Jeanmart L. Cysts of the semilunar cartilages of the knee: a new approach by ultrasound imaging. J Ultrasound Med. 1990; 9: 333–7.

Ptasznik R, Feller J, Bartlett J, Fitt G, Mitchell A, Hennessy O. The value of sonography in the diagnosis of traumatic rupture of the anterior cruciate ligament of the knee. AJR. 1995; 164: 1461–3.

Richardson ML, Selby B, Montana M, Mack LA. Ultrasonography of the knee. Radiol Clin North Am. 1988; 26: 63–75.

Rutten MJ, Collins JM, van Kampen A, Jager GJ. Meniscal cysts: detection with high-resolution sonography. AJR. 1998; 171: 491–6.

Scott WW, Scott PP, Sanders RC. B-scan ultrasound in the diagnosis of popliteal aneurysms. Surgery. 1977; 81: 436–41.

Selby B, Richardson ML, Montana MA, Teitz CC, Larson RV, Mack LA. High resolution sonography of the menisci of the knee. Invest Radiol. 1986; 21: 332–5.

Seymour R, Lloyd DC. Sonographic appearances of meniscal cysts. J Clin Ultrasound. 1998; 26: 15–20.

Strome GM, Bouffard JA, van Holsbeeck M. Knee. Clin Diagn Ultrasound. 1995; 30: 201–19.

Wolfe RD, Colloff B. Popliteal cysts: an arthrographic study and review of the literature. J Bone Joint Surg [Am]. 1972; 54: 1057–63.

Wychulis AR, Spittell JA, Wallace RB. Popliteal aneurysms. Surgery. 1970; 68: 942–52.

11 Fuß

Einführung

Beschwerden an Füßen und Sprunggelenk führen häufig zu Konsultationen bei Allgemeinärzten, Rheumatologen, orthopädischen Chirurgen, Sportärzten und Traumatologen. Die Klinik und Röntgenuntersuchungen führen nicht immer weiter.

Vermutete Pathologien der Weichteile sind oft nicht leicht nachweisbar:

- an der Achillessehne,
- an den Sehnen der Fußextensoren und -flexoren,
- an dem Bandapparat der Sprunggelenke,
- bei Instabilitäten,
- bei Fehlbeanspruchung,
- nach Traumen.

Zudem kann eine Mitbeteiligung der großen und kleinen Fußgelenke bei entzündlichen rheumatologischen Erkrankungen vorliegen. Die sonographische Untersuchung der Weichteile liefert hier diagnostisch wertvolle Informationen.

Anatomische Besonderheiten

Die Gelenkflächen des oberen Sprunggelenks werden von der Malleolengabel und der Trochlea tali gebildet. Die Fibula und Tibia bilden eine Klammer für die Talusrolle. Die Gelenkkapsel setzt am Rand der knorpelüberdeckten Gelenkflächen an. Das Lig. talofibulare anterius verbindet den Malleolus lateralis mit dem Collum tali und ist **Distorsionstraumen** besonders ausgesetzt. An der Fußsohle werden alle Muskeln der Planta pedis von der derben Aponeurosis plantaris bedeckt. Diese besteht aus Längsfaserzügen, die vom Tuber calcanei kommend in die Zehen ausstrahlen (Abb. 11.1).

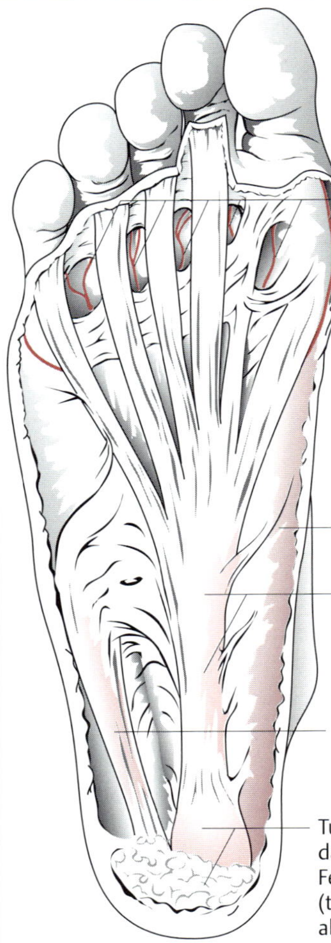

Abb. 11.**1** **Oberflächliche Schicht der Fußsohle.**

Sonographisch orientiert man sich an den Sehnen der in Tab. 11.1 aufgeführten Muskeln:

- der **M. triceps surae** wird aus dem M. gastrocnemius und M. soleus sowie, wenn vorhanden, dem M. plantaris gebildet,
- der **M. gastrocnemius** entspringt am distalen Femur,
- der **M. soleus** geht vom Kopf und proximalen Teil der Fibula, von der Tibia und Membrana interossea aus,
- die Endsehne vereinigt sich mit dem oberflächlich einstrahlenden M. gastrocnemius und setzt als Achillessehne am Tuber calcanei an,

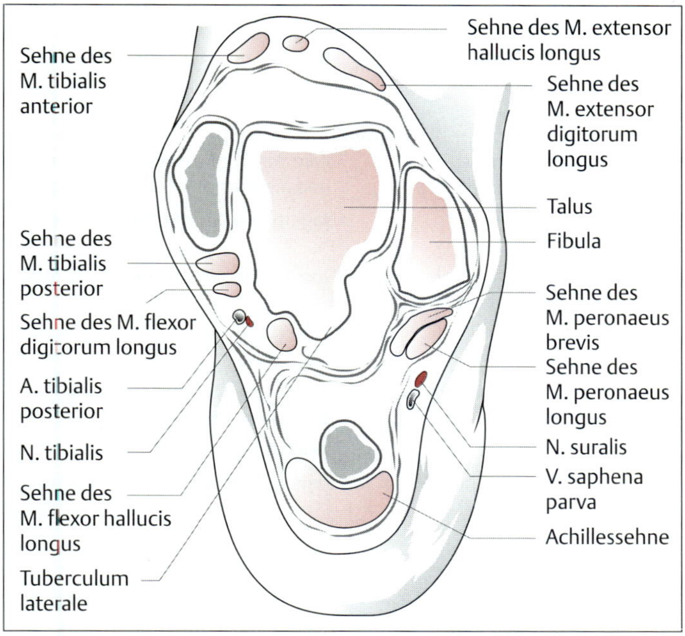

Abb. 11.**2** **Axialer Schnitt des Knöchels.**

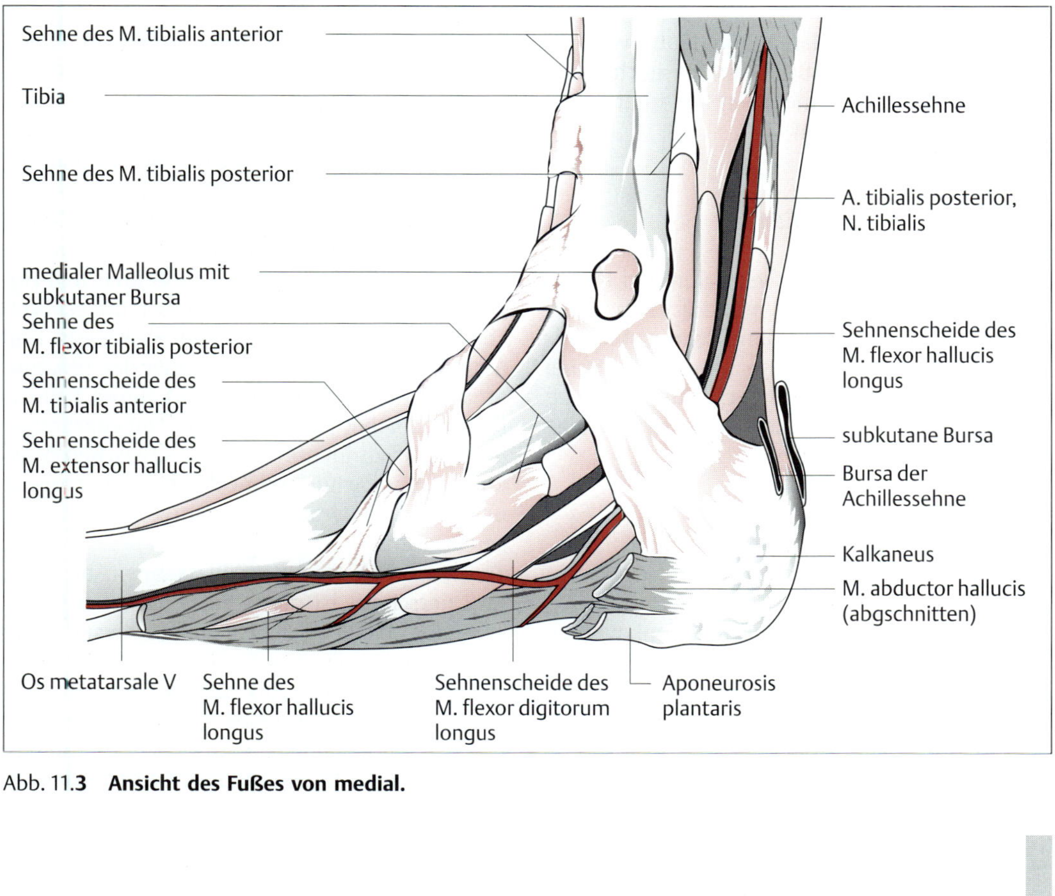

Abb. 11.**3** **Ansicht des Fußes von medial.**

Tabelle 11.**1** (Abb. 11.**2**, 11.**3**) Ursprung und Ansatz der Fußmuskeln

	Ursprung	Ansatz
Muskeln am Fußrücken von medial nach lateral		
M. tibialis anterior	lateraler Anteil der Tibia und Membrana interossea	plantare Fläche des os cuneiforme mediale und des Os metatarsale
M. extensor hallucis longus	medialer Anteil der Fibula und Membrana interossea	Nagelphalanx der großen Zehe
M. extensor digitorum longus	lateraler Tibiakondylus, Fibula und Membrana interossea	Dorsalaponeurosen der 2.–5. Zehe
Muskeln hinter dem medialen Malleolus (Abb. 11.**3**)		
M. tibialis posterior	Membrana interossea und angrenzende Flächen der Tibia und Fibula	plantar am Os naviculare und den 3 Ossa cuneiformia
M. flexor digitorum longus	Hinterfläche der Tibia	Endphalangen der 2.–5. Zehe
M. flexor hallucis longus	distale 2/3 der Hinterfläche der Fibula, Membrana interossea	Basis der Endphalanx der 1. Zehe
Muskeln hinter dem lateralen Malleolus (Abb. 11.**2**)		
M. peronaeus brevis	laterale Fläche der Fibula	Tuberositas des Os metatarsale V
M. peronaeus longus	proximaler Bereich der Fibula	zieht unter der Planta pedis durch zum Os metatarsale I und Os cuneiforme mediale

- die Sehne des M. plantaris verläuft zwischen M. gastrocnemius und M. soleus nach distal und legt sich dem medialen Rand der Achillessehne an (Abb. 11.**4**).

Position des Patienten

Bei der Untersuchung der ventralen und lateralen Regionen liegt der Patient in Rückenlage. Die dorsalen Regionen, insbesondere die Achillessehne, werden in Bauchlage untersucht. Dabei überragen die Beine die Untersuchungsliege ab Unterschenkelmitte, sodass auch dynamische Untersuchungen möglich sind (Abb. 11.**5**).

Untersuchungstechnik und Sonoanatomie

Die Achillessehne und das Sprunggelenk werden mit der 7,5-MHz-Sonde untersucht. Die Zehengelenke werden mit der 7,5-MHz- oder 10-MHz-Sonde untersucht. Die Befunde werden stets mit der Gegenseite verglichen.

Dorsal: Longitudinalschnitt der Achillessehne (Abb. 11.**5**): Die echoreichen parallelen Fasern der Achillessehne setzen am echoreichen Kalkaneus an. Die Ansatzregion ist wegen der Anisotropie, bedingt durch den Richtungswechsel der Sehnenfasern, zum Kalkaneus hin echoärmer. Bei der Untersuchung in Plantar- und Dorsalflexion wird das dynamische Verhalten der Fasern, insbesondere bei Teilrupturen der Sehne, untersucht. Beurteilt werden die Echogenität und Homogenität sowie das Sehnenkaliber. Die echoreichen Konturen des Talus und Kalkaneus sind unterhalb der Sehne sichtbar. Über der Tibiahinterkante liegt der echoarme M. flexor hallucis longus, der bei Flexion im Großzehengrundgelenk leicht zu identifizieren ist. Zwischen Muskulatur und Achillessehne liegt das homogene und echoarme präachilläre Fettgewebe im Karger-Dreieck.

Transversalschnitt der Achillessehne (Abb. 11.**6**): Im Querschnitt ist die Achillessehne bei orthograder Anschallung als echoreiche, ovale Struktur sichtbar.

Bei tangentialer Anschallung erscheint sie echoarm. Im Transversalschnitt wird an der dicksten Stelle der Achillessehne der kürzere Querdurchmesser anteroposterior gemessen. In

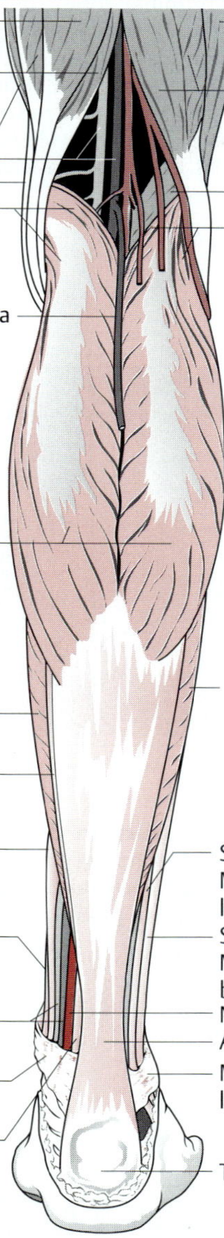

Abb. 11.4 **Unterschenkelmuskeln von dorsal.**

Anlehnung an Fornage (1986) werden Werte **über 6 mm** als **pathologisch** klassifiziert.

In der transversalen Untersuchung erscheint die Achillessehne als Ellipse, welche sich nach kaudal allmählich verbreitert. Über der Sehne sieht man die oberflächliche Bursa nur, wenn sie pathologisch verändert, bzw. mit Flüssigkeit gefüllt ist.

! Bei der Untersuchung der Achillessehne müssen wir die Ultraschallartefakte wie Intensitätsverlust durch akustische Faseranisotropie und die Bildung von Schallschatten stets beachten (Fornage 1986).

Ventral: Longitudinalschnitt des oberen Sprunggelenks (Abb. 11.7): Wir legen einen ventralen Längsschnitt im Verlauf der Strecksehnen und erfassen die echoreiche Kontur der distalen Tibia und des Talus.

Hier ist das obere Sprunggelenk einsehbar. Die dazugehörigen echoreichen Kapseln und Sehnen liegen über den knöchernen Strukturen.

Lateraler Diagonalschnitt (Abb. 11.8): Dieser Schnitt liegt über der distalen Fibula und dem Kalkaneus. Wir beurteilen damit die Peronäussehnen.

Querschnitt der Zehengrundgelenke (Abb. 11.9): Weitere Schnitte legen wir dorsal über die Zehengrundgelenke.

Wir können die Metatarsalköpfchen als halbrunde nebeneinander liegende Strukturen erkennen.

Longitudinalschnitt der Zehengrundgelenke (Abb. 11.10): Diese Schnitte können sowohl von plantar wie von dorsal durchgeführt werden.

Standardschnittebenen am oberen Sprunggelenk werden von der DEGUM (S. 10) empfohlen:

- je ein Longitudinal- und Transversalschnitt über der ventralen und dorsalen Region. (Im Alltag beschränken wir uns auf den Longitudinalschnitt),
- ein Diagonalschnitt über der lateralen Region (hier wird die Darstellung der vorderen Syndesmose empfohlen).

Pathologische Veränderungen am Fuß

Achillessehne

Im klinischen Alltag ist der Rheumatologe besonders oft mit dem Problemkreis „Achillodynie“ mit entsprechenden pathologischen Befunden konfrontiert. Häufig ist eine Veränderung an der Achillessehne selbst Ursache von Schmerzen.

Wir finden Abnormitäten bei degenerativen oder entzündlichen Erkrankungen sowie Verletzungen bei Athleten und bei untrainierten Pa-

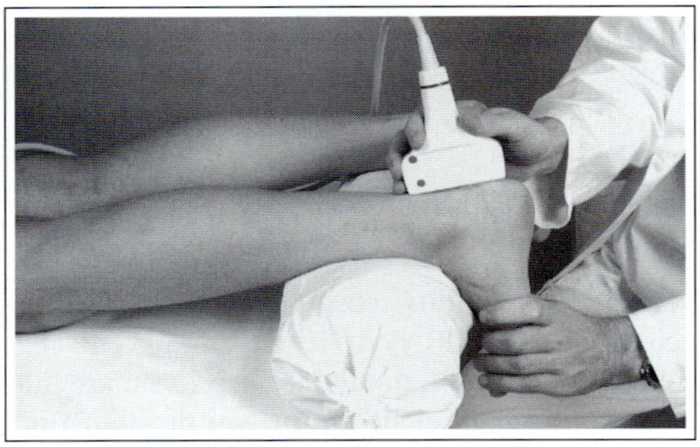

Abb. 11.**5** **Longitudinalschnitt der Achillessehne:** Echoreiche Fasern der Achillessehne (AS) mit echoarmem Ansatz (A) am Kalkaneus (Ca). Über der Tibiahinterkante (Ti) liegt der echoarme M. flexor hallucis longus (Mfhl), der bei Flexion im Großzehengrundgelenk leicht auffindbar ist. Zwischen Muskulatur und Achillessehne liegt das echoarme präachilläre Fettgewebe im Karger-Dreieck (Ka).

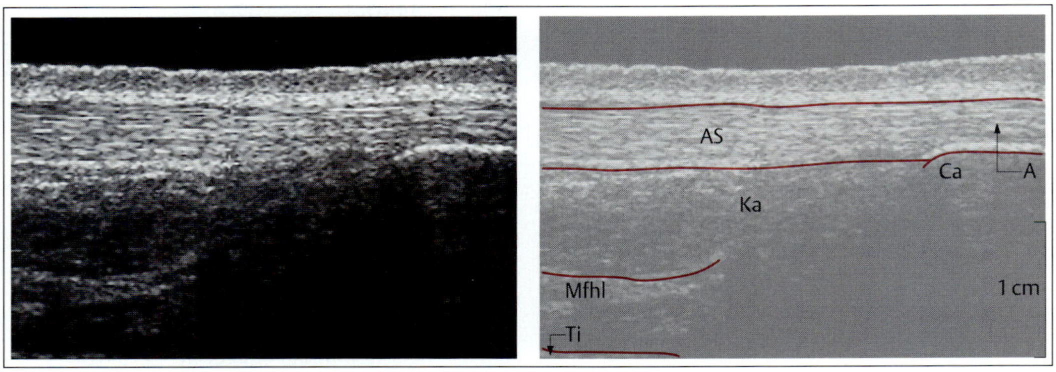

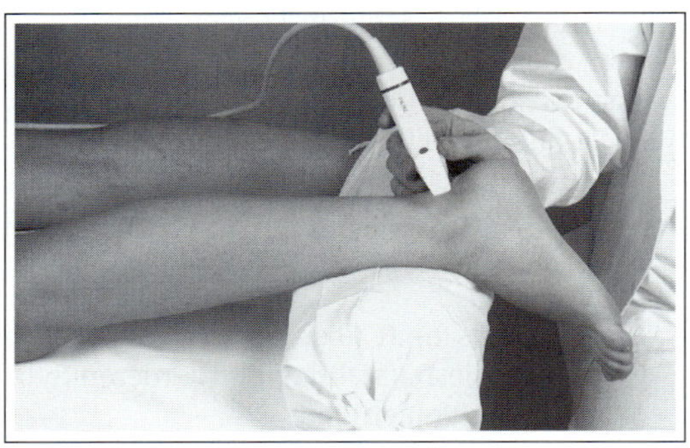

Abb. 11.**6** **Transversalschnitt der Achillessehne:** Im Querschnitt ovale Struktur der Achillessehne, bei orthograder Anschallung echoreich (ASa), bei tangentialer Anschallung echoarm (ASb).

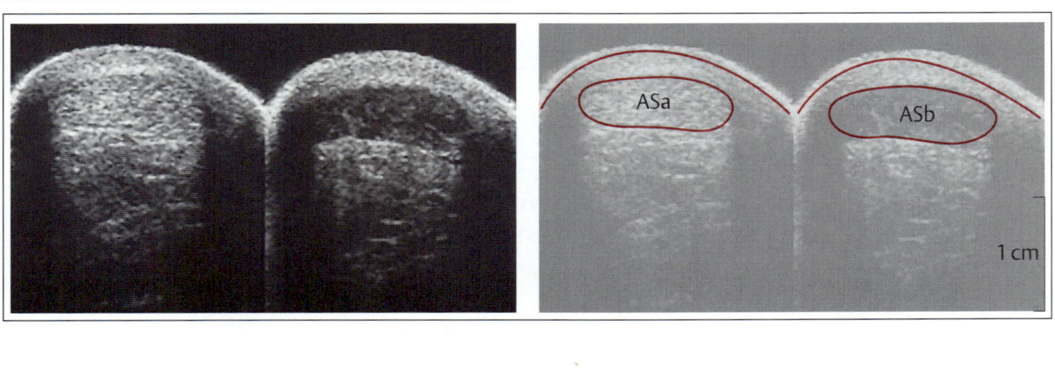

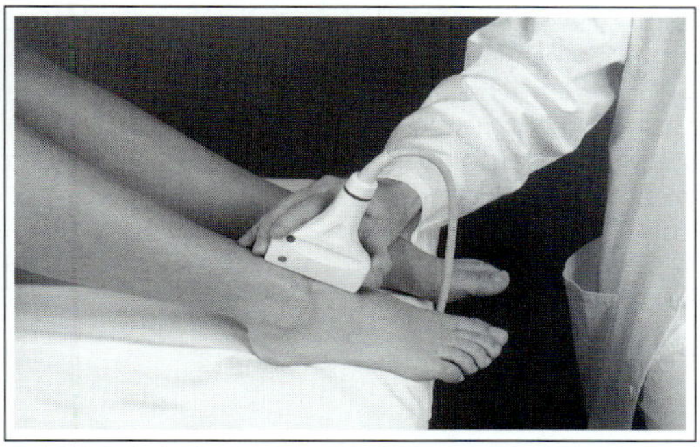

Abb. 11.**7** **Longitudinalschnitt des oberen Sprunggelenks ventral:** Im Verlauf der Strecksehnen erfasst man über dem oberen Sprunggelenk die Tibia (Ti), den Talus (Ta) sowie die echoreiche Gelenkkapsel (Gk). M. extensor hallucis longus (Mehl).

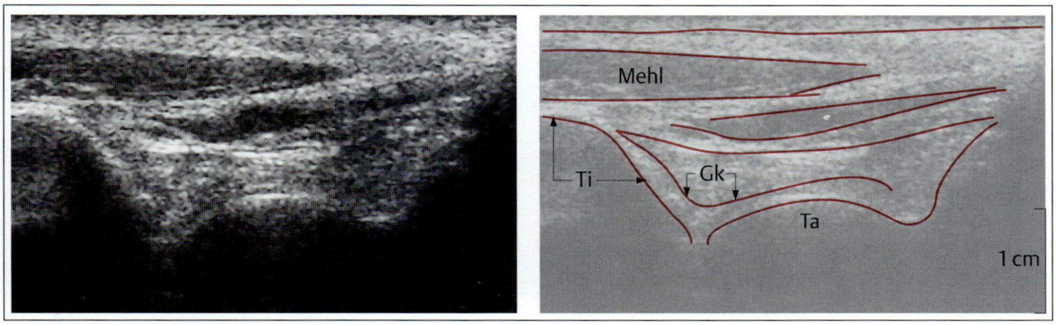

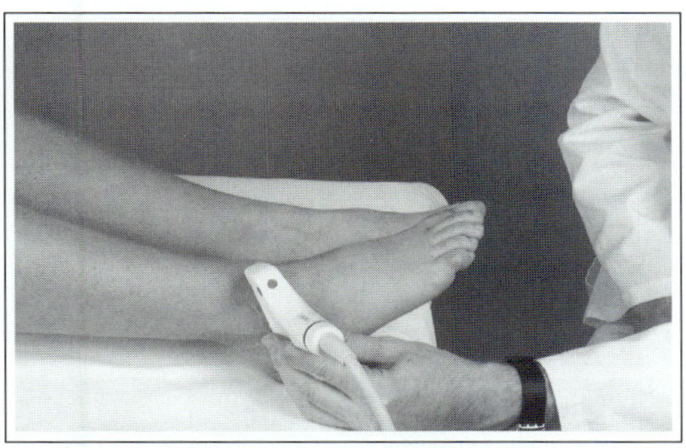

Abb. 11.**8** **Lateraler Diagonalschnitt:** Die Peronäussehnen werden in ihrem Verlauf quer geschnitten. Der Fibula (Fi) anliegend ist die Sehne des M. peronaeus brevis (Mpb), daneben die Sehne des M. peronaeus longus (Mpl).

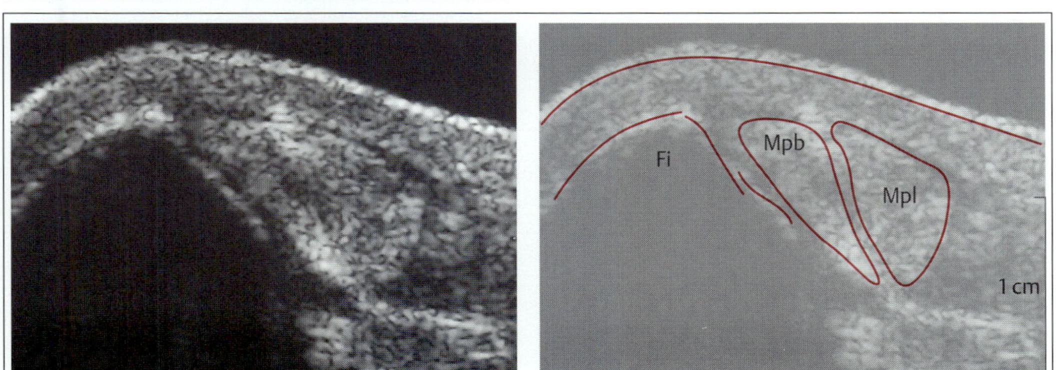

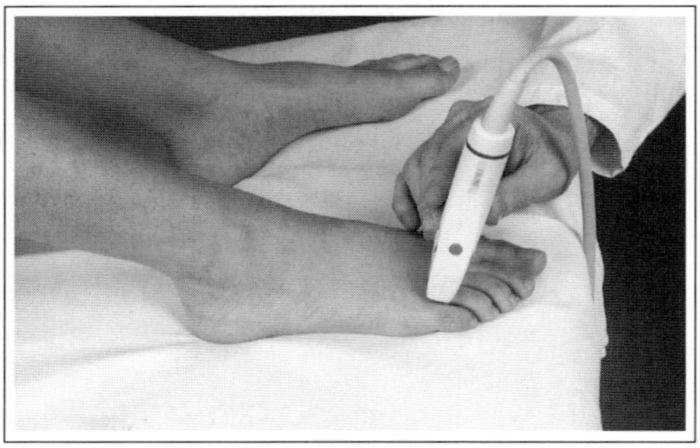

Abb. 11.**9** **Querschnitt der Zehengrundgelenke:** Über dem echoreichen Reflex der Metatarsalköpfchen (MT) ist der echoarme hyaline Knorpel sichtbar. Die quer geschnittenen echoreichen Extensorsehnen (S) und echoarmen Aa. metatarsales dorsales (A) werden dargestellt.

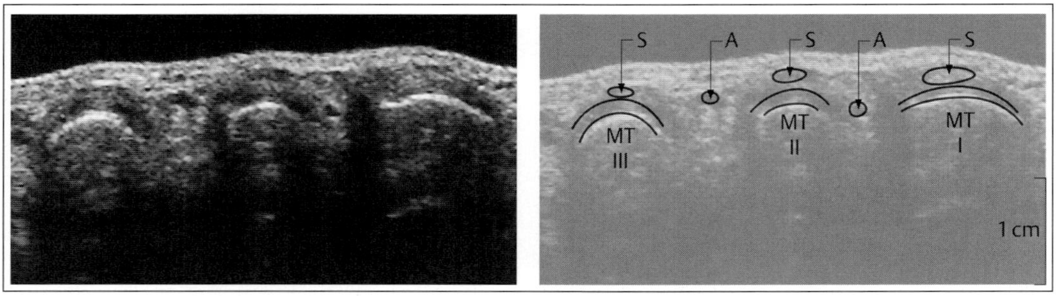

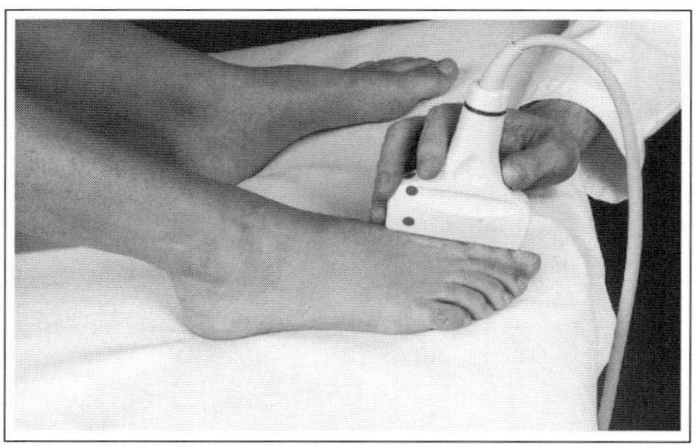

Abb. 11.**10** **Longitudinalschnitt der Zehengrundgelenke dorsal:** Über dem echoreichen Reflex der Metatarsalköpfchen (MT) erscheint der echoarme hyaline Gelenkknorpel (Kn). Die Gelenkkapsel (Gk) ist echoreich. Die echoreiche Extensorsehne (S) misst 0,2 mm. Phalanx (Ph).

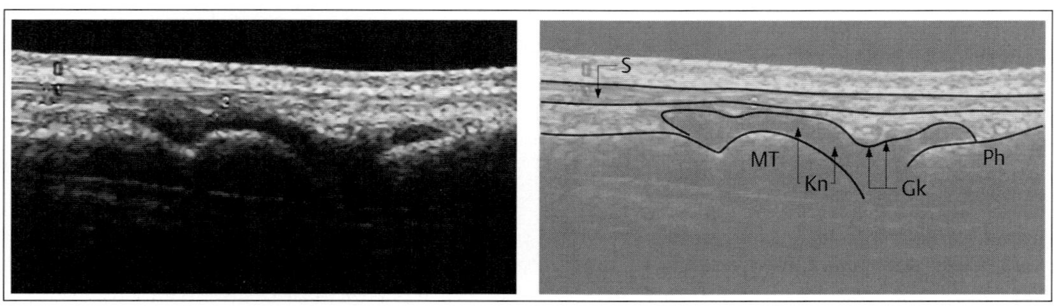

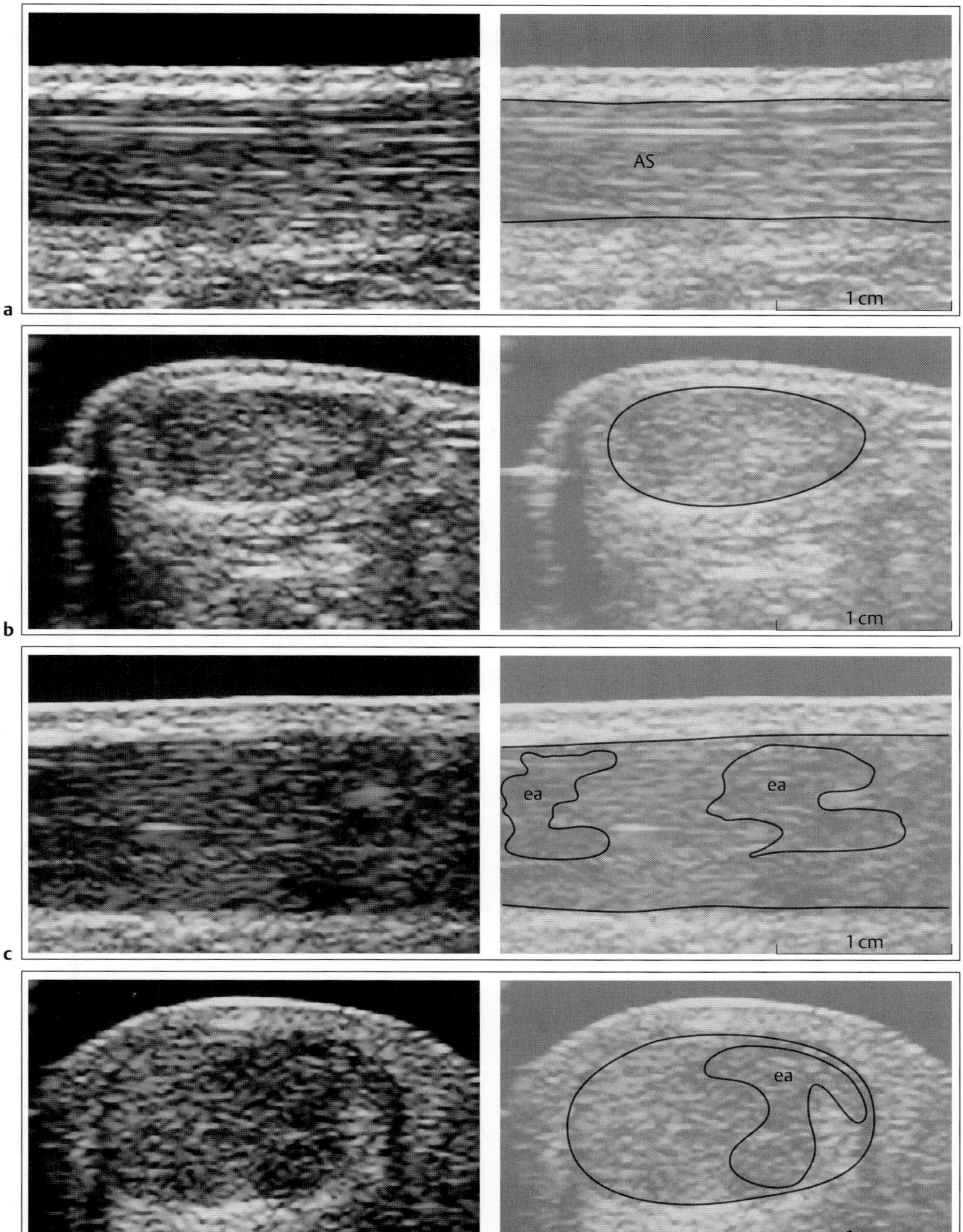

Abb. 11.**11** **Tendinose der Achillessehne.** 46-jähriger Patient mit Schmerzen in der Achillessehne (AS) rechts nach dem Lauftraining. Palpatorisch unregelmäßige Verdickung. Longitudinalschnitt der Achillessehne links **a** und rechts **c**, Transversalschnitt der Achillessehne links **b**, rechts **d.** Rechte Sehne verdickt, inhomogen mit echoarmen (ea) Anteilen.

tienten im mittleren Alter nach kurzzeitiger relativer Hyperaktivität. Diese Sehne ist zwar der klinischen manuellen Untersuchung zugänglich, aber der zusätzliche Ultraschall bringt den Vorteil, dass strukturelle Veränderungen an der Achillessehne und in ihrem Gleitlager **direkt** gesehen werden können (Martinoli et al. 1993).

! Besonders bei entzündlichen rheumatologischen Erkrankungen werden erosive Läsionen am Ansatz der Achillessehne, dem Tuber calcanei gefunden.

In der normalen Sehne lassen sich oft kleine Herde von verminderter Echogenität darstellen. Ob es sich hier um Regionen mit Kollagendegeneration oder um Mikrorisse handelt, ist unklar. Histopathologische Veränderungen wie degenerative Tendinopathie und mukoide Degeneration mit sich auflösenden Sehnenstrukturen wurden nach Spontanrupturen in 97% der Fälle gefunden (Jozsa et al. 1984). Solche Läsionen lassen sich in der Rupturzone gehäuft nachweisen.

Das **mittlere Sehnendrittel** ist aufgrund seiner Blutgefäßarmut und besonderen biomechanischen Belastung eine **kritische Zone**, in welcher diese Läsionen gehäuft gesehen werden (Lagergren u. Lindholm 1958/1959). Dieser Bereich ist eine Grenzzone zwischen den Versorgungsgebieten der Wadengefäße von proximal und der Versorgung von distal aus dem Rete arteriosum calcaneare.

Die Gefäßversorgung nimmt ab der 3. Lebensdekade deutlich ab (Kannus u. Jozsa 1991), was die Anfälligkeit der Sehne für Verletzungen bis hin zu Rupturen erhöht. Das hypovaskularisierte Sehnengewebe ist weniger stabil, da ischämische Defektareale durch Granulationsgewebe ersetzt werden, welches weniger belastbar ist. Die Entstehung einer Ruptur wird durch das Vorliegen derartiger degenerativer Veränderungen und einer Tendinose begünstigt.

Sonographisch imponieren die zum klinischen Bild einer **Tendinose** führenden degenerativen Veränderungen als kleine echoarme, später ausgedehntere inhomogene Strukturstörungen (Abb. 11.**11**).

Nach Kainberger et al. (1992) entstehen über 50% dieser Tendinosen ebenfalls im kritischen mittleren Sehnendrittel und zwar fast ausschließlich in den Randzonen der Sehne, nahe dem Peritendineum externum. Dieser Befund ist jedoch nicht spezifisch und kann neben einer mechanischen auch eine metabolische oder entzündliche Ursache haben. Die sonographische Diagnostik einer Tendinose wird nicht einheitlich gehandhabt. Nach Neuhold et al. (1992) genügt ein vergrößerter Durchmesser mit intakter Sehnenarchitektur (Abb. 11.**12**).

Ein Seitenunterschied von über 2 mm wird als signifikant angegeben (van Holsbeeck u. Introcaso 1991). Fornage (1986) verlangt auch eine Zunahme des Sehnendurchmessers, jedoch mit einer Abnahme der Echogenität im Vergleich zur asymptomatischen Seite.

Die Diagnose einer **Ruptur** der Achillessehne stützt sich klinisch auf die Palpation einer Delle oder auf die positive Zehenspitzenstandprobe. Allerdings werden mit dieser Untersuchungsme-

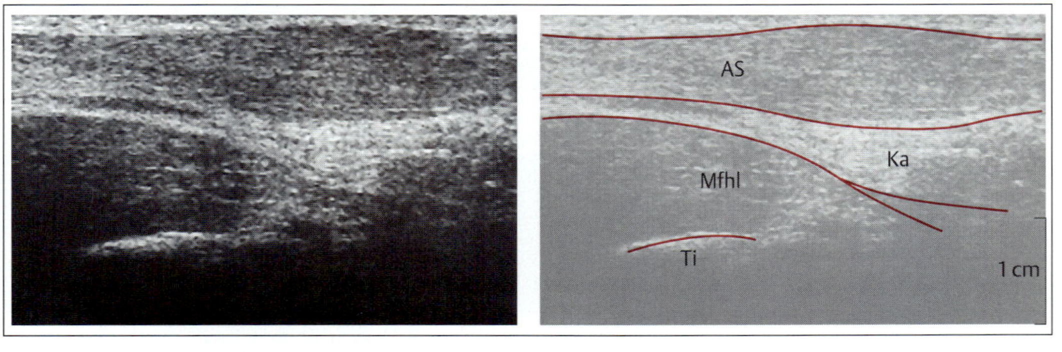

Abb. 11.**12** **Tendinose der Achillessehne.** 48-jähriger Patient mit Schmerzen an der Achillessehne (AS) rechts. Palpable Verdickung. Longitudinalschnitt der Achillessehne rechts: spindelförmige Verdickung mit echoarmer Struktur. M. flexor hallucis longus (Mfhl). Tibia (Ti). Karger-Fettgewebe (Ka).

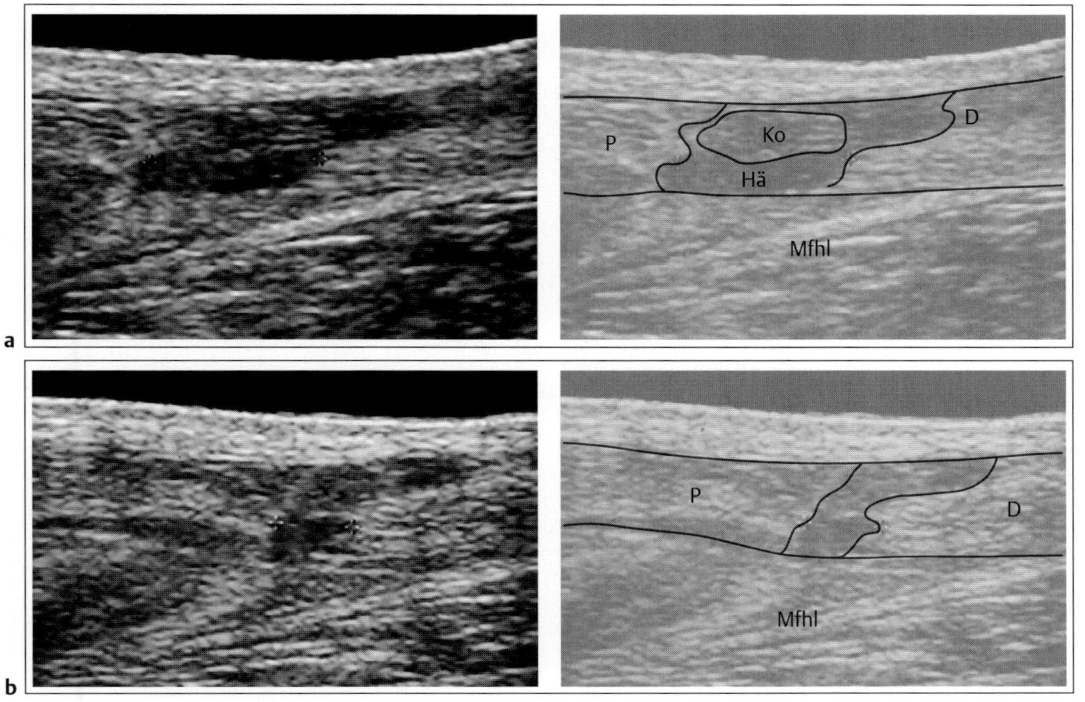

Abb. 11.13 a, b **Achillessehnenruptur.** 34-jähriger Patient mit akuten Schmerzen an der Achillessehne links nach Sprung beim Volleyballspielen. Longitudinalschnitt der Achillessehne:

a in Extension: Ruptur mit einer Distanz von 12 mm zwischen dem proximalen (P) und distalen (D) Stümpfen.

b In Normalstellung beträgt die Distanz 5 mm. M. flexor hallucis longus (Mfhl), Hämatom (Hä), Blutkoagel (Ko).

thode Fehlerraten von bis zu 20% beschrieben (Inglis et al. 1975).

Sonographisch stützt sich die Diagnose auf 3 Befunde (Abb. 11.13):

- Dehiszenz der Fasern,
- echoarmes, oft inhomogenes Hämatom,
- Verdickung der nichtrupturierten Sehnenteile durch retrahierte Fasern (Kainberger et al. 1996).

Die **dynamische Untersuchung** erleichtert die Diagnostik, indem die Dehiszenz der Sehnenstümpfe besser dargestellt werden kann. Dorsalflexion im Sprunggelenk führt zum maximalen Auseinanderweichen der Sehnenstümpfe. Der geringste Abstand, der bei der plantaren Flexion erreicht wird, kann ausgemessen werden (Thermann et al. 1992). Wenn echoarme Areale oder Sehnenanteile mit heterogener Echogenität nachweisbar sind, kann eine partielle Ruptur vermutet werden (Neuhold et al. 1992). Im Heilungsverlauf kommt es zur Ausbildung eines inhomogenen Bilds, welches oft nicht von einer ausgeprägten Tendinose unterschieden werden kann.

Der Heilungsverlauf nach operativer Sanierung kann sonographisch verfolgt werden. Initial wird eine Sehnenverdickung festgestellt mit Arealen von erhöhter Echogenität innerhalb und um die Sehne. Diese kommt durch das Nahtmaterial innerhalb der Sehne und durch die peritendinöse Entzündung zustande (Abb. 11.14). Sie ist bei den meisten Patienten regredient (Maffulli et al. 1990).

Sonographisch kann zwar die Reparation verfolgt werden, aber es lassen sich hinsichtlich der Belastbarkeit der Sehne keine Schlüsse ziehen. Nach Rupp et al. (1995) besteht auch keine Korrelation zwischen der Sonomorphologie und dem klinischen Ergebnis nach Sehnennaht.

Auch eine Peritendinose und die Bursitis subachillea können zur Achillodynie führen. Bei der Peritendinose wurde in histologischen Untersu-

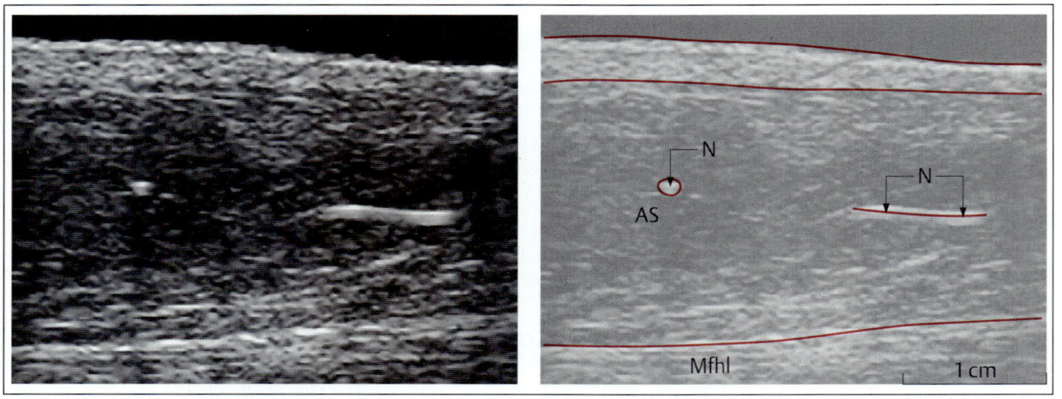

Abb. 11.**14** **Achillessehnennaht mit Nahtmaterial.** 39-jähriger Patient 3 Monate nach Naht einer vollständigen Achillessehnenruptur, die er sich beim Fußballspiel zuzog. Persistierende Schwellung und Schmerzen bei Belastung. Longitudinalschnitt der Achillessehne (AS): verbreiterte, echoarme, ödematöse Sehne mit echoreichem Nahtmaterial (N). M. flexor hallucis longus (Mfhl).

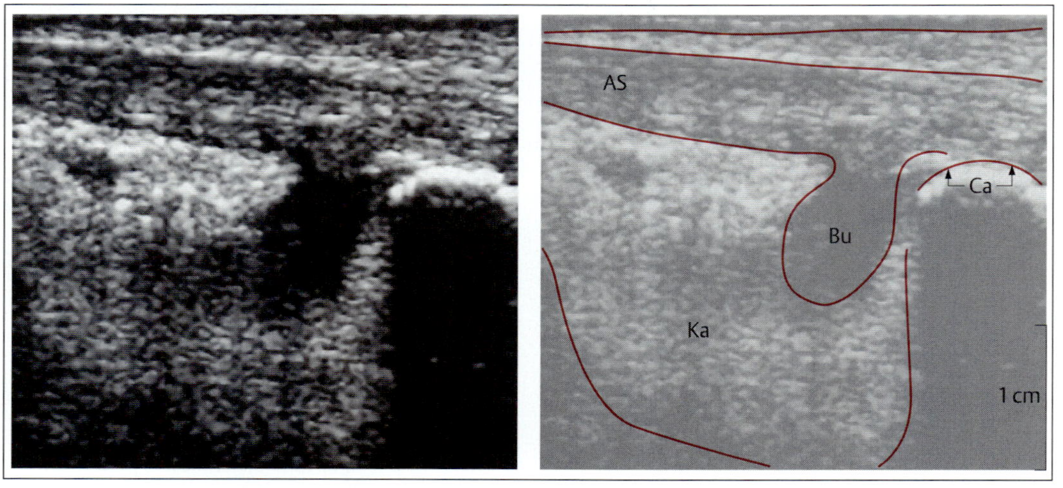

Abb 11.**15** **Bursitis subachillea.** 49-jährige Patientin mit chronischen Schmerzen am Ansatz der rechten Achillessehne. Longitudinalschnitt der rechten Achillessehne: verbreiterte, echoarme Sehne mit Verdickung des subkutanen Gewebes im Sinne einer Peritendinose. Echoarme Flüssigkeit in der Bursa subachillea (Bu). Relativ echoreiches Karger-Fettgewebe (Ka) wegen verminderter Abschwächung der Schallwellen in der ödematösen Achillessehne. Kalkaneus (Ca).

chungen an der Grenzzone zwischen der Sehne und dem Gleitgewebe Proliferationen unreifen Bindegewebes und Gefäßwanddegenerationen beschrieben (Kvist 1994). An der Sehnenoberfläche bilden sich palpable fibröse Narbenstränge. Sonographisch ist die Peritendinose nicht immer zu erkennen. Die Diagnose kann bei Vorliegen einer Flüssigkeitslamelle um die Sehne oder in der Bursa subachillea vermutet werden (Abb. 11.**15**).

Manchmal fällt bei der dynamischen Untersuchung eine eingeschränkte Gleitfähigkeit des ödematös verdickten peritendinösen Gewebes auf. Dieser pathologische Befund kann jedoch klinisch meist besser als mit bildgebenden Methoden erhoben werden.

Bei der Fibroostose (Insertionstendopathie) liegt eine Degeneration am Sehnenansatz vor. Dieser kann verkalken oder verknöchern. Sonographisch lässt sich als Ausdruck beginnender

Verkalkung ein echoarmer Sehnenansatz zum Teil mit echoreichen Reflexen feststellen, lange bevor im konventionellen Röntgenbild ein Fersensporn zu sehen ist.

Die Diagnose der **Haglund-Ferse**, einer Weichteilverdickung, wird klinisch gestellt.

Sie betrifft:

- das subkutane Bindegewebe,
- die Bursen,
- die Achillessehne auf Höhe des proximalen Teiles des Tuber calcanei.

Die Ultraschalluntersuchung ist hier zwar illustrativ aber überflüssig.

Typische Achillessehnenveränderungen finden wir bei entzündlichen rheumatologischen Erkrankungen. Bei der rheumatoiden Arthritis kann eine Bursitis subachillea gefunden werden. Im Rahmen der entzündlichen Veränderungen kann die Schwächung der Achillessehne zur Ruptur führen (Matsumoto et al. 1992). Bei den seronegativen Spondarthropathien, insbesondere beim Morbus Reiter, liegt häufig eine begleitende Bursitis subachillea vor (Kainberger et al. 1990).

Bei der heterozygoten familiären Hypercholesterolämie treten **Xanthome** auf, die am häufigsten die Achillessehne betreffen. Diese können zu Degeneration und Ruptur der Sehne führen. Typischerweise findet sich eine Verdickung der Sehne und in etwa 90% eine Abnahme der Echogenität (Abb. 11.**16** [Ebeling et al. 1992]).

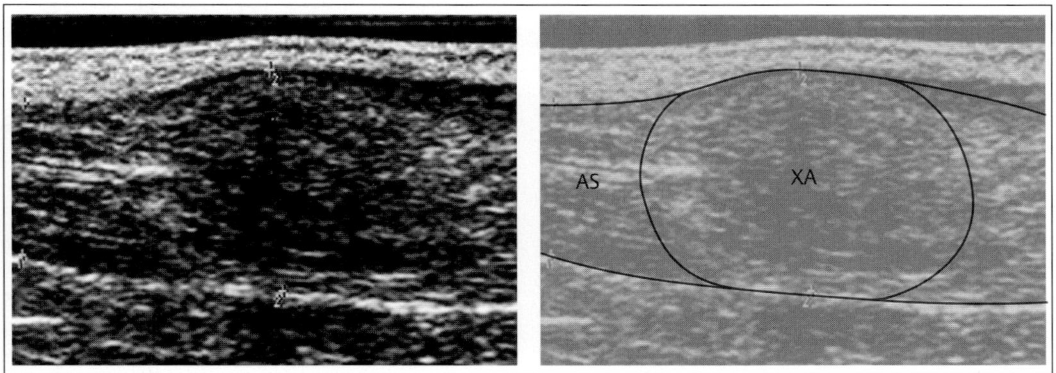

Abb. 11.**16** **Xanthom.** 61-jähriger Patient mit sekundärer familiärer Hypercholesterinämie. Longitudinalschnitt der Achillessehne: Verbreiterung der Achillessehne (AS) mit echoarmen Anteilen, die fibrilläre Struktur der normalen Sehne ist hier gestört. Diagnose: Xanthom (Xa). Durchmesser der Achillessehne: 8 mm, Durchmesser des Xanthoms: 12 mm.

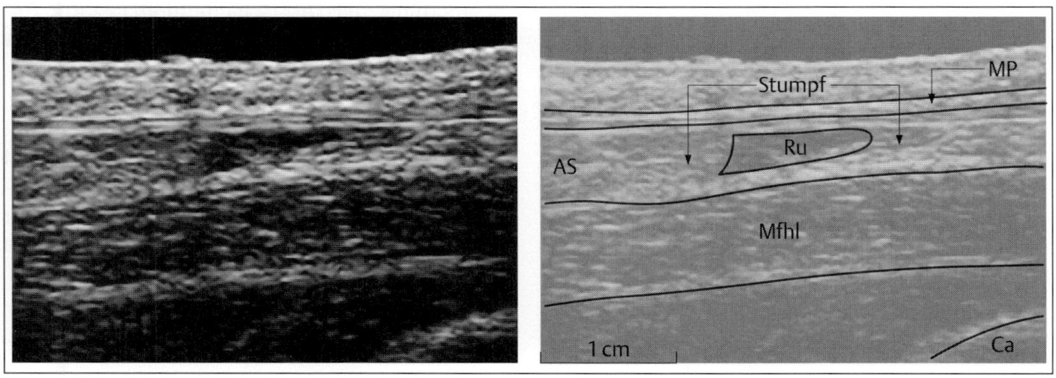

Abb. 11.**17** **M. plantaris.** 36-jähriger Patient mit akuten Schmerzen am linken Fuß nach Sprung beim Volleyballspielen. Klinisch Schwellung und Druckdolenz sowie palpable Lücke an der Achillessehne links 3 cm über dem Ansatz. Longitudinalschnitt der linken Achillessehne: vollständige Ruptur (Ru) der Achillessehne (AS), kräftige erhaltene Sehne des M. plantaris (MP). M. flexor hallucis longus (Mfhl), Kalkaneus (Ca).

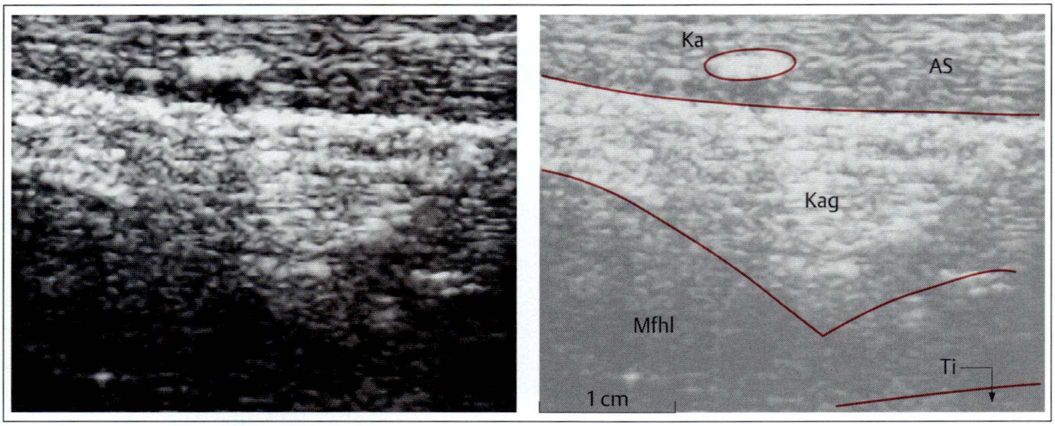

Abb. 11.**18** **Tendinose mit Verkalkung.** 67-jähriger Patient mit Achillodynie und wiederholter Infiltration der Achillessehne mit Corticosteroiden. Longitudinalschnitt der Achillessehne (AS) mit Verdickung, unregelmäßiger Struktur und kleiner Verkalkung (Ka), vereinbar mit chronischen narbigen Veränderungen. Karger-Dreieck (Kag), M. flexor hallucis longus (Mfhl), Tibia (Ti).

Die sonographischen Veränderungen unterscheiden sich kaum vom Bild einer Tendinose, aber die betroffenen Patienten sind **jünger**. Zudem sind die Sehnenverdickungen bei Xanthom beträchtlicher und erreichen die 3fache Norm des Sehnendurchmessers.

! Da die Xanthome sonographisch früher als klinisch erfasst werden können, ist diese Untersuchung wertvoll bei der Frühdiagnostik der heterozygoten familiären Hypercholesterolämie (Bude et al. 1998).

Als seltene anatomische Variante kann an der Achillessehne ein zu Funktionsstörungen führender akzessorischer M. soleus nachgewiesen werden. Die Muskelfasern des M. soleus strahlen unterschiedlich weit distal in die Achillessehne ein. Wenn Fasern dieses Muskels sehr weit nach distal in die Achillessehne übergehen, wird von einem **akzessorischen** M. soleus gesprochen (Downey u. Siegerman 1996). Davon abzugrenzen ist die Sehne des M. plantaris, die besonders bei Rupturen der Achillessehne am Rand des leeren Sehnenfachs dargestellt werden kann (Abb. 11.**17**).

Es ist wichtig festzuhalten, dass die sonographischen Aspekte der einzelnen Krankheitsbilder **nicht** spezifisch sind. Insgesamt ist die Sonographie zur Beurteilung von Patienten mit Achillodynie je nach deren Ursache sehr verschieden in Bezug auf die diagnostische Sicherheit: Paavola et al. (1998) untersuchten den präoperativen sonographischen Befund bei 79 Patienten mit Beschwerden an der Achillessehne. Sonographisch wurde nur 1 von 26 Totalrupturenübersehen. Es konnten 6 von 8 retrokalkanearen Bursitiden nachgewiesen werden und es gab bei dieser Fragestellung keine falsch positiven Resultate. Bei der Peritendinitis/Tendinitis kam es 7-mal zu falsch negativen Ergebnissen bei 40 chirurgisch bewiesenen Fällen. Auch zur Unterscheidung einer Partialruptur von degenerativen Veränderungen war die Sonographie nicht zuverlässig. Auch Kainberger et al. (1990) befassten sich mit dieser Problematik: In ihrer Arbeit war bei 27% der Patienten mit einer Achillodynie der Ultraschallbefund negativ. Andererseits wurden in der Literatur 20–70% der sonographischen Sehnenläsionen bei asymptomatischen Patienten gefunden.

Die Ultraschalluntersuchung ist somit zur alleinigen Untersuchung der Achillessehne **nicht** geeignet. Zur korrekten Diagnostik bedarf es neben der Kombination mehrerer sonographischer Veränderungen der Integration des klinischen Befunds.

Bei Beschwerden an der Achillessehne werden häufig Steroidinfiltrationen veranlasst.

! Durch die Einwirkung des Cortisons kann es zu Nekrosen mit Narbenbildung oder Verkalkungen (Abb. 11.**18**) kommen.

Als Folge nimmt die Reißfestigkeit ab, und die Sehne kann rupturieren. Insbesondere die lokalen Instillationen in die Bursa subachillea führen zur Entstehung von Gewebsnekrosen, die sonographisch als extensive echoarme paratendinöse Verflüssigungen imponieren.

Plantare Fasziitis

Neben pathologischen Befunden der Achillessehne und der peritendinösen Strukturen können noch weitere Ursachen von Fersenschmerzen mittels Ultraschall gefunden werden.

Bei folgenden Erkrankungen können Fersenschmerzen auftreten:

- **seronegative** Arthritis (häufig therapierefraktäre Schmerzen),
- rheumatoide Arthritis,
- Morbus Behçet,
- systemischer Lupus erythematodes,
- partielle Rupturen der Achillessehne,
- Tendinitis,
- kalkaneare Erosion,
- retrokalkaneare Bursitis,
- plantare Fasziitis (Graham 1983).

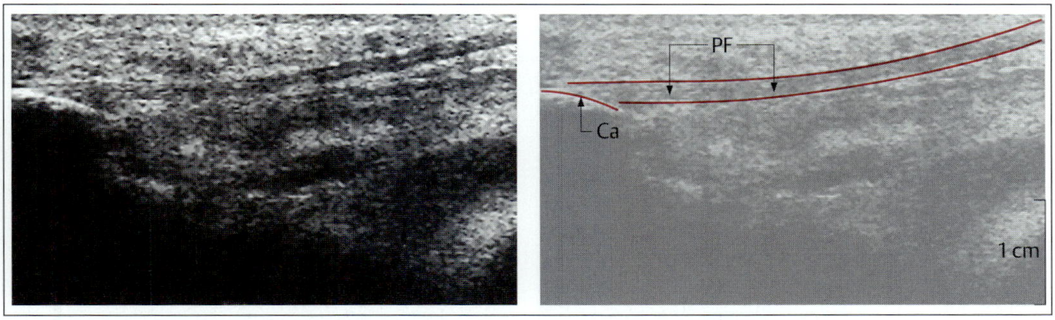

Abb. 11.**19** **Normale plantare Faszie.** Medianer Longitudinalschnitt der Planta pedis. Die normale plantare Faszie (PF) lässt sich als echoarmes Band von den umgebenden echoreicheren Weichteilen der Planta pedis abgrenzen. Der Ansatz am Kalkaneus (Ca) ist unauffällig.

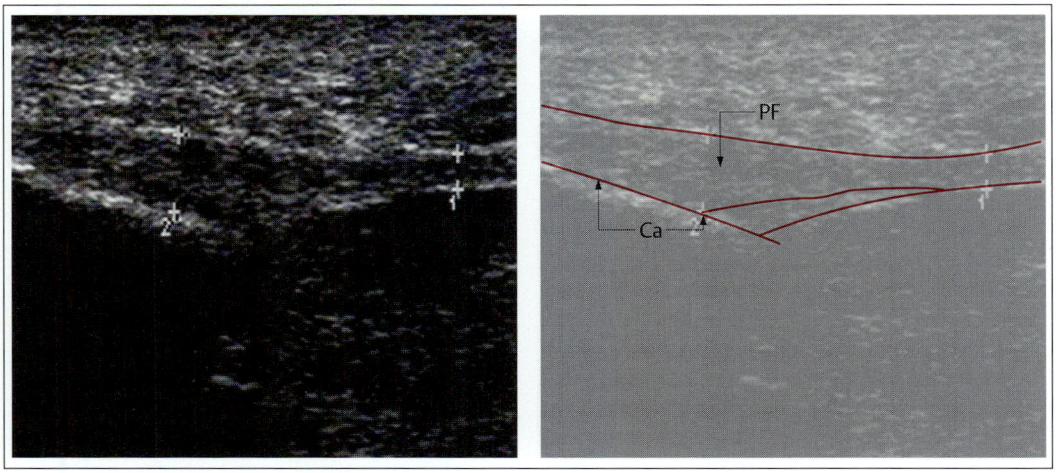

Abb. 11.**20** **Plantare Fasziitis.** 43-jährige Patientin mit einer seronegativen Spondarthropathie und belastungsabhängigen Fersenschmerzen rechts, Druckdolenz am Ansatz der Plantarfaszie am Os calcaneus. Longitudinalschnitt der Planta pedis: Verbreiterung der Plantarfaszie (PF) an der Ansatzstelle mit echoarmem Saum als Hinweis auf entzündliches, ödematöses Gewebe. Kalkaneus (Ca). Distanz ++ 1: 2,2 mm und ++ 2: 4,7 mm.

Plantare Fasziitis: Sie scheint die häufigste Ursache von plantaren Fersenschmerzen zu sein. Sie ist bedingt durch repetitive Mikrotraumen, die zur Überdehnung und zum Einreißen der Fasern der plantaren Faszie an ihrem Ansatz am Kalkaneus führen (Furey 1975). Sonographisch ist die normale plantare Faszie echoreich und fast isoechoisch mit dem benachbarten Fettgewebe der Ferse. Die Längsfaserung lässt sie jedoch von diesem Fettgewebe abgrenzen (Abb. 11.19).

Bei der plantaren Fasziitis ist die betroffene Faszie nicht nur verdickt, sondern an ihrem Ansatz echoärmer als auf der asymptomatischen Seite (Abb. 11.20).

Nebst der Diagnostik hilft die Sonographie für die Lokalisation der Stelle einer Steroidinjektion (Kane et al. 1998). Die sonographische Evaluation der plantaren Fasziitis wurde in Studien untersucht. So wurde von Cardinal et al. (1996) die Dicke der plantaren Faszie bei 15 Patienten mit einer klinischen Diagnose von Fasziitis plantaris über der anterioren Grenze des Os calcaneus gemessen. Bei Patienten mit asymptomatischen Füßen betrug die Dicke zwischen 1,6–3,8 mm, lag also nie über 4 mm. Die symptomatische Seite wies Werte von 3,2–6,8 mm auf.

! Ein Seitenunterschied von mehr als 3 mm gilt als pathologisch.

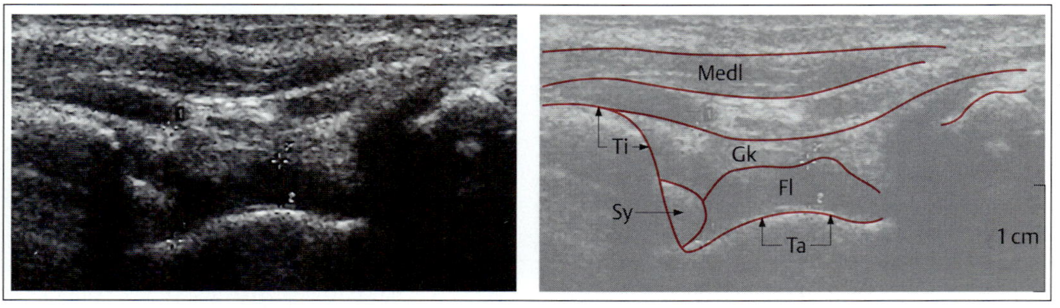

Abb. 11.**21** **Erguss des oberen Sprunggelenks (OSG).** 28-jährige, drogenabhängige Patientin, gerötete Schwellung und schmerzhaft eingeschränkte Beweglichkeit am OSG rechts. Longitudinalschnitt über dem OSG: echoarme Flüssigkeit (Fl) über dem Talus (Ta) mit Abhebung der Gelenkkapsel (Gk) sowie echoreichere synovitische Auflagerungen (Sy). Tibia (Ti). M. extensor digitorum longus (Medl). Punktion: 4 ml gelbliche, trübe Flüssigkeit.

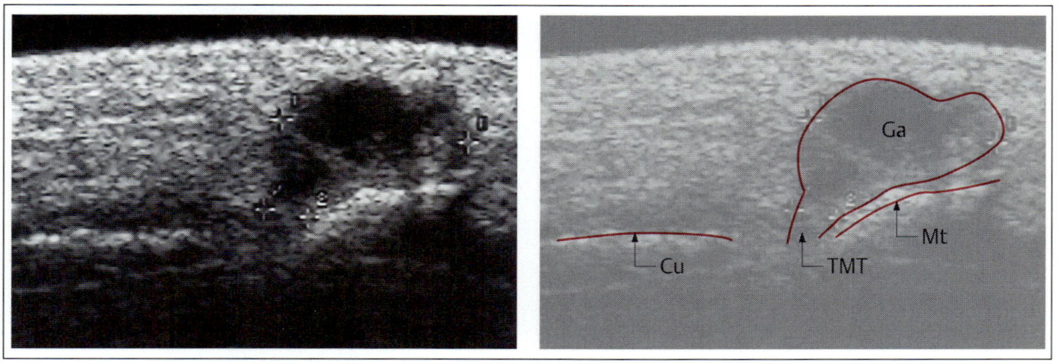

Abb. 11.**22** **Ganglion des Tarsometatarsalgelenks V.** 61-jährige Patientin mit Druckstelle und prall-elastischer Schwellung lateral an der Basis des Metatarsale V links. Longitudinalschnitt über dem Tarsometatarsalgelenk V (TMT): echoarme, septierte Raumforderung mit einer schmalen, stielartigen Verbindung zum Gelenk. Das Ganglion (Ga) ist bei der Palpation prall-elastisch. Durchmesser: 7 mm. Os cuboideum (Cu), Basis metatarsale V (Mt).

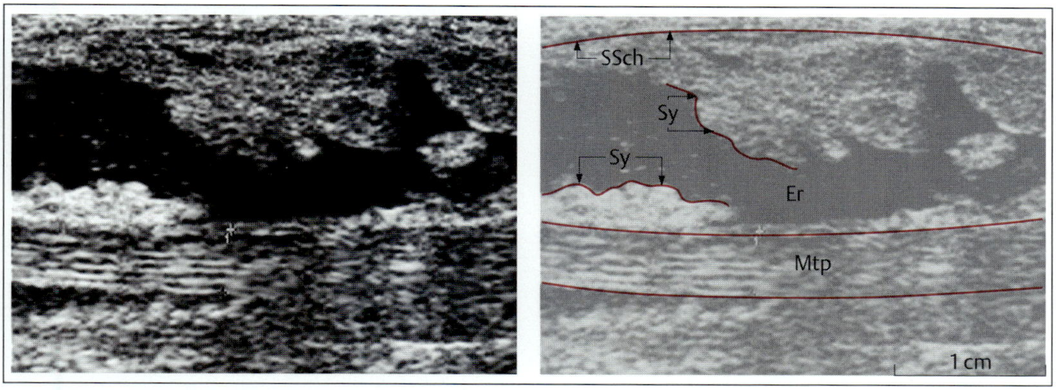

Abb. 11.**23** **Tenosynovitis tibialis posterior.** 25-jährige Patientin mit rezidivierenden Schwellungen an den Händen und Füßen seit ca. 4 Jahren, Entzündungsparameter normal, Rheumafaktor negativ. Longitudinalschnitt der Sehne des M. tibialis posterior (Mtp): massive Auftreibung der Sehnenscheide mit echoreichen, zottigen synovialen Auflagerungen (Sy) auf der Sehne und an der Wand der Sehnenscheide (SSch). Echoarmer Erguss (Er). (Diagnose: Verdacht auf undifferenzierte Kollagenose).

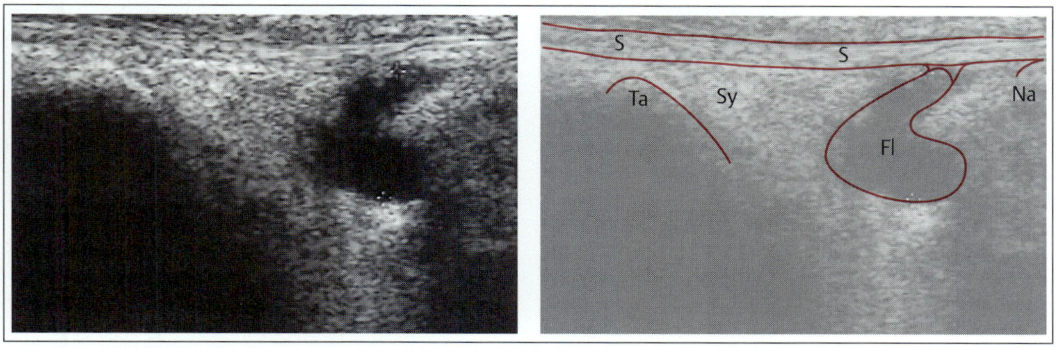

Abb. 11.**24** **Psoriasisarthritis.** 74-jährige Patientin, bekannte Psoriasisarthropathie, seit 8 Wochen Schwellung und Schmerzen am linken oberen Sprunggelenk zwischen Talus (Ta) und Os naviculare (Na). Longitudinalschnitt über der Tibialis-anterior-Sehne (S): echoreiches peritendinöses synovitisches Gewebe (Sy) mit einer zentralen echoarmen Flüssigkeitsansammlung (Fl) im Rahmen der Psoriasisarthritis. ++ Distanz 0,62 cm.

Ergüsse

Wie bereits bei anderen Gelenken besprochen, können auch im Bereich der Füße Arthritiden mit Gelenkerguss und Synovitiden sonographisch dargestellt werden (Abb. 11.**21**).

Am tibiotalaren Gelenk wird mit einer linearen Sonde untersucht, bei eingeschränkter Plantarflexion liegt eine Curved-Array-Sonde der Haut besser auf. Das Gelenk wird untersucht, indem die Sonde von einem Malleolus zum anderen geführt wird. So lassen sich Flüssigkeitsansammlungen genau lokalisieren, was deren Punktion erleichtert. Das Sprunggelenk kann auch von dorsal durch die Achillessehne hindurch untersucht werden. Jacobson et al. (1998) untersuchten an Leichengelenken die Sensitivität der konventionellen Röntgenuntersuchung, der Sonographie und der MRT bezüglich intraartikulärer Flüssigkeit. Konventionell radiologisch gelang es, eine Flüssigkeitsmenge ab 5 ml, sonographisch ab 2 ml und mit der MRT ab 1 ml zu erkennen.

Die Ultraschalldiagnostik ist am oberen und unteren Sprunggelenk und an den übrigen Gelenken der Füße zur Differenzierung von Raumforderungen, die auf verschiedene Ursachen zurückzuführen sind, besonders wertvoll. So lassen

a
b
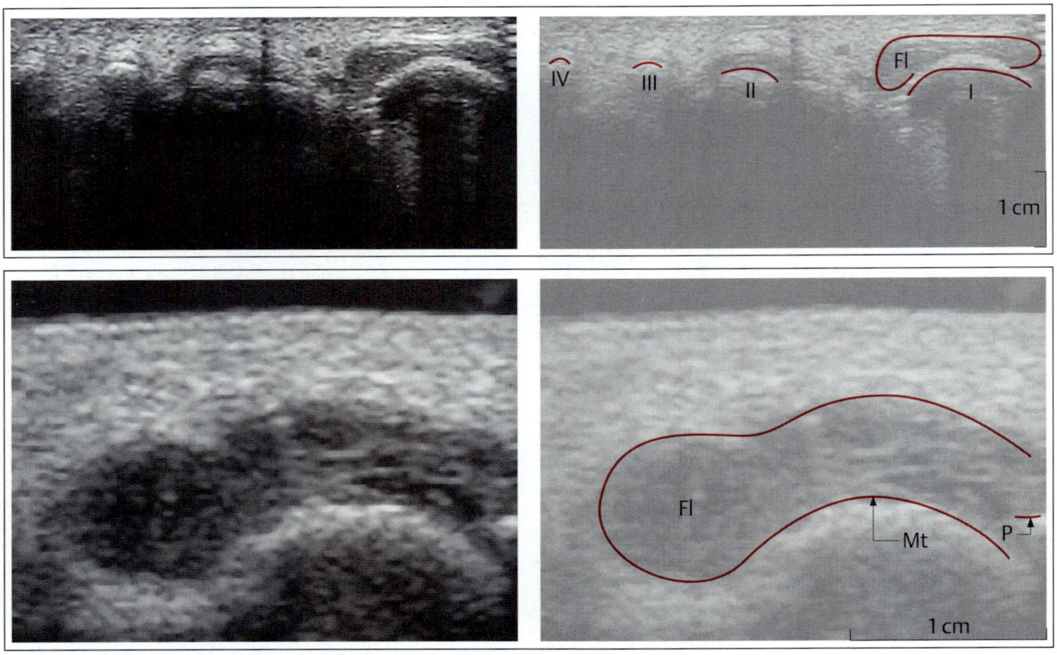

Abb. 11.**25 a, b** **Ergüsse in den Metatarsophalangealgelenken.** 28-jähriger, immunsupprimierter Patient mit Druckdolenz, Schwellung und Schmerzen am Großzehengrundgelenk:

a Transversalschnitt über den Metatarsophalangealgelenken I bis IV: mäßig echoreiche Flüssigkeitsansammlung (Fl) der I. und II. Zehe bei Normalbefund der III. und IV. Zehe.

b Longitudinalschnitt des Metatarsophalangealgelenks I: inhomogener Inhalt der Gelenkkapsel. Os metatarsale I (Mt), Phalanx (P). Wenig eitrige Flüssigkeit (Fl) konnte punktiert werden: Wachstum von Pseudomonas aeruginosa.

sich Gelenkergüsse von Ganglien (Abb. 11.**22**), Sehnenveränderungen (Abb. 11.**23**) und Arthritiden (Abb. 11.**24**) abgrenzen.

Auch das Großzehengrundgelenk ist der Untersuchung gut zugänglich, was wiederum die Ergusspunktion, z.B. bei einem Verdacht auf eine Gichtarthritis oder bakterielle Arthritis, erleichtert (Abb. 11.**25**).

Morton-Neurom

Die Kompression der interdigitalen plantaren Nerven, bedingt durch die engen Verhältnisse um das transversale metatarsale Ligament, kann zur Entwicklung eines Neuroms beitragen. Die genaue Ursache dieses Syndroms ist unklar (Guiloff et al. 1984).

! Die häufigste Lokalisation eines Neuroms ist im 3. intermetatarsalen Raum.

Die Sonde wird über der schmerzhaften Stelle sowohl dorsal wie plantar aufgesetzt. Die Läsion kann optimal untersucht werden, wenn der Finger des Untersuchers Druck von der Gegenseite des Fußes ausübt. Im Längsschnitt kann die Kontinuität des echoarmen fusiformen Neuroms mit dem plantaren Nerven gezeigt werden (Abb. 11.**26**).

Beim Nachweis von interdigitalen Morton-Neuromen wurden gute sonographische Resultate erzielt (Redd et al. 1989). In einer Studie ließ sich bei 49 von 50 Patienten nicht nur die Diagnose bestätigen, sondern es konnte auch die Lokalisation und die Größe des Neuroms korrekt

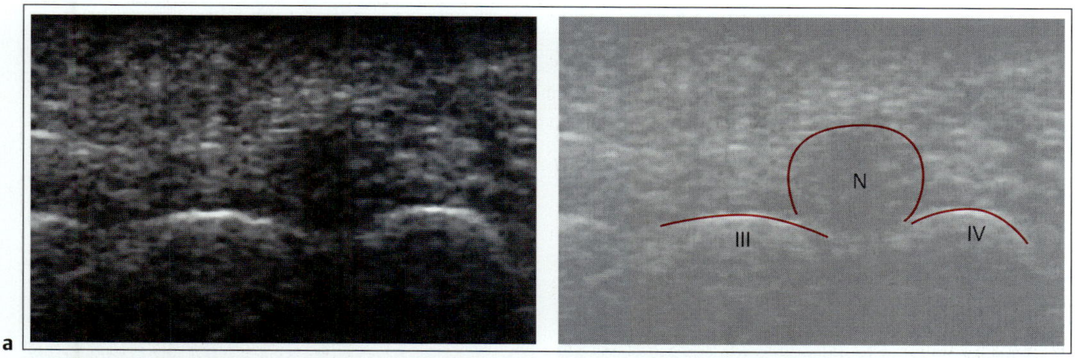

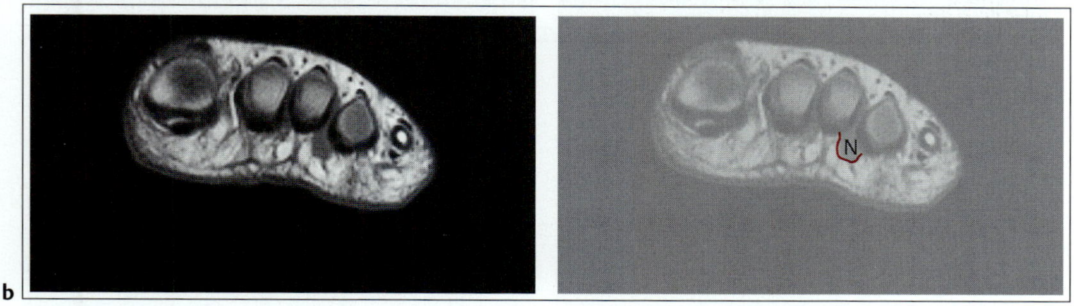

Abb. 11.**26 a, b** **Neurom interdigital.** 40-jährige Patientin mit belastungsabhängigen Schmerzen und massiver Druckdolenz plantar interdigital III/IV:
a Plantarer Transversalschnitt über Digiti III/IV: echoarme Raumforderung interdigital.
b Sonographischer Befund korreliert mit der T1-gewichteten Aufnahme in der MRT: auch hier zeigt sich eine Raumforderung interdigital III/IV: Morton-Neurom (N).

vorhergesagt werden (Shapiro u. Shapiro 1995). Dabei kam es zu keinen falsch positiven Untersuchungsergebnissen. Sobiesk et al. (1997) fanden in einer Serie von 20 Patienten mit interdigitalen neuromartigen Schmerzen mit Hilfe des Ultraschalls bei 14 Patienten ein Neurom, welches chirurgisch bestätigt werden konnte; nur bei 1 Patienten kam es zu einer Fehldiagnose. Damit betrug in dieser Studie die Sensitivität 100%, die Spezifität 83%.

Traumafolgen

In der Sporttraumatologie werden Verletzungsfolgen am oberen Sprunggelenk sonographisch untersucht (Friedrich et al. 1993). Oft ist das Röntgenbild auch bei signifikanter Bandläsion unauffällig.

> ! Das am häufigsten verletzte Band ist das Lig. fibulotalare anterius.

Obwohl sich solche Läsionen sonographisch nachweisen lassen, ändert sich dadurch die Therapie nicht.

Auch pathologische Veränderungen der Tibialis-posterior-Sehne sind der sonographischen Untersuchung gut zugänglich (van Holsbeeck u. Introcaso 1991). Ein Sehnenriss tritt sowohl nach Frakturen als auch nach persistierenden entzündlichen Veränderungen auf. Meist kommt es zu einer Längsruptur mit Abspaltung eines Teils der Sehne, was im Querschnitt dargestellt werden kann. Eine Querruptur erscheint im Verlauf der Sehne als eine echoarme Lücke mit einer echofreien Flüssigkeitsansammlung in der Sehnenscheide. In analoger Weise können Läsionen der Peronaeus-longus- und -brevis-Sehnen dargestellt werden (Abb. 11.**27**, [Diaz et al. 1998])

In einer Untersuchung von Waitches et al. (1998) wurden 68 Peronäus-, Tibialis-posterior und Flexor-digitorum-longus-Sehnen bei Verdacht auf Ruptur prospektiv untersucht. 54 Patienten wurden chirurgisch kontrolliert. Sonographisch wurden alle Rupturen korrekt erkannt

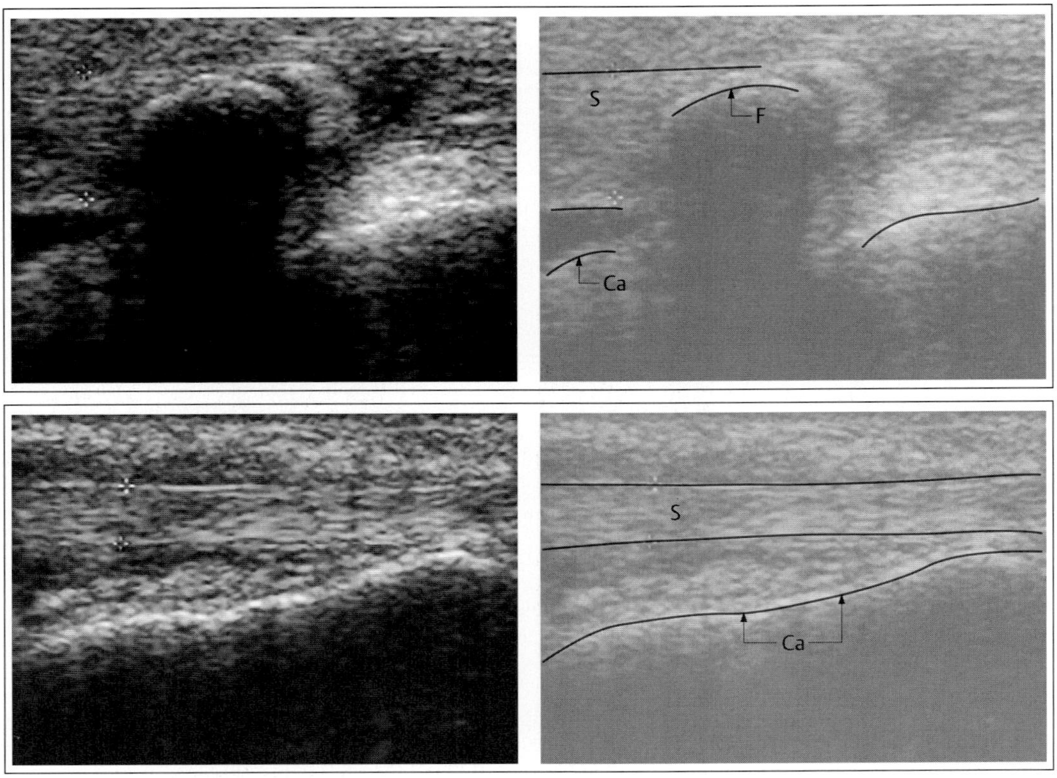

a

b

Abb. 11.**27 a, b** **Ossärer Ausriss der Peronäus-longus-Sehne.** 33-jähriger Patient, 7 Wochen nach Schlag auf den linken Unterschenkel am distalen Malleolus, persistierende Schmerzen und Schwellung:

a Longitudinalschnitt der Sehne (S) des M. peronaeus longus: diffuses Weichteilödem mit verdickter echoarmer Sehne. Sie lässt sich nur bis zu einem kleinen ossären Fragment (F) von ca. 6 mm Länge etwas distal des Malleolus lateralis verfolgen.

b Die medial und distal parallel verlaufende Sehne (S) des M. peronaeus brevis ist unauffällig. Kalkaneus (Ca), Metatarsale V (Mt).

bei nur wenig falsch positiven Resultaten, was zu einer Sensitivität von 100% und einer Spezifität von 88% führte. Die Sensitivität war für den Nachweis von Sehnenrupturen am Sprunggelenk derjenigen der MRT-Untersuchung überlegen (Rockett et al. 1998). Auch die Tibialis-anterior-Ruptur ist dieser Methode zugänglich (Bianchi et al. 1994).

Sonographisch lässt sich bei einer Schwellung am Knöchel unterscheiden zwischen:

- einer partiellen Ruptur,
- einer Tendinitis,
- einer Tenosynovitis (Abb. 11.**28**),
- einer malleolaren Bursitis,
- einem Knöchelödem.

a
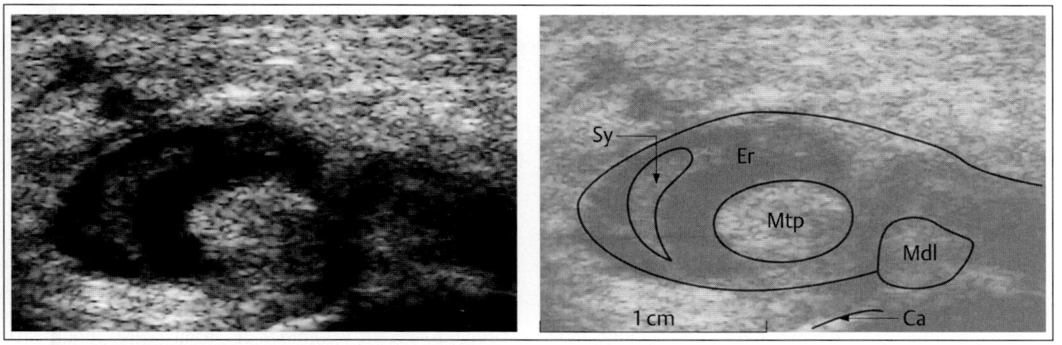

b
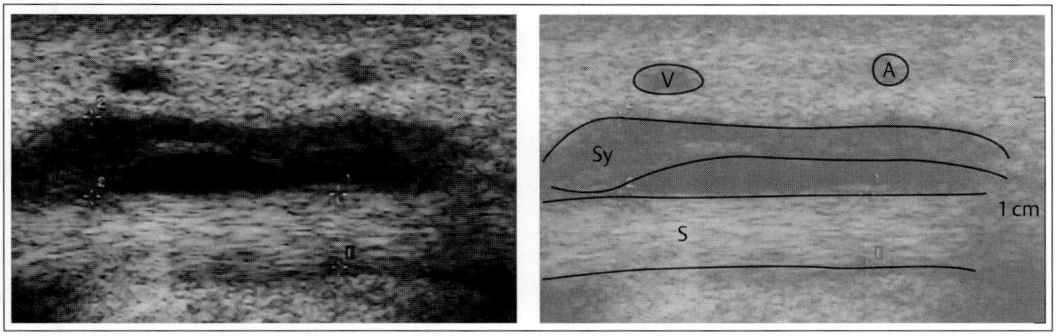

Abb. 11.**28 a, b** **Tenovaginitis tibialis posterior und digitorum longus.** 75-jährige Patientin mit rheumatoider Arthritis und rezidivierenden Schwellungen am Malleolus medialis:

- **a** Transversalschnitt der Sehnen der Mm. tibialis posterior (Mtp) und digitorum longus (Mdl) dorsal des medialen Malleolus mit echoarmem Erguss (Er) sowie Synovitis (Sy) um die Sehnen. Kalkaneus (Ca).
- **b** Longitudinalschnitt der Tibialis-posterior-Sehne ebenfalls mit echoarmer Flüssigkeit in der Sehnenscheide, randständig synovitische (Sy) Auflagerung. Sehne (S), Kalkaneus (Ca), Arteria (A), Vena (V).

Literatur

Bianchi S, Zwass A, Abdelwahab IF, Zoccola C. Evaluation of tibialis anterior tendon rupture by ultrasonography. J Clin Ultrasound. 1994; 22: 564–6.

Blei CL, Nirschl RP, Grant EG. Achilles tendon: US diagnosis of pathological conditions. Radiology. 1986; 159: 765–7.

Bude RO, Nesbitt SD, Adler RS, Rubenfire M. Sonographic detection of xanthomas in normal-sized Achilles' tendons of individuals with heterozygous familial hypercholesterolemia. AJR. 1998; 170: 621–5.

Cardinal E, Chhem RK, Beauregard CG, Aubin B, Pelletier M. Plantar fasciitis: sonographic evaluation. Radiology. 1996; 201: 257–9.

Diaz GC, van Holsbeeck M, Jacobson JA. Longitudinal split of the peroneus longus and peroneus brevis tendons with disruption of the superior peroneal retinaculum. J Ultrasound Med. 1998; 17: 525–9.

Downey MS, Siegerman J. Accessory soleus muscle: a review of the literature and case report. J Foot Ankle Surg. 1996; 35: 537–43.

Ebeling T, Farin P, Pyörälä K. Ultrasonography in the detection of Achilles tendon xanthomata in heterozygous familial hypercholesterolemia. Atherosclerosis. 1992; 97: 217–28.

Fornage BD. Achilles tendon: US examination. Radiology. 1986; 159: 759–64.

Friedrich JM, Schnarkowski P, Rubenacker S, Wallner B. Ultrasonography of capsular morphology in normal and traumatic ankle joints. J Clin Ultrasound. 1993; 21: 179–87.

Furey JG. Plantar fasciitis. The painful heel syndrome. J Bone Joint Surg [Am]. 1975; 57: 672–3.

Graham CE. Painful heel syndrome: rationale of diagnosis and treatment. Foot Ankle. 1983;3: 261–7.

Guiloff RJ, Scadding JW, Klenerman L. Morton's metatarsalgia. Clinical, electrophysiological and histological observations. J Bone Joint Surg [Br]. 1984; 66: 586–91.

Van Holsbeeck M, Introcaso JH. Musculoskeletal Ultrasound. Mosby-Year Book, 1991.

Inglis AE, Scott WN, Sculo TP, Patterson AH. Ruptures of the tendo achillis. J Bone Joint Surg [Am]. 1976; 58: 990–3.

Jacobson JA, Andresen R, Jaovisidha S, De Maeseneer M, Foldes K, Trudell DR, Resnick D. Detection of ankle effusions: comparison study in cadavers using radiography, sonography, and MR imaging. AJR. 1998; 170: 1231–8.

Jozsa L, Balint BJ, Reffy A, Demel Z. Fine structural alterations of collagen fibers in degenerative tendinopathy. Arch Orthop Trauma Surg. 1984; 103: 47–51.

Kainberger F, Engel A, Barton P, Hübsch P, Neuhold A, Salomonowitz E. Injury of the Achilles tendon: diagnosis with sonography. AJR. 1990; 155: 1031–6.

Kainberger F, Engel A, Trattnig S, Pölzleitner D, Kutschera HP, Seidl G. Sonographische Strukturanalyse der Achillessehne und biomechanische Implikationen. Ultraschall Med. 1992; 13: 28–30.

Kainberger F, Neher St, Breitenseher M, Seidl G, Baldt M, Rand T et al. Die Sonomorphologie der Achillessehne und ihre Differentialdiagnose. Ultraschall Med. 1996; 17: 212–217.

Kane D, Greaney T, Bresnihan B, Gibney R, FitzGerald O. Ultrasound guided injection of recalcitrant plantar fasciitis. Ann Rheum Dis. 1998; 57: 383–4.

Kannus P, Jozsa L. Histopathological changes preceding spontaneous rupture of a tendon. J Bone Joint Surg [Am]. 1991; 73: 1507–1525.

Kvist M. Achilles tendon injuries in athletes. Sports med. 1994; 18: 173–201.

Lagergren C, Lindholm A. Vascular distribution in the Achilles tendon. Acta Chir Scand. 1958/1959; 116: 491–95.

Maffulli N, Dymond NP, Regine R. Surgical repair of ruptured Achilles tendon in sportsmen and sedentary patients: a longitudinal ultrasound assessment. Int J Sports Med. 1990; 11: 78–84.

Martinoli C, Derchi LE, Pastorino C, Bertolotto M, Silvestri E. Analysis of echotexture of tendons with US. Radiology. 1993; 186: 839–43.

Matsumoto K, Hukuda S, Nishioka J, Asajima S. Rupture of the Achilles tendon in rheumatoid arthritis with histologic evidence of enthesitis. A case report. Clin Orthop. 1992; 280: 235–40.

Neuhold A, Stiskal M, Kainberger F, Schweighofer B. Degenerative Achilles tendon disease: Assessment by magnetic resonance and ultrasonography. Eur J Radiol. 1992; 14: 213–20.

Paavola M, Paakkala T, Kannus P, Jarvinen M. Ultrasonography in the differential diagnosis of Achilles tendon injuries and related disorders. A comparison between pre-operative ultrasonography and surgical findings. Acta Radiol. 1998; 39: 612–9.

Redd RA, Peters VJ, Emery SF, Branch HM, Rifkin MD. Morton neuroma: sonographic evaluation. Radiology. 1989; 171: 415–17.

Rockett MS, Waitches G, Sudakoff G, Brage M. Use of ultrasonography versus magnetic resonance imaging for tendon abnormalities around the ankle. Foot Ankle Int. 1998; 19: 604–12.

Rupp S, Tempelhof S, Fritsch E. Ultrasound of the Achilles tendon after surgical repair: morphology and function. Brit J Radiol. 1995; 68: 454–8.

Shapiro PP,Shapiro SL. Sonographic evaluation of interdigital neuromas. Foot Ankle Int. 1995; 16: 604–6.

Sobiesk GA, Wertheimer SJ, Schulz R, Dalfovo M. Sonographic evaluation of interdigital neuromas. J Foot Ankle Surg. 1997; 36: 364–6.

Thermann H, Hoffmann R, Zwipp H, Tscherne H. The use of ultrasonography in the foot and ankle. Foot Ankle. 1992; 13: 386–90.

Waitches GM, Rockett M, Brage M, Sudakoff G. Ultrasonographic-surgical correlation of ankle tendon tears. J Ultrasound Med. 1998; 17: 249–56.

Anhang – Standardbeispiele der schriftlichen Dokumentation

Schultergelenke beidseits

Supraspinatus:
- Sehnenstruktur symmetrisch homogen,
- Durchmesser und Form symmetrisch normal,
- funktionell unauffällig.

Infraspinatus:
- Sehnenstruktur symmetrisch homogen,
- Durchmesser und Form symmetrisch normal,
- funktionell unauffällig.

Subskapularis:
- Sehnenstruktur symmetrisch homogen,
- Durchmesser und Form symmetrisch normal,
- funktionell unauffällig.

Lange Bizepssehne:
- normale Lokalisation im Sulkus,
- Struktur homogen,
- kein Erguss,
- bei Funktionsprüfung keine Sehnenluxation aus dem Sulkus.

M. deltoideus:
- Gewebetextur und Durchmesser symmetrisch normal,
- funktionell unauffällig.

Humerus:
- im einsehbaren Bereich unauffällige ossäre Strukturen,
- kein Hochstand.

Labrum dorsal:
- Form normal, klar abgrenzbar,
- funktionell dem Humeruskopf eng anliegend.

Bursen:
- Bursalinie symmetrisch abgrenzbar mit glattem Verlauf und normaler Dicke,
- kein Erguss.

Akromioklavikulargelenk:
- Konturen glatt,
- Gelenkspalt regelrecht,
- Gelenkkapsel unauffällig,
- funktionell stabil.

Ellenbogen beidseits

Gelenke:
- dorsal:
  - Fossa olecrani ohne Ergussnachweis,
  - keine synoviale Verdickung,
  - Bursa olecrani unauffällig,
  - kein Erguss,
  - keine ossären Läsionen,
- humeroulnar:
  - keine ossären Läsionen an der Trochlea,
  - keine ossären Läsionen am Processus coronoideus,
  - kein Erguss,
  - keine synovialen Proliferationen,
- humeroradial:
  - keine ossären Läsionen an der Trochlea bzw. dem Processus coronoideus,
  - kein Erguss,
  - keine synovialen Proliferationen,
- radioulnar:
  - keine ossären Läsionen am Capitulum humeri bzw. dem Radiusköpfchen,
  - kein Erguss,
  - keine synovialen Proliferationen,
  - Lig. anulare knapp darstellbar, dem Radiusköpfchen eng anliegend,
  - keine Luxation.

Weichteile:
- periartikuläre Muskulatur unauffällig,
- keine Ödeme.

Handgelenke beidseits

Gelenke:
- kein Ergussnachweis,
- keine synovialen Verdickungen,
- keine ossären Läsionen,
- regelrechtes Gelenkspiel radio- und ulnokarpal,
- kein Gelenksganglion.

Weichteile:
- kein Ergussnachweis peritendinös im Bereich der Flexor- und Extensorensehnen,
- kein Ergussnachweis am Processus styloideus radii oder ulnae,
- keine Weichteilödeme,
- N. medianus unauffällig.

Gefäße:
- darstellbar:
  - A. radialis,
  - A. ulnaris.

Fingergelenke beidseits

Gelenke:
- kein Erguss,
- keine synovialen Verdickungen in den untersuchten Metakarpophalangeal- und proximalen Interphalangealgelenken (MCP- und PIP-Gelenken),
- keine ossären Läsionen.

Weichteile:
- kein Ergussnachweis peritendinös im Bereich der Flexor- und Extensorsehnen der untersuchten Gelenke,
- keine Weichteilödeme.

Hüftgelenke beidseits

Gelenk:
- Gelenkkapsel eng anliegend ohne Ergussnachweis,
- keine synovialen Verdickungen,
- soweit einsehbar unauffällige Femurkopfkontur ohne Konturunterbrechungen.

Weichteile:
- keine Raumforderung,
- A. und V. femoralis unauffällig,
- keine Lymphome.

Kniegelenke beidseits

Suprapatellar:
- Quadrizepssehne regelrecht,
- im Recessus suprapatellaris kein Erguss,
- keine synovialen Verdickungen.

Retropatellar:
- soweit einsehbar femoropatellares Gleitlager,
  - glatt begrenzt,
  - symmetrisch,
- unauffällige Knorpelstrukturen,
- keine ossären Defekte.

Infrapatellar:
- Lig. patellae,
  - homogen,
  - schlank,
- Bursen regelrecht,
- Hoffa-Fettkörper seitengleich unauffällig.

Medial:
- Gelenkspalt normal weit, glatt berandet,
- kein Erguss,
- keine synoviale Verdickung.

Lateral:
- Gelenkspalt,
  - normal weit,
  - glatt berandet,
- kein Erguss,
- keine synoviale Verdickung.

Dorsal:
- keine Zysten,
- keine anderweitigen Raumforderungen,
- Epikondylen glatt berandet.

Menisken:
- soweit einsehbar medial und lateral homogene Struktur mit glatter Berandung,
- Hiatus popliteus unauffällig.

Gefäße:
- unauffällig:
  - A. poplitea,
  - V. poplitea.

Obere Sprunggelenke (OSG) beidseits

Gelenk:
- kein Erguss,
- keine synovialen Verdickungen,
- keine ossären Läsionen am OSG beidseits.

Weichteile:
- keine Weichteilschwellung,
- kein Ödem.
- Sehnenapparat mit homogener Echostruktur:
  - ventral,
  - dorsal,
  - medial,
  - lateral,
- keine peritendinöse Flüssigkeit.

Mittelfüße beidseits

Gelenk:
- im Bereich der Chopart- und Lisfranc-Gelenklinie:
  - kein Erguss,
  - keine synovialen Verdickungen,
  - keine ossäre Läsionen,
- im Bereich der tarsometatarsalen Gelenke:
  - kein Erguss,
  - keine synovialen Verdickungen,
  - keine ossäre Läsionen.

Weichteil-/Sehnenapparat:
- keine Weichteilschwellung,
- kein Ödem,
- Sehnenapparat mit homogener Echostruktur,
  - ventral,
  - dorsal,
  - medial,
  - lateral,
- keine peritendinöse Flüssigkeit,
- Plantarfaszie nicht verdickt,
- kein Fersensporn.

Zehengelenke beidseits

Gelenke:
- kein Erguss,
- keine synovialen Verdickungen in den untersuchten Metatarsophalangeal- und proximalen Interphalangealgelenken (MTP- und PIP-Gelenken),
- keine ossären Läsionen.

Weichteile:
- kein Ergussnachweis peritendinös im Bereich der Flektor- und Extensorsehnen der untersuchten Gelenke,
- keine Weichteilödeme.

Sachverzeichnis

A

B

C

D

E

S

T

U

V

W

X

Z